U0140679

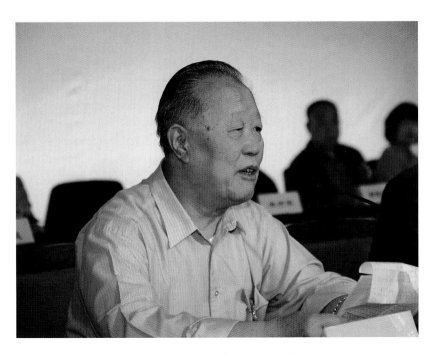

陕西省名老中医姚树锦

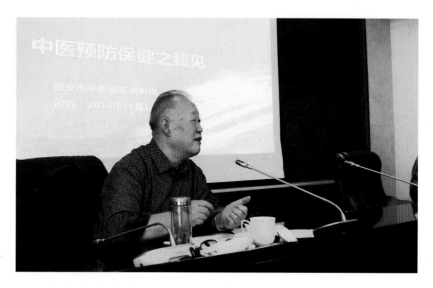

　　姚树锦先生2013年在西安文史馆为馆员们指导中医保健之道

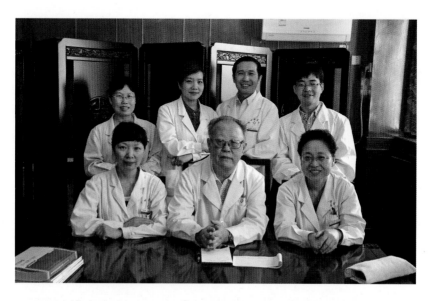

姚树锦先生与他临床带教的国家级名中医继承人合影

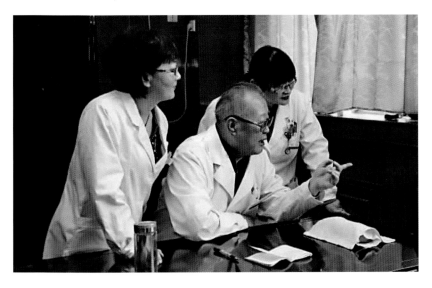

姚树锦先生与门诊带教继承人范彩文、乔黎焱工作照

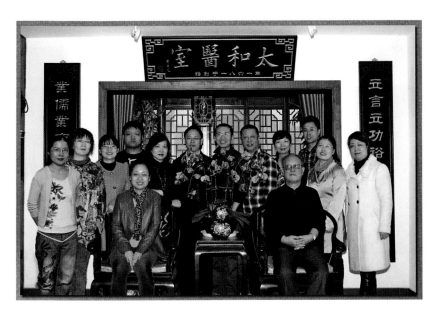

姚树锦先生与部分弟子合影

图书在版编目(CIP)数据

姚树锦名中医学术经验集 / 李晓阳主编. — 西安:
陕西科学技术出版社, 2022.12
(陕西省名中医学术经验集)
ISBN 978 - 7 - 5369 - 8566 - 7

Ⅰ. ①姚… Ⅱ. ①李… Ⅲ. ①中医临床 - 经验 -
中国 - 现代 Ⅳ. ①R249.7

中国版本图书馆 CIP 数据核字(2022)第 183736 号

陕西省名中医学术经验集·姚树锦名中医学术经验集

SHAANXISHENG MINGZHONGYI XUESHU JINGYANJI · YAO SHUJIN MINGZHONGYI XUESHU JINGYANJI

李晓阳　主编

责任编辑	耿　奕	
封面设计	朵云文化	

出 版 者	陕西新华出版传媒集团　　陕西科学技术出版社
	西安市曲江新区登高路 1388 号陕西新华出版传媒产业大厦 B 座
	电话(029)81205187　传真(029)81205155　邮编 710061
	http://www.snstp.com
发 行 者	陕西新华出版传媒集团　　陕西科学技术出版社
	电话(029)81205180　81206809
印　　刷	中煤地西安地图制印有限公司
规　　格	787mm×1092mm　16 开本
印　　张	27.5　插页 2
字　　数	355 千字
版　　次	2022 年 12 月第 1 版
	2022 年 12 月第 1 次印刷
书　　号	ISBN 978 - 7 - 5369 - 8566 - 7
定　　价	108.00 元

序 一

　　《陕西省名中医学术经验集》丛书几经绸缪，即将面世。这是陕西中医界的一桩盛事，也是全省中医药界的骄傲。

　　陕西是中医药的重要发祥地，素有"秦地无闲草""自古多名医"之美誉。传说中的神农氏和他的族人早先就生活在姜水（今陕西岐水）流域，关中的高天厚土养育了他们，孕育了医学，也推动了《神农本草经》的问世。春秋时期秦国著名医家医缓、医和先后入晋为晋国国君治病，反映了当时秦地医学较其他地区的明显优势。汉代的楼护、韩康，隋唐的孙思邈、王焘，宋代的石泰，明代的王履、武之望以及清代的小儿痘疹专家刘企向等，是陕西中医药的集大成者，为祖国中医药学的进步和发展做出了重要贡献。

　　中华人民共和国成立后，在毛主席"中国医药学是一个伟大的宝库，应当努力发掘，加以提高"精神的指引下，中医药学进入了日新月异的发展时代，不仅为人民群众提供了方便的中医药诊治途径，也更大幅提升了其理论和技术水平。近年来，习近平总书记对中医药发展做出一系列重要指示，强调"中医药是中华民族的瑰宝，一定要保护好、发掘好、发展好、传承好"，要"遵循中医药发展规律，传承精华，守正创新"。

　　我省中医药事业在省委省政府的坚强领导下迅速发展，服务体系不断健全、服务能力不断提高，为人民群众"看中医""用中药"提供了更多的途径。

　　相对于现代医学，中医是很讲究"名医"的，名医绝大多数是德艺双馨的，也是经验丰富的。在临床实践中，"经验"极其关键。在中医领域，几乎所有的经验都是临床积累，或是世代传承而来的。中医药学是必然要向前发展的，新的技术方法也是会不断融合进来的，但中医大约永远都不会离开"经验"。传承精华、守正创新，这是新时代中医药发展的核心与关键。

此前，陕西省中医药管理局曾先后出版过 6 辑《陕西省名老中医经验荟萃》，不仅医生需要，患者也很是欢迎，这些书籍为中医药传承发展起到了重大作用。为进一步挖掘、整理、继承名中医的学术经验，提高全省中医药学术水平，他们开展新一轮《陕西省名中医学术经验集》丛书的编纂工作，这其中既有郭诚杰、杨震等国医大师，又有姚树锦、仝俐功等一批陕西省名老中医，涉及中医内科、外科、针灸等多个专业，覆盖面广，专业水平高。希望通过《陕西省名中医学术经验集》丛书将名老中医的经验传承下去，并为年轻的中医人提高医术提供更多的机缘。更重要的是，通过这种代代相传的模式来不断延续中医的"经验"，必将为中医药学术理论的研究打开新的思路，使中医药学在发展中不断地提升，并造福于万万千千的群众。

《陕西省名中医学术经验集》丛书编委会

2022 年 6 月

序　二

余乃 1958 年随家父姚兴华先生进入西安市第二医院建立中医科，正式对外门诊。闻听后患者们成群结队而来，每日需诊治 100 余人。当时家父年事已高，院方不强行安排任务，作为儿子则责无旁贷。医务处每次安排的科室会诊、病案讨论、高干特诊，以及中医学徒班学员、省市选派的进修生、陕西省及四川省中医学实习生的带教，如此等等均需承担。如此日久，对常见病多发病奠定了相当的基础。其间渴望得到学习提高的机会，恰好陕西中医学院举办师资学习班，经过不到 2 年的理论学习，中医的概念基本清晰，各家学说又使我开阔了视野。此时余深切体会到祖传医学是经验，学院培养是规律。二者相得益彰，至今不悖。

从陕西中医学院归来，我被分配至西安市中医医院内科工作。20 世纪 60 年代西安市中医医院名家汇聚，各怀绝技，令我目不暇接。于是在大内科基础上，专科门诊、病房反复轮转，受益匪浅，对许多专科专病有了深入了解。

20 世纪 70 年代，全国范围兴起西医离职学习中医热潮，西安自然也不例外。市上举办了 2 期一年制的西医离职学习中医普及班，我有幸被选为兼职教师。此后又举办了两年制的提高班，此举措在西安地区影响颇大。各大医院以及西安医学院、第四军医大学的高年资医生、科主任、专家教授等均报名参加。此后由我专职主管安排教学相关工作。由于大家学习积极性高涨，遂安排教师队伍南下北上分头取经，教材重新编写，更邀请了全国各地数十位名家前来专题报告。一时之间，西学中学习班成了西安地区医学学术氛围最为浓厚的所在，医界同仁纷纷前来聆听专家讲坛。

提高班尚未结束，省厅便下达举办三年制研究班的通知，为全省各地培养高级中西医结合人才。学员入选标准提高到必须是"文革"前的本科毕业生，省厅财办对此大力支持。此后为充分发挥教学成果，举办了多种中医提高班、经典学习班、专题研修班等名目繁多的学习项目。繁忙时节，余一日三处讲课，内容各自不同。经过如此历练，早期的大量常见病多发病以实践为基础，此后的专科专病研修，后期的疑难病实践至此有所突破。

继承者们言"姚树锦先生将人生中最为精华的年龄都贡献给了教学事业"。此时逐步从"整体观念""辨证论治"中总结出自己的学术思想，发表了一些文章，确立了"扶正固本""阴阳升降""补脏通腑"以及疑难杂症的辨识体系。经过在西安医学院、第四军医大学以及省市医学会的多次学术报告，逐步成为自己的理论体系。

进入 20 世纪 80 年代中期，兴起了中医药科研开发新药热潮。陕西国药厂首先前来寻求合作。专家提供方案及开题报告，药厂提供经费支持，进行药理研究、动物实验、毒理报告、病例观察等。后经专家鉴定通过，"胆胃通降片"迅速投产，新华社为此全国通电。随后多家药厂要求合作，很快第二个科研成果"固本咳喘丸"也研发成功，上市后迅速销往多个国家和地区。"健身先天宝"研发成功后，因省厅委任为陕西省新药评审委员会副主任委员，为防"近水楼台先得月"之嫌而终止科研研发。在当年医疗、教学、科研工作之余，常需参与新药评审、科研成果鉴定、优秀论文审评以及中高级中医职称晋升评审工作。20 世纪 90 年代曾受邀至马来西亚讲学及新加坡出席国际学术会议。

人生苦短，不知老之将至。在余正式办理退休手续之后，国家两部（国家人事部、国家卫生部）一局（国家中医药管理局）遴选名老中医，需带教继承人，《中国中医药报》上刊登有我的名字。遂从国家级第二批继承人至今带至第五批，其间还为广东省中管局带教广东省中西医结合医院弟子一名，此事至今已历 20 载。

退休后为带教内外弟子，遂开办了"树锦国医馆"，目的是为教学、科研、临床提供平台。至今收集病历资料 3 万余份，是以后科研资料的宝库。为继承家族医学特色，方便患者，在提供代煎药等常规服务的同时，进行特殊药物的炮制及制作丸散膏丹等特色传统医疗服务，深受广大患者好评。医馆声名远扬，全国各地就诊的疑难杂症患者络绎不绝，前来进修学习者也深受其益。家传弟子中，子永平、女安萍为第五代，从事医疗已近 30 年，在各自专科均有造诣；孙姚舜考取陕西中医药大学医疗本科，外孙杨振宇及侄孙姚蕤均已师承毕业出师。

余对 5 期弟子及内淑弟子一视同仁，将自己教学、科研、临床实践经验倾囊而授，毫不保留。回忆往事，至今历历在目。众弟子对于师道的尊崇无以复加，可谓"冰冻三尺，非一日之寒"，而我对众弟子的期望则是青出于蓝而胜于蓝，冰生于水而寒于水！此之谓也！

余为弟子们的著书立说、科研教学、发表论文点赞！弟子们的学术成就令我赏心悦目。以王维英为首的众弟子提出对我精神赡养，听后令我动容。有弟子如此，平生足矣！

20 年来与众弟子相处时日颇多，共同探讨学术已成为我的人生快事。足堪超越岁月流逝而未曾虚度。为太和医室医学传播，甚至祖国医学传承，尽力做到无愧于心。

对于提笔著文，余往往止步不前。以论说著文，非易事也！按照古人说法，需才高八斗，学富五车方能裕如。由于余素来不善动笔，由大弟子王维英统筹，于 2014 年将余一生零乱的部分原始资料，收集整理编撰，为余出版了《姚树锦医学精华》，令人欣慰。

弟子们本有意将他们的学术探讨收集一册，恰逢省中管局下达出书任务，不谋而合，指定著作，故虽非易事，仍需尽力而为。"姚树锦名老中医传承工作室"负责人王维英主任医师安排，由各位成员集体努力，最后由李晓阳主任医师主笔完成，李晓阳主编、邵燕燕副主编的《姚树锦名中医学术经验集》得以问世。

为了不辜负时代，余虽年过 80 而未敢止步，但与近期出版的

《中华中医昆仑》所记载的百余位出类拔萃的中医名家尚相形见绌。热望晚辈弟子们能更上一层楼！

　　草草为序，还望不惜赐教为感！

姚树锦

2015 年 1 月

前　言

导师姚树锦先生为河北武安名医之后，太和医室第四代传人，国家级名老中医继承人导师，陕西省首届名老中医。编者有幸师从导师门下已历8载，不仅医学学业受益良多，人生道路也因此而步入正轨，对导师教诲深怀感恩之心。

此次蒙导师及姚树锦国家级名老中医传承工作室负责人王维英主任抬爱，受命负责导师临床经验集编写工作，十分荣幸，同时深感责任重大。导师从医至今60载，医教研并举，临床经验丰富，著述颇丰；继承弟子众多，各自均有心得体悟。要将导师数十载临床经验以及众弟子跟师心得汇于一书，以在下浅薄之资，实有力小任大、勉为其难之感。幸而导师准予查阅讲稿原件，又有众位同门大力支持，奉献各自侍诊笔记以及跟师医案等各种资料，且有先期同门《姚树锦中医世家临床经验辑要》《姚树锦医学精华》之著作为依托，历经1年剪裁删补，方才初步成型。又经反复审阅，三易其稿，得有今日之貌。虽仍不能满意，但初次执笔，技止此尔，还望导师及同门见谅。

导师大医风范，立体而典型。以中国传统文化为学养立心，培中医之术以应世立身；以儒家仁者之心为内养，以岐黄之道妙术为外用。待人接物，令人如沐春风；相处日久则如饮醇酒，久而弥香。诊病行医，蔼然大医之姿，令人感佩；医术高明，所救病患何止十万；桃李天下，受教医者无虑近千。惜乎编者文笔浅陋，才思单薄，无法以笔墨呈仁者之姿，显大医情怀，深自为憾。

以老师指导而言，此次撰著系整理继承之一部分，编者从中获益良多。感谢省市中医药管理部门大力支持此次出版，以及编辑中相关同门倾力相助。在此一并言谢！

　　愿此书的出版，能为传播中医文化，弘扬太和医室医术精华，展现姚树锦先生仁医仁术，略起绵薄之力，则吾愿足矣！

李晓阳

2016 年 4 月 21 日

目　录

第一章　成才之路 …………………………………………… (1)

第一节　姚树锦先生医学源流浅析及传承现状…………… (1)

第二节　耳濡目染初发心，以医为业诚夙愿……………… (3)

第三节　言传身教意深深，常忆慈父育子恩……………… (4)

第四节　漫漫医者修行路，人人方便各不同……………… (7)

一、遍览群书访众贤，趣味入手乐其间……………… (7)

二、岐黄前辈美名传，启迪后学入宝山 ……………… (10)

三、耳濡目染常受教，早年侍诊源家传 ……………… (11)

第五节　医学之路六十载，漫漫长安杏林情 …………… (11)

一、早年应诊市二院，参与创立中医科 ……………… (11)

二、中医学院师资班，进修学习渐精专 ……………… (14)

三、群贤毕至市中医，工作学习创佳绩 ……………… (16)

四、教学临床两不误，西学中班育英才 ……………… (17)

五、年过不惑艺精深，科研成果似井喷 ……………… (21)

六、烈士暮年心不已，老骥伏枥志千里 ……………… (26)

第六节　姚树锦先生成才道路小结 ……………………… (29)

一、成才历程 ………………………………………… (29)

二、学习内容 ………………………………………… (30)

三、学习与思考的关系 ……………………………… (32)

四、理论学习研究与临床关系 ……………………… (33)

　　五、医德教育与医疗技术关系 ……………………………（33）

　　六、临床能力提高之道 ………………………………………（34）

　　七、教学相长之道 ……………………………………………（34）

　　八、大医养生之道 ……………………………………………（35）

第二章　学术主张 ………………………………………………（38）

　第一节　扶正固本学说 ………………………………………（38）

　　一、扶正固本源流浅析 ………………………………………（38）

　　二、扶正固本的基本认识 ……………………………………（40）

　　三、扶正固本学说阐微 ………………………………………（43）

　　四、扶正固本基本治法 ………………………………………（51）

　　五、扶正固本应用原则与注意事项 …………………………（53）

　　六、扶正固本思想应用举隅 …………………………………（56）

　第二节　脏腑升降学说 ………………………………………（58）

　　一、升降乃阴阳具体运动之方式 ……………………………（59）

　　二、百病因脏腑升降失常而生 ………………………………（61）

　　三、治病宜从脏腑升降之性 …………………………………（62）

　第三节　通补学说 ……………………………………………（63）

　　一、什么是通补学说 …………………………………………（63）

　　二、通补学说阐微 ……………………………………………（64）

　　三、通补学说应用举隅 ………………………………………（66）

　第四节　三大学说关系 ………………………………………（71）

　　一、扶正固本学说与太和思想 ………………………………（72）

　　二、脏腑升降学说与太和 ……………………………………（73）

三、通补学说与太和 …………………………………………（73）

四、三大学术思想的关系 ……………………………………（74）

五、三大学术思想背后的理念解析 …………………………（75）

第三章　临床经验 ……………………………………………（77）

第一节　疑难病的认识和辨治方法 ………………………（77）

第二节　姚树锦先生临证经验述要 ………………………（80）

第三节　肾病的辨病辨证治疗 ……………………………（85）

第四节　慢性肾炎的诊疗经验 ……………………………（89）

第五节　紫癜性肾炎诊疗经验 ……………………………（93）

第六节　血尿宁治疗紫癜性肾炎血尿 ……………………（97）

第七节　慢性肾功能衰竭 …………………………………（99）

第八节　治疗系统性红斑狼疮的经验………………………（103）

第九节　辨证治疗系统性红斑狼疮 32 例 ………………（108）

第十节　系统性红斑狼疮的舌象观察 ……………………（110）

第十一节　狼疮性肾炎经验介绍……………………………（113）

第十二节　冠心病诊治浅识…………………………………（117）

第十三节　慢性肝炎的辨证论治……………………………（129）

第十四节　肿瘤的治疗见解…………………………………（134）

第十五节　运用调和阴阳法诊疗男性不育症的经验………（137）

第十六节　感冒病的辨证论治………………………………（140）

第十七节　固本咳喘丸治疗咳喘观察………………………（142）

第十八节　健脾利湿治疗肺病的经验………………………（144）

第十九节　健脾利湿法运用举隅……………………………（146）

第二十节 扶正固本治疗脾胃病经验介绍…………………………(154)

第二十一节 眩晕其本在脾虚之浅见…………………………(158)

第二十二节 对水肿病的辨证论治认识…………………………(166)

第二十三节 淋证论治…………………………(174)

第二十四节 发热的辨证论治…………………………(180)

第二十五节 治疗风湿顽痹的临床经验…………………………(185)

第二十六节 治疗瘙痒症的经验…………………………(189)

第二十七节 妇科病证的辨治…………………………(192)

第二十八节 心得选录…………………………(201)

第二十九节 对《伤寒论》有关扶正观点的理解………(208)

第三十节 科研成果选录…………………………(211)

第三十一节 临证验方…………………………(213)

第三十二节 特色用药…………………………(228)

第三十三节 用药感悟…………………………(233)

第三十四节 答韩国郑淳九有关风湿病之问…………………………(239)

第四章 典型医案…………………………(242)

第一节 范彩文记录典型医案…………………………(243)

第二节 杨晓媛记录典型医案…………………………(298)

第三节 乔黎焱记录典型医案…………………………(315)

第四节 李晓阳记录典型医案…………………………(347)

第五章 师徒对话…………………………(362)

第一节 姚树锦先生与李晓阳师徒对话…………………………(362)

一、中医的源流问题…………………………(362)

二、对人类生理及病理现象的中医解读……………………（363）

三、人体病理现象的中医解读…………………………………（365）

四、对人类心理现象的中医解读………………………………（366）

五、身心关系的中医解读………………………………………（368）

六、身体心理疾病相互关系的中医解读………………………（369）

第二节　姚树锦先生与王维英师徒对话………………………（371）

一、调心入手易调身，身心两安复"太和"…………………（371）

二、中医养生观…………………………………………………（372）

三、中医治疗理论中的顺应脏腑升降之性……………………（373）

四、临床三大治则的关系及注意事项…………………………（374）

五、经方、时方、家传方、经验方的关系……………………（376）

六、阴阳寒热虚实辨……………………………………………（377）

第三节　姚树锦先生与邵燕燕师徒对话………………………（379）

一、"治外感如将，治内伤如相"感悟………………………（379）

二、病机十九条…………………………………………………（380）

三、从精气神关系说个体生命的起源…………………………（384）

四、从因人用药谈起……………………………………………（387）

五、金匮经方临床应用的思路与方法…………………………（388）

六、精神魂魄意志思虑智的思辨………………………………（390）

第四节　姚树锦先生与黄伟师徒对话…………………………（392）

一、跳出条文读伤寒……………………………………………（392）

二、阳气者，若天与日…………………………………………（394）

三、中医成才与学科发展的思考………………………………（395）

四、慢性肾炎 ……………………………………………………（396）

五、慢性肾衰的诊治思路 …………………………………（397）

六、关于肾虚 ……………………………………………………（398）

第五节　姚树锦先生与杨晓媛师徒对话 …………………（400）

一、高脂血症的中医认识及治疗 ………………………（400）

二、镇痛饮解析 …………………………………………………（402）

三、治疗类风湿关节炎经验 ……………………………（403）

四、丹栀逍遥散的加减临床应用 ………………………（405）

五、论师承弟子学习之道 …………………………………（407）

六、从肿瘤诊疗看中西医结合的必要性及可行性 ………（408）

第六节　姚树锦先生与乔黎焱师徒对话 …………………（410）

一、论三因制宜及同病异治 ……………………………（410）

二、从沉苏四逆汤谈异病同治的内在机理 ……………（412）

三、老年养生 ……………………………………………………（414）

四、谈心悸的中医治疗 ……………………………………（416）

五、中西汇通谈"麻木不仁" ……………………………（418）

六、通补结合论便秘 ………………………………………（420）

第一章　成才之路

第一节　姚树锦先生医学源流
浅析及传承现状

姚树锦先生生于河北武安医学世家，为三代名医之后，太和医室第四代传人。祖传医学"太和医室"流传至今已155年。曾祖父姚福年为姚氏太和医学开山之祖，自北方医学重镇五台山学医后，在故乡河北武安创"太和医室"悬壶济世，医名遍及晋冀两省；祖父姚占铭善针灸之术；父亲姚兴华拓展家传医学功绩卓著，开创太和医学在陕第二故乡，后为陕西省名老中医。姚树锦先生为姚氏医学第四代传人中的杰出代表，从医60余载，是享誉陕西省医疗界的名医。其子女姚安萍、姚永平皆从医多年，为家族医学第五代传人。侄孙姚蕤、外孙杨振宇均师从姚树锦先生师承学习，陕西省卫生厅考核毕业出师。可喜嫡孙姚舜已考入陕西中医药大学中医系。

1997年起，国家两部一局为传承名老中医学术，开展国家级名老中医继承人培养计划。经省厅层层遴选，姚树锦先生获聘为学术继承人导师，至今先后培养出国家级名老中医继承人7人。

首位弟子王维英主任医师，业已被评为陕西省名中医，聘为陕西省中医药大学教授、研究生导师，任西安市中医医院肾病科主任多年，是西安市中医医院肾病学科的学术带头人，学贯中西，引领西安市中医医院肾病学科走在陕西前列，系陕西省中医内科专业委员会副主任委员，陕西省中医肾病专业委员会副主任委员。

二批弟子2人，其中邵燕燕为西安市首届名中医，西安市中医医院肾病科主任，学科带头人，陕西姚氏太和医学内科流派代表性传承人；黄伟为血液透析中心主任，西医执业。2人均是西安市中医医院肾病学科的骨干力量。

三批弟子学习继承出师，喜获硕士研究生学位。其中李晓阳主任医师继承导师老年病及男科学术，任西安市中医医院男科科主任，是西安市中医医院男科的创始人、学科带头人，中华中医药学会男科分会副主委、生殖医学分会常委，中国中药学会男科药物研究专委会副主委，中国民族医药学会男科分会副会长，中国医师协会中西医结合男科专家委员会副主委，陕西省性学会理事、中医专业委员会副主任委员、生殖医学分会常务理事，西安中医学会男科分会主任委员，西安医学会男科分会副主委，西安市九三学社医卫委员会副主委等；同期毕业的杨晓媛也是西安市中医医院肾病科主任医师，主持导师乳没镇痛胶囊及过敏性紫癜的科研等，对导师肾病、风湿、免疫疾病的诊疗颇有心得。

第四批弟子乔黎焱继承导师老年医学专长，为西安市中医医院老年病科副主任，获硕士研究生学位；范彩文为肾病科主任医师，科室骨干，博士研究生学位。

另外，近年来受广东省、陕西省两省中医药管理局委托，姚树锦先生还带教广东省中西医结合医院内分泌科主任唐奇志副主任医师3年，经考核出师，现荣任主任医师、科主任、教授之职，为广东省内分泌界优秀代表。

姚氏太和医学如今枝繁叶茂，后继有人，令人欣慰。

时至今日，姚树锦先生年已80，医、教、研均硕果累累，每每令后辈生高山仰止之叹！景仰之余，常常有人疑问，先生为何能有如此成就？以传统文化而论，物有本末，事有终始，知所先后，则近道矣。不知过去，安能指导现在与未来？先生有此福报之果，必有其因缘际会之处。研究先生早年为何发心从医？学习期间有何种机缘？学习方法如何？有何心得体会？如此种种，对后学之人，深入探究，必有启发之效。

　　简单说来，姚树锦先生的医学生涯可以分为幼年立志、少年家传侍诊学习、青年时西安市第二医院从医、陕西中医学院师资班深造、西安市中医医院工作等几个大的人生台阶与阶段。下面以姚树锦先生口述及现有文字资料为线索，以时间顺序为轴，回顾先生从医之路以启迪后学。

第二节　耳濡目染初发心，
以医为业诚夙愿

　　传统文化教育讲究"耳濡目染""耳提面命"，即长期的浸润渗透，言传身教对人影响甚大。《三字经》起始便说："人之初，性本善；性相近，习相远；苟不教，性乃迁。"所以总体来说，多数人一生的为人处世、学业、事业道路以及成就虽然各自不同，但均与其家庭环境及家庭教育密切相关。如果把一个人比作一棵树，则家庭环境便是其立足之处的土壤，而成长的环境就是阳光雨露。个人本性必然决定以后的发展潜力，但能否发挥出本性的优点而有所成就，恐怕与其成长环境紧密相连。正因为如此，才有孟母三迁，择邻而处的育子佳话。不过从深层真正追究起来，人生际遇如何，从中国传统文化角度来说本身就是一种福报，与人个体的性情处世其实也有莫大关系。所谓"福人居福地，福地福人居"便是。

　　而回头看来，姚树锦先生便是这样一个福报深厚之人。他自幼生于医学世家，幼承庭训，耳濡目染的便是中药药名和药材，每日嗅到的便是各种草药及煎药的味道，每日听到的便是阴阳五行、脏腑经络，每日所受之教便是治病救人、积德行善的仁人之心，来来往往的患者及家属均是对医家的尊重与钦仰。长此以往，必然走上一条与人为善，助人为乐，让自己身心两安的从医之路。

据姚树锦先生回忆，幼年时代，常见家中有许多牌匾挂在各处门厅之上，知道均为患者感谢所送。其中题字内容，随着识字增多，基本可以理解，也为家族感到自豪。唯独其中一幅上书"青囊国手"四字，始终不明其义。后经请教长辈，方知"青囊"为古代对医生之称谓，也是对医生行业的崇敬之辞；而"国手"，则是对医生高明医疗技术水平的称赞之词。经此一问，印象深刻，油然萌生从医救人之念。姚树锦先生此后业医数十载，常常手挽青布缝制的布囊出行，以资提醒自己从医之初衷。70岁后，常有老友调笑姚树锦先生所提是"上访包"，更有数位患者偷偷买高档公文包之类相赠，先生解释其中缘故后，大家常常相对捧腹大笑。

医学是社会职业的一种。以何为业，虽然与社会条件有关，但内在则常与个人的人生趣向有关。医学以治病救人为本职，天性善良之人，如能从事助人为乐者之中医为业，则易于顺应本性而使自己身心两安。姚树锦先生为人宽厚温和，又是世医之后，自幼熏陶，从医之路，自然毫无曲折。但我等后辈弟子从医之社会氛围，以功利为重，能立志从医原本就干扰众多；而从医之后，社会诱惑也是层出不穷，则教育引导之重要性尤为重要。

第三节　言传身教意深深，
常忆慈父育子恩

近年来，弟子辈侍诊姚树锦先生之时，其经常回忆起许多早年往事，尤其对父亲姚兴华先生的教诲，总是念念不忘。之所以后来从事中医事业，且能终身不悔，父亲言传身教的影响甚莫大焉！

姚兴华先生是家族太和医学第三代代表人物，不但医疗经验丰富，传统文化及文学修养功底也极其深厚。曾撰联"立功立言裕后立德最好；业儒业商济众业医为先"以自励，也借此勉励后辈从医救人。此联对仗工整，且立意甚高，认为儒家人生三事中"立德"

为修心之本，而"立功""立言"为其功用之外显而已；人生职业众多，但安身立命于己，扶危济困于人，最为直接的则是从医之路。如此见识，在孜孜汲汲于名利的尘世之中，当是智者之言！

我等后辈读此，每每悚然危坐，不敢懈怠。

老先生很善于引导教育，业医之余，常通过回顾家族前辈行医轶事以启发弟子。老先生当年曾口述太和创业祖师姚福年先生在冀晋行医期间一事，令姚树锦先生印象极深。据说当年适逢清廷要员董福祥将军征战路过山西，在太原时突发急症，卧床不起，朝廷上下震惊，紧急遍请当地医家前来救治。由于病情危重，而其身份为清廷要员，医家们顾虑重重，无人敢处方下药。此时，军中有人举荐福年先生前来救治，先生询情诊脉后，成方在胸，落笔处大承气汤加味一帖。因先生为人甚佳，医术精湛，深受同道钦佩，但看过处方后，则一起善意劝阻："先生，此乃国之重臣，军中要员，非等闲之辈，决不可草率从事，还望斟酌。"先生断然曰："痞满燥实坚俱备，仲景之大承气汤的证在此！当需急下存阴。在此危在顷刻之际，若不果断下药，行将毙命矣！"且慨然诺之："以我身家性命担保！"遂以大承气汤加减煎服，用药后董将军腑气得通，症情缓解，升降通畅，身体复原，得以继续征战，且一战而胜。回朝途中，专程返回太原，以满汉全席酬谢福年先生。席间承诺：上奏皇上，为先生请赏。不日之后，果然奉旨至武安，赏封福年先生"清廷四品衔，赏在蓝翎姚"，并在姚府门前加设拴马桩，府门前设官灯。此后，当地州县上任纷纷拜谒姚氏名门，福年先生声名鹊起、声威俱增。

世人皆能看到的是福年先生因此而成名之后的福报，但智者看到的则是医者在此事中体现出的扎实的医学基本功，敏锐的观察能力、临机决断力，敢于担当的仁者无敌之勇气。

医者诊病疗疾，常常需要力排众议，当机立断，抓住稍纵即逝的时机。福年先生以大承气汤一剂，挽狂澜于既倒，不但救下了战将性命，也挽回了战局。所以医生治病，不仅关乎患者性命，甚至也会因此关乎国家命运，能不谨慎乎？但每当紧要关头，勇于承担责任，以病患之切身利益为重，甘冒自身声誉及身家受损的风险，则是突破小我的一己之私，是职业操守的外在体现。所以古人有云"治外感病如将，需有胆有识；治内伤病如相，需有方有守"，此言虽是治病用药之依归，其实更是对医疗工作中个人素养的真切描述！而"不为良相则为良医"的论断，则更是将医疗工作的人生价值、社会重要性和一国之相的等量齐观！

姚树锦先生回忆，从那次听父亲讲述后，常常反复思考，对医生治病之时的内心责任感、勇于承担责任、正确分析问题、敢于决断等优秀品质有了深刻的印象。不但坚定了此后从医的信心，而且此后的行医生涯的思路与模式也深受影响。

讲到北京四大名医，兴华老先生曾经回忆他年轻时，由于一位官员的父亲病重，重金聘请京城四大名医的施今墨先生前来诊病。因兴华先生在陕医名甚著，遂由兴华先生陪同诊疗半月之久，二人深入探讨之余，惺惺相惜，感情深厚。分手之后，二人长期书信往来，此公仍不断邮寄其杂志及校刊相赠。从同道交往之中，汲取学术精华，也是提高医术之一重要法门。姚树锦先生受父亲启发，此后任西安市西学中班主任期间，四处考察，遍请群贤，便是乃父之遗风。

兴华老先生常常为后人讲述家传医学和太和医室的渊源，对先人的钦佩之意，自豪之情，溢于言表。所谓"祖宗虽远，祭祀不可不诚"，其中勉励后人继承祖先志愿之意可以引申而得。对于姚树锦先生，兴华先生建议应选择真正能实现自己人生价值的职业，多次提出"不为良相，则为良医"作为勉励。而且建议为学好中医，应博览群书，通晓古文，以开启阅读中医古籍之大门。甚至在姚树锦先生反复要求从医的情况下，反而先送导师去大学文科学习古文2年，为以后学习中医扫清障碍。老人认为，任何一个行业，其基本应用，是在术的层面，而真正能够升堂入室，则必须有文化修养的体悟作为支撑。所以老人提出"儒可通术，术非儒不精"的精辟观点！而理论通达之后，则需加强实践，应终身不脱离临床历练，不断反思总结，才能逐步提高。导师曾回想老人之理念，与司马迁的父亲"读万卷书，行万里路"的勉励有异曲同工之妙！

人生精力有限，中医典籍，汗牛充栋，皓首穷经，怎么能尽快掌握并应用于实践呢？兴华先生则提出当以经典学习为要！时光荏苒，历代筛选，能够流传的才能成为经典。而真正经典的内容才值得深入咀嚼反思，从而事半功倍地提高自己的学习效率，少走弯路！老人以为，不读书不成材啊。学医尤其需要终身学习，活到老学到老，永远不掉队才行。

回顾姚树锦先生的医学之路，正是遵循了其父亲的谆谆教导，方能有当前如此令人钦佩的成就。

第四节　漫漫医者修行路，人人方便各不同

立定从医救人之志，是佛教所谓的发心。而发心之后，所需要的则是选择适合自己学习的方便法门。有人虽有造福社会、实现自我的良好人生愿望，但苦于自身素养及人生际遇，未必能找到适合自己的方式方法，终身也难以有所成就。所以学习方法的重要性自然不容小觑。对此各人有各人的心得，姚树锦先生也有自己独到的见解与道路。

一、遍览群书访众贤，趣味入手乐其间

张仲景历来被尊为医圣，姚树锦先生自幼便已熟知。既然立志从医，则医圣之书则不能不读。而《伤寒论》文辞古奥，入手之处，自然便是序言。姚树锦先生早年翻阅《伤寒论》，对其序言读后深有感触，遂全文背诵。此后常常吟哦，终身受益。文章终末"生而知之者上，学则亚之，多闻博识，知之次也"一句，蕴含着

治学之道，姚树锦先生认为尤其应该注意。先生曾说："对此文深思熟虑之后，反思我等均为常人。苏东坡的书到今生读已迟是指智者而言，我们只能从刻苦学习入手，期冀能通过多闻博识以弥补自己先天之不足，方可望能有所成就。所以自幼年至今，诚可谓手不释卷，从四书五经诸子百家之书，以至唐诗宋词元曲均有涉猎，明清章回小说尤其阅读不少。"

长期侍诊的学生们对此深有感触。先生言谈举止、待人接物儒雅之中却又十分爽朗，传统文化功底极其深厚，大段古文常常信手拈来，而点评之际则多有自己独到之观点。若非长期泛览深思，怎能臻此境界。从姚树锦先生受邀参加全国文史馆会议发言《初议儒医》一文中的描述中可见一斑。此文写道：

数千年来，除中医典籍外，以各种传承文化为载体，记录了大量丰富的中医药内容。

在经书中，《诗经》《易经》《山海经》等就详细地对中医理论的奠基和药物的广泛运用均有明确的记载。从道藏佛书至章回小说已有了详细的临床内容，其可谓博大精深，源远流长。

忆起 20 世纪 70 年代毛主席号召大家看《红楼梦》，并强调《红楼梦》是封建社会的百科全书。

时我正在为西医离职学习中医班的同学们讲课，我们陕西省西医离职学习三年制，中医研究班的学员全是"文革"前西医院校本科生毕业的知识分子，大家对红学很上瘾，于是就提出让我介绍《红楼梦》中涉猎的有关中医内容。于是我就将《红楼梦》中秦可卿的病案的辨证分析作了解读。又将王太医为林黛玉所开处方做了介绍，对逍遥散中的柴胡贾琏问："王老爷方中柴胡的升发作用适合林黛玉的阴虚体质吗？"王太医答曰："但知柴胡升发，岂不知我所用的柴胡为鳖血拌炒过的，非但不致升发太过且有滋阴润养之作用。"此事引起同学们的极大兴趣，均为曹雪芹的医疗知识的丰富大感意外。

在当时社会上的教师和知识分子们，一时间崇拜曹雪芹大夫，有病时均在《红楼梦》书上找方子，竟有多人割断鳖脖子就接着喝鳖血来治病，一时间异常热闹。

在讲堂上我趁势建议同学们多读些此类书籍如《儒林外史》《老残游记》《镜花缘》等，读后定能激发学中医的兴致。

姚树锦先生曾述，自己早年能对中医兴趣盎然，与此类书籍有绝大关系。例如《三国演义》中的"山岚瘴气"、诸葛亮征南所用的"行军散"、华佗给关公刮骨疗毒的故事、华佗"五禽戏""麻沸散"的传说、"二陈汤"在小说中的多处出现；范进中举后欣喜过度导致浑不知人，其岳父一巴掌打醒的七情互胜之法；《红楼梦》中的阴阳五行、理法方药宝库、贾老爷炼丹中毒而亡；《老残游记》和《镜花缘》等小说记载的中医内容丰富而引人入胜，以至于道家、佛家典籍中也有大量的中医药知识。这一切穿插在故事情节中的医学知识，对于医学入门者来说，趣味性远远胜过枯燥的专业书籍。这些书籍所用到的思路与知识，很容易就能记住且勾起人进一步研究的兴趣。姚树锦先生正是由于对传统文化书籍广泛的阅读深思之后，对中医产生了浓厚的兴趣，才终生乐此不疲地在中医领域深入研究；也只有从兴趣入手，才能专注于此，精进不懈。姚树锦先生的从医经历似乎便是《论语·雍也第六》"知之者不如好之者，好之者不如乐之者"在医学学习领域的写照。

由此而论，当今中国医学界以西方医学为主的局面形成，其实也与中国传统文化氛围的缺失不无关系。当失去中国传统文化的土壤时，中医就成了无本之木，无水之鱼，如何能蓬勃发展？而以中医为代表的传统文化领域各种趣味性的知识广泛传播，就是恢复中医及传统文化活力及影响力的重要手段。也是后学者爱上中医，深入中医、掌握中医的终南捷径。

近年来罗大中博士所讲的百家讲坛《大国医》《千古中医故事》系列，对古代著名医家的传奇故事进行了生动有趣的介绍，吸引了多少青年步入中医之门。这种形式的医学入门教育，远远胜于各种中医院校的招生广告。其实姚树锦先生起初学医的兴趣，以及能在枯燥的医学基础知识学习过程中坚持下来，恐怕也源于此中的趣味性。

二、岐黄前辈美名传，启迪后学入宝山

如同我们渴求从姚树锦先生的成才经历中寻求经验一样，姚树锦先生初学医时，也特别喜爱阅读历代名医的传记故事以及逸闻趣事。姚树锦先生自认从中能引起无限的遐想及浓厚的兴趣，也启迪了自己的治学思路并学习到一些专业知识。

例如司马迁《史记·扁鹊仓公列传》中既记载着几位先贤的从医事迹，也从行医之际展示出各自不同的为人处世、社会遭遇，同时侧面展示出当年医疗技术的发展情况。而仲景《伤寒论·序》中"感往昔之沦丧，伤横夭之莫救"，介绍自己宗亲宗族于十余年间死于伤寒人数之多，以此成为奋发著作《伤寒论》的动力。晋司马彪《后汉书》记载当年伤寒流行之时"家家有僵尸之痛，室室有号泣之哀"让人扼腕。抱朴子葛洪的炼丹术让姚树锦先生产生了浓厚的兴趣，导师笑谈当年曾到处探究其渊源，而且还认为葛洪风范不但影响一时，同时开后世数代之风。青年时曾十分向往其人于万众瞩目之所，贵人之前，扪虱而谈的名士风流！

而李时珍当年多次科举考试，3 次未中，从 17 岁到 23 岁立志决定学医。父亲勉励"学如逆水行舟，不进则退"，他遂以毕生精力阅览历代中医药物典籍，遍历山川大河，撰写出了《本草纲目》的划时代大作。虽身后方才印行，但在当时对药物学研究如此系统严谨，深受后人钦敬。在莫斯科大学刻有其塑像，被奉为世界级科学家。姚树锦先生认为，早年阅读李时珍的相关资料后，其学习精神及学习方法对自己以后的治学态度影响至深。

叶天士是明清时期著名医家，姚树锦先生对他十分推崇，也从叶天士的逸闻轶事中感受良多。姚树锦先生最为感慨其拜师众多，能勤于学习，虚心请教，"谦虚时则受益"，故能成就医学大家。尤其叶天士成名之后，仍隐姓埋名远赴山西拜傅青主为师的经过，十

分感人。成名后的医家仍能有如此虚心好学的态度实在让人钦佩。姚树锦先生常常手不释卷，学习不止，其实也是另一种形式的拜师学习。

三、耳濡目染常受教，早年侍诊源家传

现代医学经过一段时间的理论学习后，常常从见习入手接触临床实践。而姚树锦先生的见习则自少年即已开始。

中医入学之初，多以侍诊形式进行。姚树锦先生十一二岁便开始给姚兴华老先生抄写处方。1947 年时姚兴华老先生过度劳累出现支气管扩张咯血，医生虽在病中，患者却不断要求前来诊治疾病。遂由老先生口述脉证，姚树锦先生开始书写药方医案。此后竟成惯例，老先生忙碌之时，则由姚树锦先生书写病历、处方，收集整理医案。由于长期劳累加之压力过大，兴华老先生身体欠佳，每日只上半日门诊，诊治 30 余号病人，但对外地患者也需全部看完方能休息。下午精神尚好的话，还要给子女讲些中医经典著作的精华。即使在如此身心劳碌之时，也曾持续很长时间组织同道每周义诊一次来服务民众。

就在父亲言传身教、身体力行的日积月累，水滴石穿的浸润中，姚树锦先生不但逐步坚定了从医的志向，树立了仁者爱人之心，也一步一步地深入了解中医宝库中的各种医学成果，奠定了此后终生医学生涯的基础。

第五节　医学之路六十载，
漫漫长安杏林情

一、早年应诊市二院，参与创立中医科

姚兴华先生抗日战争期间避战乱而由河北迁址西安，此后便以

西安成为姚氏太和医学的第二故乡。在陕期间，从起初的个体行医到后来组成联合诊所，直到 1958 年被请进西安市第二医院组建中医科并任主任。姚树锦先生自幼就经常侍诊，为老先生书写病案及处方，熟稔家族医学常规，适逢自大学文科学习归来，遂以助手身份同时到院参加工作。由于早已可以独立诊治，入院工作不足 2 个月就被院务委员会讨论通过授予处方权正式成为中医大夫。

此时姚树锦先生年方 22 岁。

1959 年西安地区流感猖獗一时，姚树锦先生 8h 要看 160 余病人，后经兴华老先生指导，拟方"清瘟汤"。此方药仅 4 味，桑叶、芦根、生石膏、甘草，乃《伤寒论》白虎汤及吴鞠通名方桑菊饮、银翘散化裁而来，可以广泛应用于此次瘟疫。而且老少咸宜，效佳价廉，轰动一时。姚树锦先生随即做了进一步研究，投稿西安医学院之《中医药研究》后刊用，而且后来被第四军医大学制成"清瘟片"广泛应用于临床。此事在当今看来，实属平常的临床实践与科研工作，但在 1959 年时的医学界，尤其中医界拥有这样敏锐的科研嗅觉及总结分析能力的医者恐怕是凤毛麟角！正是由于终生能保持对临床现象的关注与总结分析，姚树锦先生才能在平平常常的临床工作中迅速提高自己的疗效并总结出丰富的临床经验。

1959 年姚树锦先生曾治疗数例过敏及中毒性紫癜，效果甚佳，卫生局系统震动。为此，西安市卫生局在国庆十周年大庆上专门制作《中医治疗中毒性紫癜病四例报告》的经验介绍专版作为局系统大礼，当时的杂志也对此经验进行刊登发表。

1962 年，在其父指导下，姚树锦先生系统学习并回顾家族医学体系，总结撰写了《太和医室内妇儿科秘录》。此书的问世，不但是太和医学的重大阶段性成果与总结，而且在当时的陕西医务界影响很大。

作为综合性医院的西安市第二医院，其中医科其实可谓现代的全科，中医科的医生现在看来也就是全科医生。姚树锦先生随父行医，以治疗常见病多发病为主，但临床也需要接诊各种疑难病症。

遇有不明者，常求教于父亲等前辈。熟能生巧，随着技术水平的不断提高，在治疗疾病中也开始大显身手，解决了一些当时西医无法治疗的棘手病和疑难病。西医界因此而受到了很大震动，很多西医同道也因此而对中医产生了浓厚的兴趣。

当时外科曾先后收治了3位危重肠梗阻患者。其中2人年高体弱，外科考虑无手术条件，另有一年幼患儿也有相同情况，均请中医科会诊，兴华老先生举重若轻，用桃核承气汤、调味承气汤、保和丸随证加减为之治愈。姚树锦先生敬佩不已，记录整理后由上海中医药杂志专篇报道。

兴华老先生年高体弱，每日仅半日应诊，其他相关事宜，则逐步交予姚树锦先生负责。各种应诊、省市媒体记者采访、科普文章撰写，以至外出学术报告稿件等均逐步交由姚树锦先生应对。每日门诊病房工作辛劳，休息时间还要应对大量的接待、写作等事宜，对于当时还是青年人的姚树锦先生也要耗费大量的精力与时间。姚树锦先生曾回想，当年劳累之余，对此也曾略有微词，但如今看来，年轻人的成长，经常是在压力之下，具体事务之中，磨炼而成长。如果将这些事情都当作负担与任务，则内心排斥，做事因循应对，则成长之路自然无望。

当时医院经常召开病案讨论会以研究病情或总结经验教训。1958年的中西医关系还不是现在的中西医结合，而口号叫作"中西合流"。既然合流，面对同样的病人，则不免有竞争的意味。病案讨论会上，一般主管医生先报告病历，然后各位专家进行分析讨论。每次最后一项，则是中医意见，主持人总是带有挑战意味地请中医科对此病例发表意见。刚开始姚树锦先生毕竟不是医学院校系统学习出身，对很多西医知识不熟悉甚至不了解，对此压力颇大而且头痛不已。但知耻近乎勇，起初几次的仓促应战之后，姚树锦先生认为唯一的办法就是下苦功夫学习。8 h之外，刻苦攻读，深入钻研，验之于临床，不久也就应付裕如，在同道中有了良好的口碑。

如今我们所有中医人，所有的专业学科，也面临相同或类似的问题。如何在现代医学日新月异的今天，既不故步自封，唯我独尊，不接受现代医学相关进展的帮助，又不妄自菲薄，对中医思想方法及临床实践的优势有正确的理解与认识。恐怕要完美地做到这两点，是所有认真思考如何搞好临床的中医人的期望。也许姚树锦先生的不断自我学习，提高自身水平，用疗效说话，心态平和的应对之法，对我们有一定的范式意义。

当时国家干部分级诊疗，其中十三级以上的干部设有专门的干部病房及门诊，由医院的专家负责接待。各级干部出身各异，性情不同，待人接物要求也是各自不同，但由于社会地位颇高，做好应诊接待工作不仅需要较高的医疗水平，同时也必须具备较高的人文素养。中医科特诊原本为姚兴华老先生负责接待，但因老人身体因素，逐步就转移到姚树锦先生为主。在与这些革命前辈的接诊交流中，逐步掌握了与不同人群沟通的思路与技巧。而作为学生辈跟师侍诊数年，不仅仅从导师身上学习了老师精湛的专业诊疗技术，姚树锦先生待人接物中的智慧与哲学更是受益匪浅。跟师学习之后，姚树锦先生的所有弟子不仅仅临床疗效显著提高，同时门诊量突飞猛进，在患者及同道中的口碑也迅速提高。

西安市第二医院中医科成立后，在西安地区影响力日渐增长，市卫生局先后派来第一、二、四批中医学徒班学员跟师学习。这些学员名义上是姚兴华老先生的弟子，其实际日常教学则由姚树锦先生代理。就是在这样的早期接触教学工作中，姚树锦先生不厌其烦，悉心指导，同时不断钻研，共同提高。此后姚树锦先生所谓"冰生于水而寒于水，青出于蓝而胜于蓝"之语便是对"教学相长"的自我表述。

二、中医学院师资班，进修学习渐精专

学而后知不足，对于智者来说，更是如此。在成都中医学院、陕西中医学院毕业生实习以及其他地区医院不断派人前来进修的压

力下，姚树锦先生自觉被"逼上梁山"，需要系统学习提高，向上级多次提出希望得到培养提高。

机会来了。1964 年，陕西中医学院组织举办中医师资班，虽名额稀少，入选困难，但姚树锦先生因声望颇著，遂受西安市卫生局举荐入选。从 1964 年 4 月至 1965 年 10 月，姚树锦先生获得了前所未有的时间专注于专业知识的学习，他潜心学习，系统地掌握了中医经典知识，收获巨大。如今带教之时，《黄帝内经》《伤寒论》《金匮要略》《景岳全书》《脾胃论》等导师仍信手拈来，大段背诵，并且可给弟子详细讲解，有自己独到的见解，令人十分钦佩。这些储备，多数便是当时打下的基础。

在中医学院学习期间，姚树锦先生屡次被卫生部中医司司长吕炳奎、卫生部副部长郭子华以及陕西省中医药管理局的领导同志接见，并在学习班主讲《黄帝内经·阴阳应象大论》。讲课结束，郭子华部长也上台讲了 2 h，姚树锦先生认为内容令人深思，对自己后期专业发展启发很大。姚树锦先生认为，王冰整理之后的《黄帝内经》，既可以深入研究中医理论与临床关系、学习与研究的方法方式，也可以从辨证论治的思路技巧等多层次多角度多环节的内容入手，提供了十分深入而广泛的学科空间。通过 2 年系统认真的理论学习，他进一步加深了对中医学的理解，提高了中医理论知识的修养，从而开阔了思路，扩大了眼界，使自己的中医理论水平有了长足的进步。

1965 年暑期，由省卫生厅中医处王润亭处长率队，与五六位师资班同道在全省中医工作开展较好的 6 个市县搞学术调研，从中受到了相当的启示，通过各地同道的行医模式优缺点解析，使姚树锦先生后半生从医模式逐步成型。

姚树锦先生入学时班级年纪最小仅 28 岁，而最大的同班同学则已 58 岁。毕业之时，由于师资班人员原本就是各单位的精英，系统学习后业务更是突飞猛进，加之师资班人数甚少，北京要挑人进京，陕西中医学院要留校任教，省中研所要人科研。姚树锦先生各项条件都很优秀，故国家局、陕西省、西安市、中医学院等均盛情邀请前来工作。遵照兴华老先生"医生不能脱离临床"的叮嘱，姚树锦先生1965年选择了从西安市卫生局调入西安市中医医院工作，至今已历50多个年头。

三、群贤毕至市中医，工作学习创佳绩

当时的陕西乃至于西北中医界，西安市中医医院是声望最高之处，名医荟萃之地。医院既有声誉卓著的名医，又有一些身怀绝技的专家。西安地区的"十大名医"沈反白、王伯武等几乎都在此工作。这些名家各有自己的特点和绝活，在本地区医疗界影响甚大。能在此工作的中医人，一来是一种个人荣耀，二来也是很好的学习及历练的机会。调入西安市中医医院工作，真可谓了了老师的长期夙愿。而西安市中医医院也就成了姚树锦先生此后展示人生风采，实现自我医学生涯价值的最重要的舞台！

西安市中医医院当时内科分为3个学科组。其中肝病学科以名医沈反白为首，带领黄保中等中青年医生开展工作；肾病组有王小范、姚金玉、田坤玲、任玉琴、马琳等，也是人才济济；血液组李全等也正蓬勃成长。著名医家麻瑞亭老先生定期查房，引导各个学科中医特色发展。当时虽身处"文革"时期，姚树锦先生却不泯求知之心，如饥似渴，向长者求教问询，并勤阅病历、精选摘录。他通过门诊病房的按期轮换，学习掌握了各种专科病治疗的规律经验，颇得病家信赖。从不同的前辈的经验中汲取营养，而不同学科临床工作的需要，又迫使姚树锦先生必须大量深入学习相关知识并转化为工作能力。这样的经历使姚树锦先生个人眼界及才干均有进一步的开阔和提高。

对每一个即将离开院校教育步入工作岗位的年轻医学学子来说，从事哪一种职业，选择什么样的单位与岗位，都存在一个艰难的选择过程。在这样的人生重大关口，以什么样的标准来选择工作种类及单位，某种程度上决定了以后的人生道路。如果迷惑于暂时

的经济利益、繁华的都市生活，或者虚荣的岗位外衣，则限定了人生的最终境界。只有不为暂时的眼前利益所动，秉持坚定的理想信念，坚持以积极向上的学习态度为选择标准，才能使自己的才干逐步提升，取得更大的人生成果。

由于基础牢固，同时勤奋好学，善于从一众前辈身上汲取经验，很快姚树锦先生便脱颖而出，门诊量竟然迅速超过了同一诊室的几位前辈，令老先生们刮目相看。

后来省市医疗管理机构根据当时的形势，决定举办"西医离职学习中医班"，要从市中医选拔理论临床能力兼备，表达能力优秀的医生参加授课。姚树锦先生由兼职到专职，由单纯教学到任教学主任，同时从事教学与临床工作竟然就是十多年。

四、教学临床两不误，西学中班育英才

姚树锦先生西学中学习班的教学及临床工作基本分为 3 个台阶：普及班、提高班、研究班。这虽然是当时国家命名班级的术语，其实回头看来也是姚树锦先生教学临床水平逐步提高的真实写照。

1. 普及班——摸索前行

20 世纪 70 年代起全国兴起举办西医离职学习中医班，第一班为一年制的普及班，西安地区招收了 60 多名学员。从中医基础理论知识到临床各科进行基本教学，当时的教师均为兼职教师。年轻的姚树锦先生由于基本功扎实，且口才甚佳而有幸入选，对姚树锦先生来说，其实更是教学实践。他深知，要想育人，必先充实自己，因而充分备课，广阅经典医籍，联系西医知识，针对不同的学员结构撰写了各类讲稿百万言。在整个教学过程中，姚树锦先生毫无保留地传授自己的经验体会，甚至将家传的秘方也公布于众，启迪大家开阔思路，提高兴趣。在教学中，他是授课科目最多的教师，也是最受欢迎的老师之一。据老学员回忆，姚树锦先生讲课语言丰富，形象生动，善引典故，结合临床，深入浅出，举一反三，

触类旁通，概括性强。针对西学中学员的特点，他在授课中采用西医辨病与中医辨证相结合的方法讲述，有利于西医人员学习、理解、掌握中医知识，不但能提高教学和临床效果，而且能加强学员钻研中医的信心。这一大批西学中人员，日后都成了各级医疗单位中西医结合科研中的骨干力量。

2. 提高班的进步——走出去

由于普及班学员反响良好，各单位好评不断，第二批即升格为两年制的提高班，学员入选条件也提高了许多。要求必须是各西医院的骨干力量，主治医师以上为主，西安医学院许多教授也在其中，甚至第四军医大学的教授也参加学习。教学老师的队伍经过普及班的筛选与历练，队伍也相对稳定了，教学内容也需要逐步完善。随后姚树锦先生不断参与并组织编撰讲义，后被委任为教学负责人。

如何在当时条件下提高教学效果，姚树锦先生费了很多心思。他十分注意同全国各地的中医院校、中医研究院，各地区的医院、中医院、医疗卫生机构连接成网，相互学习，共同促进。曾带队走出去向全国各地同道学习以共同提高，先后 5 次南下各省市学习。

姚树锦先生印象最深的是首站到武汉湖北中医药大学访问了张梦侬教授。张教授在抗战期间曾在西安待过数年，医术声望颇高。姚树锦先生和医院同道儿科主任医师曹旭拜访了张教授，3 人深入探讨中医学术，而且系统地学到了张教授治疗食管癌的鹅疗三部曲。此后姚树锦先生用此法治疗食管癌患者不下百例，颇有特色。

此后曾去长沙、上海、杭州等多地深入交流，其中对杭州与上海两地的同道印象颇深。精诚所至，金石为开，杭州的潘澄廉老先生毫无保留地将教学多年的心得体会倾囊相授。在当年上海中医药大学旧址龙华，曾与当时的老教务长沟通请教。这位很有资历的西医主任，却有丰富的中医教学经验。他认为学了中医之后，多了一种治疗的方法，肯定是有利于临床疗效提高的。很多西医大夫口袋中装有一本中医方剂，可以随时学习引用。这位老者认为，资历浅的年轻西医功夫不够，先入为主，尚不能理解中医的思维模式，听不进去中医课程；而久经临床工作的老同志反而很容易就会喜欢并理解中医的精妙之处。诚哉斯言也！

提高班开课后，几乎都是各个医院的老大夫。有一位老主任，姚树锦先生问及他的年龄，老先生笑答已经 55 岁。大家议论最多的是中医阴阳五行等，对古代哲学颇感兴趣。四医大西京医院张学庸教授，是军内著名的消化病专家，以后的第四军医大学樊代明教授的导师，竟然也都参加了学习班。姚树锦先生顾虑老先生名满天下，国内到处邀请，恐怕难以坚持学习。张学庸教授却给传达室同志招呼：不论省市领导，任何人来问都说不在！学习之诚意可见一斑。尤其 1976 年唐山地震之后，余震未断，人心惶惶，大家四处搭建地震棚防震。提高班的课程也刚好到《伤寒论》，大家仍然学习热情甚高。姚树锦先生看到张教授认真记笔记，遂开玩笑地问大家："要是地震了怎么办？"大家笑曰："跳窗就跑呗！" 2 年课程学完后不到 1 年，张学庸、吴一纯（西京医院中医科主任）两位大家80 万字的《中西医结合简明内科学》便出版了！这位前辈的学习态度与治学风格令姚树锦先生十分敬佩。

由于提高班的学员都是本省市各大医院的骨干力量，都有系统的医学理论储备及丰富的临床经验。在教学中他们不但要学习医学临床经验，更要求讲授中医临床的规律。于是姚树锦先生根据自己的理论学习和工作经验，撰著了辨证论治、证型规律、肾病的中医治疗方法、冠心病的辨证论治、健脾利湿法的应用、同病异治和异病同治举隅、三因制宜等学术论文，从而逐步体悟出自己的学术思想和观点体系。

有不少专家水平的学员所提问题十分深刻，要求从治疗工作的指导思想入手，对病证的治疗观点进行探讨。而这些高水平的学员，不但能很快并充分地认知、理解中医理论体系的合理性，而且其临床应用能力也颇为令人赞叹。正是在与这些高水平的学员的交流与碰撞中，姚树锦先生的中西医结合思考问题处理问题的能力也得到了更进一步的提高。所以，真正的强者不会逃避各种压力，而是在压力下逐步提高自己抗压的能力储备，从而不断进步！这对于我们后辈学子在成长之中的意志品质、学习态度不啻为一盏明灯，照亮着前进的道路！

3. 研修班的模式——请进来

两年制提高班毕业后，省上下达举办"西医离职学习中医研究班"的指示。学生入选起点很高，必须是"文革"前毕业的本科生，学制3年。这是一个重大举措，也是一个高瞻远瞩的政策，很大程度上为全省培养了大批高级别的中西医结合人才。为落实这个政策，姚树锦先生费了很大的心血，回头看来，同时也受益颇丰。

由于教学人才缺乏，不得不把一批提高班的高才生留下充实教师队伍，同时招聘高层次人才保证教学质量，教学重点在中医基础理论及经典著作的教学，又丰富了各家学说的内容。为了提高教学效果，开拓学员的视野，姚树锦先生决定从提高班的"走出去"变为"请进来"，牵头邀请了全国各地的中医名家前来授课。记忆所及，就有关幼波、任应秋、祝谌予、邓铁涛、刘渡舟、朱良春、米伯让、方药中、黄星垣、沈自尹、陈可冀、张学文、贾似道等20余位中医名家。当时属"文革"时期，各位前辈能有展示自己才华的机遇，也十分热切，纷纷前来西安举办学术讲座。不但姚树锦先生及学习班的学员们能近水楼台先得月，学到了大量的中医知识技能，甚至由于国内名医云集西安，吸引了大批各界人士前来就医或一睹为快。如此盛事，即使学术交流如此频繁的今天也是令人神往！

西学中普及班、提高班、研究班数年的教学，不但使姚树锦先生在家传医学的基础上，进一步系统回顾并深入研究了中医经典理论，同时教学经验也愈加丰富，在陕西省中医界同道中声望日隆。

4. 墙里开花墙外香，师道之风美名扬

在举办西学中学习班期间，我省内外省、市、部队、厂矿医院及院校也到处开展西学中活动。当时省内专家多数都在省中管局、

省中医药学会名下，姚树锦先生作为辖下最有名望的讲者数十次受邀讲学。为了讲好课，姚树锦先生阅读并研究了大量医学典籍，并结合家传医学精华以及自己的临床实践，进行了充分的准备。如今弟子们每次看到姚树锦先生当年手写的大量讲稿及资料时，总是叹为观止，不知何时方能整理完毕。讲学次数越多，知识储备更加丰富，讲课能力更是进一步提升；而理论水平的提高、表达沟通能力的增长，随之而来的是医疗实践技术的进一步提升。如此教学相长之道，回头看来，正是姚树锦先生成才之道的重要法宝。也是中医大道后学者可以借鉴之处。

5. 教学临床两不误

姚树锦先生负责西学中学习班工作期间，一来专家们都不愿离开临床，二来学员们也需要临床实践基地检验所学的知识技能，都需要一个理论实践相结合的场地。姚树锦先生因势利导，向上级部门申请成立了西安市中医专家门诊部。很快，以他牵头，所有教师参加门诊，学员侍诊实践，服务于周边群众的门诊部迅速壮大起来。由于姚树锦先生安排得当，自身一专多能，社会影响力较大，在患者中有良好的口碑，加之西学中学习班的医疗、制剂、管理人才济济，上下一心，互相配合，同时积极制作各种传统制剂以满足工作需要，很快日门诊量就达到数百人次，不但解决了医生制剂、临床、学员学习实践的需要，甚至经济收入还可以接济其他部门需要。一时传为卫生系统的美谈。

五、年过不惑艺精深，科研成果似井喷

1978 年省委书记章泽同志亲自主持中医工作座谈会，姚树锦先生受邀参加了在丈八沟举行的会议。由于会议规格很高，邀请的都是当时省内最有名望的专家，如米伯让、麻瑞亭、姚树锦、张学文等前辈总共十余人。时至今日，同时参加会议的除张学文国医大师及姚树锦先生外，其他几位前辈均已作古。姚树锦先生每每回忆起来，总是难以忘怀，顿觉自此中医事业终于有了扬眉吐气之时，

中医学科的春天开始到来。

此后停滞多年的中医职称晋升工作开始运行，姚树锦先生从辅导、出题、改卷到答辩全程参与，从中医士、中医师、主治中医师、副主任医师、主任医师、研究生直至中医学院教授等各级晋升，均受委托全程安排。整个过程，深受省中管局信赖，甚至此后省中管局的各种学术资料也交由姚树锦先生牵头的西学中学习班来审稿。

20世纪80年代中外医学交流逐步增加，日本曾组成专家代表团37人到我省丈八沟宾馆与我省中医专家进行《伤寒论》研讨。陕西省内《伤寒论》专家中的翘楚应属中医学院的杜雨茂教授、陕西省中医研究院的米伯让教授、西安市中医医院的姚树锦先生等人，省厅遂选派接待。交流中中方代表以娴熟的基本功震惊当场，不但让在场的日方代表大为佩服，而且负责翻译的北京外国语学院的日语教授也大为叹服！此后双方撒开翻译，直接手书进行沟通，相处十分融洽。日方馈赠在场中方人员每人一份所谓的汉方"小柴胡冲剂"，大家对此也有所触动。虽然有对中药剂型更新的惊喜，但也顾虑此剂型模式能否代替中汤药的作用，是否会改变中医的真正根蒂。

此后姚树锦先生曾在四医大开展《伤寒论方剂临床应用》讲座，表达思路清晰，内容验证有效，深受中西医界同仁尊重。此先河一开，遂一发不可收拾。先后被省市各大医院以及各地市邀请做学术报告、专题讲座近百场，听众万余人次。除省市各级医院外，各地市医院，以及各中央驻陕、各兵种驻陕的医院机构，各大型企业的职工医院，各医学院校等先后前来诚邀讲课。姚树锦先生记忆所及及有文字资料记载的有第四军医大学、西安医科大学、陕西医专的专题讲座；第二炮兵系统医疗机构的通讲《伤寒论》专著；铁路系统医院、空军系统医院、通信兵系统医院、石油系统医院、纺织医院、西电医院、四十七军医院、省中医学院西安函授站，以及西安大学医疗系、光明中医函授大学陕西分校（任副校长）、西安新城卫生局中医徒弟班等多家医疗机构，长期任教授课达数年之久。此后姚树锦先生行医中，常有听过姚树锦先生讲课的同道自称学生前来拜会，而因听过姚树锦先生授课的同道推荐前来就医者至今络绎不绝。

多年来的学习、临床、教学，姚树锦先生积累了大量的心得体会。为了教学需要，也整理分析出大量资料。到了改革开放之后，姚树锦先生的成果如同井喷般迅速呈现。姚树锦先生曾回忆自己的学术思想成长历程：

在医疗、教学工作中的经验体会，经过整理渐渐变为指导自己工作的系统的学术思想与观点。

当时在东北看到一篇文章中有关于治疗"扶正固本"的提法，领悟到这应该是一种治疗大法，符合自身临床经验体会，遂依此撰文，明确为自己的临床学术经验和思想，在其省、市、县许多学术报告会上发言进行阐述。在四医大、西安医学院（现交大附属医学院）等多所大医院做过此专题的讲座。在其带教的全国 2~4 期的继承人毕业论文中，都从不同角度对此进行了阐发。

随后又根据治疗中的体会和对经典的领悟，意识到人身阴阳气机升降的生理、病理以及临床的重要性，遂撰文阐述脏腑功能活动中的一些具体规律，以及从《黄帝内经》出发，研究气机对人体发病、临床治疗的指导意义。

在临床实践中逐步意识到，脏腑在人体的作用各有特点，而《黄帝内经》中的"五脏者藏精气而不泄，满而不能实；六腑者传化物而不藏，故实而不能满"便是对其生理特点的精辟概括。而以之指导病理容易出现脏病多虚、腑证多实的临床特点，所以姚树锦先生将脏腑病的治疗大法总结为"补脏通腑"。以之指导临床，其弟子们进行了广泛的应用与实践。

对于临床疑难病的诊疗特点，也在省中医研究班进行了讲述，且曾经省电视台报道。

姚树锦先生行医 60 年，在继承和发扬祖国医学遗产的征途中，基本以十年为单位，分 3 个阶段前进：第一步是学习继承，研读经典，掌握基础理论，广泛临证，认识常见病多发病的共性；第二步是整理继承，将所学基础知识、临床技能应用于专科专病的治疗，在承袭家传秘宗的同时，把中医学宝库的经方、验方、时方结合起来，在实践中加以检验，系统总结，掌握规律，形成自己的学术观点；第三步是研究继承，针对临床难证疑证，选题定向，理清思路，找准突破点，取得疗效并注入新的理解和认识，迈入研究创新的境界。

姚树锦先生认为，在教学期的前十年主要工作是整理继承祖传及前贤经验，是一生中最辛苦，但最富有思想性的时期。在以诊疗大量常见病为基础积累了大量经验之后，开始以各种肾病、老年病、男科病等作为自己突破的方向，同时随着个人能力及影响力的提高，门诊疑难病证逐渐增多。而正是在这样的临床历练中，其扶正固本思想，补脏通腑、脏腑升降学术观点也逐渐形成，相关文章也陆续发表。文中总结介绍有关临床上对常见病、专科病、妇科病的治疗经验，并且都开始以"扶正固本"思想为基础，特别是在冠心病治疗中提倡的"扶正气、固根本、开化源、增动力、执中央、运四旁"18 字方针，更是扶正固本思想在临床实践中的典型应用。强调首先判断正气是否受损及受损程度，斟酌正邪斗争情况，衡量标本虚实的性质，确定辨证论治的依据，治疗中注意祛邪勿伤正，扶正勿留邪，治病勿犯胃气为治疗总则。且用药勿忘补气要行气，补血要疏络，补阴要助阳，补阳要合阴，以达疏理气机，促进升降而致和平。三大学术观点在此阶段逐步明晰成型。

20 世纪 80 年代后期姚树锦先生逐步进入自己学术生涯的第三阶段，也就是在继承基础上的创新阶段，各种成果大量涌现。在教学上以讲《中医基础》《伤寒论》为主，重点培养三年制研究班和高年资中医师提高班，给医界输送了大量的高级医务人员。在临床上以治疗疑难杂病为主，如肾病之肾衰、尿毒症，各种各期癌肿，各类型、各阶段之红斑狼疮。各处授课之余，常常被省市各大医院、兄弟医院、驻地医院等请往会诊。随着对外开放的不断扩大，常常需要给港澳台的同胞，归国和探亲的侨胞，东南亚、日本及欧美的朋友诊病。在此阶段，逐步形成了自己的辨证论治规律，创造了大批经验方、专用方、特效方、套药、专病专用药、精品细料药的使用技巧等。如本书将介绍的健脾益气的芪薏四君子汤，健脾理气消痞的消胀理气汤，治疗紫癜性肾炎血尿的血尿宁，治疗颈椎病的颈病宁，治疗红斑狼疮病的解毒丹Ⅰ号、解毒丹Ⅱ号，治疗风湿痹痛的专方镇痛饮，治疗小儿疳积的疳积散等均成型于此时；而各种对药套药经验如吴茱萸与黄连，三七与沉香，仙茅、淫羊藿与巴戟肉，杜仲、川续断与骨碎补等，以及各种急救或特殊情况而用的麝香、牛黄、犀角、西红花、猴枣等精品细料药均是姚树锦先生经验的结晶。

以此为基础，经进一步总结并结合现代医学科研论证，研制出了成果药数种，其中固本咳喘丸、胆胃通降片既是姚树锦先生扶正固本、补脏通腑两大学术思想的代表方，也系准字号药品，已于20世纪80年代中期投放市场，畅销国内及海外。其中固本咳喘丸以扶正固本为指导，通过"益肺气、助宣降、健脾胃"治疗慢性气管炎、肺气肿等呼吸系统疾病及各种虚损性疾病效果甚佳，荣获陕西省医药管理局1988年医药新产品三等奖、1988年北京"百病克星大奖赛"的奖励，行销国内外40多个地区和国家，为我国增加了外汇收入。另外姚树锦先生根据20世纪80年代后期代谢疾病逐步增多的临床现实，分析其疾病性质多数为腑实证，系通降不足所致，遂以"六腑以通为用""六腑以通为补""以降促升"为理论依据，率先对胆囊炎、胰腺炎、消化不良、便秘等疾病研发出胆胃通降片进行治疗，应用现代医学科研原则和手段进行了基础实验和质量研究，经过省内专家签字后一致通过，由陕西省国药厂投产问世，新华社通电全国，各省报也竞相转载。一时间来信如雪。上海某患者来函求治，处方后其萎缩性胃炎经胃镜复查痊愈，来信至陕报社刊发感谢。此后同类患者蜂拥而至，每日排队应诊者宛若长龙。另外开发的健身先天宝胶囊及酒剂应市后，为传统中医药发展取得了较好的经济效益和良好的社会效益。颈病宁研制后被红会医院制成片剂广泛运用于临床，效果良好。太和感冒巾、太和合欢巾等获第二届、传统医学"超人杯"优秀成果大奖及国际优秀大奖。

　　1992 年姚树锦先生以专家、学者的身份出席在新加坡召开的"中医与针灸走向世界"国际学术研讨会，"关于中医药与进一步走向世界的设想及措施"的发言受到大会的重视。同年受马来西亚邀请为其中医界作了数场学术报告及讲座，并和当地名流结为好友，促使日后他们数次来西安投资办企业。1993 年 8 月在西安参加了"海峡两岸（台湾—西安）中医学术研讨会"，同与会的台湾省专家、教授、同行畅谈，对加深海峡两岸的学术交流、友情往来起到了积极作用。之后又为台湾省中医同道举办了 3 期中医讲学班。1996 年11 月韩国同道郑淳九、具本鹤中医师为治疗风湿、类风湿病前来西安求教，他做了明确解答和无私的传授，使同道甚为满意。姚树锦先生为中医事业的建设和发展，积极努力，做出了卓著的贡献。

　　在此期间姚树锦先生的社会兼职主要有：西安市第八、九届政协委员，西安市文史研究馆馆员，河北省武安市政府医药顾问，马来西亚海鸥集团总公司医药顾问，九三学社西安光明中医药培训学院顾问，香港中华医学研究会研究员，光明中医函授大学陕西分校副校长，西安市中医学会副会长、名誉理事长，陕西省中医学会常务理事，陕西省中医基础理论专业委员会副主任委员，陕西省卫生厅药品评审委员会副主任委员，陕西省卫生厅高级职称评审委员会委员，全国中医基础理论专业委员会委员，《光明中医杂志》《陕西验方新编》《黄河医话》编委等。

六、烈士暮年心不已，老骥伏枥志千里

　　1996 年姚树锦先生主动请辞退休，自称"人生苦短，不知老之将至。年已花甲，申请退休"。时任西安市卫生局局长韩荣生同志等多方挽留，均坚辞不就。为继续服务社会，帮助更多的患者解

除疾病之苦，1997 年组织了一批志同道合的同道及弟子，创办了
"树锦国医馆"这一医疗、教学、科研平台服务大众。由于姚树锦
先生牵头，该医馆声誉卓著，长期门庭若市。姚树锦先生作为医馆
首席专家，每周应诊 3 ~ 4 次，虽然多方限号，但半天门诊也在 50
人次左右，加之姚安萍、姚永平、王凤楼、封树志等应诊专家也需
挂号，每日清晨医馆门口排队候诊之长龙蔚为壮观。至今医馆已近
20 度春秋，作为年已 80 的老人，治病救人的辛劳可以想见，但造
福社会之功德，也可以一并推知。2008 年，姚树锦先生被陕西省
中医药管理局遴选为首届陕西省名老中医。

　　1997 年国家两部一局要求各地著名中医需要带教学术继承人
的政策公布之后，西安市中医医院肾病科王维英主任强烈要求从师
学习，原拟刀枪入库，马放南山的姚树锦先生遂又披挂上阵。此后
从二期一直带到五期，从 60 岁带到 80 岁，带教继承人之事，从未
间断。国家级名老中医继承人项目，现已带出王维英、邵燕燕、黄
伟、杨晓媛、李晓阳、范彩文、乔黎焱 7 人。而今西安市中医医院
肾病科学术带头人及多数骨干系出姚树锦先生门下。弟子李晓阳创
立西安市中医医院男科，其立科学术思想便是姚树锦先生的扶正固
本、补脏通腑学说，而各种疾病治疗方案也源于姚树锦先生悉心指
教，而今个人及科室建设在国内医学界均已有一定影响。弟子乔黎
焱则继承了姚树锦先生老年病医学思想，工作能力大幅度提升。桃
李不言，下自成蹊，以一人之力而影响 3 个学科，服务无数患者，
以古语评述，可称功德无量。

　　中医师承关系，师徒之间，情同父子。姚树锦先生的带教，不
仅仅是业务带教，更是人生的带教。姚树锦先生与众弟子的师徒关
系，是西安市中医医院的一段佳话。带教之中，姚树锦先生一直强
调全面继承。跟师学习，一则学习老师对疾病的诊断治疗技巧，二
则学习姚树锦先生诊病问疾过程中的接诊能力，更要学习二者背后
深刻的人文关怀素养，对患者的仁者爱人之心和悲悯之情。而支撑
其学术工作实践的背后便是医者为人处世的生活态度，也就是他的

价值观、人生观、世界观。例如弟子李晓阳因各种因素，原本性格阴郁暴戾，跟师学习数载，在姚树锦先生长期如沐春风、朝夕相处的言传身教之中，逐步变得心胸开阔，开朗阳光，生活及工作之路迅速步入正轨。姚树锦先生系出名门之后，无须为物质生活挂怀，但王维英主任曾以弟子学习是对老师的"精神赡养"之论深获姚树锦先生首肯，并亲自撰文记之。带教之余，每年均与众弟子学术探讨数次。2011 年、2012 年团队先后被国家及省中医药管理局评审建立姚树锦国家级名老中医工作室并验收通过。工作室近年来先后完成"血尿宁胶囊治疗紫癜性肾炎血尿的临床研究""姚树锦辨治免疫性疾病学术思想经验研究""姚树锦乳没镇痛胶囊制备工艺及镇痛作用的实验研究""姚树锦辨治免疫性疾病学术思想经验研究"等省市科研研究，出版《姚树锦中医世家经验辑要》《姚树锦医学精华》专著 2 部，国家级及省级核心期刊发表姚树锦先生学术经验论文近 20 篇，而且先后举办姚树锦先生国家级学术思想研讨会 1 次、省级 2 次，除姚树锦先生亲自讲述学术经验外，各弟子均对自己学习心得做了深入探讨，深受全国各地参会同道赞誉，使姚树锦先生学术思想遍播全国各地。

在带教弟子进步的同时，姚树锦先生并未停止前进的步伐，每日诊疗之余，手不释卷，亲自批阅继承人学习心得及论文。近年来，中国中医药出版社推出《中华中医昆仑》，记录了从清末至今的百十位医家的事迹。姚树锦先生专门自费购买全套十五卷，细细研读，感慨万千。

回顾从医历程，姚树锦先生曾感慨，自己年近 80 才理解当年姚兴华老先生的话：不是读书读得好就能成才，要广泛博览，多方学习，勤于实践，活到老学到老，才算学者修为。成才是努力的方向，始终要在学习的路上，一生求索不能终止。姚树锦先生如此，后辈岂敢懈怠。

姚树锦先生曾经寄语后学弟子：

作为一位高层次的临床人员，不能满足于当好处方大夫、成方大夫，而要构筑自己的学术思想体系，提出自己的学术观点，不断总结经验，否则何来创新？

机遇从来是为有准备的人而设，不能以日常工作生活的繁忙而放弃学术上的进步和努力！要有大打算，细安排，将自己的聪明才智融入中医药发展的大事业中去，就会有所成就！

第六节 姚树锦先生成才道路小结

姚树锦先生学术成就首先奠基于其家传之医学氛围。"弓人之子多为弓"，自幼就能有缘浸淫传统文化及医学知识，成年后又接受正规院校中文教育而传统文化功底深厚，为以后进一步深入钻研并发展家传医学奠定了坚实的国学基础。另外由于同时从事医学临床、教学及科研工作，所以能从明理、妙法、巧方、灵药的高层次建立自己完备的临床学术体系。临床中既能从中医传统中汲取精华，同时又不排斥现代医学的辅助检查及诊疗思路的优点，常以西医检查为助手诊断疾病及了解预后，同时又善于以中医思路指导西医临床工作。临床实践中则提出先从常见病多发病入手，迅速寻找专科专病共性规律，从而迅速提高临床能力；后期则从专科病、疑难病入手进一步深入钻研，进行突破，建立独特的诊疗思路和体系。具体而言，从以下几个方面进行深入探讨：

一、成才历程

姚树锦先生曾自我总结此问题。人的成长当分为 3 个阶段。首先成才过程就是学习过程，也就是继承前人经验的过程。其中系统学习为第一步；学习中整理提高是第二步；以此为基础逐步总结提高，转变为自己的经验的阶段为第三步。

就经历而言则以十年左右为单位，分为学习继承、整理继承、研究创新 3 个阶段。每一阶段多是对前一阶段的总结，也是下一阶段的基础，一步一个台阶，逐步从学习中走出自己的成才之路。姚树锦先生认为，在青年时期宜扩大视野，广读博览，涉猎各家学说理论，同时勤加辨别思考，以勤学、审问、慎思、明辨、笃行要求自己。虽然不宜盲从，但亦不可对不熟悉的领域或观点轻易否定，而应以自己临床实践及生活体验逐步验证并体会为妥。学术成果多成熟于中年时期，此阶段要勤于总结，笔耕不辍，将长期所学所思转化为有形的成果并加以验证及推广。老年阶段也不能故步自封，应勤于临床回报社会，同时以指导后学前进为己任，以期能光大学术。

二、学习内容

对此姚树锦先生有自己独特的看法和经历。

姚树锦先生首先认为，中医药技术是中国传统文化在医疗领域的具体体现，只有在广泛、深入了解、理解并掌握中国传统文化知识的基础上，才能对中医药的核心理论及依据有真正的领悟与理解，从而在应用中才能得心应手；而对于传统文化的深入领悟与理解，也要通过医学临床实践的检验来逐步的深入与提高。二者从传统文化体系来看，属于"学"与"术"的关系。其中以传统文化为"学"，以医学技术为"术"。"学"非"术"则无用，"术"非"学"则不精。"学"是"术"的基础与根源，"术"是"学"的功用与体现。只有"学术"共同提高与进步才能根深叶茂而成就非凡。

姚树锦先生的观点是，中国传统文化在周代以前儒道不分，儒学是道家文化的一部分，而医学也属于道家文化在医学领域的应用学科，而中医学经典《黄帝内经》字里行间都洋溢着浓厚的道家文化气息。因此就"学"来讲，道家基本的经典《易经》《道德经》《南华经》以及儒家的基本经典《论语》《孟子》《大学》《中庸》等都宜通读为好。医学是自然科学与人文科学的交叉学科。其中自然科学部分应以道家文化引申为主，儒家思想则对中医的人文关怀部分影响尤为深远。

其中，儒家的思想与书籍，对于医生的立心（即医德）最为重要。一者，儒家学术思想的核心是"仁"，而医术乃"仁术"也。儒家弟子修习的思想在于"达则兼济天下，穷则独善其身"，其社会行动目标为"不为良相则为良医"！为何如此？因为所谓"良相"者医天下之病，"良医"则医具体个人之病也。二者所为思想根源相同，只是规模有别而已。医者所为，便是儒家思想在医疗领域的具体体现；是儒家"仁者爱人"的具体行动；是以己度人，"己所不欲勿施于人"的思想在医疗领域的具体应用。医者据此发心从业，而不仅仅以此谋生，则自然不会为利所惑，能真正为病家着想，才能达到曾国藩遗嘱中"求仁则人悦"的高明境界。从这个角度来说，便是儒家"自诚而明"的过程在医学中的应用。

道家思想则是中医学学术思想的源头活水。姚树锦先生自认，自己关于中医"性""命""先天""后天""火""精""气""神"等中医根本性的概念的深入理解，就来源于对这些书籍的学习之中；而正是由于对基本概念及相互关系的深入理解，才能对人体与自然和谐的天人相应关系，身体和心理以及社会因素之间的关系，人体五脏六腑经络以及四肢百骸等运行的方式方法和相互关系，气血津液等物质的运化转输等关系及模式有深入的理解；而只有对以上基础的深刻理解与体悟，才能最终落实在对《黄帝内经》《金匮要略》等医学经典的真正透彻领悟。正所谓"功夫在诗外"之意也。姚树锦先生正是在泛览中国传统文化书籍之基础上，又从事中医经典理论教学多年，浸淫临床 50 余年，终于成就今日一代名医。对此姚树锦先生的总结是：要做"明医"而不能仅仅做"名医"！要做"医师"而不要做"医匠"。

关于医学书籍的选择。姚树锦先生认为中医典籍浩如烟海，人生苦短，难以一一遍览，多读经典，可以得其精华！岁月流逝，本身就是筛选，历代医家临床实践本身就是替我们过滤。能在漫漫时光长河中留下来的，为古今医家共同欣赏的医学著作，方能称为经典。古人定义亘古不变的书籍方能称为"经"，中医体系中真正能称为"经"的也就是《黄帝内经》《难经》《神农本草经》等寥寥可数的几本而已；而古今医家共同赞赏的《伤寒论》等才能称为"论"。以此几本经典书籍入手，深入学习，反复吟咏，烂熟于心之后，牢固树立了基本的医学思维框架，具备了辨别的眼光之余，才能开始学习后世医家相关医学书籍，从中汲取有用之技能技巧，拓展完备自己的诊疗能力。

这一学习次序不宜颠倒，否则初入医学之门，缺乏明辨的眼光，容易被相对偏颇的医学观点吸引，先入为主，从而受其局限，长期受累，甚至终生无法脱其窠臼，令人感叹。释迦牟尼佛早年放弃王子身份，遍学各种技能，但每每精熟之后"知非究竟，乃舍之"，最终方成无上正等正觉的果报。我们都是常人，缺少明辨的眼光，常常容易被眼前的所得迷惑。所以入手便需自正门而入，不可终生流于旁门左道。古人有对联"虚心时则受益；眼明矣可广交"，正是对虚心的学习态度和正确的方向选择之间辩证关系的正确论断。

三、学习与思考的关系

姚树锦先生认为，要学好中医，必须处理好学习中的"学"与"思"的问题。姚树锦先生常提醒弟子辈注意孔子《论语》"学而不思则罔，思而不学则殆"一句，告知我辈应从"学""思"结合角度迅速提高自己的中医理论与临床水平。中医来源于生活，但是又高于生活。不断精读医学经典并将之在生活、临床中进行实践就是学，而对所学理论知识及临床实践过程中所遇到的问题进行深入分析就是思。所"学"之物便是所"思"的素材和原料，而所"思"的结论便是"学"的成果和升华。所"学"之物只有经过自身深入"思"的体悟之后才能转化为自身的能力。也就是说只有在"学""思"结合的过程中不断体悟才能有所提高。

古人关于治学之道，以"勤学""审问""慎思""明辨""笃行"为要求。从学医的角度来说，就是勤于学习继承前人经典，在临床中用自己的实践筛选、辨别出适合自己的工作思路、方法、技巧，并切实从应用中提高的过程。

四、理论学习研究与临床关系

由于姚树锦先生从医近 60 年，从事过医学教学、临床、科研等多方面的工作，所以对于理论学习和临床之间的关系有深入的理解和体会。

姚树锦先生认为，医学是自然科学与人文科学的共同体，理论学习决定了实践的指导思想及法则，而医学临床实践则是这些指导思想及法则的具体体现。没有理论指导的临床实践是盲目的经验总结，容易犯盲人摸象的经验性错误；而没有经过临床实践检验的理论学习则如同空中楼阁一般没有根基，容易流于玄学领域。如果以医学理论为"体"，则医学临床实践则是"用"，只有理论与临床相结合，用医学理论指导临床实践，而在医疗实践中检验并论证理论，才能达到"体用合一"的理想境界。科研是对医学理论拓展或总结的科学方法，掌握一定的科研方法有助于加快验证理论的速度并提高结论的准确性；但如果局限于科研方法所能研究的范围而作茧自缚则失去了人文学科特点以及医学发展的灵动性。

所以医生最重要的是终生不能脱离临床实践，同时也不能满足于应对日常临床工作而不进一步从事理论学习思考与总结。只有医教研三者并举，才能更好更快地提高技术水平。所谓"半日临证，半日读书"的古法，正是医者进步的最佳答案。

五、医德教育与医疗技术关系

如同古人习武入门一样，姚树锦先生对众弟子的第一要求就是医德教育。姚树锦先生本生于医学世家，家训之中，就有"须以至诚至善之心，更以至精至良之术，拯救病家，以了燃眉之疾苦，希冀而达祛病延年之望，方乃我医家见仁见智之举，非此莫属"的医德明训。姚树锦先生明言，如果把医学技术比作达到目标的手段，医德则是前进的目标和方向。如果目标错误，则手段越先进，离目标反而越远。因此医德教育一定要作为医疗技术教育的基础和前提。姚树锦先生在临床工作中，精研医术之余，时刻不忘对学生进行医德教育，随时以自己与患者的换位思考来替患者考虑来给学生示范，令众晚辈深受教益。

六、临床能力提高之道

医生临床帮助患者最重要的是要提高临床疗效，而提高疗效最重要的是提高医疗的技术水平。即通过自己的努力学习，尽可能建立自己的一套基本的医学知识及能力体系，从而更好地为患者的身心健康服务。但临床常见部分院校毕业的年轻医生基本知识掌握尚可满意，但始终不能转化为临床治病能力，有部分因素就在于没有掌握临床思维。解决之道，在于多多跟师学习。

每一位从事临床工作多年，深受患者朋友信任的老医生，都有自己一套或者一些遇到临床问题的思路与方法，能够在自己熟悉的领域顺畅地完成诊疗过程，且能取得相对满意的疗效。而年轻的医生所缺乏的便是这种思路与方法。只有长期跟随有经验的老师耳濡目染，在具体的临床实践中学习老师的经验，才能逐步领会掌握此思想方法。从另一个角度来说，老师们也只能在具体的实践环境下，才有条件给弟子展示其灵活的诊疗技巧。所以师承教育以及临床实践，正是对院校教育的有益补充，是对其能力培养缺陷的对症良药。

七、教学相长之道

姚树锦先生的从医经历不同于多数医者的一点是教学经历。从年轻时在西安市第二医院的中医科的带教进修医生，以至于后来西安市西学中离职教育期间的任教、办学，光明中医学校的教学任职，直到退休之后的国家级名老中医继承人带教，对姚氏孙辈三杰的师承教育等，几乎贯彻了自己的整个从医生涯。

很多医者忙于临床事务，对于教学弟子因各种因素并不热心。如因形势所迫不得不任教时则常常应付了事。姚树锦先生则认为

"教学相长"，教学工作不但不会影响自己的临床，反倒有利于自身整体能力的提高。前面曾经提及，初入西安市第二医院任职期间，由于非系统学习现代医学出身，为应对临床工作需要，同时也是为了在教学中能游刃有余，业余时间潜心研究，方能在短期内应付裕如，不仅给患者以身心同时治疗，也在同道中树立了威信。此后多年教学任职，更是如此。为提高教学效果，除潜心中医典籍，求教于当时全国各地的中医大家之外，由于面对的是现代医学知识技能武装的西医有成的专家学者为学生，更需要对现代医学知识、技能、思想等有充分的了解甚至熟练掌握与运用。如此一来，反倒倒逼着姚树锦先生在各种疾病的诊断治疗中善于运用中西医各自之长，疗效卓有提高；而且，由于较早学习吸收了现代医学的诊疗手段及科研思路，在同辈中极为少见地很早就大量发表学术文章，而且研发了"清瘟片""固本咳喘丸""颈痛宁""胆胃通降片""健身先天宝""血尿宁""乳没镇痛胶囊"等大量的科研成果。从这一点来说，虽然是姚树锦先生教育了大批的人才，同时也是通过教学并拓展实现了自我的价值！

　　尤其在教学之中，各种新知识、新思想、新思路常常在师生交流中碰撞出学术火花，对原有知识能力结构更是有力的补充和拓展，比起一个人闭门造车时的思维来的更有激情。所以姚树锦先生一生乐此不疲，常常为带好弟子费尽心思。曾翻阅姚树锦先生西学中学习班的讲课书稿，装满了硕大的书柜。于姚树锦先生个人而言，这是自己思想的结晶；于弟子来说，则是以后学习、整理的资料来源。

　　退休之后，受命带教数位国家级继承人期间，姚树锦先生对教学乐此不疲。大弟子王维英主任专门提倡以此形式对姚树锦先生"精神赡养"，令姚树锦先生万分欣慰，曾专门撰文以明志。

八、大医养生之道

　　医生是个特殊的职业，不但要求知识结构合理，医疗能力出众，而且也要求医者体质强壮。只有医者拥有健康的身体，才能有充足的精力为患者服务。而诊疗能力的水平，也与临床实践的时间长短颇有关系。与此同时，医者本人健康向上的身心状态，更有利于患者对医生医术的信任与钦佩之心，从而提高疗效。姚树锦先生已是80高龄之人，然思维敏锐，动作灵活，鹤发童颜，可谓养生有道，深受同道及患者们钦佩。学生辈与姚树锦先生朝夕相处已近8年，日日观察，时时请教，渐总结姚树锦先生养生理论及实践有此具体几条。

姚树锦先生自言养生之术，得益于《黄帝内经·上古天真论》者良多，尤其文中所言人能长寿的三大因素"天寿过度，气脉常通，而肾气有余也"。姚树锦先生据此几条推演出其养生理论并实践多年而获益。

文中所谓天寿者，乃自然寿命之谓也。种族及个体差异，生后已定，人类暂时无所作为。以现代生物学常识，个体寿命，天然者约生长周期5倍，应之于人类，则约百二十岁者也。而保养肾气及疏通气脉者，方为人类养生所可着手处。

肾气有余，则提示保肾气是养生第一大法。肾气者，鼓动一身脏腑精气血津液的运行化生过程。人生省事之后，劳身费心之事，均需消耗肾气以应对。其来处，一在先天，二在后天充养。充养之法，一在开源，二在节流。开源者，先天不足，后天为补，唯饮食睡眠而有此功效。其中饮食之道，重在合宜，当量自身脾胃之所能，充养周身精微之化源而已。睡眠乃大事，夜卧不安者，必心有牵挂所碍。人生不如意事十常八九，环境改变并非易事。故安眠之法，应以宁心安心为主，重在个人修养提高。如《大学》"知止而后有定，定而后能静，静而后能安，安而后能虑，虑而后能得。物有本末，事有终始，知所先后，则近道矣"便是。斯为难能者也。至于节流之法得宜，则肾气常盈而健康长寿可期也。因此生活规律的调整，尤其减少劳心是养生第一大法。由于内心的各种冲突最为消耗人体机能，《易经》中以"七上八下"来描述心里面难以抉择之时的冲突，而为不祥不利之卦象。因此调整心态，平和面对生活的各种变化，不以物喜不以己悲，最为有利养生。故饮食适宜，按时作息，心态平和是保持肾气的基本法则。

最后气脉常通一条，人所共知，但所奉之法，常有失宜。人之劳力或锻炼如果适当，则是保持气脉常通的有效办法。但锻炼方法不当，"力不足强举之"，反倒有害于养生。养生锻炼以通过疏通经脉气血的手段达到增强五脏六腑功能的协调平衡为目的，而不以锻炼筋骨皮为标准。以此推断，各种竞技体育手段多数并不利于养生也。

姚树锦先生生于名门望族，自幼胸襟宽广，不以外物挂怀，不为琐事劳心，以恬淡自娱乐生为务，宽厚待人忠恕为怀，故心中颇少烦恼；又天资过人，博闻强记，敏而能文，虽终生穷究业务，但以上上之才而为中人之事，故无劳神费力之感；工作之余，按时作息，饮食以自身脾胃体质需要为度，闲时以读书远游为乐。虽从不以锻炼为目的，实有陶冶情操、疏通气脉之功效。故姚树锦先生以此"不养之养，不练之练"为其养生之道而获益匪浅！

旁观姚树锦先生的生活，虽喜饮酒，从未过度；虽喜美食，从未过量；虽好读书，从无过劳；诊务繁忙，却劳逸有度；琐事扰人，但雁过池塘无留影，风过疏竹无余声。如此身心两宜，岂非长寿之道乎？

所谓"仁者寿"之言，以姚树锦先生养生之法及人生经历证之，当所言不虚也！

中医不仅仅是一门医疗技术，她的背后是中国传统文化所承载的一门艺术。她更是一种哲学态度，是一种选择的智慧，是一种价值观，也是人生观、世界观的载体。60年的从医之路，从做人做事行医，从临床教学科研，从立德立功立言，姚树锦先生的人生符合中医人才培养的一般规律，足堪当前人才培养体系借鉴和学习。中医师承教育方案的进一步完备，为涌现更多的姚树锦先生式的中医人提供了良好的条件。

第二章　学术主张

医学学术思想来源于长期的医疗实践及经验总结。《中国中医药报》2015年4月10日《传承与创新结合推动中医药学发展》一文定义为医者"对中医理论体系核心观念与思维模式的理解与应用原则，用于指导自己的临床实践"。因此医者个人的学术思想，是从自己长期临床实践中总结出的，用于指导个人临床工作的医学核心理论体系。

从常规理法方药4个层面来说，学术思想主要是其中的医学理论及治疗大法的内容为主，而针对不同疾病制定的方药体系则是理法指导下的应用。只有在正确的指导思想下的临床应用才能取得良好的实践效果。按照传统文化理事二者关系来分，则学术思想为理，方药应用为事。分而言之为二，但实际合而言之则为一，即医生的临床实践。

姚树锦先生从自身近60年的医学临床实践中，根据前人经验与自身临床验证，以家族"太和医学"为源头活水，总结提出指导自己工作的扶正固本、脏腑升降、补脏通腑三大学术思想。在此三大学术思想指导下，姚树锦先生对医学学术相关问题有许多独到见解。

第一节　扶正固本学说

一、扶正固本源流浅析

扶正固本是针对人体虚损病证而制定的中医治疗学法则，是中医治疗根本大法之一。是对于正气亏虚的病证，采用培补正气以愈病的治疗原则。

《黄帝内经》是现有中医体系的源头，对于扶正固本思想从定义、治则、治法、目标等不同层面进行了相关论述。《素问·通评虚实论》认为"邪气盛则实，精气夺则虚"，首言"虚"之意在于正气之虚。《素问·调经论》提出"阳虚则外寒，阴虚则内热"，说明虚证有阴虚、阳虚之别。《素问·三部九候论》提出"虚则补之"的具体治疗总则，而在《素问·阴阳应象大论》中详述虚损不同类型的治则："形不足者，温之以气；精不足者，补之以味。"《素问·至真要大论》则进一步提出"劳者温之……燥者濡之……散者收之……损者益之"的不同治法。《素问·至真要大论》则指出"疏其气血，令其调达，而致和平"是治疗的目的，为后世扶正固本学说的发展奠定了基础。

《难经》则以促进脏腑功能恢复正常为主要入手处，根据五脏发病特点，提出"损其肺者益其气；损其心者调其营；损其脾者调其饮食，适其寒温；损其肝者缓其中；损其肾者益其精"的治疗大法。

《金匮要略》与《伤寒论》的扶正观贯彻始终。《金匮要略》始立"虚劳"专篇论虚损病证，重在研讨脾肾两脏之阳虚，并相应创制肾气丸温肾扶阳、诸建中方以补脾胃中虚。《伤寒论》始创扶正思想指导热病治疗，提出热病伤损正气，是以损阴伤气为主，故热入阳明，以诸承气汤急下以存阴，邪热炽盛，白虎加人参汤清热益气，旨在固护正气，防止气阴虚损。热病后期，阴血已损，阳气已虚，但邪热尚存，以黄连阿胶鸡子黄汤育阴清热，炙甘草汤益气护阴复脉等。仲景将补益方药具体应用于虚损病证，使虚损病证治疗的理法方药体系基本成形，为中医学发展做出了卓越贡献。

此后历代医家在扶正固本思想方面多有论述及拓展，而李东垣《脾胃论》的扶正观尤为突出。东垣在《黄帝内经》《难经》的基础上，结合自己的临床实践，独创脾胃内伤说，详论了脾胃虚损的因、机、证、治规律，提出"甘温除大热"之法，创制"补中益气汤"为代表的扶补脾胃系列方，使补土派成为中医学中最活跃而最重要的学术流派之一。

《丹溪心法》以"阳常有余，阴常不足"立论，主张"滋阴降火"，颇有创见地提出以"大补阴丸"为代表的治疗阴精虚损的系列方剂。《医贯》则提出"世谓补肾不如补脾，余谓补脾不如补肾"，并倡导命门之说。《景岳全书》专立"虚损"篇，侧重肾脏虚损，创左归饮、右归饮系列分别补肾之阴阳。同时指出"人之始生，本于精血之源，人之既生，由于水谷之养，独精血无以立形体之基，独水谷无以成形体之壮……此脾胃之气所于人者不少"。阐明脾肾互养之关系，不可重此轻彼。

此后傅山一派治疗妇科疾病中不离脾肾不足之根本，利湿清热之际时刻顾护人体正气。《傅青主女科》中完带汤、易黄汤等为经典之作。姚福年先生自北方医学重镇山西五台山入道，傅山思想对于姚氏太和医学学术影响颇深。

综上所述，历代众多医家均在虚损病证的理、法、方、药上各有许多独到的新见，丰富和充实了扶正固本学说的内容，使其日趋完善。

二、扶正固本的基本认识

姚树锦先生的扶正固本学术思想，理论基础源于《黄帝内经》《难经》《伤寒论》，启发于东垣、丹溪、献可、景岳、元御之书，直接传承于家族"太和"之学，完善于其50余年的临床实践。其特点在于主张疾病多正虚为本，治疗以补虚益损为主，五脏之中侧重于培补脾肾二本。按其家传口诀称作"男子注重益气补肾，女子注重养血疏肝，小儿注重消导健脾，老人注重平补阴阳"。其扶正固本基本认识如下：

1. "正气存内，邪不可干""疾之所凑，其气必虚"

这是中医理论体系中两句著名论断，也是扶正固本思想的理论根基。揭示了人体疾病虽千差万别，但纷繁复杂的症状背后均有人体正气不足的根本原因。也就是正气亏虚的内因才是疾病的深层根源，因此，治疗疾病的最终目标应该是通过扶助正气坚固根本。此理虽然浅显，但"纸上得来终觉浅"，能做到养生、辨证、治疗、善后，自始至终坚持顾护正气，恢复人体自愈机能，则非常医之所为。黄元御《四圣心源·劳伤》中"人不能有生而无死，而死多不尽其年。外有伐性之斧，内有腐肠之药，重以万念纷驰，百感忧劳，往往未壮而衰，未老而病"一段原文，深受姚树锦先生重视。此段文字深入揭示了人体自有生以来，因各种欲望嗜好的消耗，加之七情之内伤，多数存在身体内在之不足，从而过早衰亡的现象与机理。据此，姚树锦先生判定绝大多数疾病的虚实之分应以虚为本，因此选定方案则应以扶正固本为治疗之终极目标。

2. 从"物质基础"和"功能活动"不足的层面来理解"本虚"

《素问·通评虚实论》认为"邪气盛则实，精气夺则虚"，首言"虚"之意在于正气之虚，具体即在于"精气"之不足。中医生理学观点认为"精"为"物质基础"，"气"为"功能活动"，"神"为生命活动之外貌。"精"和"气"是人体生命活动的最宝贵物质，也是脏腑功能活动的物质基础；而五脏六腑正常的生理活动，又在源源不断地产生和补充着"精"和"气"等基本物质。所谓"本虚"即由于五脏六腑功能不足，所产生的"精气"亏虚的状态。而扶正固本的目的即在于通过恢复五脏六腑的功能而促进"精气"的生成。

3. 从"代谢障碍"的层面来认识"标实"

从《黄帝内经》"精气夺则虚，邪气盛则实"的论点来看，"虚"的核心是指"正气亏虚"，"实"的意义是"邪气实"。"正虚"不管是因为"先天不足"或是"后天"疾病所伤，总为"本虚"；"邪实"不论"实"到何种程度，皆为"标实"。而由功能性"代谢障碍"所造成的"标实"，在很大程度上是因于脏腑功能不足之"正虚"形成的。那么反过来说，因于"标实"（例如邪恋日久）同样可以导致"正虚"（如病久伤正之说）。往往的情况是"正愈虚"，所表现出的是"标愈实"，可见二者的关系是相互影响，不能决然无关。必须正确认识临床"实证"背后的"正虚"本质。此即所谓"标本虚实"的二重性。

3. 正虚不能御邪且生邪，邪实亦能致虚且复生邪

这句话完整的表达实际是正虚不能御（外）邪且生（内）邪，（内外）邪实亦能致虚且复生（内）邪。

正气是抗御病邪，免致疾病的主导因素。所谓"正气存内，邪不可干"的意义便在于此。正气虚损患者，在正虚未复之前，常易感外邪，形成虚实相兼病证。如系统性红斑狼疮（SLE）患者，素体禀赋不足、肝肾亏损是正虚之本，外感风、寒、湿热之邪是邪实为标，内外相合，正邪相争而发病，为虚实相兼病证。

正气虚损，不仅可因虚而易致外来病邪侵袭，且亦可由虚而生邪。尤以脏腑虚损，阴血不充，阳失化源，气化难行，营血郁滞，津液转输失常为常见。久则可致水湿、痰饮、血瘀内生，或阴虚而生内热、津枯血滞、血瘀气结等邪实之证。如 SLE 后期，多脏虚损，阳气不足，气化不行，脏腑失和，而寒、湿、瘀、热内生。因虚致实者，证情复杂。

外邪侵犯人体，无论感邪之新久，病位之浅深，邪热之轻重，必致正邪相争，耗伤正气。一时之伤损，且虚损不甚，常可随邪除而正复。若邪气留连，病久未复，必致正气伤而成虚损病证。再而因虚致实，虚实相兼，因果往复，病程缠绵。如 SLE 之初，外感邪气，从热而化，热毒炽盛，留连难除，势必耗气伤阴；气虚日久，津液不化，湿浊内生；阴虚而使内热安生。如此等等，气虚、阴虚、湿热互结，故病难向愈。

总之，"正虚"不管是因为"先天不足"或是"后天"疾病所伤，总为"本虚"；"邪实"不论"实"到何种程度，皆为"标实"。而由功能性"代谢障碍"所造成的"标实"，在很大程度上是源于脏腑功能不足之"正虚"而形成的；同样"标实"日久可

以导致"正虚"。通常的情况是"正愈虚"所表现的是"标愈实"，显示了"标本虚实"的二重性。从这个层面理解正虚与邪实的关系，则不易被疾病外在表象所迷惑，真正深入认识到"正虚"背后的"邪实"以及"邪实"背后的"正虚"。

4. 扶正得当不但固本，且能祛邪

通过扶正激发补充人体正气，则达到"正气存内，邪不可干"的抗击外邪效果；同时，脏腑功能正常，经脉通畅，气血津液运化顺畅则内生之气滞、血瘀、痰凝、水停、络阻均不治而自化。故扶正得当不但有固本之效，且能祛邪。

5. 扶正固本不离脾肾

"肾为先天之本""脾为后天之本"。二脏功能正常与否，关乎人体整体健康尤切。扶正固本，不离恢复脾肾二脏功能。

三、扶正固本学说阐微

对于扶正固本学说的深入理解，应从以下几个方面入手。

1. 从"精气神"三宝生理不足深入理解"正虚"的含义

中医理论体系中"精气神"是人体三宝，充实与否与健康密切相关。

精从来源上讲，有"先天之精"和"后天之精"。所谓"人始生，先成精"之精，是禀赋于父母，是与生俱来的生命之源，所以称为"先天之精"。可见，"先天"是"后天"存在的前提与基础。所谓"后天之精"是指饮食物经脾胃功能作用，消化吸收后之水谷精微所化生之"营养精微"物质，它不断地充养"先天之精"。以此而论，"后天"是"先天"发展的条件。医家所言"生在先天""养在后天"即是此意。既生以后，"先天"已定，则"后天"之充养，意义重大。若"先天"不足，可加强"后天"充养之力，以资补救。相反，如"先天"本足，但若"后天"失养，势必也能将饱满造成不足，这也是之所以强调"后天"，是为"扶正固本"建立牢固的理论基础。

这种富有生命能力之精，是人身之气的物质基础，所以有"真阴""真阳"之称。不论"先天"和"后天"之精皆封藏在肾，因为肾为五脏之一，脏属性为"藏精气而不泻"。因此，"精"盈则生命力强，适应性好，对外来侵袭有抵抗之力。若"精"虚，则生命力减弱，适应性和抵抗力也就随之减退。

同样，气也是构成人体和维持人体生命活动的基本物质之一。《黄帝内经》所说"肺主气"，形象地以"上焦开发，宣五谷味，熏肤，充身，泽毛，若雾露之溉，是为气"，说明并概括了气的内容。其中，元气包括"元阴"和"元阳"之气，来源于"先天"而赖"后天"之充养而不断滋生，藏于丹田（下气海），借三焦之道，通达周身，推动五脏六腑等一切脏器组织的活动，为人身生化动力的源泉。因此，元气愈是充沛，脏腑就愈强盛，身体就健康少病。相反，如"先天"禀赋不足，或久病损伤元气，则脏器虚衰，抵抗力差，就会招致一切疾病。所以历代医家在治病时都非常注重元气，以固根本，所谓"寿世保元"即是此意。至于藏于胸中气海之宗气，是饮食水谷所化生之营养之气和"天气通于肺"吸入大自然之气的结合，它可助肺司呼吸和贯心脉以行血气。

宗气和元气之结合就叫"真气"。正如《黄帝内经》所说："真气者，所受于天，与谷气并而充身也。"可见，由元气之激发，宗气之助心肺，如此之结合，运行于经脉之中，起充养周身，维持生命的作用，才是真气的实际用途。

还有营气、卫气二气。营气是营运于脉中的精气，它出于中焦，注入手太阴肺经，循十四经之道，昼夜不息，营运于周身上下内外各部分。卫气所不同者，善于游走窜透，所以它不受脉道的约束，而行于脉外，卫为阳气，所以温养肌肉、皮肤，有保卫肌表抗拒外邪的功能。

血和气一样，脾胃是气血生化之源。如《黄帝内经》所说："中焦受气取汁，变化而赤，是谓血。"血在脉中运行，奉养全身，如目之视，足之步，掌之握，指之摄以及皮肤的感觉等，无不需要血液的运行以供给营养，内而五脏六腑外而皮毛筋骨，都必须在血液运行不息的状态下，才能得到充分的营养，才能维持其功用。

总之，中医精气神的关系理论，以之说明人体"阴阳生化"关系。而这三者的结合，正体现了物质、功能、现象三者的互相关联和不可分割的统一性。功能和现象的物质基础是"精"，精是一体的，所谓先后天之分，不过是同一关系下的包含着时间概念的对偶概念，反映其互相依存，互相制约的关系罢了。由此可见，精气神三位一体的论点，反映在中医的生理方面，突出地体现了对有机体生命活动的根本性认识。三者之中，精是基本，气是动力，而神为主导。古人称精、气、神为人身之三宝，是有其深切意义的。鉴于人是一个整体，所以上下、左右、内外都是统一的，尤其以五脏为中心的脏腑学说，是祖国医学生理学的核心内容。因为脏与脏、腑与腑、脏与腑彼此间有着密切不可分割的关系。例如局部的不协调，会影响整体，相对地讲整体的功能低下（本虚）或亢盛（邪盛）更能加重局部的不协调，这种不协调指的就是疾病。轻则脏气虚衰，重则损伤气血，甚而严重者，耗损阴阳。阴、阳、气、血之不足即是"本虚"的具体内容。

"本虚"的原因不外"先天不足"和"后天失养"。"先天不足"由于精气不充，每致脏气虚衰，呈现出一系列功能不足，虚失所养的象征。"后天失养"包括久病虚弱及病后失养，由于给养不足及病患之消耗，培补不力，造成精气内亏，脏腑功能低下，虚弱证候层出不穷。

2. 从气血津液代谢障碍的层面深入理解"邪实"的含义

有关"本虚"时"扶正固本"的思路易于为人理解，而有关"标实"证候为何尚需"扶正固本"则常令人困惑。兹举"气滞血瘀"和"痰湿困阻"2种临床典型气血津液转输障碍的常见证型为例，来深入讨论"邪实"的表象背后的本质性原因。

气滞血瘀：

生理上气血之密切关系是相互依存、相互为用，而在病理上所以很难将"气滞"和"血瘀"截然分开。而"气滞"和"血瘀"在提法上虽可分可合,但在临床上则可从病性的"虚实"上着手认识。

其虚的一面有"气虚""血虚"之别。这是由于脏腑功能不足,因而化源不充,所表现为喘汗乏力,气不足用,血脉空虚,进而运行无力、缓慢郁滞等。其实的一面则有"气滞""血瘀"。"气滞"的一系列临床症状,如憋、胀、郁、闷等皆因于气机阻塞不能通畅之故;而"血瘀"之痛如锥刺针扎、皮肤色泽瘀暗涩滞的表现均系瘀血阻络、血行不畅之象。

对临床上常见之咽喉阻塞感(所谓梅核气即是),又如呃逆频作,再如胸闷、胁痛、腹胀等胀闷多归为气滞病证;全身各部的局限性刺痛暗滞及(久痛入络)慢性痛证甚而肌肤麻木不仁等则归于瘀血病。但若进一步探讨其气滞血瘀背后的病因实质,就必须从脏腑生理异常的病理机制说起。

"气"虽为肺之所主,但在来源上如前所述,则有肾精所化之元气,脾胃营养的精微之气与吸入之自然之气共同结合的宗气。元气和宗气结合才是人之真气,同时在分工上也各司其职。如肺主呼气,肾主纳气,所以"气虚"要追究是肺气虚,还是肾不纳气?或者脾的生气之源不足,不可都断为肺气虚。

此外,气之输布运行,尚需肝之疏泄条达密切配合,因肝之疏通排泄作用可通畅气机。肝之主升,促使了肺之主降。如这种阴阳升降的运动形式遭到破坏,特别是肝气郁结,"气滞"的病证则往往伴随而生。

再谈血。血在脉中运行,由心所主,其所以在正常生理情况下,不至于散流外溢,乃是由于脾之统摄作用、肝之藏血(实质上是调节其量)协调作用的结果。脏腑学说中有"肝肾同源"之语,因而在生成上也有精血互化之说。可见血虚之因,要追此四脏之责。

至于实证"瘀血"一定和气滞有关。由于"气为血之帅,气行则血行,气滞则血凝","气滞"不一定有"血瘀","血瘀"则一定有气滞。也就是说"气滞"的进一步发展会形成"血瘀"。以此而论，试想气虚、血虚之中是否会有"实"的表现呢？"气滞""血瘀"之中是否会有"虚"的背后成因呢？

痰湿困阻：

痰湿是"代谢障碍"之病理产物。人体生理功能在正常情况下，肺之宣降通调，脾之健运散精，肾主膀胱三焦水道通畅，就无所谓"痰湿"的滋生。但临床上之痰湿致病，每每多见。如慢性气管炎之痰浊阻肺，肺气肿之痰喘，痰热蒸腐之肺脓疡，还有如神经系统之所谓痰"蒙心阻窍"，以及淋巴结核之"痰核流注"等均是津液代谢失常之后果。

因湿而致病的种类及表现更多。如湿邪中阻，清阳不升之眩晕，浊气不降之呕恶便秘，湿与热结之肝炎，水湿泛滥之肾炎，湿热下注之膀胱炎，寒湿下注之妇科带症，湿盛之濡泻，湿滞经脉的痹证等，凡此种种，不胜枚举。

痰湿在病理上，虽可责之于肺失宣降、脾失健运、肾不制水、膀胱气化受阻、三焦水道闭塞等原因，但以明代著名医家张景岳"其标在肺""其制在脾""其本在肾"之论点，尤以"其制在脾"（制为制约之意）来解释最为得当。因脾居中央，为上下之通道，升降之枢纽。况脾有喜燥恶湿的特性，而脾虚最容易生湿，同时湿盛也最易困脾。故《素问·至真要大论》（即病机十九条）所说："诸湿肿满，皆属于脾"实至为适当。可见，通过治脾可纵横捭阖、左右逢源。上述所举之病证，表现虽然多样，皆因之于痰湿使然，然痰湿之源皆生于脾，故脾便是实质之所在！因此抓住了脾的功能失调，就是诊治关键之所在。以此为着眼点，下手处，在临床上必然疗效提高。

在临床上常常可确认为"实证"的病人，在治疗上是否皆可以攻为主呢？例如以上所举之"气滞血瘀"和"痰湿困阻"之"标实"例证。

所谓实证以攻为补，如"气实宜泄之""血实宜决之"等，这当然有刻不容缓的一面。如急腹症，以荡涤腑实，通里攻下，其实目的也是护正。又如汗吐下法，皆指此意。

如上所述，"标实"所造成之"本虚"或由"本虚"所致之"标实"决不能一概而论！因为病性属"虚实相间"，所以要"补泄同用"。其实前人之"攻寓于补"或"补寓于攻"之法早已有之。所以"同病异治"要看标本，"异病同治"要看性质。决不能只见"现象"而忽视"本质"，同时还应掌握治本要稳，治标要准，"治本"不可操之过急，"治标"不能贻误病机。正如老前辈岳美中老师所说："治疗急性病要有胆有识，治疗慢性病要有方有守"，这是确切精当的至理名言。

3. 健脾补肾在扶正固本中的作用

"中焦""胃气"学说，由来已久。自《黄帝内经》"人以胃气为本"，"纳谷者昌，绝谷者亡"，尤其"有胃气则生，无胃气则死"之观点提出之后，被历代医家高度重视。如东汉张仲景在其所著《伤寒论》中，曾于多处强调"勿犯胃气"，并以中焦脾胃为中心，创立了系列著名的方剂，如补中之建中汤、泻中之承气汤、温中之理中汤和清中之白虎汤等。而补泄温清四法的目的，不外乎恢复中焦升清降浊之正气而已。两千年前的医家对中焦疾病虚实寒热辨证分明，以补泻温清、眉目清晰之思路辨证论治的学术实践，后人推崇备至，也为脾胃学说奠定了基础。到金元时期，在学术争鸣中，创立了"补土派"，产生了李东垣专论脾胃学说的专著《脾胃论》，为治疗内伤杂病开辟了门径，后世遂有"外感法仲景，内伤尊东垣"之说。李东垣在《黄帝内经》"血气不和，百病乃变化而生"理论的基础上，结合自己的实践经验，进而提出"内伤脾胃，百病由生"的论断，使脾胃学说得到长足的发展。

古人提出的治病必"护胃气"的原则是"扶正固本"思想的体现。因为"胃气一败，百药难施"，切不可丧失用药的基本前提。这对于只顾治标，不注意固本，专以攻伐为主，滥用苦寒者，是一大警告。

　　至于"祛邪勿伤正"及"扶正勿留邪"的论断，其目的与勿犯胃气同理，仍然是立意于维护"正气"。如以癌肿为例，临证癌肿病者，大多体质消耗迅速，皆有"正不胜邪"之证。如在"扶正固本"的思想指导下以补气、养阴、温阳为先导，兼以"祛邪抗癌"，就有可能增强机体的免疫功能，调动身体抗"邪"能力。这种"支持疗法"，在临床实践中获得比较满意的效果。

　　"肾为先天之根""脾为后天之本"。脾肾二脏既为人身先后天之根本，其重要性可知。而"肾无实证"的公论，也揭示出真正关乎"肾"的疾病其治则根本在于扶正固本。

　　至于"先天"和"后天"孰为重要，各位医家则各有高论。东垣说："其治肝心肺肾之有余不足，或补或泻，唯益脾胃之药为切。"明代赵养葵则说："世谓补肾不如补脾，余谓补脾不如补肾。"脾胃是生化之源，生赖以养，临证时无论"先天"不足，"后天"失养与病后失调等，皆应从脾胃着手而得到充实。"治病勿犯胃气"之所以成为历代医家的一条戒律，道理也在这里。李东垣提出的"内伤脾胃乃伤其气，外感风寒乃伤其形，伤其外者为有余，有余者泻之，伤其内为不足，不足者补之"，在治内伤证时便是以培"本"为主。他还在《黄帝内经》"劳者温之，损者益之"的治疗精神启发下，提出的内伤脾胃是"阳气不足"为主，补益宣发脾胃之阳气，便成了首要任务。在这种认识指导下他创制的"补中益气汤""升阳益胃汤"成后世常用有效药方。

　　同时，赵养葵乃至张仲景的温补主张，并未否定脾胃学说的重要性，但从不同层面论述了人体脾肾功能对于精气亏虚的虚损病证的重要性。后世谓"肾阳"如"釜底柴薪"就是例证。因为脾的运化受肾阳的温煦，则二脏功能自然息息相关。足见"先天"和"后天"是互相促进、互相补充的。故健脾不忘补肾，补肾必先健脾，健脾益肾二法常常联用，为扶正固本的重要手段与应用思路之一。

4. 从现代免疫学角度看"扶正固本"

　　（1）正气与免疫功能。正气是机体抗御病邪，适应环境，调整和修复疾病伤损机体的能力。现代免疫学认为免疫系统有防御、自稳、监视三大功能。防御功能，就是抵抗各种微生物感染，即正气防御外邪的作用；自身稳定，就是清除自体抗原，排除外源性因素干扰，稳定内环境，维持免疫平衡。从中医角度理解，即正气调节阴阳，消除内邪，维持机体阴阳平衡的作用。免疫监视是防止机体细胞突变成"异己分子"，一旦突变，就通过免疫排斥反应，排斥这些突变细胞。即类似于中医正气协调脏腑经络气血，互相依存，相互制约的功能。由此可见，正气与免疫系统功能基本含义类似，只是表达术语有别；正气的作用即免疫系统的正常功能。

（2）正邪交争与免疫反应。中医正气学说认为，正邪之争贯穿在疾病发生、发展的始终，决定着疾病的发展与转归。正气是正邪斗争的主导方面，正气盛衰是决定矛盾转化的关键，正气充实就能抵御邪气，免于发病，即使发病，正气也可祛除病邪，促使机体康复。若正气虚弱，或邪气太强，正不胜邪，疾病就发生发展。从免疫学角度来看，一切外来的病原微生物和各种因素改变了性质的机体自身组织细胞，均是能刺激机体产生免疫排斥反应的"非己"物质，均为"邪气"。似可这样认为，免疫反应就是正邪交争，正气战胜邪气，就不致病，正不胜邪，或正邪剧争，都可发病。

（3）扶正祛邪与免疫。扶正与祛邪是中医治病的两大法则，扶正就是调动机体的抗病力，提高机体的免疫功能，增强其稳定性。祛邪就是排除破坏免疫平衡的一切因素。经大量实验研究证明，补气、补血、补阴、补阳等扶助正气药物及方剂均能提高免疫功能，不论是细胞免疫还是体液免疫，不论是特异性免疫还是非特异性免疫均有一定作用，尤其对细胞免疫功能促进更为明显。祛风除湿药、清热解毒药、活血化瘀药、毒性攻坚破积药及桂枝汤、荆防败毒散、黄连解毒汤、活络效灵丹、血府逐瘀汤等均有免疫抑制作用。而更重要的是黄芪、党参、甘草、刺五加、玉屏风散及活血化瘀、清热解毒方具有双向调节作用。所谓双向作用是同一药物（方剂）具有促进细胞免疫，抑制体液免疫的作用。而临床上不少免疫性疾病（包括 SLE），就表现为细胞免疫功能低下，体液免疫功能过亢的错综复杂现象。而扶正与祛邪并用的复方，前者激发偏低的细胞免疫，后者抑制过高的体液免疫，使调节免疫反应的作用更强，为中药治疗免疫性疾病展现光明的前景。

由此可见，以现代免疫学观点来看中医理论，正气的作用具有免疫系统防御、自稳、监视三大功能，正邪相争类似免疫反应，正胜于邪则不发病，正不胜邪和正邪剧争均可发生过高或过低的免疫反应而发病。免疫药物研究表明，扶正药物具有增强细胞免疫功能作用，祛邪药物则有抑制体液免疫的功能，而扶正方药具有可贵的双向调节作用，扶正与祛邪并用，则能更好地发挥双向调节作用。由于中药成分复杂，其免疫调节作用可能通过多系统完成，因而中药多可发挥整体的调节作用，并通过整体而作用于局部，或许正是中医整体观念的支持论点之一。中药的免疫调节作用是长于整体，短于局部，强于扶正，疏于祛邪。对正气虚为主，邪气不盛者，起效快，症状、体征改善明显，检验指标改变亦快，疗效较好。对正虚不显，邪气较盛者，起效慢，病情难以缓解，常需加用西药泼尼松（强的松）、环磷酰胺（CTX）等抑制体液免疫而加强"祛邪"，方能取效，乃至"痊愈"。化疗极易伤阳，由此推测，将 CTX 看作"苦寒解毒"药，泼尼松（强的松）定为"辛热解毒"药，赋予中药之性，纳入辨证论治范围使用，这样克服中药"短于局部，疏于祛邪"的缺点，更好地发挥"长于整体，强于扶正"的优势。通过临床观察，确实达到了起效更快，病程更短，减少激素、CTX 的用量，减少感染次数，病情易于稳定，患者生存质量更高，比中药或西药单用有更好的疗效。是否比不加"辨证"观点的中西药合用更有效，是今后应该继续研究的。

四、扶正固本基本治法

1. 调补法

即调理补益法，以脾胃为重点，适用于以下多种情况。虚损早期，正虚不著之证，予以香砂六君子汤、四君子汤、益胃汤等扶脾养胃，使化源充沛，其虚自复。脾胃气虚，或脾阳不足，水湿偏盛之证，补中易气壅湿重，扶阳则助湿化热，先予芪薏四君子汤益气健脾，化浊利湿，而后再培补其虚。虚损晚期，气血阴阳俱虚，脾胃衰败之证，先予甘淡平和之品，如香砂养胃汤、八宝粥等调补脾胃，待脾胃气复，饮食能进，则药力能行，后依辨证而补益诸虚。正气虚损，致各脏腑气机运动障碍，失于协调者，如肝胃不和、肝郁脾滞、心脾不调等证，施以四逆散、逍遥散等疏理气机，调和肝脾。

2. 平补法

即平和补虚法，选用药性平和之品，组成刚柔相济之方，治疗缓慢进展的虚损病证。禀赋不足，老年生理性虚损者，予六味地黄丸、金匮肾气丸、麦味地黄丸、杞菊地黄丸、二至丸、龟鹿二仙膏等平补肝肾。归脾丸治心脾气虚，玉屏风散治卫表不足，杞菊地黄丸疗肝肾阴虚，均属此列。

3. 清补法

即寓清于补法，适用于正气已虚，余热未尽，或因虚生热之证。温热病后，阴津已虚，余热未尽者，予竹叶石膏汤、青蒿鳖甲汤、清燥救肺汤等。阴虚发热，阴精虚损于内，阳热亢盛于外，热复伤及阴，因果往复，予知柏地黄丸、大补阴丸滋肾阴，清虚火，黄连阿胶鸡子黄汤养心阴血，泻心火宁心神。气虚发热时，扶中气，升中阳，甘温除大热，予补中益气汤。值得注意的是本方之中，参芪升柴之类用量不宜增大，否则升提太过，气机壅滞，不但虚热不除，反而变生他证。血虚发热时，营血不足，气失固护，虚阳外浮，予当归六黄汤养血固表，补而兼清。阳虚发热系阳气不足，水湿留滞，湿、食积而化热，治以扶阳散寒，在温阳方中少佐苦寒清热药，如黄连理中汤，顺应病势，阳复热除。

4. 温补法

即温热补益法，用温热性的补益药，或补益药配以辛温散寒药，以达到回阳救逆、扶阳散寒的目的。卫阳不足者，玉屏风散酌加温阳之品。阳虚兼寒者，附子理中汤、真武汤。阳虚兼表寒者，麻黄附子细辛汤。阳虚阴盛，虚阳至极，予参附汤、四逆汤等回阳救逆，温阳散寒。

5. 峻补法

用大剂疗效可靠、效专力宏的补益药，治疗虚损重危证，取收速效救急之功。阳气厥脱，以独参汤、参附汤、四逆汤、参附注射液、参芪注射液，益气固脱，回阳救逆。气阴两虚重证，生脉散、复脉汤、生脉注射液，急固气阴，挽救危亡。营血亏损重证，未兼邪实，脾胃尚健，人参养荣汤加龟胶、鹿胶、阿胶、鱼鳔胶，直补精血。

6. 食补法

适用于多种慢性虚损证，选择与虚损病证相宜之食物，且易为脾胃受纳运化者，尤宜食粥疗法。

对于人体来说，《黄帝内经》指出"五谷为养"。《伤寒论》提出疾病之后"糜粥自养"。而慢性虚损病患者确有"药疗不如食疗"的一方面，且"药食同源"，故根据粥有充养胃气，易于吸收，口感较好，老少皆宜，制作方便，缓缓固之的特点，临证常在辨证论治的基础上药物治疗和食粥疗法同时进行。基本用药：粳米、生薏苡仁、蓖麻、山药、莲子。肺胃阴虚者，加百合、银耳；偏于血虚者，加桂圆肉、红枣；偏脾虚者，加陈皮、扁豆、山楂；偏肝肾不足者，加枸杞、核桃仁。

五、扶正固本应用原则与注意事项

本者，疾病之根本，虚实相兼病证中，无论因实致虚，还是因虚致实，均以虚为本，以实为标。因而临证时，首判正气受损的程度，斟酌正邪斗争情况，衡量标本虚实的性质，确定辨证论治的依据，或攻补兼施，或先攻后补，或先补后攻，总以维护正气为要，除此准确地把握补虚与泻实的时机、比例、程度之外，还要遵循以下原则，方能使药与病更合拍，取得较好的疗效。

1. 祛邪勿伤正气

在疾病之初，因实致虚，或正虚之体，复感外邪，邪实突出，正虚不著，若求胜心切，祛邪之品药力峻猛或使用过久，则祛邪伤正，在所难免。故而治疗之时，祛邪之剂应中病即止，不宜多用。若病邪缠绵，旷日持久，谨防伤正，视病机转变规律，适量佐以益气养血、滋阴温阳等祛正之品。如 SLE 热毒炽盛期，病程日久，必耗气伤阴，治疗时在清热解毒、凉血化瘀方药中佐以西洋参（太子参）、麦冬等益气护阴而扶正，可望逆转病势。

2. 治病勿犯胃气

《黄帝内经》云："人以胃气为本""有胃气则生，无胃气则死"。《伤寒论》亦多处强调"勿犯胃气"，至《脾胃论》进而提出"内伤脾胃，百病由生"，此后调治脾胃成为后世医家遵从的重要治法。"勿犯胃气"首先是在辨证论治的基础上，取舍过偏、易伤脾碍胃之品；次而视脾胃所伤程度分而治之。素体脾弱者，或既往脾健，但病程日久，服药多杂者，均脾胃易伤。常加砂仁、鸡内金、生山楂等醒脾和胃化滞，防治并行。脾虚气滞者，用厚朴生姜半夏甘草人参汤，加沉香、大腹皮、莱菔子即消胀理气汤，健脾行气，虚实并重。脾气虚弱者，用四君子汤加生黄芪、生薏苡仁即芪薏四君子汤，益气健脾。中阳不足，甚而脾虚下陷者，附子理中汤、补中益气汤，温中健脾，升阳举陷。对于复杂的疑难病例，证型错杂，辨证难明，无以下手，应悟"上下交损，当治其中"之理，认为唯有"执中央，运四旁"，方能执简驭繁，事半而功倍。这也是在冗长的病程中，始终固护中焦之理。

德国《药物植物》杂志刊发的研究论文指出，中药的有效成分是低分子抗氧化剂，它们多数是由高分子多聚物经胃液热处理后释放出来的具有较高生物利用度的分子片段。如黄酮类、胡萝卜素、维生素、抗坏血酸盐、磺胺蛋白、聚多酚等。且临床试验证明，凡是疗效较佳的病例，病人胃液中胃酸和胃蛋白酶含量都是较高的。

反之，凡是疗效较差的病例，病人胃液中胃酸和胃蛋白酶含量都是较低的。这与"留得一分胃气，便有一分生机""得谷者昌，绝谷者亡"的中医理论不谋而合，从现代科学角度证明培补脾胃的重要性和相应的生物学基础。

3. 扶正勿忘祛邪

在疾病错综复杂的变化之中，尤其进入以虚损为主阶段，正气虚损即可表现为多种病证，又是疾病发生和发展的因素之一。同时表现为物质基础的不足和功能活动低下而出现代谢障碍。故而随时判断正气是否进一步受损，受损的程度，重视疾病的全过程，从虚的本质中发现标实产生的征兆，及时恰切地予以治疗措施，即祛邪与扶正并举，甚至加大祛邪力度，选择得力方药阻断病情的恶化。如 SLE 病程中，气虚则易气滞、生湿、成瘀，故而行气、化湿、活血之品常施方中。阴虚则生内热，热邪伤津，津枯血瘀，故养阴生津、清热、化瘀之品方中常用。

4. 顺应脏腑升降之性

气机的升降出入体现在各脏腑的功能活动中，各脏腑升降出入运动的协调，才使机体"阴平阳秘"。五脏六腑是人体之大主，总体而言，三焦总司气机运动，是气机升降出入的通道。五脏藏精气而不泻，主升清；六腑传化物而不藏，主降浊。升降与出入有其相对性，具体而言，肺主呼吸之气，呼为升，吸为降。肺与肾而言，前者主呼气而降，后者主纳气而升。肺与肝而言，肺居上焦司气降于右，肝居下焦气升于左，成为升降之关键。心与肾，心主火下行为顺温煦肾阳，肾主水上济于心滋养心阴，才能水火既济，心肾相交，方为平衡。脾与胃，脾主运化而升清，胃主受纳而降浊，共为气机升降之枢纽。因此疾病之生，无论何因，皆致气机不畅，升降失序，脏腑失调，气血不和，阴阳失衡。故有"病因脏腑升降失常而生，治宜从脏腑升降之性"之说。即临证时，不忘脏腑升降之性。治法、方药也应顺从其宜升或宜降之性，疏理气机，调适枢纽，不失升降之机。如胆胃通降片的研制即遵此意而行。

六、扶正固本思想应用举隅

1. 从临床辨证入手，正确运用"扶正固本"法治"肝炎"

在临床实践中，病虽顺逆万千，但依"所谓五脏者，藏精气而不泻也，故满而不能实也"，说明病理情况下之五脏以虚为本。鉴于此，我们在疾病错综变化之中，虽然难以一一理清头绪，但随时判断病者正气是否受损，甚或受损程度如何，却是不能忽视的一个重要问题。因为这是斟酌"正邪斗争"情况，衡量"标本虚实"性质，确定论治措施的依据。下面以肝炎举例以资说明。

肝炎病是常见病多发病，从中医病因辨证可概括为湿热二字，湿邪化热或湿热合邪，甚而热邪化毒等，很明显，"实证"非常突出，一定时间内，用清热，利湿，解毒这种"祛邪"治法，确有明显效果，但如在"祛邪"的同时不注意扶正，经慢性过程后，常常会形成所谓"邪盛正衰"的病理表现。由于"正虚"有时表现得不够明显，而"邪盛"却表现得非常突出，若此时仍求胜心切，还是直追猛打，那么"祛邪伤正"之问题就在所难免了。所以说"太过不及"与"虚虚实实"之戒是应记取的。所以慢性迁延性肝炎，在祛邪治标的同时，一定要配合扶正固本，即在前法基础上舍弃性味过偏药物，而适当增入益气、健脾养血、疏肝之类，方可达"扶正祛邪"之力。

病至肝硬化时，由于肝脾肿大，胁下痞积形成，所现刺痛有定位，颜容郁暗舌质青黑，脉象涩滞，无疑是很明显的瘀血证候，应施治于活血化瘀之法。但是仅仅是立足于活血化瘀法还很不够，尤其尽行攻破更为不妥！须知病至肝硬化，就其时间来说，已非短期病程，仍从病性属湿热来说，一来湿为阴邪，恋久伤正，损伤阳气，二者热郁化火，火毒伤正，阴血受损。既成气血受害，必然失其节度，造成气无帅血之力，血失充脉营运之能，而出现气机不畅，经络郁阻，久而邪聚痞积由是产生。如医者只见邪聚痞积之实，而无视病理过程伤正之虚，以此拟定治法，岂不太偏？

所以要正视疾病全过程，尤其要从"实"的现象下窥探"虚"的本质。以我之见，此病之所以形成"标实"，一定有邪伤气、血、阴阳之伤正过程。实际上专对瘀血肿胀，用活血化瘀法时，也应益气为先。增强"帅血之力"，动力增强了，气行也必无滞；相对地活血化瘀之中增进养血药物，才能化瘀生新，要比单纯攻破全面。这样从益气养血着手加以活血化瘀，就有"扶正固本"思想了。

肝病至晚期即为肝硬化腹水，腹水形成腹部明显突出，古人谓"单腹胀""水臌"即是。此时，患者一腔腹水，小便滴沥难下，痛苦异常，医者本着"急则治其标，缓则治其本"的精神，化湿利尿逐水之法已在所不忌，欲求水邪急退，以济燃眉之厄。但往往是事与愿违，欲速而不达。试想，此水湿邪居之形成，经过了漫长的过程，病情早已复杂化，远非单纯之攻逐所能奏效。

《黄帝内经》之"至虚有盛候"用来形容肝硬化腹水，确很形象。面对腹水膨隆之"标实"一定要看到表象背后"本虚"的严重程度。以气血阴阳而论，气虚的表现如乏力、困倦，动则气喘等，还有满腔腹水无阳以化之阳虚证候。再看血虚生燥之肌肤甲错和血虚失养之面容青黑，乃至缺津之舌干及阴虚内热之舌质红赤等。若论及治疗，此病至此期，确系头绪万千，如从"标"说起，先论化湿，必须先以健脾，脾健自能运化水湿；再说利尿，必须予以温肾，肾阳之温助膀胱才能化气行水；最后说逐水，必须疏利三焦。此三焦简言之，自下而上，所谓"其主在肾"，说明得肾阳之温煦脾阳才能运化，所谓"其制在脾"。如是才有"饮入于胃，游溢精气，上输于脾，脾气散精上归于肺，通调水道，下输膀胱，水精四布，五经并行"之过程，其中通调水道因肺为水之上源，只有肺之正常宣降，才可体会"其标在肺"，处处"标本"兼顾之法必须用之得当。若再说"固本"还是气血阴阳，但补肾要行气，补血要疏络，补阴要助阳，补阳要和阴，除补虚泻实外，还需疏通肝气，以通畅气机，促使升降，这样才能增强功能，促进消除水液代谢障碍，绝非简单攻逐之法可比拟。

2. 肺气肿

常常表现为肺、脾、肾三脏之不足为基础上的气机津液失调，在"扶正固本"思想指导下，主要用补气、健脾、益肾之法。大凡气虚痰喘，辨证重点在肺、脾、肾三脏，而从健脾着手，较为恰当。因脾可以益气，健脾也能补肾，抓住脾功能失常的病机根源，对于此病的气机失调及津液代谢障碍均有治本作用。同样对于痰喘也应从健脾着手，因"脾为生痰之源，肺为储痰之器"，而健脾可化湿，通过"扶正"可断绝生痰之源，达到扶正祛邪的治疗目的，此法在临床上不论张口抬肩、呼吸困难的气喘，或痰饮胸高倚息的痰喘，乃至青少年之支气管哮喘等病，疗效皆令人满意。

3. 冠心病

从气血阴阳的层面来看，乃属一个"虚"字！如以"扶正固本"着手，通过"补气"可加强"帅血"之力，补血可增强"润养"之功，"补阳"可加速循环功能，"补阴"可达"镇静安神"作用。依此精神，对冠心病拟定了"扶正气，固根本，开化源，增动力，执中央，运四旁"的18字方针。以"扶正固本"为前提，从"开化源"健脾胃着手，目的是增加"动力"。因为只有从中焦脾胃着手，才可起到"执中央，运四旁"的作用，此法可收到意外之功，以此为法使众多病人恢复了健康。以此入手研究，前景十分广阔。

第二节　脏腑升降学说

自《黄帝内经》始，以至于后世中医各家学说，均对人体脏腑主导之下的气机升降出入极为重视。人体气机升降出入正常则身心两安，内外和谐，表现为"太和"状态，称作"阴平阳秘，精神乃治"。而升降出入失常，则身心内外"失和"，称作"阴阳离决，精神乃绝"，尤其《素问·六微旨大论》"出入废则神机化灭，升

降息则气立孤危。故非出入，则无以生长壮老已；非升降，则无以
生长化收藏……反常则灾害至矣"一段描述最为详细。

因此在诊断治疗疾病过程中，必须重视人体脏腑气机升降的生
理特征及疾病发生时脏腑气机失常的特点，同时能够顺应脏腑气机
升降的生理机制治疗则有事半功倍之效。

一、升降乃阴阳具体运动之方式

自然界四季之变迁和风雨阴云之变化，人体生理机能之新陈代
谢，莫不与阴阳升降有关。阴阳升降反常或停息所造成的后果，正
如《素问·六微旨大论》"出入废则神机化灭，升降息则气立孤
危。故非出入，则无以生长壮老已；非升降，则无以生长化收藏
……反常则灾害至矣"所述。于此足见阴阳升降所关人体健康至为
重要。

出入与升降虽有不同，然二者乃相互为用。有升降则出入不
废，有出入则升降不息。人之呼吸谓之出入，生理机能之新陈代谢
过程亦可谓之出入。然此出入实依升降运动以完成。阴阳升降之说
贯穿于祖国医学理法方药之中，行之有效而为历代医家所赞许。探
讨阴阳升降之规律，意在临证时知其常而后察其变，不被其反常所
致疾患而困惑，责治于根本，顺脏腑升降之性，能至此者必事半而
功倍。

一阴一阳，一动一静互为其根。动以静为根，动者能升亦能
降。动而无静，有升而无降。静以动为根，以动为用，静者能降亦
能升。静而无动，有降而无升。清浊动静即是阴阳。清者为阳，动
者为阳；浊者为阴，静者为阴。阳以阴为基，无阴阳必去，阴虚阳
定亢，阳恋乎阴而有所归。阴统于阳，无阳阴亦去，阴得阳而能
化，阳虚阴将凝。阳得所归则升者能降，阴合阳化则降者能升。阴
阳之气能化，未有不本于升降者。《素问·阴阳应象大论》说：
"清阳上天，浊阴归地。"又说："清阳为天，浊阴为地。地气上为
云，天气下为雨。雨出地气，云出天气。"此阳升阴降，阳为天阴

为地，阴阳化合，云行而雨施者也。浊阴归为地气，能上升为云者，乃因在天之阳相召。地气上升为云，天阳化之降而为雨，雨虽至天降，实由于地气之上升。升者皆为降用，降者亦为升用。《素问·六微旨大论》说："升已而降，降者为天；降已而升，升者为地。天气下降，气流于地；地气上升，气腾于天。故高下相召，升降相因而变作矣。"

人处天地升降气交中，无不相感而然。人以肺为天，主阳主气。肾为地，主阴主水。肾为性命之根，真阴真阳之所舍，肾中真阳之气温煦于上，通各脏腑之阳，肾中真阴之气上通各脏腑之阴。然阴不能自升，必随真阳之升而升。升已而降，天之阳不能自降，必合于上升之地气而降。此亦地气上升，天气下降之义，实阴阳生化之机。在下焦，阴中有阳而气生；在上焦，阳中有阴而气化。若下焦之阳不得合阴以化，则天气不下济而穷于降。阳和于阴以化，阳即随阴而降。下焦之阴不得阳无以化，则地气不上行而穷于升，阴和于阳即随阳上升。然欲使上焦之阳降，尚应使肺能为心用；欲使下焦之阴升，亦须使肝能为肾用。脾胃处气交中，而阴阳借以升降者。肝肺实乃升降之元机。《素问·天元大论》说："金木者生成之终始也。"金木应于肺肝。木主发生应春，春为生化之始。金木收敛应秋，秋为成实之终。终始不息，其化常行。故天气之降由肺，始地气之升先于肝。肝司地气之升，肺司天气之降。由升而得降以运育于地者，肺为肝用，由降还得升以还畅于天者，肝又为肺之用。肝为出地之风，乃元气之别使。心之召肺而布天气，肺之从心而归地气，皆不能离肝木以为用。《素问·阴阳类论》说："一阴为独使。"一阴者肝。如在下，阴中之阳有肺金，为一阴之化原而使其能上；在上，阳中之阴有肺金，又为一阴之化原而使其能下。能上，心肺合而天气布；能下，肺肾合而血化原裕矣，是木之所交本不离金，金之所交不离肝木。肝脉其支者，复从肝别贯膈上注肺。《素问·阴阳类论》说："二阴至肺。"二阴者足少阴。肾脉之直者上贯膈入肺中。是肝肾皆上交于肺。肾为肝之化原，肝以肾为体，肾以肝为用。脾亦为肝之化原，脾以阴为体以阳为用，主散精上归于肺，肝得乎肾中之阳，为阴中之少阳而主升，是以合肾与脾之阳上升至肺。阳升而阴随之而升，以阳助阴升，故不曰阳升，而曰阴升。肺得乎心中之水，为阳中之少阴合下焦上升之阴中之少阳以化。宗气贯心脉而行呼吸，故肺脾肾之阴皆能下降于心。心以阴为体以阳为用，阳得阴化而血生。心得血为补，血脉润则阳中之阴先降，阳亦随阴而下归。天之阴即地上升之阴，以阴随阳化，故不曰阴降，而曰阳降。《素问·逆调论》说："胃者，六府之海，其气亦下行。"是以肺合心与胃下降至地，阳中之阴降至地，合阴中之少阳以化，阴得阳化而阳乃舒，则气之化原裕矣。真阳由阴中而升，真阴由阳中而降，然后地天相交而营卫大通。

临证病机不离升降，升降不离上下，上下不离开合，开合不离阴阳，阴阳不离内外，其名虽异，总归一元。阴内阳之守，阳外阴之使，能会阴阳之元始，则上下内外，左右前后，一言而终。阴阳易辨，阴中之阳，阳中之阴难辨。上下开合易知，阴中之阳升，阳中之阴降难识。升降之阴阳，乃真阴真阳。真阳非壮火食气之亢阳，真阴非坚凝寒结之浊阴。识得脏腑真阴真阳升降之机，在于知其常者而后方能察其变。明其变、治其变以复其常。若常且不知，焉知其变。常与变不明，而欲治其因变所生诸疾，幸中者几稀矣。前人有"不明脏腑经络，开口动手便错"之发人深省之语，即意在识本也。病机不离升降，一升一降，俱有 2 种趋势；而升降变异所生之诸疾，则不可胜数。

二、百病因脏腑升降失常而生

人体之疾患，无论因于外感，因之内伤，皆责之于正不胜邪，脏腑失调，气血失和，气机不畅，阴阳失衡。然其病机不离于升降。

临床常见呕吐、呃逆、不寐、痰饮、吐衄、喘咳、噎膈、反胃、胁胀（痛）、眩晕、头痛等。上述各病表现皆不相同，病性或寒或热或实或虚，病因不同，部位各异。然细思之，病虽不同，而其本同，皆为气逆所致，均升多而降少。呕吐、呃逆、噎膈、反胃，胃气之逆也。不寐者，心肾不交，阳不得入于阴。肺胃之气逆，皆能使心肾不交，阳不能入于阴中。阳升则阴随，阳不化阴，肺失清肃，水湿不行，痰饮生矣。阳不能为阴之守，阳升而不降，胃阳亢盛，热伤脉络，血随之吐；喘咳之满乃肺气不能归元，逆而上行；眩晕、头痛皆肝胆之气上逆矣；胁胀（痛）则为胆火上壅。既然采用降逆来治疗呕吐、呃逆、不寐等病可以取效，那么吐衄、噎膈、反胃、眩晕、头痛、喘咳等病也用该法则不足为奇。

再如泄泻、带下、疝证、水肿、脱肛、阴挺、崩漏、小便不通等病虽各不相同，然究其根源，皆真阳升少而降多，阴不能随阳以升。阳不化湿而水湿内滞，郁而化热则成泄泻、带下、水肿之疾。清阳不升，真阳不能与谷气并而至肺，气陷于下则脱肛、阴挺、疝证蜂起。风木闭塞中气不伸，阴失所统，血脱下陷而为崩漏。

上述各病皆因升降失常所致，简述之意在明病本之异同。病之本同则同治，病之本异则异治。识得病本之异同，则一法一药可治多病，不知异同，则流散无穷。

三、治病宜从脏腑升降之性

病本既识，急者固治其标，然不可忘其升降之本。治法与方药皆应顺从脏腑宜升或宜降之性。从之则病易愈，反之则病剧。

如寒湿偏盛之泄泻、带下、水肿等症之治，外因所致者固有之，然其本皆病于阴不得阳以化。真阳不足，阴寒多而温煦少，多沉滞而少流通。阳不能化阴，阴胜阳困。始为寒湿，继为湿热，浊阴于是乎乱于下。肝用不达，脾阳不升，胃气不降，湿热愈滋，中焦痞塞。阳不化水为液为血而无以归经，聚而为肿，溢而为水。利湿以通阳，助阳以化湿，则正自复，邪自退。若以为既为水湿，非利之、决之则不去，岂知利决之法泄真气，过利水湿则伤阴。病即能幸愈，而真阴真阳大伤，正气难复，不免变生它疾。每见执利湿之法治此症者，正气多不易复，病发时更重于往昔。本应助真阳之升以昌其用，反降泄真阳于下，是不能从脏腑升降之性也。

临证之时，能知此理者，勿忘兼清中道，调适枢纽，不失升降之机，必事半而功倍。亦如《素问·阴阳应象大论》说"阴阳者，天地之道也，万物之纲纪，变化之父母，生杀之本始，神明之府也，治病必求于本"，治疗之际，自当"谨察阴阳所在而调之，以平为期"。

第三节　通补学说

通补学说是姚树锦先生临床治疗体系的重要组成部分。是对于本虚标实、虚实夹杂复杂病情的处理思路与方法。

一、什么是通补学说

1. 概念

通补一词，最初指治疗六腑疾病，采用通法达到恢复六腑以通为用的生理功能，从而间接达到补益身体的目的。也引申为补脏通腑之意，即通过补益为主的方法治疗五脏疾病，通过促进通降之法治疗六腑疾病的治疗思路。后更引申为通畅人身气血津液代谢以恢复生理机能为补之意。此3个层面均有"寓补于攻"之意。通补学说是姚树锦先生应用脏腑学说指导临床治疗的治则大法。

2. 理论基础

脏腑学说是中医理论体系中一个重要组成部分。而脏腑的功能划分以"五脏者，藏精气而不泻""六腑者，传化物而不藏"为特点。人体精气不足主要责之于五脏之不足，即五脏功能低下则人体虚弱，精气不足；而人体六腑功能低下则代谢产物积聚为病。精气不足之"本虚"多源于五脏升清作用不足，"邪实"为患常常源于六腑传化通降功能的不畅。对于五脏功能的低下所致虚损病证，自然以扶正固本为指导，采用补益之法容易建功；对于六腑功能减退所致代谢障碍，则以采用各种促使六腑传化功能正常的通法更易见效。而促使人体气血津液代谢正常则脏腑功能自然易于恢复，间接等于达到"扶正固本"的终极目的。

二、通补学说阐微

1. 理论渊源

从深层探析，通补的思路源于《素问·至真要大论》"病机十九条"最后一段。原文所述"谨守病机，各司其属，有者求之，无者求之，盛者责之，虚者责之，必先五胜，疏其血气，令其调达，而致和平"，其中"疏其血气，令其调达，而致和平"12个字，正是通补学说的根源基础。

此段其实是该篇的核心所在，详尽地解释了寻找病机的思路、方法与流程。开局即以"谨守病机，各司其属"8个字提出治疗疾病必须根据"病机"的特点。首先明确疾病的病位，如"十九条"所示例的五脏、六气、上下等定位。其次"有者求之，无者求之"8字，言尽"治病求本"的精义所在。《内经讲义》第5版解释"求"为探求、辨别之意，"责"为追究分析。课本解释此句意为"有外邪者，应辨别是什么性质的邪气，没有外邪的，应该寻找其他方面的病因"。此解虽也言之成理，但究之临床应用，似乎过于局限。如理解为对疾病过程中各种现象背后原因的推究更为合理并有更大的指导价值。可以理解为出现一个外在征象（有者），必须详细追究其背后形成的根本原因何在；当疾病正常发展过程中应该出现的征象而未出现（无者）的也要寻求其根本的原因。2种情况背后的因素其实就是"病机"，而详细推究病机就是明白了疾病的"是什么和为什么"，从而得出"怎么办"的治疗原则和方法。这便是"审证求因"的方法论，也只有这样的解释似乎更能体现出"治病求本"的治疗原则。而"盛者责之，虚者责之"8个字则是对虚实二纲病机的根本分析手段，需要"问责"其背后的成因。其邪气盛者必然有其邪盛背后的关键，其虚损也必然有其背后的理由，只有详加追究分析，找出关键点也就是"病机"的所在，方能制定合理的治疗方案，是"有者求之，无者求之"的具体体现。而"必先五胜"则是五脏生克制化规律在疾病病机分析与治疗方案制定中重要性的高度概括，提示不应局限于局部某脏某腑的失常去处理问题，必须从整体机能各个环节深入探讨才是治疗中的究竟之法。"必"字之用，极言其必要性。后续之"疏其血气，令其调达"则是后世通补治疗方法的鼻祖之言，说明各种治疗方法的根本目的只是令人体气血调达，五脏六腑气机和畅则人体气机"而致和平"，必然百病自去。此段文字明了，则"通补"精义自得矣！

从此段文字可知，中医诊疾、问病、立法、处方、用药，每一环节必须有理有据，病位病性明晰，方能见效，否则立法处方必然失误。尤其脏腑辨证明确，虚实寒热清晰，方能制定正确的医疗大法而指导处方用药。

2. 从人体生理到病理的演化认识通补

人体作为完整的系统，具备维持并恢复自身功能稳定的能力。脏腑功能的协调发挥是其自身功能稳定的基础。五脏藏精气而不泻，从大自然之清气及饮食水谷之中通过升清作用吸收充足的精气，营养周身上下内外四肢百骸，是维持人体正常机能的重要条件。六腑传化物而不藏，六腑通降顺畅则气血津液精气运行布散正常。五脏之升清与六腑的降浊均是人体升降出入的重要组成部分。

生理状态下，五脏六腑功能相互协调，五脏化生精气职能正常，六腑传化水谷吸收精微、运化输布气血津液，则人体精充气足神完呈"太和"而无病。病理状态下无论五脏功能不足所致之精气匮乏，还是六腑通降失职所致之气滞血瘀湿停痰凝络阻乃至于食积等，均可出现"失和"之疾病状态。

但"正虚"不管是因为"先天不足"或是"后天"疾病所伤，总为脏腑功能不足的"本虚"；"邪实"不论"实"到何种程度，皆为气血津液代谢失常的"标实"。而由功能性"代谢障碍"所造成的"标实"，在很大程度上是因为脏腑功能不足之"正虚"形成的。同样"标实"日久则可以导致"正虚"。通常的情况是"正愈虚"，所表现的是"标愈实"，体现出"标本虚实"的二重性。

如果从"功能活动"与"代谢障碍"的层面来看标实证，即"邪之所凑，其气必虚"。中医生理学的核心是脏腑学说，脏与脏，脏与腑，腑与腑彼此间通过气机之运动，相互协调。当精气不足时，各脏腑功能活动低下，升降出入的气机运动出现障碍而失调，气滞血瘀痰凝水停络阻等先产生于局部，若治不及时，波及他脏他腑，因虚致实，虚虚实实，胶结难解，疾病遂进展恶化。从这个层面来说，"通补"之"通"是"急则治其标"，而"补"则是"缓则治其本"的终极目标。

3. 虚实

从人体内部的虚实关系来说，无论外在表象（标）如何，背后都是脏腑功能不足（本）所致的后果。因此通过各种手段激发恢复脏腑本有功能是治疗的终极目标，但对于因正虚所致的代谢产物蓄积为病者，只有通过促进代谢产物的通降才是治疗见效的当务之急。因此对于邪实或者正虚邪盛之病的治疗方案则以补脏通腑的通补之法为宜。此为通补学说的应用范围。

如外感风寒致太阳膀胱腑经气不利，阳气、津液输布失常则以麻桂类方辛温宣散而复；阳明经郁滞大热大渴大汗大烦则白虎汤辛凉清解建功，阳明腑证痞满燥实四症俱见者承气类峻下存阴类方有效。如此类法，均以通法为始，而终收扶正固本补益之效。

结论：扶正得当不但固本，且能祛邪；祛邪得法，功同扶正！通补学说对人体这一复杂系统的复杂问题的正确干预思路与方法，其治疗目的仍在于恢复"太和"。

三、通补学说应用举隅

1. 养生层面

中医养生的基本内容出自《黄帝内经·上古天真论》，可以划分为调身、调心两大部分。其中"人年老而有子者何也？以其天寿过度、气脉常通、肾气有余"揭示了身体调理的三条法门。天寿关乎父母遗传，则为后代身体健康起见，自应注意自身健康以利后人；气脉常通，则是通补法在调身之时的具体应用。好逸恶劳则膏脂堆积，血脉不畅，气弱血瘀，筋骨柔弱，自然不利于健康；饮食适度，则不至于"饮食自倍，脾胃乃伤"，适度的运动即可"五体欲使其劳动（血脉通畅）而不欲使其过极（气血过耗）也"。如此自然六腑及周身经脉畅通，气血津液生化正常。不过度劳神劳身则肾气消耗减少，自然养身得法而臻寿域。至于心理养生，重在"恬淡虚无，真气从之；精神内守，病安从来"？通过调整自己的心态，使"情志舒畅"，本质就是通畅人体气机，从而达到以通为补之目的，正是通补之法在养生方面的重要应用之一。身心两安则健康长寿不期而至。

2. 治疗原则方面的应用

人体成年所患之病，多以虚损为本，而邪实为标。尤其久病重病杂病者更是如此，而新发外感者或虫刃所伤之辈例外。故多数之疾病，当以扶正固本为治疗基本大法，方能从根本上祛除发病之根源。扶正固本之时，却不能一味补益，而当根据疾病肯綮所在，疏理气机则自身修复之能必愈。人体气化过程顺利，即气机条畅则百病自愈。气机运行主要形式为"升降"，其中"升"就是精微物质的吸收过程，"升清"则水谷精微入脏；"降"就是代谢产物的排泄过程，"降浊"则糟粕自腑而出。例如"肝主疏泄"，其"疏"主要体现为疏利气机，表现为升；而"泄"则表现为排泄糟粕而表现为"降"。姚氏家传歌诀曰"百病生于气，医者必识气，治病才有据，初病伤气血，理应先调气""久病若不愈，升降必失序，气血生凝聚，开郁调气机"，并据此常选明清名家名方升降散、温胆汤、升清降浊汤之类而达到疏理气机之目的。

40年来，社会经济发展，民众饮食习惯改变，体力活动日渐减少，脾胃功能减退，食滞中阻、郁热内伏、痰浊壅塞证，比比皆是。故此胆胃不降之证日多，而六腑之病，以通为用，以通为补。浊气通降则升清功能自复，可达以泻促降，以降达升，清升浊降，六腑自和的目的。以此而立科研项目治方"胆胃通降片"而通过并推广（详见后文）。

3. 通补学说在老年医学中的应用

通补学说是对虚实夹杂的复杂疾病病机的深层次认识，而老年疾病正是属于此类疾病的典型范畴。因此，通补也在老年病领域有广泛的应用价值。

老龄人口的外在表现主要为各脏腑机能的衰退与代谢产物的堆积，前者表现为齿危、发秃、耳聋、眼花、反应迟钝、肌肉无力、纳食减少等，后者则常表现为肥胖、水肿、多痰、腹胀、二便困难等。据此表现推究脏器功能衰退是其根本，而中医理论体系中"肾为先天之本""脾为后天之本"在此体现尤为明显。尤其"肾气"衰退是一切机能衰退的始动因素，而"肾为水脏，受五脏六腑之精而藏之"，五脏机能的衰退与供给减少则更加剧了"肾"衰退的步伐。五脏六腑机能的衰退，尤其是六腑机能减退，则表现为各自生理性代谢能力的低下而导致代谢废物的蓄积成疾。如肺脾肾对气血水谷津液的运化能力减退则使气滞食积水停血瘀等病理产物堆积，而病理产物的堆积则更加剧了脏腑机能的恶化。即表现为典型的正虚导致标实，标实加剧了正虚。又例如老年慢性咳喘，大多都为长期慢性外感伤及正气，肺脾肾不足为其根本，气滞痰阻为标，治疗则行气化痰导滞之余必得顾护肺肾。因此老年患者疾病的特点正符合姚氏"通补"学说所述病机及治则。

从"通补"的角度来分述，其"补"主要体现在对五脏原有物质的补充和机能的激发，而"通"则体现为对六腑原有通降、通调功能的恢复。如通过益肾培源、健脾益肾、健脾养心、健脾补肺、养血调肝等五脏的调补，从而恢复人体精、气、血、津、液等营养物质的化源；或通过行气、化痰、消积、活血化瘀、软坚散结等作用对六腑通降代谢不足进行调摄。即"补"主要表现为补五脏，"通"主要体现为通六腑。姚氏医学经典名方"固本咳喘丸""胆胃通降片"各自是其"补""通"的代表之作。如咳喘患者久病之余，正气必伤，祛邪如不知顾护肺肾，则病去而人亡；如老年便秘患者但考虑脾胃虚弱而不知其通降不足之实，则便秘不除而培补无功。在治疗老年人疾病中必须既注意到其正气不足的根本矛盾，同时必须关注其代谢产物堆积的邪实一面。有时局部矛盾的解除反而成为解决根本矛盾的必由之路，而有时局部矛盾的解决必须是根本矛盾有所缓解才能得到解决。因此在老年疾病的治疗中必须清醒认识"轻重缓急"，灵活运用"通""补""先通后补""先补后通""通补兼施"等多种手段来解决临床问题。

例如在冠心病的治疗过程中，姚树锦先生曾提出本病是本虚标实之证，认为精气夺则虚，邪气盛则实，因虚而致实，邪实更致本虚。从发病来看，心主诸阳，又主阴血。因邪而阳气郁者痛，阳虚而邪盛者亦痛，血因邪泣在络而不行者痛，血因邪胜而虚者亦痛。有病起于本脏者，有他脏致邪者，然皆首致心气心阳之虚，继则营阴瘀滞。至于痰运阻塞，亦因阳虚而病。总之，气虚、血虚、气滞、痰阻、血瘀是本病的主要矛盾。《素问·调经论》说："病在脉，调之血，病在血，调之络，病在气，调之卫。损其心者，调其营卫。"卫即是阳即是气，营即是阴即是血，调其营卫，即是调其气血。《医林改错》说："要知初病伤人何物……所伤者无非气血。"调其气血，即可治心。《素问·阴阳应象大论》说："审其阴阳，以别柔刚，阳病治阴，阴病治阳，定其血气，各守其乡。血实宜决之，气虚宜掣引之。"据此，定补通两法，为本病之总治则。补其虚，通其实。以补为通，通为补用。若脉络痹阻已著，仅补之一法，实难收全效。如日常生活所见，输水或输油皆借管道传送，若水油之源穷，管道则无可传送，用补法者，所以补其源也。若管道淤塞，其轻者，水或油通过时，即可推荡之，淤塞既去，此即以补为通者。若管道淤塞已甚，即使水油源足，复施以压力，恐亦难顺利输出，血实亦决之，此所以用通法者。若只知通实，不知补虚，于管道而言，仅使管道畅通，然亦是空壁而已。而于病者，通实则伤正，虽邪去只能渐复。曷若补通兼施，既不伤正，又可促其正气早复，此通又可助补之用。总之，应补中有通，通中有补。补中有通，补而不滞，通更助补以为用。通中有补，通不伤正，补则促通以为用。补通孰轻孰重，据病情则定主副，视缓急而分标本。

综上所述，"通补学说"正是针对老年病人群的病机特殊性而有着广泛指导意义的治疗大法，而"通补学说"的合理应用正是解决老年患者疾病治法难题的有效手段。"通补学说"在老年病学科建设中具有极高的应用价值，随着其"补脏""通腑""健脾""补肾""补肺""养肝""养心""利胆""降胃"等体系的逐步完善，必将成为老年病领域的实用治疗学的奠基之作。

4. 处方配伍思路的指导价值

姚树锦先生用药时，时刻注意补气药配行气药物（参芪与陈皮配合），养血药物配活血药物（当归、熟地与赤芍、川芎配合），滋补药物加消导之品（如熟地与砂仁配伍）。背后的基本用意都在于扶正固本，虽然是终极目标，但具体应用时则应注意通畅周身气机才能更为高效并巧妙地达到此目的。姚树锦先生"补气要行气，补血要疏络，补阴要助阳，补阳要和阴，疏理气机，促进升降"的口诀总结的其实便是通补层面的精华。

5. 药物选择方面的应用

对于药物的选择，不但要注意到其主要的治疗作用，还要同时注意主要作用之外的副作用。最好的选择是药物的主要、次要性能相互配合，完全契合病情需要，则列为首选。例如姚树锦先生养血常选用三七，以其不仅养血而且同时有活血之效。而活血即易生血，养血血旺则活血，二者相辅相成，自然有效率提高。对于红花，姚树锦先生则强调量效关系不同，药源不同，效果不一，应根据不同病情，选用西红花或草红花，而且药量也有显著不同。如西红花，取其养血之中又有活血之功。其他丹参、赤芍、牛膝等应用均是如此。

6. 现代医学发展，多数疾病的治疗思路进步也显示出"通补"之道的科学性

如休克治疗，虽然现代医学有各种不同分型，但背后统一的机理之一便是有效循环血量的不足。从这个层面来说，不足的治疗大法自然应该是"补"，中医多归于"脱证"范畴。现代医学发展早期治疗以缩血管为主，实际目的只是制造循环血量恢复的表象、假象，所以有其弊端而迅速被改进；后期又提出大量扩容，即输入各种晶体、胶体（按中医来说便是补充精血津液），但又忽略了循环能力（即人体"气"的不足，比如心脏的鼓动能力及血管舒缩功能，其实便是宗气鼓动心脏及血脉的功能）的恢复，从而输入过度形成各种心衰、呼衰以及代谢紊乱。而发展至今日高层次的现代医学思维则同时兼顾各个层面的治疗，才逐步提高了休克的治疗成功率。

心衰、丘脑–垂体–性腺轴的异常时性激素水平调节等治疗方案的变更，背后也都有同样的机理。

从这个角度讲，通补之思路与方法，不但有助于中医临床提高诊断治疗水平，也可指导现代医学临床应用提高技巧与疗效。

第四节　三大学说关系

姚树锦先生是"太和医室"第四代代表传人。姚氏家族医学体系的核心为"太和"的理念。

"太"者其大无外，其小无内，指应用范围自局部到整体无所不在；"和"者意为人体生理、心理各部分应"各安其位，各司其职，相互配合，相互制约"。故"太和"的实质就是"阴平阳秘，精神乃治"的高度概括。"太和"思想在医学方面的核心理念认为，人体生理情况下，其心身之间，机体表里内外上下，脏与脏、腑与腑、脏与腑、脏腑与筋骨经脉、气血津液生成疏泄等一切均应处于无一处不和之"太和"状态。而病理状态其实即各种失和而已，因此其治疗目的自然在于恢复人体"太和"的生理状态。

扶正固本、脏腑升降、补脏通腑三大学说其实正是"太和"思想在诊疗过程中产生的具体应用思路与技巧。三者之中，以"扶正固本"恢复人体"太和"状态为治疗终极目的，治疗中则应顺应"脏腑升降"之性，根据虚实之不同以"补脏通腑"为具体手段。分而言之虽为三大学术思想，合而言之是在对人体病理状态治疗过程中统一的理念与应用。三者均源于太和，最终目的亦归于太和。

一、扶正固本学说与太和思想

扶正固本学说，其实是对仁者见仁，智者见智的疾病虚实之辨的分析结果与对策。扶正固本思想认为纷繁复杂的临床表现背后，都是人体自身机能不足的结果。因此提出从"物质基础"之不足和"功能活动"的低下来理解"本虚"，从"功能活动"的"代谢障碍"来认识标实。即各种临床现象其实都是自身机能不足而衍生出的各种变证，只有恢复人体自身机能才能使人体最终恢复并维持健康。临床实践中应透过"表象"看到"本质"，不被各种"标实"所迷惑，认清背后的"本虚"来。因此治疗方案的终极目的即达到"扶正固本"之效。

但对于虚实之辨确认之后，则面临治疗方案的选择问题。如同对于同样的社会问题，儒家、法家、道家会采取不同的策略一样，不同的医家则会选择不同的思路和方法。医家选择什么样的治疗策略实际与个人的世界观、人生观、价值观有着密不可分的联系，也存在不同的风格差异。治疗思路其实是医者为人处世思路及性格在医疗中的应用延伸。宽仁厚德之士常以仁者悲悯之心待人，则眼中均为至可怜悯者，而医疗工作中则会充分认识到"邪之所凑，其气必虚"的重要性。

如前所述成年人各种疾病，绝大多数均以正虚为本，邪实为标。应该居高临下、高屋建瓴来看问题，不可纠结在复杂病情的表象层面而受到迷惑。各种气血津液代谢失常所致标实症状如胀满、疼痛、水肿、发热等都如硬币的两面，标实的背面都是脏腑功能低下，人体正气的虚乏不足。故而治疗中则会不忘扶正固本的目标，从而使人体恢复"正气存内，邪不可干"的"太和"状态。

二、脏腑升降学说与太和

脏腑升降学说，是脏腑生理升降机能失常所致疾病诊治过程的指导思想。生理层面认为脏腑各有升降之性，生克制化一体而表现为"太和"；病理层面则因脏腑升降职能不足或失司，病理产物堆积而表现为邪实（"失和"）；治疗层面则应恢复脏腑升清降浊职能，但治疗中宜顺应脏腑之性，利用身体本有之恢复良能，依从疾病趋势，从而使人体复归"太和"。

此理论的核心观点是"人体之疾患，无论因于外感，因之内伤，皆……其病机不离于升降"。"临床常见呕吐、呃逆、不寐、痰饮、吐衄、喘咳、噎膈、反胃、胁胀（痛）、眩晕、头痛等"均是降浊失常之外在表象；而"泄泻、带下、疝证、水肿、脱肛、阴挺、崩漏、小便不通等"虽有各种不同现象，均为升清不足之结果。"上述各病皆因升降失常所致，意在明病本之异同。病之本同则同治，病之本异则异治。识得病本之异同，则一法一药可治多病，不知异同，则流散无穷。"即疾病表象虽然多样，背后病机均是气机升降失常，因此治疗方药则应顺应人体脏腑自身升降机能而为，从之则病易愈，反之则病剧。恢复本身脏腑升降职能，重回"太和"状态，达到"扶正固本"的效果。

脏腑升降学说的背后，仍然是个人处理问题的风格差异。此学说其实应用的是道家文化中"顺势而为"的思想，是四两拨千斤，事半功倍之妙法。类似于太极拳中"舍己从人，沾粘连随，不丢不顶不对抗"的道家思想在医学中的体现。

三、通补学说与太和

补脏通腑实质是扶正固本的延伸，仍是基于标本虚实的二重性而设的具体治疗思路与方法。人体"太和"状态失常之后即"失和"，本质在于脏腑各自功能减退，升清降浊出入失常，表现则为气血津液生成及运化无力，随之代谢产物堆积，气滞、血瘀、水停、痰凝、络阻等不一而足。

对于这种情况不同医家采取不同的思路与方法。或者以通为主，通而补之；或以补为主，补而通之；或者先补后通，攻寓于补；或者先通后补，补寓于通；或者通补同用，攻补兼施。虽有主次先后之别，其通行气血津液，补益精气的目的则无差异。通补二字，实践应用是二而一，一而二的关系。扶正得当不但固本，且能祛邪；祛邪得法，功同扶正！通补学说对人体这一复杂系统的复杂问题的正确干预思路与方法，其治疗目的仍在于恢复"太和"。

四、三大学术思想的关系

扶正固本、脏腑升降、通补学说均源于"太和"的理念，但从不同的层面、角度、环节指导其临床实践。从形式上讲，虽分而为三，从实质及应用上讲，则合而为一。

1. 相同点

理论基础相同：三者都是在"阴平阳秘，精神乃治"的"太和"理念引申出来的临床实践思路与方法。从体用关系的层面看，"太和"理论是体，而 3 种学说则是不同层面、角度、环节的用法的不同表现。即可概括为一体三用。

研究对象相同：都是各种形神异常的得病的人。从"太和"理念的角度来看均是"失和"，故治疗目的都是恢复生理功能之"太和"，治疗中均需注意充分顺应人体自身生理修复机制，根据不同病情及阶段采用或补，或通，或按不同次序通补兼施的治疗手段。

治疗目标相同：使生理机能失常的"失和"异常恢复"太和"的健康状态。扶正固本虽是终极目标，但必须通过顺应脏腑升降以及通补的手段而后达成。依照传统文化观点，符合儒家经典《大学》中"物有本末，事有终始，知所先后，则近道矣"的思路与方法。

2. 不同点

层面不同：扶正固本是所有治疗方案的目的所在，是人体自"失和"复归于"太和"的最终工序。使机体恢复正气、坚固根本是最高层面的治疗原则，究竟法门。而阴阳升降学说则是在诊断病机及治疗技巧层面的方便法门。通补学说其实是扶正固本思想的延伸，对于脏腑功能失常、虚实夹杂复杂病机情况下的具体应用技巧，也属于方便法门的一种。

范围不同：扶正固本的治则具有普适性，所有治疗的终极目的就在于达到扶正固本。无论正气不足之本虚，还是邪气盛的标实，或者正虚邪实错杂的不同，也无论采用或补，或通，或按不同次序通补兼施的治疗手段，其最终目的都在于补足正气，坚固根本。正气足，根本固则"太和"成。而阴阳升降学说主要在升降出入失常的病机情况下效果最佳；通补学说则在脏腑功能失常，气血津液代谢失常，虚实夹杂的复杂病机下尤为适用。

角度不同：扶正固本着重于人体正气不足的本质；阴阳升降着重于病机升降失序，出入失常的病机；通补学说则侧重于病性虚实夹杂之时的虚实之变以及治疗时的通补次序缓急。

五、三大学术思想背后的理念解析

学术思想其实是学术风格的体现。而学术风格背后则是做人做事风格在学术工作中的具体体现。因此，学养就是修养，修养指导做人，做人体现于做事，而行医便是做事之一种。

医者之天职在于治病救人，但因学养、修养不同，做人做事风格各异，所以行医风格千差万别。古人云做人的最高境界须同时具备菩萨心肠、豪杰手段、名仕情怀3个条件。其中菩萨心肠体现的是仁者之心，有扶危救困之行，以医者而论，便是扶正固本之思想；而豪杰手段寓遇事之时，当根据不同情况采取得当之方法而解决各种不通之事物难题，以行医而论，便可体现为通补学说；至于名仕情怀体现的是行事顺应自然之潇洒姿态，以行医而论，也可从升降学说的不对抗不丢顶，顺人体气机以及病机自然恢复之本性而达成目标的妙处体现。

三法具备，治疗后则病人身心两安，内外和谐，恢复"太和"之态；同时医患之间的关系，亦可臻于"太和"之境。

第三章 临床经验

姚树锦先生医学生涯已 60 余载，学术渊源以家学为根基，以历代先贤医学思想为指导，始终不脱离临床，故临证经验丰富，涉及学科广泛，心得甚多。本章以整理出的姚树锦先生曾发表的文章，结合部分姚树锦先生的带教讲稿，以及继承人总结姚树锦先生的经验为依据，分别介绍临床经验如下。

第一节 疑难病的认识和辨治方法

（一）疑难病的认识

疑者，不易诊断也，如《伤寒论》中不少的疑似条文所举之病，亦为诊断不明之病。难者，难以治疗也，如《伤寒论》许多不治条文中记录的疾病。

个人认识：西医诊为疑难者，诊断不明如高热、出血等，可通过中医辨证论取得显著疗效。西医微观不见者，可用中医宏观把握，辨证施治时发挥长处，提高疗效，为患者缓解病痛。

西医查出大病，中医无症可辨者，如肿瘤早期、白血病、无症状蛋白尿。中医辨证治疗要重视辨病。西医检查诊断为非器质性病变，即功能性病变，却无有效药物可用，中医辨证治疗正长于此类。其次是要在治疗过程中关注患者情绪变化，在心理学上予以咨询，加言语疏导，中医所讲"百病皆生于气"正是此因。

西医诊断明确，治疗得力，但用药时间长，副作用明显之类的疾病，中医治疗要甘当配角，主要在减轻西药的副作用上下功夫，可取两者之长，相互为用，相得益彰，并行不悖。反对门户之见，提倡为我所用。既反对虚无主义，又反对复古主义。中医学术的发展亦应随科技进步而发展，适应社会的需要。

疑难病的认识难求统一，理论上不必过分强求，以临床寻求治疗方法为目的。引经据典不能解决所有问题，划定范畴不一定准确，历史在前进，疾病在变化，只有在实践中探求病变的规律，方能发展。以我治疗肿瘤经验为例，提出"手术伤正，放疗伤阴，化疗伤阳"观点，以扶正固本为大法，减轻西医治疗后的副作用，延长患者的生存期，达到治病救人的目标。

（二）借鉴前人经验，不能死板固定

跳出三界外，不在五行中。儒可通术，术非儒不精。加强文、史、哲学习，"读书破万卷，下笔如有神"。传统文化，哲学思考，经典学习是辨证水平迈向更高的必然途径，这样便由必然王国走向自由王国，实践出真知，诚在斯言也。

（三）寻找突破口，落实下手处

临证之重在学会辨证，脏腑辨证是所有辨证的基础，三焦辨证，卫气营血辨证，六经辨证等也必须熟练掌握。对西医的诊疗，也要了如指掌，适当应用。充分利用现代科学，学习边缘学科，为我所用。医者治病可分五等，以理治病，以法治病，以方治病，以药治病，真正做到理、法、方、药一致二完备者很难。

不搞神农尝百草。不以药理为用，以整体方配伍找效果。如通草配桑枝等对药，不能西学为体，中学为用。不必重复验证古人经验。经方、时方（宋代以后）、秘方、验方都是行之有效的。

应遵循从常见病多发病，到专科专病、疑难病三部曲。广种薄收由博返约，炉火纯青，大有好处，触类旁通，最后攻疑难。尊重宏观规律。

另辟蹊径，难中求索，以药测症，治疗性辨证。不要离不开书本，变通之后，不要忘论同病异治，异病同治。

（四）既要有胆有识，又要有方有守

急性病，抓住治疗机会，认准病证，果断下药，要有胆有识，机会稍纵即逝，悔之晚矣。如阳明三急下保胃阴，少阴三急下保肾阴。

慢性病治疗要有耐性，要有方有守，方寸不乱，防止求胜心切，违反康复规律。蓄水养鱼，源远流长。

（五）学习先进经验，活跃创造思维

新理论，新提法，独到之处，为我所用。如姚树锦先生曾在1985年提出"胆胃通降"思路，1年后董建华教授才提出。以疾病辨证分型，不断发展。

要面对现实敢想，出思路，出方法，接受"儒可通术，术非儒不精"。反对经不破注，注不破疏，书辩诠释，思想不要禁锢，现实生活中病种增多，学无止境，创造新思路，建立新方法。

（六）"扶正固本"治疗疑难病

扶正固本是方法，增强免疫功能，机体抵抗力。气血阴阳为人体之根本，扶正为补法，虚则补之；五脏藏精气而不泄，效而有"补脏通腑"学说，六腑传化物而不藏。如癌症病例、异味重症、脑出血、肝病等。

扶正并非纯补，对痰、湿、瘀等病理产物，在扶正（气、血、阴、阳）基础上，祛痰、化湿、行瘀等标本兼用。如颜德馨"益气化瘀"抗衰老之说，健脾利湿应用（异病同治规律）等。

（姚树锦先生1992年讲稿）

第二节 姚树锦先生临证经验述要

（一）辨证谨守病机，施治贵在权变

遵从温病学说"表邪入里化热"的病机，用"疏邪达表，清热解毒"的法则，按照"三因治宜"，根据姚兴华惯用方剂"清瘟汤"化裁治疗"流感"及热性病证，随证加减运用自如。从仲景"温热为患"学说，拟方肝炎1、2、3号，分别针对湿热并重、热重于湿、湿重于热的证型，在临床工作中取得了显效。对于有的患者因失语、误治而发生的病变，他能够谨守病机，把握变化，在错综复杂之中寻求主要矛盾，遵从师训、权变治疗，获得满意疗效。

病案举例

例1：刘某，男，43岁。以发冷、纳差、乏力、口臭门诊，接诊医生投以半夏泻心汤化裁。隔日再诊，症见发热恶寒、身疼痛、汗出、纳呆恶心，投以柴胡桂枝汤化裁。再日三诊，患者发冷发热，头痛身困乏，纳差口苦，大便已4d未行，接诊者以自拟重剂发汗及攻下剂5剂予患者。患者服上方2剂后即头胀闷嗡嗡作响，失眠、口干、大便稀水样、纳差口苦亦然，又投柴胡桂枝汤化裁3剂。服1剂即感上症未解，且觉加剧，故来姚大夫处诊，此已为五诊。

患者身热口渴，头昏耳鸣，五心烦热，周身不适，日夜不眠，口苦，体温38℃，舌苔干黄，脉沉数。辨证以为，初诊乃表证初起，仲景云："或已发热，或未发热，心恶寒。"又曰："恶寒为热发于阳，无热恶寒发于阴。"诸医投泻心汤，此一逆也；仲景云："一逆尚引耳。"二诊虽用方不错，但未待得到纠正，遇第3位大夫重剂发汗、攻下为再逆也；仲景云："再逆促命期"，此为坏病，证型已错乱，非太少之范围，应归脏腑辨证，观其脉证，发热泻下伤阴故口干，清窍失养故头昏，阴津失濡故周身不适，阴虚生内热故五心烦热，心神受扰而失眠，舌脉均符合邪气内陷，气阴两伤，虚火内旋证。

治法：养阴益气，固卫生津，清气宁神。

方用：太子参 15g，麦冬 10g，五味子 6g，金石斛 6g，菊花 10g，磁石 15g，羌活、独活各 6g，龟板 10g，鳖甲 10g，桑叶 15g，芦根 15g，生石骨 10g，远志 10g，菖蒲 10g，生龙齿 15g，砂仁 6g，鸡内金 10g，甘草 6g，试服 2 剂。

患者服后食欲增加，鼾睡两夜，体温 37℃，舌苔由干厚而渐化，脉转缓。此为药中病机，热退神复，胃气转和之兆，但邪气久羁，蕴湿生热，弥漫三焦，非一朝可收功。换投三仁汤合枕中丹化裁继 2 剂。

再诊时纳增，睡眠好，精神渐旺，但腰酸、头昏耳鸣、口干。此久病脾肾气阴两伤，先投补中益气汤合生脉散加减 4 剂，诸症除。后以地黄汤化裁善后。

按语：坏证一旦形成，病机错综复杂。初观此证，泻下伤阴，表邪未净，阴虚内热生，气虚神不宁，故拟虚实同治表里双解之法；待药中病机，继以蠲化湿热，和解少阳为治，为剥茧抽丝，层层化解，终使坏证逆转，顽疾得愈。

例2：朱某，男，56 岁，干部。自诉：口苦，无唾液，口舌干燥已半年余，其症时轻时重，清晨尤舌面干涩，昼则口干而黏，口味不正，口中时苦，至夜尤甚，纳食欠馨。每遇出差则病情加重。饮水量一般，二便及睡眠均无异常。在西医处诊为"干燥综合征"经服药无效（药名不详）。

刻诊：患者体见消瘦，面白萎而不华，舌质红，苔白略厚，脉沉弱。此乃气阴两亏之证，病位在脾、肺。其口苦舌红，为脾肺虚亏而肝胆木旺。舌苔白厚，则为气阴亏虚而湿邪伏留。

治法：益气养阴为主，健脾开胃辅之，略佐调肝利湿之品。

处方：党参、黄芪、车前子（包）、沙参、玉竹、怀牛膝各

15g，麦冬、五味子、泽泻、花粉、鸡内金各10g，石斛、黄连、吴茱萸各3g，薏苡仁30g，葛根12g，砂仁6g。5剂，水煎服。

药后疗效明显，继服30余剂而诸恙悉平，随访至今未见复发。

干燥综合征临床不多见。姚大夫依据气阴互生，脾胃为生化之源的观点，以养阴益气为主，调理脾胃为本，从而抓住了疾病的关键。在治疗过程中，用方灵活，既以生脉散调气阴两虚，又以石斛、鸡内金、砂仁调后天之本。方中气阴兼顾，有动有静，静中有变，变中亦守，正是他用方灵活的效果。

（二）治疗疑难杂证注重扶正固正

在临床实践中重视扶正固本，把扶正固本的思想贯穿于治疗的始终。"祛邪勿伤正""扶正勿留邪"是他的指导原则，并且十分重视"勿伤胃气"的警言。他认为，在疾病的错综变化之中，首先判断病者正气是否受损和受损程度如何。因为这是斟酌"正邪斗争"情况，衡量"标本虚实"性质，确定论治措施的依据。如肝炎病是常见病多发病，从中医病因辨证可概括为湿热二字，湿邪化热或湿热合邪，甚而热邪化毒等。很明显，"实证"非常突出，一定时间内，用清热、利湿、解毒这种"祛邪"治法，确有明显效果，但如在"祛邪"的同时不注意扶正，往往会出现"邪盛正衰"的病理表现，由于"正虚"有时表现得不够明显，而"邪盛"却表现得非常突出，若此时仍求胜心切，还是直追猛打，那么"祛邪伤正"之问题就在所难免，所以说"太过不及"与"虚虚实实"之戒是应记取的。他认为治病要正视疾病全过程，尤其要从"实"的现象下窥探"虚"的本质。疾病所以形成"标实"一定有邪伤气、血、阴阳之伤正过程，实际上专对瘀血肿胀，用活血化瘀法时，也应益气为先，增强"帅血之力"。动力增强了，气行也必无滞。相对地在活血化瘀之中增进养血药物，才能化瘀生新，要比单纯攻破为全面。这样从益气养血阴阳着手加以活血化瘀，就是"扶正固本"思想。再说固本还是气血阴阳，但补气要行气，补血要疏络，补阴要助阳，补阳要和阴。除此补虚泻实外，还需疏通肝气，只有通畅气机，促使升降，才能增强功能，促进代谢，消除障碍，绝非简事之法可以比拟。"正虚"不管是因于"先天不足"，或者"后天"疾病所伤，总为"本虚"。"邪实"不论"实"到何种程度，皆为"标实"。而由功能性"代谢障碍"所造成的"标实"，在很大程度上是由于脏腑功能不足之"正虚"形成的。"标实"同样可以导致"正虚"，常见的是"正愈虚"，所表现出的是"标愈实"，可见二者的关系是相互影响，足可见证"标本虚实"的二重性。

病案举例

杨某，男，58 岁，西安某食堂职工。1980 年 3 月 4 日初诊。近日以咳嗽、胸痛、吐痰带血来诊。视其精神衰疲，面色晦暗，体胖而动作迟缓。舌胖质淡，苔满厚腻。闻其呼吸略喘，语言断续，咳声连连，呼吸口味臭秽。问诊得知，咳痰量大，痰中带血，自感其味腥臭，胸中闷郁，疼痛渐重，不思饮食，午后发热，黎明恶寒，且汗出较多，头目晕眩，周身困楚乏力，小便深黄，大便不爽。切脉虚、浮数而无力。经反复检查，确诊为"右肺门上方新生物""肺鳞状癌"。

处方：西洋参 3g，白术 10g，茯苓 15g，甘草 10g，黄芪 15g，生薏苡仁 30g，龟板 10g，鳖甲 10g，生杭芍 10g，桔梗 10g，浙贝母 12g，栝楼仁 10g，鸡内金 10g，三七粉 1.5g，阿胶 10g。

经服上方 20 余剂，病情显著减轻，食欲增加，胸痛已缓，咳痰减少，寒热停，出汗止，足证药已中病，气阴渐复，舌苔略化，脉转弦滑，再方以扶正固本为主，兼以祛邪抗癌，方以益气养阴，健脾清热，解毒散结。

处方：红人参 6g，白术 10g，茯苓 15g，甘草 10g，生黄芪 15g，生杭芍 10g，三七 2g，白茅根 30g，白花蛇舌草 15g，重楼 10g，浙贝母 15g，鸡内金 10g，沉香 3g。

5 月 2 日西医内科复查：右肺上部呼吸音减弱，心（－）。胸透：和前胸片报告对比右上肺进展情况，右上肺之阴影大部分吸收。痰中偶有血丝，痰已变白。

先后以上方加减变化共服百剂中药，患者自感一切康复，复查原右肺门上方密影，今已完全吸收。1993 年追访虽年逾七旬仍继在，生活自理。

（三）医疗教学相长科研相得益彰

在大量医疗实践的同时，又从事医学教育 20 余年，从 1959 年起就兼职业余中医教师，20 世纪 70 年代在西医离职学习中医班任教，曾先后讲授中国医学史、中医基础理论、中医诊断学、中药学、方剂学、伤寒论、金匮要略、中医内科学、中医儿科学等课目，撰写讲稿数十万言，并给中医提高班、中医研究班上课，为全省培养了近千名西医学习中医人员。在人才培养工作的过程中总结了三条体会：一是学习继承。中医著作浩如烟海，汗牛充栋，既要育人，必先充实自己，因而他备课充分，广阅经典古籍，在学习中不断深化。二是整理提高。不但要鼓励学员努力学习中医遗产，更要通过继承，在临床上发挥作用，真正体会中国医学是一个伟大宝库的内涵实质。三是发扬光大。在教学中启发学生举一反三，触类旁通，激励学员在广泛临证的基础上选题定题，专业定向，早出成果。在整个教学中毫不保留地讲授自己的经验，甚至把家传之秘方传授给学员，以开阔思想，启迪大家，摒弃偏见，提高兴趣。针对"西学中"人员的特点，他在教学中结合中西医临床治疗的体会，多采用西医辨病与中医辨证结合的办法。对有些病（如肾病）试行辨病与辨证相结合，以认病（现代医学方法）作为临床诊断观察的标准，以辨证为立法用药的依据。他自认为这个办法符合中西医结合的精神，有利于西医人员学习中医，能提高教学和临床效果（单纯辨病的西医方法和单纯辨证的中医方法比较而言）。这种教学方法有利于提高西医学习中医人员的兴趣，不仅便于中医入门，更能提高学员钻研中医的决心，受到中西医人员的欢迎。

（姚树锦先生 1993 年）

第三节 肾病的辨病辨证治疗

(一) 肾病的理论问题

当前，在中西医结合临床治疗方面，多采用西医辨病与中医辨证结合的办法，我们在肾病中医治疗问题上，拟试行辨病与辨证相结合，以认病（现代医学方法）作为临床诊断观察的标准，以辨证为立法用药的依据。我们认为这个方法符合中西医结合精神，有利于西医学习中医，能提高医疗效果（与单纯辨病的西医方法和单纯辨证的中医方法相比较）并将有利于从理论和临床的角度把中西医结合起来。

近年来，各地进行中西医结合治疗肾病有不少切实可行、疗效较好、从不同角度进行论治的方法。我们在继承前人和吸取各地经验的基础上，提出以健脾利湿为主要方法的总治疗原则，这个治法的理论基础是"诸湿肿满，皆属于脾"（《黄帝内经》病机十九条）。"水肿因脾虚不能制水，水渍妄行，当以参术补脾，使脾气得实，则自健运，自能升降运动其枢机。"（《丹溪心法》）"脾土之阴受伤，转输之官失职，胃虽受谷不能运化，以阴阳不交，清浊相混，隧道阻塞，郁而化热，热留为湿，湿热相生，遂生胀满。""水胀者，因脾土受湿不能利水，水渍于肠胃，溢于体肤。"（万密斋语）"凡水肿等症，乃脾肺肾三脏相干之病，盖水为至阴，故其本在肾，水化于气，故其标在肺，水惟畏土，其制在脾。"（《景岳全书》）"诸家治水肿，只知导湿利小便，执此一法，用诸去水之药，往往多死，又用舟车、导水丸之类大下之，此速死之兆，盖脾气虚极而肿，愈下愈虚，虽劫目前之快，而阴损正气，祸不旋踵。大法只宜补中宫为主，看所挟加减，不尔则死，当以严氏实脾散加减。要知从治塞因塞用之理，然后可以语水肿之治尔。"（《景岳全书》）

这里祖国医学的"脾",与现代医学的消化功能和水的代谢等有着密切关系,故健脾利湿之法,与消化、泌尿系统、体液代谢、血液循环等密切相关,从治脾着手作为治肾病的一个重要法则,是有着充分根据的,也是行之有效的。

(二)肾病基础方

组成:茯苓、生薏苡仁、白术、白茅根、建曲。方义:前述理论已经指出,水肿之证,其制在脾,脾乃中焦,为上下升降的中轴,治脾可以达到左右逢源,纵横捭阖,以基本不变(指肾病共性而言)而应其万变(指特殊性而言)的目的。方中茯苓补脾消肿,利尿渗湿;白术既能健脾益气,又能助茯苓利尿渗湿;而生薏苡仁一药既能健脾利湿,利尿消肿清热,还不伤阴;加入建曲一味既能健胃消导,又能助诸药以吸收。这样脾气健运后天化源得开,则生机恢复肾气自健,再佐以辨病辨证之药,则肾病得治也。

(三)4种肾病的治疗

(1)急性肾炎。本病属中医"风水""阳水"范围,其病因病机多因肾气虚,元气不足,卫外不固,或伤饮劳倦,风邪外袭,或冒雨涉水,居处潮湿而致三焦气化不利,气机失宣,决渎失常。若肺失宣发,水通调受阻,不能循常道,下输膀胱,风与水激搏,水泛皮肤,水邪犯脾,水溢四肢而为肿也。治宜健脾利湿,祛除风邪;方用"肾基方"化裁。

辨病加减:属水肿者,治宜健脾利湿,上下分利;方用"肾基方"加麻黄、赤小豆以宣肺行水,消肿利尿,体现"急则治标","开鬼门,洁净府","去宛陈莝"的治疗大法。属高血压者,治宜健脾利湿,升清降浊,佐以镇静之法;方用"肾基方"加升降散去大黄(僵蚕、蝉蜕、片姜黄)清热解毒,行血消滞。属血尿者,治宜健脾利湿,祛邪清热,佐以止血;方用"肾基方"加炭白茅根、荷叶炭、生地炭各15g以清热凉血,消瘀止血。属蛋白尿者,治宜健脾利湿，清泄渗湿；方用"肾基方"加车前子、泽泻以清浊利尿，泄肾渗湿。对某些原发病灶的治疗，如扁桃体炎用"肾基方"加金果榄、桔梗、板蓝根，皮肤感染用"肾基方"加紫草、丹皮、土茯苓，副鼻窦炎用"肾基方"加辛夷、苍耳子、薄荷，牙龈肿胀用"肾基方"加龙胆草、焦栀、黄连。

辨证加减：兼外感发热者，治宜宣肺清热；方用"肾基方"加桑叶、芦根、生石膏。兼头痛者，治宜升清散邪止痛；方用"肾基方"加白芷。兼恶心呕吐者，治宜和胃降逆止呕；方用"肾基方"加通草、桑枝、丝瓜络、怀牛膝。兼腹胀者，治宜健脾利湿，舒气消胀；方用"肾基方"加木香、莱菔子、大腹皮。兼纳差者，治宜健脾利湿，强壮胃阳；方用"肾基方"加谷麦芽。兼尿浊（乳糜尿）者，治宜分清导浊；方用"肾基方"加川草薢。兼心悸失眠者，治宜健脾利湿，清热安神；方用"肾基方"加竹叶、灯芯、琥珀。

（2）慢性肾炎。本病属于"阴水""虚劳""腰痛"范围，其发生的原因是由于"外邪侵袭，水湿邪居，内伤脾肾"（病久伤正），根本原因是由于脾肾功能失调，气阳虚损，使体内水津散布、气化发生障碍而成。所以慢性肾炎这一病理过程的共同性主要是脾肾阳虚（气虚）体液代谢障碍。其治水肿大法，宜调中健脾，脾气实自能升降运行，则水湿自除，此治其本也（朱丹溪）。气虚乃为其共同性，故治当在健脾利湿的基础上，加强益气养血（补脾肾之阳）；方用"肾基方"加生黄芪、太子参、当归、桂枝、生山药以补脾温肾。

辨病加减：属水肿者，治宜扶正祛邪，利水消肿；方用"肾基方"加泽泻、海金砂、泽兰、车前子以清热利水，行血消肿。属高血压者，治宜健脾利湿，升清降浊，佐以镇静；方用"肾基方"加宣清导浊汤加减（晚蚕砂、寒水石、皂角子）以清热化湿，凉血通窍。属蛋白尿者，治宜健脾利湿，益气固摄；方用"肾基方"加宣清导浊汤，再加固摄药（莲须、芡实、山药、五味子），甚者加

"四胶"（龟板胶、鹿角胶、鱼鳔胶、阿胶）以固肾涩精，滋补肝肾。属血尿者，治宜健脾利湿，清热止血；方用"肾基方"加旱莲草、槐花炭、大小蓟以凉血止血。对几个特殊症状的治疗，如眼底出血用"肾基方"加槐花炭、谷精单、青葙子、芜蔚；氮质血症（NPN增高）用紫草、黄连、生杭芍、灶心土、王不留行、路路通、甘草，并可用甘草、芍药等浓煎保留灌肠；高胆固醇症用"肾基方"加生山楂、生荷叶、夜交藤、决明子、郁金；酸中毒，用"肾基方"加党参、桑葚、首乌、肉桂。

辨证加减：兼夜尿多者，治宜补肾纳气，固涩缩尿；方用"肾基方"加山萸肉、五味子、益智仁、桑螵蛸。兼腰痛者，治宜补肾固腰；方用"肾基方"加焦杜仲、川续断、云故纸、骨碎补，或加黑豆、黑芝麻、胡桃肉、冬虫夏草等。兼反复外感者，治宜健脾益胃，补益气血；方用八味粥（桂圆肉、百合、山药、莲子、红枣、胡桃肉、山楂、薏苡仁）。

（3）急性肾盂肾炎。本病是两侧或一侧肾盂和肾实质受细胞侵犯，而引起的感染性疾患，主要症状是发热腰疼，尿频急痛等，多属祖国医学"淋证""腰痛"等范围。"淋之为病，小便如粟状，小腹弦急，痛引脐中"；"热在下焦者则为'血尿'"；"亦令淋闭不通"；"若饮食不节，虚实不调，脏腑不合，致肾虚膀胱热，肾虚则小便数，膀胱热则水下涩，数而且涩则淋漓不宣"，治宜在健脾利湿的基础上，加强清下利水之法。方用"肾基方"加车前草、通草、寄生、狗脊、蒲公英、金银花补益肝肾，清热解毒。

辨证加减：兼尿频、尿急、尿痛者，治宜清利膀胱湿热；方用"肾基方"加六一散。兼腰痛者，治宜益肾清热，壮腰止痛；方用"肾基方"加菟丝子、楮实子、牛膝。合并尿路感染出现血尿者，治宜清热凉血止血；方用"肾基方"加生地炭、丹皮炭、槐花炭。尿培养有细菌者，治宜清热解毒；方用"肾基方"加土茯苓、半枝莲、紫草、蒲公英、马齿苋。

慢性肾盂肾炎本病多属"劳淋"范围，乃急性期失治误治，而致湿热久稽耗液伤气，肾虚失养，湿邪困脾，脾失健运，而影响膀胱气化受阻，故肾虚乃主要矛盾。治宜健脾利湿清热，扶助肾气以祛邪，方用"肾基方"加焦杜仲、云故纸、川续断、骨碎补。

辨证加减：属中段与后段血尿者，应考虑正虚邪盛问题，选用清热止血药以白茅根、车前草、紫草、忍冬藤等不过于伤正之药；后段血尿主要应用益气养血并能滋阴之二至丸、黄柏、知母等药。属蛋白尿者，乃病久伤气不能摄血，当用益气固涩健脾的归脾汤治之。属反复发作者，太阳之上寒水主之中见少阴，肾（少阴）与膀胱（太阳）相表里，太阳经又主一身之表，病久伤正，脾肾阳虚，太阳督脉失养，卫外不固，易受风寒外邪侵袭，寒邪入里化热与内湿相合下注而成，劳淋反复发作。治疗与预防问题，一是扶正，健脾补肾利湿，强督脉（可用鹿角霜），另外加强适当锻炼，提高卫外能力，正气不虚，邪不可凑也。

（姚树锦先生 1978 年）

第四节 慢性肾炎的诊疗经验

慢性肾炎，病性以虚为主，应标本兼治，扶正固本，佐以利湿化瘀消肿之法。详细如下。

（一）执中央，运四旁

肾炎后期多具有脾虚表现，面色㿠白或目胞浮肿，舌嫩苔白有齿印或胖大，神疲倦怠或有浮肿等。脾居中央，为上下之通道，升降之枢纽，因而是关键的一环，脾虚型不仅多见，而且是肾炎发展中的重要阶段，因此在脾虚时期抓紧治疗，对肾炎的发展和预后起重要作用。治脾可以左右逢源，上输心肺，下益肝肾，外灌四旁，这也是叶天士的所谓"上下交损，治当其中"之意。基本方剂是健脾益气的祖方——四君子汤再加黄芪和薏苡仁即芪薏四君子汤。方中党参、黄芪健脾益气，为补气之要药，对稳定病情，促进肾功能恢复有着重要作用；茯苓、白术、薏苡仁甘温益气，健脾利湿；炙甘草补中和胃缓急，味甘入脾。综观全方共奏甘温补气，健脾利湿，调中和胃，扶正培本之功。中央脾土健运，四旁得以灌注，气血生化有源，通过脾的转输，经脉环流不息，源源不断地化为脏腑之精，因而就可以充肾精，俾精微转输而不致下漏。同时还须顾护胃气，因为"胃气一败，百药难施"，常用砂仁、鸡内金。砂仁有醒脾化湿，宽中理气之功，鸡内金消食导滞和胃，使补中有通，补而不壅，扶正不滞邪为要务。

案例：高某，女，35 岁，工人。患慢性肾炎 10 年加重 1 年伴肾功不全。1985 年 5 月疲劳后出现浮肿，腰酸乏力，尿检蛋白＋＋＋，24h 尿蛋白定量 5.6g，尿素氮 17.9mmol/L（50.2mg/dl），二氧化碳结合力 40U，血肌酐 335.92μmol/L（3.8mg/dl），曾用激素、免疫抑制剂、利尿剂而无效，故求姚树锦先生会诊。症见面色㿠白，下肢浮肿，按之没指，形寒畏冷，纳呆，大便溏薄，苔白滑，舌质胖嫩，脉沉细。分析本病脾肾阳虚，水湿泛滥，精微失于转输，渗漏于下。治宜益气健脾化湿，处方以芪薏四君子汤加车前子 12g，怀牛膝 12g，阿胶 10g，山药 15g，砂仁 6g，鸡内金 10g。服 30 剂后浮肿减退，形寒便溏好转，胃纳大振，尿蛋白＋，尿素氮下降到 3.4mmol/L（27mg/dl），血肌酐测定正常。继上方去车前子加芡实 10g。继服 30 剂。三诊时症状基本消失，舌转淡红，脉濡。尿蛋白阴性，24h 尿蛋白总量 0.13g，肾功恢复正常。嘱配合食疗八味粥以善其后。八味粥即生薏苡仁、山药、莲子、糯米、扁豆、大枣、砂仁、陈皮熬粥常服，持续 2 年，随访未复发。

（二）补肾精，调阴阳

应突出脾肾二脏的重要性。肾为元气之根，水火之宅，五脏之阴非此不能滋，五脏之阳非此不能发。故培补肾精，调其阴阳是治疗慢性肾炎的根本大法。脾气旺则水湿自化，肾气足则气化自利。

根据阴阳互根的理论，肾阳虚可以累及肾阴虚，肾阴虚亦可累及肾阳虚，常常成为肾阳虚肾阴耗的阴阳两虚证，故治疗上推崇张景岳的"善补阳者必于阴中求阳，则阳得阴助而生化无穷；善补阴者必于阳中求阴，则阴得阳升而泉源不竭"。常用药物在芪薏四君子汤的基础上，加用既有补肾阳之鹿茸、狗脊、肉苁蓉、紫河车、冬虫夏草、葫芦巴等温而不燥，又有滋阴精血之阿胶、龟板胶、鹿角胶、鱼鳔胶、鳖甲、枸杞等补而不腻，常佐以通经理气之通草、桂枝、桑枝、丝瓜络、沉香疏畅气机，使补阳而不壅，滋阴而不腻。用药刚柔相兼，且善用动物血肉有情之品。根据现代医学研究，动物胶类药物可以提高血浆胶体渗透压，减少蛋白的渗出，纠正负氮平衡，促进肾组织的恢复。实践证明补养精血的胶类药物得参芪补气药物的资助，其滋肾化生精血的作用更加增强，使药效更能延续和持久，对慢性肾炎恢复有一定疗效。

案例：张某，男，65岁，干部。患者1985年6月因外出感冒发热，气短，腰痛而住院，尿检蛋白++++，红细胞+，颗粒管型+，血浆总蛋白34g/L，白蛋白16.9g/L，总胆固醇3.8mmol/L。诊断为慢性肾炎肾病型。在某院住院10个月，小便无好转，血清蛋白下降到28g/L，请姚树锦先生会诊。症见患者须发苍白，精神倦怠，自诉口干引饮，夜里尤甚，腰酸痛，尿检24h蛋白定量2.6g，舌暗红，苔白燥，脉虚弦，下肢按之凹陷性浮肿。此系久病伤正，气阴暗耗，肾阴阳失调，治宜益气养阴，补肾填精，处方以芪薏四君子汤加石斛、冬虫草各6g，鹿角胶10g，阿胶、怀牛膝各12g，白茅根20g。服14剂后口渴，气短明显缓解，下肢浮肿减轻，小便好转，尿检蛋白+，无红细胞，无颗粒管型，仍感腰酸，下肢发软，食纳不佳，夜尿频。继上方加桑寄生、砂仁、鸡内金、沙苑子，30剂。三诊诸症基本消失，舌红苔白，脉微弦滑，血浆总蛋白上升为58g/L，白蛋白31g/L，球蛋白23g/L，三次尿检均为阴性，效不更方，续以原方30剂。嗣后，在原方的基础上加海马、海狗肾、西红花、紫河车配制丸药，命名"先天宝"，常服以巩固疗效，随访2年，未诉不适。

（三）祛水瘀，勿伤正

人体水液代谢有赖于肺气的通调，脾气的转输，肾气的开合，慢性肾炎水肿，肾虚阴阳失调，津液气化失常乃为病之本，而浮肿则是外部表现，是病之标。慢性肾炎系本虚标实，若水肿明显时则按水气病论治，用利尿消肿法，但必须联系脏腑辨证，在扶正固本的前提下，标本兼治，故常用益气健脾利湿或补肾通阳利尿之法。善用白茅根、车前子、泽泻、生薏苡仁、茯苓皮、陈葫芦等味甘性平之品，淡渗利湿，利尿而不猛烈，切忌取效一时，妄投攻下逐水药物。同时对于病程较久，瘀血证多有兼挟者，佐以活血化瘀，他认为本病肾阴受损，相火内动，瘀热互结，肾络阻塞，则肾脏肿大，排尿困难，舌红有青紫瘀点，舌下青筋暴露，脉细涩。善用丹参、赤芍、西红花、血琥珀、牛膝、三七粉化瘀祛邪，使补中有利，止中有化，推陈致新，邪去正复。

案例：刘某，男，10岁。患儿罹患慢性肾炎肾病已2年，以头面、全身高度浮肿求治。曾用激素环磷酰胺无明显好转。尿检蛋白+++，颗粒管型，红细胞均有，血压160/110mmHg，头面肿大，胸腹部高度膨隆，腹围96cm，全身皮肤红条斑缕缕可见，尿少，患儿不能抬头和坐立，呼吸喘促，痛苦异常。舌淡胖大，苔白，脉弦涩。辨证为先天不足，后天失养，气化失常，治宜健脾利湿，益气活血，标本兼治。处方以芪薏四君子汤加泽泻、车前子、赤芍、阿胶各10g，白茅根15g，琥珀、龟板胶各6g，西红花4g。服14剂后，呼吸已平稳，尿量增加，血压下降至140/100mmHg，检蛋白+，颗粒管型和红细胞消失，继服上方加怀牛膝10g，三七粉3g，30剂后复诊。症状精神明显好转，患儿已下床活动，腹围下降至76cm，尿蛋白转阴，舌红苔白，脉微弦细，在原方基础上加减调理2个月，皮肤红斑消失，胸腹平坦，血压恢复正常，尿检蛋白阴性，嗣后服八味粥以巩固疗效，随访2年未复发。

第五节 紫癜性肾炎诊疗经验

过敏性紫癜是一种以坏死性小血管炎为基础病变的免疫性疾病，皮肤、关节、胃肠道及肾脏是其主要的受累器官。其中以肾脏损害最为严重，过敏性紫癜引起的肾损害称为过敏性紫癜性肾炎，临床以皮肤紫癜合并血尿、蛋白尿较为常见，严重者合并水肿、高血压，更甚者常出现肾病综合征的表现，本病属中医"紫斑""尿血""水肿"等范畴。

1. 病因病机

紫癜性肾炎多见于儿童，多发于冬春之季，姚树锦先生认为病因有内外之别。

内因与幼儿禀赋、饮食有关。表现为血分热盛和湿热内蕴两方面。本病多发于儿童，儿童处于生长发育期，脏腑娇嫩，形气未充，易于受邪；儿童为稚阴稚阳之体，"阳常有余，阴常不足"，发病多从阳化热，出现血分热盛。幼儿患病不离饮食与外感。《医宗金鉴》："大人为劳小儿疳，乳食伤脾是病源。"幼儿脾胃虚弱，饮食无度，易致食积内停，日久化湿生热，湿热内蕴，又影响脾胃的吸收，如此恶性循环导致疳积化热，气阴两伤。湿热伏于血分，灼伤脉络，则发紫癜。湿性黏滞，湿邪为病则缠绵难愈，使病情反复，病程迁延。

外因常与感受四时不正之气有关。本病多发于小儿，小儿腠理疏松，卫表不固，易感外邪。本病多发于秋冬或春季。春季风木之时，易感风热邪气；"冬伤于寒，春必病温"，伏寒化温亦可发病。非其时而有其气，或时至而气不至，气候与时令不符，此时若禀赋虚弱，久病体虚者容易感受四时不正之气，如风、湿、火热毒邪，或感受风寒郁久化热，加之素体血热，或湿热积滞，内外合邪，容易导致风湿热毒瘀滞血脉，出现肌肤斑疹显露，关节肿痛，内脏出血如便血、腹痛、尿血等表现。

2. 辨证思路

姚树锦先生认为紫癜性肾炎的辨证中应注意风湿热毒虚瘀积7个方面。

风有内外之别：外风与外感风热邪气有关，内风与热极生风，肝阳化风有关；湿邪可外受，亦可内生（饮食积滞伤脾，脾虚可生内湿）；热邪有内热（血分热盛），外感热邪之不同；毒为热之极，亦可表现为药毒，如患者药物或化学毒素等损伤血络出现血分热毒炽盛；虚根据患者病程、病情的轻重等可表现为气血阴阳的虚损；瘀是本病发病过程中的一种病理产物，热伤血络，血溢脉外，离经之血为瘀；积是由于脾虚不健，饮食积滞内停，食积化热，日久伤脾伤血可为疳积之候。

瘀血不去，新血不生，可导致血虚；热迫血妄行，气随血脱可导致气虚或气血两虚；脾虚则饮食不化，可导致食积内停。热瘀积虚常贯穿于发病的整个过程。虚证具体又表现为肺脾肾等之不同。临床可表现为平素易感冒，动则汗出，神疲乏力，皮肤紫癜活动后加重，伴水肿、血尿、蛋白尿等临床表现。姚树锦先生认为在本病的治疗中当虚实兼顾，扶正不留瘀，祛邪不伤正。时时注意顾护脾胃，顾护气阴，同时注意祛瘀之时配合行气、补气之品使化瘀生新，祛瘀而不伤正；健脾之时配伍消导之品或益气健脾之时配伍利湿之品以虚实兼顾。

3. 分型论治

紫癜性肾炎根据病程、临床表现等的不同，常分为以下类型：

风热外袭，邪在肺胃：见于紫癜性肾炎早期，症见发热口干咽痛，皮肤紫癜隐现，或关节疼痛，尿血等，舌红，苔薄黄，脉数。治疗疏风清热为主，佐以凉血化斑。方以清瘟汤化裁。药用桑叶、生石膏、芦根、生甘草、桔梗、生地、白茅根、小蓟、紫草等。发热加羚羊粉，血尿明显者加侧柏叶、荷叶、马鞭草、旱莲草。

热毒内蕴，迫血妄行：病在血分，与心肝有关。见于紫癜性肾炎中期，症见皮肤紫癜，以下肢为主，紫癜显露，口干、口渴、心烦、尿血、便血或大便干燥，或兼有浮肿，小便短赤，舌红或有瘀斑，苔薄黄，脉细滑或滑数。治疗以清热解毒，凉血止血为法，方以犀角地黄汤加减：水牛角（代犀角）、生地、赤芍、丹皮、白茅根、紫草、小蓟等。烦躁神昏抽搐者，加牛黄、羚羊粉以清心凉肝息风；便血加槐花炭、地榆炭、炒大黄；尿血严重者，加三七粉、生蒲黄、滑石；小便不利，水肿者，加茯苓、车前子、泽泻。

湿毒浸淫，热瘀互结：临床症见皮肤紫癜，以躯干及下肢为主，反复出现，皮疹紫暗，伴见脘痞纳呆，面色晦滞，大便不畅，小便不利等，舌苔黄厚腻，脉濡缓。治疗以清热利湿，凉血化瘀为主，方以加味四妙散和犀角地黄汤化裁：生薏苡仁、苍术、黄柏、川牛膝、土茯苓、滑石、紫草、生地、水牛角、丹皮、赤芍等。皮肤瘙痒者，加地肤子、蛇床子、苦参、胡麻仁；纳呆腹胀者，加鸡内金、穿山甲、砂仁、白术；阳明腑实者，加枳实、厚朴、生大黄。

阴虚火旺：紫癜日久，手足心热，伴心烦不寐，尿血，舌红少苔，脉细数。治疗滋阴清热，凉血止血，方以养阴滋肾汤化裁：龟板、鳖甲、女贞子、旱莲草、生地、白茅根、银柴胡、地骨皮、秦艽、青蒿等。心烦不寐者，加黄连、龙胆草、栀子、淡竹叶；血尿日久不消者，加血尿宁（女贞子、旱莲草、生地、三七、太子参等）。

气不摄血：临床表现为身困乏力，皮肤紫癜反复发作，动则加重，尿血便血，血色淡红，舌淡红，苔薄黄，脉细或沉细无力，方以归脾汤化裁：太子参、生黄芪、白术、炙甘草、茯苓、当归、远志、炒枣仁等。易感冒者，加玉屏风散；心悸汗出者，加生脉散；口干阴伤者，加玉竹、石斛、花粉；精血亏虚者，加阿胶、龟板胶、鹿角胶。

脾肾两虚，瘀血阻络：症见神疲乏力，腰膝酸软，或有浮肿，皮肤紫癜消退，纳差便溏，舌淡体胖边有齿痕，脉沉细。治疗健脾益肾，活血通络为主，方用芪苡四君子汤和补肾利尿汤化裁：生黄芪、生薏苡仁、太子参、云苓、白术、甘草、白茅根、泽泻、车前子、芡实、金樱子、莲须、桑螵蛸。精血亏虚者，加阿胶、龟板胶、鹿角胶；气血亏虚者，加当归、黄芪；气滞血瘀者，加沉香、三七；腰痛者，加杜仲、川续断、骨碎补、补骨脂。

4. 典型病例

患者王某，男，10 岁，陕西甘泉人。2008 年 12 月 4 日初诊：双下肢紫癜反复发作 2 年。2 年前感冒后出现双下肢紫癜。在当地检查尿常规：尿潜血＋＋＋，尿蛋白±，诊断为"过敏性紫癜，紫癜性肾炎"，连续 2 年，冬季复发，多处求治欠佳，慕名前来。患者双下肢皮肤紫斑密布，形体消瘦，纳呆，心烦，口干，舌红苔白，脉细弦。辨证：素体阴虚血热，食积化热，湿热内蕴，热伤血络所致。治疗利湿解毒，凉血止血，佐以滋阴清热。中汤药以犀角地黄汤化裁：白茅根、生薏苡仁各 30g，水牛角、浙贝母、土茯苓、生地、紫草、花旗参、龟板、鳖甲各 15g，丹皮、赤芍、白芷、鸡内金各 10g，砂仁 6g，三七、金石斛、羚羊粉各 3g。日 1 剂，水煎服。二诊（2009 年 1 月 8 日）：上药服用 1 个月，皮疹完全消退，食纳佳，二便调，舌质红，苔薄白，脉细数。中途 2 次化验尿常规正常。处方：花旗参、生薏苡仁、土茯苓各 30g，生地、赤芍、浙贝母、生山楂、生黄芪、龟板、鳖甲各 15g，沉香、三七、白术、防风、阿胶、金石斛、丹皮、紫草、砂仁、鸡内金各 10g，羚羊粉 3g。用法同上，巩固治疗 1 个月，随访半年未犯。

5. 讨论

过敏性紫癜性肾炎最早出现，且诊断必备的条件之一为皮肤紫癜，肾脏损害程度不一，可表现为血尿、蛋白尿、高血压、水肿等。本例患者属紫斑、尿血范畴。治疗以凉血止血为正法，方以犀角地黄汤为主。因幼儿脾胃不健，饮食不慎则导致饮食积滞内停，生湿化热，治疗中姚树锦先生常用消导健脾之品，如鸡内金、砂仁以消积和胃；幼儿阳常有余，阴常不足，姚树锦先生喜配龟板、鳖甲以滋阴清热；热盛易伤阴，配合花旗参益气养阴，金石斛清热生津；血分热盛，热扰心神，热盛动风，故配伍羚羊粉清心凉肝息风；湿毒内蕴，配合生薏苡仁、土茯苓、浙贝母、紫草等利湿解毒散结之品；离经止血为瘀血，瘀血内阻，新血不生，配三七化瘀生新；紫癜日久，耗伤阴血，配合阿胶滋养精血，养血止血；幼儿肺脾气虚，易于受邪，配伍玉屏风散补肺益卫固表。总之，在本病的治疗中应祛邪不忘扶正，扶正而不留邪，治疗中时时注意固护脾胃，固护正气，且因时因地因人不同，辨证实施，从而达到了显著的疗效。

［陕西中医省中医药管理局课题（2007－98）］

第六节 血尿宁治疗紫癜性肾炎血尿

血尿宁方是根据犀角地黄汤、四生汤、二至丸、小蓟饮子等，结合 40 年临床经验，不断完善总结出的治疗肾性血尿的经验方。特将门诊系统治疗紫癜性肾炎血尿 30 例结果总结如下。

1. 临床资料

本组 30 例患者均系确诊为过敏性紫癜性肾炎，并经激素、细胞毒性药物、雷公藤片、环孢素 A 等治疗，血尿仍未消失，其中依据临床表现，轻型 2 例，急性肾炎综合征 12 例，慢性肾炎综合征 8 例，肾病综合征 8 例，以上病人之肾功能均正常。

30 例中男 20 例，女 10 例，年龄最小 5 岁，最大者 46 岁，平均年龄 32 岁。30 例均有皮肤紫癜，肾脏损害。病程最短者 1 个月，最长者 2 年。化验检查：肉眼血尿 4 例，尿红细胞＋＋＋4 例，尿潜血＋＋~＋＋＋20 例，尿红细胞＋以下 4 例，尿潜血＋2 例。

2. 治疗方法

方剂组成：水牛角（先煎）15～10g，生地 10g，大小蓟各10～30g，白茅根 30g，生侧柏叶 10～30g，侧柏炭 10g，女贞子10g，旱莲草 10g，三七粉 3g（冲），生薏苡仁 30g，土茯苓 15g，川牛膝 10g, 太子参 10～15g。水煎服, 日 1 剂, 连续治疗 1 个月。

3. 疗效标准

完全缓解: 症状体征消失, 尿常规阴性 4 周以上; 部分缓解: 症状体征消失, 尿潜血 ±～+, 无镜下血尿 4 周以上。有效: 症状体征消失, 尿镜下红细胞小于 5 个或尿潜血下降 +～+ +; 无效: 达不到有效标准或病情恶化。

4. 治疗结果

完全缓解 5 例 (16.67%), 其中轻型 2 例, 急性肾炎综合征 2 例, 慢性肾炎综合征 1 例; 部分缓解 14 例 (46.67%), 其中急性肾炎综合征 10 例, 慢性肾炎综合征 2 例, 肾病综合征 2 例。有效 10 例 (33.33%), 其中慢性肾炎综合征 4 例, 肾病综合征 6 例; 无效 1 例 (3.33%), 为慢性肾炎综合征。

5. 讨论

紫癜性肾炎是过敏性紫癜最主要的并发症, 亦决定着过敏性紫癜的愈后。目前占我国继发性肾小球疾病的第二位, 程度不同的血尿是其共有的特征。目前西医所用的激素、细胞毒等药物, 对改善肾外症状, 缓解蛋白尿有效, 对血尿治疗无效。

本组病人均经激素等治疗, 耗气伤阴, 湿热内生, 就诊时见神疲肢软, 口干咽干, 手足心热, 体虚易感冒, 舌红, 脉细数, 肉眼血尿, 镜下血尿或潜血, 属气阴两伤, 热伤肾络, 湿热挟瘀。故方中水牛角、生侧柏叶、白茅根、大小蓟清热凉血止血; 侧柏炭、川牛膝、三七粉活血止血不留瘀; 太子参、生地、女贞子、旱莲草益气养阴滋肾; 土茯苓、生薏苡仁健脾化湿开化源, 标本兼顾。全方共奏益气养阴, 清热凉血, 化湿行瘀之效。综观全方, 扶正不敛邪, 祛邪不伤正, 化湿不伤阴, 止血不留瘀。针对病机, 组方合理, 疗效显著。

目前人们生活中食物、药物等种类的不断增加, 过敏性紫癜性肾炎发病呈增加之势, 所以我们以为进一步开展对本病的临床研究, 发挥中药治疗本病的优势, 以期进一步开发研制纯中药制剂是非常有必要的。

（1997 年）

第七节　慢性肾功能衰竭

慢性肾衰是肾病科常见病种。病情复杂，病程长，危害大，今将对慢性肾衰的认识及治疗经验简述于下。

1. 病因病机

慢性肾功能衰竭（慢性肾衰）是由于各种原因引起的肾单位严重毁损，以致体内代谢产物潴留、水电解质及酸碱平衡失调、内分泌功能紊乱的一种临床综合征，依其不同的临床表现，分属中医关格、癃闭、虚劳等范畴。姚树锦先生认为本病当属"溺毒"。由于各种病因导致肾的开阖不利，秽浊不得外泄，积留体内，蕴积于血分为发病之主因。秽浊积久，病势加重，由实致虚，耗伤精血，损及脏腑，功能失职，气血逆乱，虚实夹杂是病进之机。虽然患者临床表现常虚多实少，但病至此阶段因实致虚，本虚标实，实为矛盾的主要方面，亦为该病的病机关键。

2. 治疗方法

本病治疗以标本同治为原则，排毒泄浊，扶助正气，浊邪祛则正易复，浊邪久积则病必难治。治疗中佐以活血化瘀利湿，可延缓慢性肾衰的进展。具体治法如下。

（1）利湿毒，通腑气。《素问·灵兰秘典论》谓："膀胱者，州都之官，津液藏焉，气化则能出焉。"慢性肾衰，病变在肾，秽浊内停，肾气衰微，膀胱气化无权，不能泌浊外出，水湿之邪内停，泛溢肌肤，导致水肿，甚则一身悉肿。治宜洁膀胱之府，利尿排浊，常用药物：桂枝、茯苓、猪苓、生白术、车前子（草）、白茅根、泽泻等。慢性肾衰病人，体内秽浊久留，上焦不开，下焦不通，浊聚中焦，脾胃呆滞，失于健运，清阳不升，浊阴不降，胃气上逆致恶心呕吐，纳差厌食，浊邪壅滞，腑气不通，大便秘结，舌苔厚腻，脉滑细。治宜调理中焦，和胃降逆，泄浊排毒，选用消胀理气汤（厚朴、半夏、生姜、甘草、沉香、莱菔子、大腹皮、太子参）加用当归、栝楼仁、肉苁蓉、大黄、枳实、竹茹、旋覆花、生薏苡仁、白芍、鸡内金。

（2）执中央，运四旁。临床实践表明，肾衰后期多具有脾虚表现，面色㿠白或目胞浮肿，舌嫩苔白有齿印或胖大，神疲倦或有浮肿等。由于脾居中央，为上下之通道，升降之枢纽，因而是关键的一环，治脾可以左右逢源，上输心肺，下益肝肾，外灌四旁，这也是叶天士的所谓"上下交损，当治其中"之意。基本方剂是健脾益气的祖方——四君子汤再加黄芪和薏米名芪薏四君子汤。方中党参、黄芪健脾益气，为补气之要药，对稳定病情，促进肾功能恢复有着重要作用；茯苓、白术、薏苡仁甘温益气，健脾利湿；炙甘草补中和胃缓急，味甘入脾。综观全方，共奏甘温补气，健脾利湿，调中和胃，扶正培本之功。中央脾土健运，四旁得以灌注，气血生化有源，通过脾的转输，经脉环流不息，源源不断地化为脏腑之精，因而就可以充肾精，使精微转输而不致下漏。同时还须顾护胃气，因为"胃气一败，百药难施"，常用砂仁、鸡内金。砂仁有醒脾化湿，宽中理气之功；鸡内金消食导滞和胃，使补中有通，补而不壅，扶正不滞邪为要务。

（3）补肾精，调阴阳。治疗时应突出脾肾的重要性，因肾为元气之根，水火之宅，五脏之阴非此不能滋，五脏之阳非此不能发。脾气旺则水湿自化，肾气足则气化自利。根据阴阳互根的理论，肾阳虚可以累及肾阴虚，肾阴虚亦可累及肾阳虚，常常成为肾阳虚肾阴耗的阴阳两虚证，故治疗上推崇张景岳的"善补阳者，必于阴中求阳，则阳得阴助而生化无穷，善补阴者，必于阳中求阴，则阴得阳升而泉源不竭"。常用药物在芪薏四君子汤的基础上，加用既有补肾阳之鹿茸、狗脊、肉苁蓉、紫河车、冬虫夏草、葫芦巴等温而不燥之品，又有滋补精血之鳖甲、龟板、枸杞、菟丝子等补而不腻之品，常佐以通经理气之通草、桂枝、桑枝、丝瓜络、沉香疏畅气机，使补阳而不壅，滋阴而不腻。用药刚柔相济，且配合参芪补气药物的资助，其滋肾化生精血的作用更加增强，使药效更能延续和持久，对慢性肾衰症状减轻有一定疗效。

（4）祛水瘀，勿伤正。人体水液代谢有赖于肺气的通调，脾气的转输，肾气的开合，本病水肿，肾虚阴阳失调，津液气化失常乃为病之本，而浮肿则是外部表现，是病之标。慢性肾衰系本虚标实，若水肿明显时则按水气病论治，用利尿消肿法，但必须联系脏腑辨证，在扶正固本的前提下，标本兼治，故临证常用益气健脾利湿或补肾通阳利尿之法。常用白茅根、车前子、泽泻、生薏苡仁、茯苓皮等味甘性平之品，淡渗利湿，利尿而不过猛，切忌取效一时，妄投攻下逐水药物。同时对于病程较久，尚需适当加入活血化瘀之品。因秽浊内瘀，久病入络，必致血脉瘀阻。活血化瘀有利于脉络通畅以防肾内瘀毒互结，病势加重。临证常见面色黧黑，排尿困难，舌红有青紫瘀点，舌下青筋暴露，脉细涩。善用丹参、赤芍、西红花、牛膝、三七粉化瘀祛邪，使补中有利，止中有化，推陈致新，邪去正复。

3. 病案举例

袁某，男，74岁，2003年2月12日初诊。颜面及双下肢水肿1年余，伴全身乏力，面色苍白，尿量减少，半年前入交通大学第一医院肾内科诊治，诊断为糖尿病肾病、慢性肾功能不全、肾性贫血。肾功：BUN15.6mmol/L，Cr257.9μmol/L。尿常规：尿蛋白＋＋＋。血常规：Hb97g/L，RBC3.24×10^{12}/L。给予血透治疗，1次/周，透析半年来，症状改善不明显。遂来姚树锦先生门诊治疗。患者自觉面色苍白无华，颜面及双下肢水肿，头晕，神疲乏力，气短懒言，腹部胀满，食后加剧，尿少，便秘，已2d未解。检查：双睑及下肢见凹性水肿。舌质淡白，苔黄厚腻，脉弦细。中医诊断：①水肿。②溺毒。证属湿浊秽毒内停，阳明腑气失降，脾不健运，膀胱气化不利，水湿溢于肌肤。治以健脾利湿，和胃降逆，通腑解毒，佐以益气养血。处方：白术、党参、当归、芡实、金缨子、锁阳各15g，茯苓、生薏苡仁、白茅根、车前子（包）各30g，鸡内金、枳实、泽泻、栝楼仁、大黄（后下）各10g，厚朴6g，生黄芪45g。每天1剂，水煎服。服上药后二便增多，腹胀好转，困乏减轻，能少许纳食。以上方为基础加减，若腰酸腿困加焦杜仲、川续断、云故纸、补骨脂各15g，失眠、多梦、夜休差加龟板、生龙齿各15g，菖蒲、远志各10g，纳差、反酸加煅瓦楞、乌贼骨、浙贝母各15g，头晕、头痛加生杜仲、寄生、白芍、川牛膝各15g，皮肤瘙痒加苦参、蛇床子、地肤子、胡麻仁各15g。服药2个月后，小便通利，双下肢水肿消退，眼睑水肿轻微，体力渐增。病情好转稳定，并且逐渐减少了透析次数。后改以益气温阳，健脾和胃，润导通利为主。处方：黄芪45g，红参、清半夏、茯苓、白术、陈皮、姜黄、当归、生薏苡仁、泽泻各15g，大黄10g（后下），竹茹、鸡内金、厚朴、莱菔子、枳壳、大腹皮各10g，沉香6g（冲服），生姜5片，大枣3枚。上方随证加减服后5个月，颜面浮肿消退，大便通畅，困乏无力减轻，头晕、纳差好转。复查肾功：Cr176.9μmol/L，BUN8.2mmol/L。血常规：Hb112g/L。每周随诊病情仍稳定，且彻底摆脱血液透析已达1年半。

4. 临床体会

溺毒的病因是多方面的，多数病程缠绵，虚实夹杂，虚有阴虚、阳虚、气虚、血虚，实有湿毒、瘀毒、痰浊、秽浊等，以致形成脏腑升降失司。不能升清，气血营卫生化无源；不能降浊，即水湿毒邪无出路，瘀血毒邪阻经塞络，痰浊壅滞致窍络闭塞，秽浊之邪充斥上下。此病因造成了溺毒症的各种症状表现。姚树锦先生常以顺畅升降出入为治疗本病的下手点，虚则补之，实则泻之，也即补脏通腑。有的以补促降，升为降用，补多泻少；有的以降促升，降为升用，泻多补少，临床诊病辨证视邪正盛衰，凶险变化而定。总以升降有序，清浊分明为要义，亦即所谓的脏腑气机畅通，阴平阳秘。

第八节　治疗系统性红斑狼疮的经验

系统性红斑狼疮（SLE）为内科疑难病，特总结心得如下。

1. 病因病机见解

临床所见，本病好发于育龄期的妇女，此阶段精气充足，天癸正盛，生机蓬勃。若有疾病产生，必先因正虚于内，复感邪于外，正邪相争，正不胜邪。正如《黄帝内经》云："风雨寒热，不得虚，邪不能独伤人。"本病内因责之于先天不足，肝肾亏虚，卫外不固。肝肾同居于下焦，肝藏血，肾藏精，精血互生而肝肾同源。故先天不足本于肝肾。肾为先天，一身元气之根，脾为后天，气血生化之源，使源于下焦，生于中焦，出于上焦的卫气虚少，失于固表，招引外邪，即风、寒、湿、热内侵，正邪交争而发病。

风邪致病有善行而数变的特点，而 SLE 的产生与风邪作祟有关，故疾病之传变规律不定，兼证变化多端。总体从病程来看，病邪首犯肌肤，侵及关节，由表及里，从上焦到下焦，累及脏腑。若素体火旺，感受风湿热之邪，并从热化，外热，内火，交相成毒，燔灼营阴，损阴竭精，津枯血瘀，阴损及气，气虚生湿，湿邪化热，湿热蕴结，复伤气阴；或激素（激素性"辛热"而"解郁毒"，但其"辛热"之性常有耗伤气阴之弊）治疗，"毒"邪被解，气阴更虚，助生湿热，进而肝肾亏极，阴阳俱虚，湿瘀相随。若先天不足，后天亦弱，感受风寒湿之邪，并从寒化，阳气被遏，脾气更虚水湿内盛，激素治疗，助湿生热，湿邪耗气，热邪伤阴，气阴两虚，阴损及阳，阴阳俱衰，湿热蕴结，血脉不利，成为虚中挟实之证。

兼证变化：风湿热毒，侵及肌肤，皮损红痒。寒湿之邪，闭阻络脉，关节疼痛，四末不温，青紫花斑。热毒稽留，耗气伤阴，心肺受累，低热持续，心悸不宁。阴虚风动，虚阳上扰，冲于巅顶，攻及心包，蒙闭清窍，神识不清，抽搐发作。毒邪伤肾，下关不固，精微外泄，尿蛋白持续。肝肾亏虚，精血枯少，脱发不止。阴损及阳，脾肾阳虚，寒湿内盛，泛溢周身，发为水肿。水积两胁，肺气不降或水气上逆，凌心射肺则见咳喘气短，不能平卧。进而阴阳俱衰，肾损至极，气化不行，浊毒内滞，毒瘀互结，复损他脏，因虚致实，因实致虚，虚虚实实，病进正竭。

综而述之，认为 SLE 发病之内因为先天不足，肝肾亏损，卫外不固，外因是风、寒、湿、热之邪。基本病机是气阴两虚，津枯血瘀，兼挟湿热。风、热、毒、湿、瘀、虚、实为本病的特点。正虚存在于本病的始终，且风、热、毒、湿、瘀、虚的轻重偏颇，决定了病势的衍变和疾病的转归。

2. 辨证与辨病结合分型论治

（1）气阴两伤——不规则发热或持续低热，手足心热，胸闷气短，心悸心烦，动则加剧，肢软无力，自汗盗汗，颜面浮红，或皮损暗红，舌红，苔薄，脉细数。多属 SLE 亚急性期。治法：益气养阴，解毒修损。方药：生脉饮加味［西洋参、五味子、麦冬、青蒿、白薇、地骨皮、秦艽、银柴胡、鳖甲、龟板、生地、赤芍、丹皮、沉香（后下）、三七、西红花（冲）］。解毒丹Ⅱ号（生地、赤芍、丹皮、紫草、土茯苓、生薏苡仁、珍珠粉、浙贝母、白芷）共打粉，3 次/d，随汤药冲服。

（2）脾虚气滞——神疲乏力，纳呆少食，脘腹胀满，食后加重，矢气则舒，口中黏腻，面色萎黄，皮损淡红，舌淡胖，苔薄腻，脉濡滑。多属 SLE 恢复期。治法：健脾益气，理气消胀。方药：芪薏四君汤加味（生黄芪、生薏苡仁、党参、白术、茯苓、甘草、厚朴、清半夏、沉香、生姜、大腹皮、莱菔子、砂仁、鸡内金、生山楂）。

（3）阴虚火旺——两胁胀痛，头晕耳鸣，失眠头痛，心烦易怒，手足心热，脱发明显，皮损紫暗，月经不调，舌紫红或有瘀斑，少苔或黄腻，脉细弦。多属合并高血压、狼疮性肾炎（非肾病）者。治法：滋养肝肾，潜镇泻火。方药：枕中丹加味（龟板、远志、菖蒲、生龙骨、龙胆草、丹皮、焦栀子、柴胡、白芍、当归、茯苓、白术、磁石、菊花、川牛膝、枸杞）。

（4）脾肾阳虚——眼睑、下肢浮肿，胸部满闷，腹胀尿少，腰膝酸软，口干不渴，面热肢冷，甚则尿闭，精神疲惫，面色无华，舌淡胖，苔腻水滑，脉沉细。多属 SLE 合并肾病综合征或肾功不全者。治法：温肾健脾，行气利水。方药：真武汤加味（附片、茯苓、白术、白芍、生姜、桂枝、生黄芪、西洋参、生薏苡仁、茅根、泽泻、车前子、沉香、三七、西红花）。

（5）热毒炽盛——高热口渴，烦躁抽搐，神昏谵语，唇红口糜，牙龈肿痛，皮损潮红，多处散发或密布，周身酸痛，大便干结，小便短赤，舌红绛，苔黄腻或燥腻，脉洪数或细数。多属 SLE 急性期，或并脑病者。治法：清热解毒，凉血养阴，通腑泄热。方药：清瘟汤加味［桑叶、芦根、生石膏、生甘草、金银花、连翘、生地、赤芍、丹皮、紫草、青黛、青蒿、龟板、鳖甲、生大黄（后下）、芒硝（冲服）、川牛膝、厚朴］。解毒丹 I 号（牛黄、羚羊角、冰片、薄荷脑、玳瑁、珍珠、金石斛、西洋参）共打粉，3 次/d，随汤药冲服。

（6）湿热壅盛——午后低热，腹胀纳呆，四肢沉困，头重如裹，口苦黏腻，渴不欲饮，尿赤热痛，舌红，苔黄厚腻，脉滑数。多属 SLE 恢复期合并狼疮性肾炎者。治法：清热利湿，健脾化湿。方药：黄芩滑石汤加味（黄芩、滑石、茯苓、猪苓、大腹皮、白蔻仁、通草、桑枝、厚朴、清半夏、苍白术、沉香、生薏苡仁、泽兰、车前子、茅根）。

（7）气血瘀滞——皮损紫暗，经久难退，周身易出紫癜，手足发绀，甲周花斑，网状青斑，月经不至，或量少、色暗，关节疼痛，固定不移，舌色紫气，或瘀斑，脉沉涩迟。此型可并见于各型之中，治法：行气活血。方药：活血组药（沉香、三七、西红花、丹参、川芎、地龙）。偏寒者，温通血脉，当归四逆汤加味；偏气虚者，益气活血，补阳还五汤加味；关节疼痛不移者，活血镇痛饮加味（甘松、土元、苏木、降香、细辛、乳香、没药）。

姚树锦先生认为本病辨证多端，兼证纷杂，以上诸型常非单一存在，多见交错致病，辨证分型不可强求，治疗仍以"辨"最为要紧，应灵活掌握。

3. 并发症的治疗

（1）狼疮性肾炎者，是 SLE 最常见、最主要的并发症之一，也是接诊众多患者的第一病变，多经激素及免疫抑制剂治疗，处于亚进行期和休止期。据姚树锦先生经验，肾功正常期，以气阴两虚型、肝火上炎型、脾肾两虚型、湿瘀阻滞型多见。前者尿蛋白 + ~ + +，24h 尿蛋白 <3.5g，治以益气养阴，清热降火。方药：生黄芪、白术、防风、秦艽、青蒿、白薇、地骨皮、银柴胡、龟板、鳖甲、远志、白术、菖蒲、生龙骨、川牛膝。或者尿蛋白 > + + +，24h 尿蛋白定量 >3.5g，治以益肾健脾，化湿行瘀。方药：生黄芪、生薏苡仁、党参、白术、茯苓、甘草、丹参、川芎、地龙、泽泻、茅根、车前子、杜仲、川续断、补骨脂、骨碎补。若浮肿消退，湿邪渐去，尿蛋白持续，加莲须、芡实、金樱子、锁阳，益肾摄精微。尿蛋白日久，阴阳两虚，加龟板、鹿胶、阿胶、鱼鳔胶阴阳双补，养血益精。肾功不正常期，肾阳衰微，浊毒上逆。肾功失代偿期，酸中毒，血肌酐，尿素氮水平增高，舌淡，苔白腻，脉沉细。治以温阳利水，和胃降逆。方药：附片、茯苓、白术、白芍、生姜、半夏、苏叶、黄连、竹茹、红参、生黄芪、生大黄。灌肠方：生大黄、白芍、甘草、芒硝、附片，煎汁 250ml，高位保留灌肠，1次/d。

（2）合并狼疮心肌炎者，常见心悸阵作，心神不宁，气难以续，动则加剧，甚则心动悸，脉结代，属心之气阴耗伤，心失所养，治以益气养心，用炙甘草汤。

（3）合并狼疮性肝病者，常见两胁不适，或胀或痛，纳呆少食，大便不调，属肝气不舒，肝阴不足，治以疏肝气，养肝阴。加用四逆散或逍遥散，加川楝子、郁金、金石斛、当归、生地等。

（4）狼疮性脑病时，在急性发作期，热毒炽盛者，在辨证基础上加用北京同仁堂安宫牛黄丸1粒/次，3次/d，口服。清心开窍，或解毒丹Ⅰ号，量少而精，频频服之，固护气阴，防止动风。后遗症期，则以益气活血通络法，补阳还五汤加减。

（5）合并胸膜炎时饮停胸胁见咳喘痰多，色白易出，呼吸气短，不能平卧，证属心肺气虚，饮停胸胁，脾湿不运，治以泻肺逐水，健脾化痰，益气利水，标本兼顾，用二陈汤合三子养亲汤合生脉散加减。

（6）狼疮性关节炎者，类似于类风湿，起始手、足、肘、膝等全身关节游走性疼痛为主，后期则疼痛固定不移，局部无红肿，较为顽固，姚树锦先生认为此属风寒闭阻血脉，治以活血祛瘀，散寒通脉，自拟活血镇痛饮，由甘松、土元、细辛、苏木、降香组成。痛甚者，加乳香、没药、血竭。属热者，加忍冬藤、通草、桑枝、秦艽。

（7）SLE并发雷诺氏症（小血管炎），四末青紫花斑，甲周青紫，属寒凝血滞，脉络不通，治以温通血脉，用当归四逆汤加人参、鹿茸。

（8）脱发严重者，属肝肾精亏，加用桑葚、首乌、黑豆、黑芝麻，滋肝肾而养乌发。

（9）肝郁气滞，情志不遂者，加用逍遥散或四逆散，疏理气机。月经紊乱错后、量少、色暗者，加丹参、川芎、地龙、桃仁、泽兰活血行经，调理冲任。

（10）感受外邪，发热重而恶寒轻者，用清瘟汤加桑叶、芦根、生石膏、生草，疏风清热。咳嗽、咯痰久不愈者，予杏苏二陈汤加浙贝母、远志、细辛、天竺黄，化湿痰，清痰热。阳虚而外感风寒者，选麻黄附子细辛汤，扶阳解表。表虚易感者，用玉屏风散，益气固表。

（11）SLE周身皮损明显，若皮损鲜红或暗红，高出皮肤，瘙痒不甚者，治以清热凉血，解毒修损。方用解毒丹Ⅱ号，若因外界因素过敏，皮损瘙痒甚者，在上方基础上加蝉衣、浮萍、胡麻仁、地肤子，祛风清热。

［陕西中医省中医药管理局课题（2007 - 98）］

第九节　辨证治疗系统性红斑狼疮32例

1. 临床资料

病例按美国风湿病协会1982年修正的诊断标准确诊。其中女30例，男2例，年龄13～57岁，病程1～12年。合并肺损害者1例，肾损害者12例，股骨头无菌性坏死者2例，心、肾、脑损害1例。所有病例都经糖皮质激素等治疗。

2. 辨证治疗

（1）热毒炽盛型：采用清热解毒、凉血养阴、通腑泄热法。药用桑叶、芦根、生石膏、鳖甲、紫草各15g，甘草、青蒿、秦艽、龟板、生地、赤芍、丹皮、厚朴、川牛膝各10g，白茅根30g，青黛3g，生大黄6～10g（后下），芒硝6～10g（冲服）。

（2）气阴两虚型：采用益气养阴、解毒修损、化湿行瘀法。药用西洋参15g，五味子、麦冬、白术、甘草、白芷、当归、生地、赤芍、丹皮各10g，龟板、鳖甲、浙贝母各15g，沉香（后下）、三七粉（冲服）各6g。

（3）脾虚肝旺型：采用疏肝解郁、健脾渗湿、活血解毒法。药用柴胡6g，云茯苓、白芍、杜仲、寄生各20g，白术、川牛膝、天麻、清半夏、枸杞、菊花、赤芍、西洋参各10g，生黄芪、生薏苡仁各30g，沉香（后下）、三七粉（冲服）各6g。

（4）脾肾阳虚型：采用温肾固精、健脾利水、行气化瘀法。药用附片（先煎）、干姜、西洋参、白术、甘草、金樱子、锁阳、泽泻各10g，生黄芪60g，生薏苡仁30g，茯苓、芡实、车前子各15g，莲须 3g，沉香（后下）、三七粉（冲服）各 6g，西红花 1.5g（冲服）。

治疗中随证加减水煎服，日 1 剂。初期激素、环磷酰胺等西药维持原方案，待病情稳定后逐渐递减。3 个月为 1 个疗程。

3. 治疗结果

以国家中医药管理局 1996 年颁布的《中医病证诊断疗效标准》中红斑狼疮的判定标准，分为显效、好转、无效。其中 32 例中显效 6 例，好转 21 例，无效 5 例，总有效率 84.4%。治疗 1~3 个疗程者 17 例，3 个疗程以上者 15 例。临床分型疗效详见附表。

附表　辨证分型疗效统计

证型	例数	显效	好转	无效
热毒炽盛型	4	1	2	1（死亡）
气阴两虚型	14	2	10	2
脾虚肝旺型	9	2	6	1
脾肾阳虚型	5	1	3	1

4. 讨论

红斑狼疮（SLE）患者多为育龄期妇女，妇人以肝为本，故内因先天不足，肝肾亏损，外因风寒湿热之邪内侵，内外相合，久酿成毒（热），挟风致病，首犯肌表，侵及关节，由表入里，累及脏腑，耗气伤阴，损阴竭津，津枯血瘀；或阴虚风动，上冲于脑，攻及心包，蒙闭清窍；或毒邪伤肾，肾关不固，精微下注，久之阴损及阳，阳虚水泛，发为水肿；或凌心射肺，或浊毒内滞，发为解毒。总之，风、热、毒、瘀、虚是本病的特点，瘀血存在于本病的始终。风、热、毒、瘀、虚的轻重偏颇，决定了各证型的相互转化，病势的衍变。以无脏器损害者见效最快，心脏损害者次之，肾损害者最难恢复，脑损害者最为凶险，多脏器损害者发病急剧，疗效最差。病程越长，疗效越差。本病治疗过程突出"辨"字，证候应互参，辨证分型不可强求。鉴于 SLE 虚实兼夹的特点，治疗大法不离扶正祛邪，扶正即益气温阳或滋阴养血，祛邪即清热解毒，活血化瘀，祛风除湿。现代药理研究证明，益气温阳药有类皮质激素样作用，提高低下的肾上腺皮质功能，对抗肾上腺萎缩。滋阴能显著减少大剂量激素的副作用。清热解毒、活血化瘀药则能调整免疫功能，改变异常免疫状态，抗凝，促进微循环，改善肾血流量，减轻免疫反应造成的内脏损害。祛风胜湿药多具有镇痛、抗风湿作用。辨证使用中药，与激素、环磷酰胺等西药协调互补，能提高疗效。

第十节　系统性红斑狼疮的舌象观察

舌诊是中医望诊的组成部分，也是中医独特的诊法之一，是临床的一项重要检查方法。舌诊理论对于辨证论治具有重要指导意义。人是一个统一的整体，任何局部的病理改变都可能是整体病变的反映。正如杨云峰在《临证以验舌为准统论》中说："舌者心之苗也，五脏六腑之大主，其气通于此，其窍开于此者也。查诸脏腑，脾、肺、肝、肾无不系根于心。核诸经络，考手足阴阳，无脉不通于舌，则知经脉脏腑之病，不独伤寒有胎可验，即凡内外杂证，也无一不呈其形。著其色于舌。"杨氏之说，源于《黄帝内经》"心开窍于舌""肾之脉挟舌本""脾之脉系舌本""诸经之气，皆上注于舌"等理论。说明脏腑经络与舌在生理上有不可分割的联系；病理状态下，脏腑的虚实、病情的浅深轻重、气血津液的盈亏变化，都能反映于舌。在病理发展过程中舌象的变化明显而迅速，能客观地反映病情，从而舌诊可以为疾病的诊断、治疗和预后估计提供可靠的依据。

今后舌象研究的方向是要有针对性的，观察每一种病的动态变化，鉴于今后舌象研究的方向，我们现将确诊的 63 例系统性红斑狼疮的舌象做如下分析（系资料完整的门诊及住院病例）。

1. 诊断标准

系统性红斑狼疮（SLE）是由多种原因导致的一种自身免疫性疾病，目前该病的诊断标准基本参考 1982 年美国风湿病协会并结合我国风湿病学术会议纪要 SLE 诊断标准（标准定为 18 条，具备 5 项即可诊断该病），本组 63 例均有发热，蝶形红斑或盘状红斑，关节疼痛，血沉增快，抗核抗体阳性，伴有内脏损害，常见肝、肾、心损害或脱发，雷诺现象等。来就诊者多属稳定期及急性活动期，用激素未能控制者。

2. 一般资料

本组 63 例中，男性 8 例，女性 55 例。年龄 10～20 岁者 7 例，21～30 岁者 18 例，31～40 岁者 19 例，41～50 岁者 11 例，最大者 64 岁。男女比 1：8，本病好发于青年妇女。15～40 岁者 40 例，占三分之二，妇女以肝为先天，以肾为本，这个年龄阶段正是生机旺盛时期，而罹患该病应责之先天不足、肝肾亏损。

3. 舌象观察与分析

（1）舌质。63 例患者中，舌质红者 39 例，暗红者 10 例，舌质淡者 11 例（舌淡，体胖，边有齿印），红光舌者 3 例。系统性红斑狼疮（SLE）是由外感风寒湿热之邪久酿成热毒，首犯肌表、经络、关节，继则由表入里，累及脏腑。内因则是先天不足、肝肾亏虚，致使热毒乘虚着于脏腑。耗气伤阴、损阴竭津。其中舌质红者 39 例为热毒深入，肝肾亏虚；暗红者 10 例，显示毒邪久踞滞气、滞血；舌质淡者 11 例，表现为阳虚气弱，气血双亏；红光舌无苔者 3 例，属肝肾亏虚之重症。

（2）舌苔。63 例患者中，白苔 21 例，黄苔 19 例，厚腻苔 17 例（其中白腻苔 7 例，黄腻苔 10 例），腐苔 2 例，花剥苔 1 例。临床所见，前来就诊者稳定期病人居多。久病而邪毒内踞，正气渐衰，湿热毒邪中阻，气机升降失司之较重者，故见腻苔；有热象者显示黄腻苔；经治疗而邪气有所消退，病情稳定则见薄白苔或薄黄苔。符合薄苔常表示轻浅的理论。腐苔 2 例（腐苔是比较厚的一种苔，颗粒大而疏松，古人有"厚腐之苔无寒证"之说），均为急性活动期病人发热、皮疹、蛋白尿，是湿热毒邪壅盛，蒸发胃中浊气上升而成，示病情深重，证属难治。总之腐苔多为邪热有余，腐苔每属阳气被抑。

4. **讨论**

（1）舌象与邪正消长密切相关。正如《舌诊指南》中说："辨舌质，可决五脏之虚实。视舌苔，可察六淫之浅深。"63 例患者中，舌红苔黄者居多（29 例），符合系统性红斑狼疮的病机。湿热毒邪内踞，肝肾亏损舌象的变化明显地反映了病位的深浅，病情的轻重、进退。舌苔腐腻布满或白如积粉，是正邪交争的剧烈阶段，属本病的急性期，症见发热、皮疹、关节疼痛、血沉加快、蛋白尿＋＋～＋＋＋。舌红苔腻（或白或黄）映示病情趋于稳定，热毒虽盛，正伤不甚。舌红苔薄白或薄黄，是邪毒内踞，但不亢盛，病情稳定。舌淡胖苔白有齿痕，是邪毒内踞，脾肾阳虚之象。舌光红无苔，是热毒耗伤肾胃阴液而气阴两伤的表现。该病的舌象动态规律是，舌苔由腐→腻→黄→白→薄者示邪去病退为顺，预后较好。若舌苔由薄转为厚腻或突然出现腐苔为毒邪转盛，示病进，为逆，预后差。舌质由暗红→红→淡红为顺，为正气恢复之象，反之则为逆。

（2）舌象对治疗的指导意义。舌象的变化能比较客观、准确、迅速地反映邪正的消长。系统性红斑狼疮出现腐苔的急性发作期病人治疗以清热解毒除湿为主，即以祛邪为主。舌红苔厚腻趋于稳定期的病人，扶正祛邪并施，清热解毒兼补益肝肾，应侧重于祛邪。舌暗红者，兼化瘀通滞。舌红苔薄者，以扶正为主兼清热解毒以祛邪。舌淡胖苔白有齿痕者，补益肝肾。舌红光无苔者，滋肾胃阴液以润燥。在治疗过程中，往往因各种因素而出现病情反复（外感、饮食失节、疲劳等），稳定期病人出现病情加重首先舌苔增厚转腻，此时治疗首重祛邪，清热解毒化湿，舌苔渐退，随之症状减轻或缓解。可见舌象的变化对治疗起一定的指导作用。

（3）从舌象的变化估计预后。《伤寒论本旨·辨舌苔》中说"舌苔由胃中生气所现，而胃气由心脾发生，故无病之人常有薄苔，是胃中之生气，如地上之微草也，若不毛之地，则土无生气矣"，可知舌苔是胃气的反应。《形色简摩·舌质舌苔辨》中有："苔乃胃气之所熏蒸，五脏皆禀气于胃，故可借以诊五脏之寒热虚实也。"说明舌苔能反应脏腑疾病的性质及邪正的盛衰，从而可推断疾病的预后。系统性红斑狼疮出现舌红光无苔者，示胃气已伤，预后较差；苔腐者，为湿热毒邪亢盛，经清热解毒化腐治疗但仍反复出现腐苔者为病情严重；舌红苔薄者，病情稳定，预后较好。总之，系统性红斑狼疮的舌象变化能客观地反映邪正的消长、病情的进退。舌苔的变化较快而早，舌质的变化缓而慢，是辨证与治疗不可缺少的依据。

（姚树锦 1990 年 2 月）

第十一节　狼疮性肾炎经验介绍

姚树锦先生治疗狼疮性肾炎的经验总结于此，以飨同道。

1. 病因病机

狼疮性肾炎是系统性红斑狼疮最主要的并发症之一，中医将其归于"肾脏风毒"、"痹证"等范畴。《黄帝内经》曰："正气存内，邪不可干"，"邪之所凑，其气必虚"。姚树锦先生认为，系统性红斑狼疮的基本病机是气阴两虚，津枯血瘀。狼疮性肾炎则在此基础上，（热）毒邪伤肾，更耗气阴，气虚则失于固摄，加重血瘀，阴虚而阳亢于上，瘀血停滞则肾络受阻。久之阴损及阳，阳虚水泛，水湿弥漫，发为水肿。进而阴阳俱衰，肾损至极，气化不行，浊毒内壅，毒瘀互结，复损它脏，因实致虚，虚虚实实，成为溺毒。同时因为个人体质差异，病邪侵犯部位的多少、先后不同，变证层出。

2. 权衡虚实，分型论治

狼疮性肾炎患者多经激素及免疫抑制剂治疗，处于狼疮的亚进行期和休止期。临证时姚树锦先生根据四诊所得资料，判断正气（气、血、阴、阳）受损的程度，辨别邪气的性质（湿热、瘀血、浊毒），衡量邪气充实的程度，了解脏腑气机升降状态，结合化验检查，确定辨证的依据。总结多年临床经验，将狼疮性肾炎分为3型。

1型：气阴两虚，肝火上炎。症见自汗盗汗，体虚易感，不耐疲劳，头昏耳鸣，胸胁胀满，咽喉干痛，手足心热，夜寐不实，尿蛋白 + ~ + +，24h 尿蛋白 ≥3.5g，舌红绛，苔薄白，脉细弦。治以益气养阴，清热降火。方药：生黄芪 30g，白术、龟板、鳖甲、远志、生龙骨各 15g，防风 6g，秦艽、青蒿、白薇、地骨皮、银柴胡、菖蒲、川牛膝各 10g。解毒丹 I 号：牛黄、薄荷脑各 0.3g，羚羊粉 2g，玳瑁 1.5g，珍珠 5g，梅片 0.5g，金石斛 10g，洋参 30g。共打粉，3g，3 次/d，随汤药冲服。解毒丹 II 号：生地、赤芍、丹皮、紫草、浙贝母各 15g，珍珠粉 5g，白芷 10g，生薏苡仁、土茯苓各 30g。共打粉，5g，3 次/d，随汤药冲服。

2型：脾肾两虚，湿瘀阻滞。症见神疲乏力，腰膝酸软，肢肿面胀，腹胀纳差，口干不欲饮，大便不畅，尿蛋白 + + +，24h 尿蛋白 ≥3.5g。舌暗红或淡红，苔腻，脉沉细数。治以益肾健脾，化湿行瘀。方药：生黄芪、生薏苡仁、白茅根各 30g，党参、白术、茯苓、丹参、车前子、杜仲、川续断 15g，甘草、白芍、地龙、泽泻、补骨脂、骨碎补各 10g。

3型：肾阳衰微，浊毒上逆。症见一身悉肿，腹胀尿少，畏寒肢冷，恶心呕吐，心悸便溏，面色苍白。肾功能失代偿期，血尿素氮、肌酐水平增高，酸中毒。舌淡胖，苔白腻，脉沉细。治以温阳利水，和胃降逆。方药：附片 10g（先下），茯苓 30g，白术、白芍、红参各 15g，生姜 5 片，半夏、苏叶、竹茹各 10g，生大黄 6 ~ 10g（后下），生黄芪 60g，黄连 3 ~ 6g。

灌肠方：生大黄、白芍、芒硝各 15g，甘草、附片各 10g，煎汁 250ml，高位保留灌肠，1 次/d。

3. 重视脾胃，辨证施药

本病虚实相挟，兼证纷杂，姚树锦先生始终紧抓脾胃这一着手点，将固护中焦贯穿于治疗的始终。脾胃居中州，是后天之本，气血生化之源，且"主五脏之气"。只有调治脾胃方能达到"执中央而运四旁"的效果。因此，在辨证基础上脾胃虚弱者加用芪薏四君子汤，益气健脾开化源。脾虚气滞者加消胀理气汤（厚朴、清半夏、甘草、党参、沉香、大腹皮、莱菔子）运脾行气消胀。脾胃素弱或食滞不化者，加砂仁、鸡内金、生山楂醒脾开胃消滞。总之，要加强脾胃转运吸收功能，增进食物、药物的吸收利用，谨防"胃气一败，百药难施"。

兼挟证用药：热毒偏胜，皮肤损害较红，伴发热者加用解毒丹Ⅰ号，不发热者加用解毒丹Ⅱ号，解毒清热，祛斑修损。寒滞血脉，手足青紫，四末不温，加用当归四逆汤、三七、红花、鹿茸温通血脉。肝郁气滞，情志不遂者加用逍遥散或四逆散，疏理气机。气虚下陷，失于固摄，尿蛋白持续不消者加用消白四味（莲须、芡实、金樱子、锁阳）益肾敛精。感受外邪，发热重而恶寒轻者加清瘟汤（桑叶、芦根、生石膏、甘草）疏风清热。咳嗽、咯痰久不愈者予杏苏二陈汤或浙贝母、远志、细辛、天竺黄清化痰热。月经紊乱、错后量少、色暗者加丹参、白芍、地龙、桃仁、泽兰活血行经，调理冲任。脱发严重者加用桑葚、首乌、黑豆、黑芝麻滋肾养发。

4. 典型病例

许某，女 32 岁。1999 年 2 月 10 日初诊。反复性发热，皮损，蛋白尿 2 月余，伴咳嗽，咯黄痰 1 周。2 个月前起病，在某医科大学附院确诊为"系统性红斑狼疮、狼疮性肾炎"。因服泼尼松（强的松）60mg/d，出现精神症状而停服。予 CTX0.4g/周，激素 500mg/d 治疗，发热缓解，皮损转淡，但精神极差，纳呆不食，加之经济原因，转求中医治疗。查 ESR89mm/h，抗 SW 抗体阳性，抗 dsDNA 抗体阳性，抗核抗体阳性，Hb102g/L，WBC5.2×10^{12}/L。尿蛋白＋＋＋，T38℃，BP13.2/10kPa。诊时：午后发热，两颊大片蝶形红斑，手、下肢皮损潮红，咳嗽，咯黄痰，纳呆腹胀，恶心欲吐，心慌胸闷，四末欠温，发紫较轻，精神极差，闭经3个月，舌红苔腻，脉细数。中医诊断：系统性红蝴蝶疮，咳嗽。辨证：素体不足，病久伤正，气阴俱损，瘀热内伏，复感外邪，痰热阻滞，肺失宣降。治法：标本兼顾，以标为主清热解毒，化痰止咳，佐以益气养阴开胃。方药：陈皮6g，杏仁、苏子、白芷、丹参、紫草、鸡内金、半夏、甘草各10g，浙贝母、茯苓、太子参、生山楂、土茯苓、生薏苡仁各30g，砂仁6g。解毒丹Ⅰ号，3g，3次/d，冲服。上方加减服14剂。二诊：发热止，咳嗽轻，神疲乏力，全身酸痛，极易感冒，心慌多汗，口干，口苦，头昏，心烦易怒，四末肿胀，皮损大片合并小脓疮，舌暗红，苔化剥腻，脉细数。治以益气养阴，清肝固摄。方药：生黄芪30g，防风6g，秦艽、青蒿、白薇、地骨皮、银柴胡、川牛膝、芡实、金樱子、锁阳、远志、菖蒲各10g，龟板、鳖甲、白术、生龙骨各15g，莲须3g，茅根30g。解毒丹Ⅱ号，5g，3次/d，冲服。加减服60剂，尿蛋白＋＋，尿红细胞＋，尿潜血＋＋＋，开始上班。三诊：精神好转，纳食大增，月经来潮，量少色暗，经行不畅，因家务纠纷，情志不遂，右胁隐痛，注意力难集中，腰困心烦，皮损此起彼伏，舌暗红，苔薄腻，脉细数，治以疏肝行经，养阴益肾，佐以利湿解毒。方药：丹皮、焦栀各6g，柴胡5g，补骨脂、骨碎补、地龙、川牛膝、川芎、枳壳、甘草、远志、菖蒲各10g，生龙骨、龟板、白芍、杜仲、川续断、丹参各15g，茅根30g。解毒丹Ⅱ号，5g，2次/d，冲服，服21剂。四诊：月经来潮，经量正常，色暗红，复感冒，咳嗽，咽痒，咯白痰少量，腰困盗汗，手足心热，夜寐少，舌暗红，苔根腻，脉细数。治以益气养阴固肾，佐以疏散风热。方药：生黄芪30g，白术、龟板、鳖甲、龙骨、杜仲、川续断、芦根、石膏各15g，防风6g，秦艽、青蒿、白薇、地骨皮、银柴胡、远志、菖蒲、补骨脂、骨碎补、川牛膝、桑叶、甘草各 10g。加减服 21 剂，尿蛋白 +，尿红细胞 +。ESR23mm/h，Hb114g/L，WBC5.8×10^{12}/L，肝、肾功能正常。五诊：上方去后 5 味及川续断、芦根、石膏，加龟板、鹿胶各 3g，阿胶 6g，鱼鳔胶、浙贝母、天竺黄、远志各 10g，细辛 3g，服 14 剂，查尿常规正常，结缔组织全套正常。随访半年，各项指标均正常。

第十二节　冠心病诊治浅识

祖国医学有关"胸痹""心痛""真心痛"等病的描述，同现代医学冠心病的症状，有很多相似或近似之处。以祖国医学的整体观和理法方药治疗本病，已经取得了一些显著的效果。今后在中西医结合共同努力下，祖国医药宝库一定会大放光彩，现对运用中医治疗本病谈以下认识。

1. 对冠心病的认识

《黄帝内经》一书中，就有"心痛""真心痛""厥心痛"等病的论述，至汉张仲景在《金匮要略》一书中对"胸痹"的论治，更是详细透彻，理足方效。如《素问·标本病传论》曰："心病先心痛。"《灵枢·厥病论》曰"邪在心则病心痛"，又说"真心痛，手足青至节，心痛甚，旦发夕死，夕发旦死"。《素问·脏气法时论》曰："心痛者，胸中痛，胁支满，胁下痛，膺背肩胛间痛，两臂内痛。"《金匮要略·五脏风寒积聚病脉证并治》曰："心中寒者，其人苦病心如噉蒜状，剧者心痛彻背，背痛彻心。"仅就以上论述来看，既有病因和病变的部分，又有心痛的剧烈程度，还有心痛甚时手足清冷的外在表现。并且指出了"旦发夕死，夕发旦死"这一病情的预后不良。这很类似现代医学急性心肌梗死与心绞痛的症状。祖国医学这种细致入微的对症候群的描述及其治疗方法，为探讨和治疗冠心病提供了一个可喜的途径，是值得予以珍视的。

2. 与经络循环的关系

祖国医学的经络学说认为，经络是人体内外、左右、上下表里的主要联络者。十二经脉内属于脏腑、外络于肢节。某些脏腑受病时，因经络分部的关系而发生该部分的不同症状，并且脏腑的疾病可以影响它所属经络的气血循行使其失常，而发生种种肢体不和的征象，这对疾病的诊断提供了一些有力的依据。因此，应探讨冠心病与经络循行的关系及发病时与其相联经络的外在表现，这对临床是有一定的指导意义的。在《灵枢》中记述着与心痛有密切关系的二条经络和其是动和所生病。"心手少阴之脉，起于胸中，出属心系……其直者，从心系却上肺，下出腋下，循臂内后廉，抵掌后锐骨之端""心主手厥阴心包络之脉，起于胸中，出属心包络，下膈，历络三焦；其支者，循胸出胁，下腋三寸，上抵腋，下循臑内，行太阴少阴之间，入肘中，下循臂行两筋之间，入掌中"。"心手少阴之脉……是动则病嗌干，心痛，渴而欲饮，是为病厥""手厥阴心包络之脉……是主脉所生病者，烦心，心痛，掌中热"。"手心主之别名曰内关，去腕二寸，出于两筋之间……实则心痛。"经络循行的部位及其表现的一些证候同前述《素问·脏气法时论》所说的症状和部位对照起来看，两者是很一致的。如果同现代医学冠心病心绞痛所放射的部位相对照来看，也是很一致的。

3. 病因病机

祖国医学认为治病必求其本，欲伏其所主，必先知其所因。因此，对心的病因探讨，就显得十分重要。《难经》说："心者血，肺者气，血为营，气为卫，相随上下，谓之营卫，通行经络，营周于外。"而外感六淫，内伤七情，饮食劳倦之过极，皆能伤气损营，导致心血的病变。沈金鳌说："人身之气，周流不息，多因七情六气饮食劳役所郁，以至凝滞上焦，则心胸痞痛。"因此，探讨七情六淫对气及血的影响，对本病可以说是个关键的问题。

1）气候的影响

六淫之邪是致病的主要因素之一。《素问·举痛论》曰："百病之生也，皆生于风、寒、暑、湿、燥、火。"对六淫导致本病的描述更是细致，如"经脉流行不止，环周不休，寒气入经而稽迟，泣而不行，客于脉外则血少，客于脉中则血不通，故卒然而痛。""寒气客于脉外则脉寒，脉寒则缩蜷，缩蜷则脉绌急，绌急则外引小路，故卒然而痛。""寒气客于背俞之脉则脉泣，脉泣则血虚，血虚则痛，其俞注于心，故相引而痛。"这是说由于外寒的侵袭，致使气滞血涩流行缓慢而不畅，引起猝然而痛，其甚者还能使脉络痉挛。而其他五气亦能导致或诱发本病。如伤于暑则气泄，伤于燥则脉涩，伤于热则荣气内消，脉溃浊，风淫则精亡，且风善行而数变，和其他五气，或为风寒，或为风热等不一，侵袭体表，伤卫犯肺，使气机功能失调，血行障碍，心脉瘀阻不通，而致本病。

2）情志的影响

《素问》曰："心者生之本，神之变也。"《灵枢》曰："心者五脏六腑之大主也，精神之所舍也。"《淮南子》曰："心者五脏之主也，所以制使四肢，流行血气。"这些论述说明，其他脏腑的活动，四肢百骸的运动，思维情志的变化，都是在心的作用下，各发挥其功能。但是，这些功能发挥得太过与不及，又影响到心的作用。例如在情志方面，《黄帝内经》就提出"喜伤心""愁忧者气闭塞而不行""愁忧恐惧则伤心""怵惕思虑则伤神"等的见解。《黄帝内经》曰"百病之生于气也"，而情志波动过极，最能引起气机失调。如："怒则气逆，甚则呕血。"（《素问·举痛论》）"怒则脉激。"（《得效方》）"喜则气缓。"（《素问·举痛论》）"喜则脉缓。"（《得效方》）"喜伤心则脉虚。"（《医学入门》）"悲则气消，消则脉虚空。"（《素问·调经论》）"恐则气下。"（《素问·举痛论》）"恐则脉沉。"（《得效方》）"惊则气乱""惊则心无所倚，神无所归，虑无所定，故气乱矣"。（《素问·举痛论》）"思则气结""思则心有所存，神有所归，正气留而不行，故气结矣"。（《素问·举痛论》）"思则脉结""忧则脉涩"。（《得效方》）这里说的气逆、气缓、气消、气下、气乱、气结指的都是气机的紊乱失去了常度，因而也影响到血的循行。"人身经络气煦之而不闭，血濡之而不枯。"（《理瀹骈文》）"气旺则血荣而润泽，气绝则血枯而灭形。"（《保生秘要》）气与血本是相辅而行，血没有气来推行，就会产生滞涩瘀凝，"气者血之帅也，气行则血行，气止则血止，气温而血滑，气寒则血凝，气有一息之不运，则血有一息之不行"。（龚廷贤）故情志波动过极引起的气机失调，能使心血运行失常，导致或诱发本病。

3）劳逸的影响

劳动本来是人类生活的本能，是美德，但是无节制地过劳不仅难以持久，且会引起对人体生理功能或器质的损害。《黄帝内经》提出："劳则气耗""静则神藏，躁则消亡"。躁是动的意思，过动则耗气伤阳，六气皆从火化，不仅伤阳，抑且伤阴。因此对冠心病患者来说，在治疗和恢复期间，活动量应该适当，但是若一味安卧不动，唯靠药物治疗，是很难达到预期疗效的。流水不腐，户枢不蠹，做一些适当的活动，可以促进新陈代谢，推动气血的循行，调动生理活动的积极性，增强抗邪的能力。一味安卧，能使气血凝滞，《黄帝内经》说："久卧伤气。"张景岳解释说："久卧则阳气不伸，故伤气。"《医学入门》也说："凡人逸则气滞，亦令气结。"从我们观察的病例来看，进行一些适时适量的活动，能促使机体调节功能的恢复，使心脏得到比较充分的精血滋养，从而改善了冠脉供血不足的现象。

4）他脏的影响

祖国医学的整体观，把某一脏和腑病变的病因病机与治疗总是同其有关联的脏腑予以全面考虑，做到明病源，悉变化，知传变，而后方能伏其所主，治不失机，并塞其传变之路。于治心病也是如此。认为心者生之本，血之主，脉之宗，五脏六腑之主，十二经之气皆感而应心，十二经之精皆供而养心，故各脏腑之邪亦能至于心。对此，王肯堂提出："五脏六腑任督支脉络于心，脏腑经脉挟淫气自支脉乘于心而为痛。"《黄帝内经》诸厥心痛，如"肾心痛、胃心痛、脾心痛、肝心痛、肺心痛"的症状描述得很详细。前人认为，厥心痛是他脏病干之而痛，具有与他脏相应而痛的病变，证诸临床，冠心病患者，单纯本脏症状的比较少见，多染有他脏症状。故不应孤立地看待本病。

（1）肺：《素问》曰："诸气皆属于肺，肺者气之本。"肺主皮毛，司呼吸，肃降，布津液，心主血，心少阴之脉，其直复从心系却上肺，血的正常运行虽系心所主，但必须借助肺气和行于肺内的宗气的推动，灌注心脉，才能畅达于全身。肺气虚，外邪侵袭体表，影响肺气的肃降，肺为五脏六腑之华盖，五脏六腑之邪，皆能上熏于肺，或使肺寒，或使肺热，肺气伤，则失肃降布津之职，肃降无权肺气上逆，难司周身之气。人身气有不到处就是病，气到处血亦到，气到而血不到亦是病，然必气先到而后血到，若气不到或气到血不到，必是气虚，气虚渐必滞涩，无力帅血以充盈脉络，致使心血瘀，肺气上逆，气机不宣，津液不布，痰湿内生，亦能阻滞心脉。心脉阻滞，心血虚，则心气无所依，心火炎上消灼肺阴。肺津受伤，则咳嗽咯痰，咽喉不利，肺气愈不利，痛聚胸中。王肯堂说："肺久为火郁，气不得行，血亦蓄塞，遂成污浊，气壅则头痛，血不流则心痛。"如心阳虚，则肺寒，肺寒更影响心阳不宣，心阳不宣心火衰，更使肺气消索，无力帅血以行。前人曾有欲温肺金，当扶心阳之论。气为血之帅，血为气之母，二者相互致用，不可须臾而离。

（2）肾：前人曾喻肾为性命之根，阴阳阖闭存乎此，呼吸出入在乎此，无火而难令百体皆温，无水而能令五脏皆润，此中一线未绝，则生气一线未亡。肾之与心关系更是密切。《黄帝内经》曰："心舍脉，其主在肾。"肾少阴之脉，其支者从肺出络心，注胸中，次注于手厥阴心包络经。心与肾相连。气出于肺，纳于肾，肺为气主，肾为气之根，肾生气。肾中真阳之气，温煦各脏腑之阳气，肾中真阴之气濡养滋润各脏腑之阴。张景岳说："肾与命门为元阴元阳之舍，元阳为先天之真火，元阴为先天之真水，心赖之君则火以明，肺赖之则治节以行。"周慎斋说得更明白："肾水中有真阳上升而生心火，心火中有真阴下降而生肾中阴，心火之降，由于肾气之升，肾气之升又因心气之降。"《本草述钩元》则认为心的功能所以正常，依赖于肾阴的旺盛，"根于至阴也，非至阴之贞，不能发至阳之光，发至阳之光，乃益畅至阴之用"。在朱丹溪看来，人的生命不息，是由于心火和肾水的相互升降，他提出："人之有生心为之火，居上，肾为之水，居下；水能升而火能降，一升一降无有穷已，故生意存焉。"心属火，火性炎上，何能下降？肾属水，水性就下，何能上升？心虽属火，而心中有血，是火中真阴，故心火随真阴下降，以交于肾水；肾虽属水，而肾中有真气，是水中有真阳，故肾水随真阳上升，上交于心火。知其常，察其变，究其治病之由，其在肾者，若肾阴不足以奉上，则心火不降，转而上炎。肾阴不足则虚阳上浮，阳主乎动，动极化火，使心气不宁火独亢，火亢复伤心阴。阴虚则气滞，血虚火独旺，久则去。气以精为宅，气失所依则去，气去阴更衰。肾阴虚不能上通心之阴，不能随真阳上升而生心之火，心失其极难发至阳之光，心阴阳俱衰，心络心瘀滞痹阴。肾阴虚不能内营而退藏，则内伤而盗汗，汗者心之液，汗出则心气伤，汗虽属于心，汗之根未有不兼心与肾者。阳以阴为基，无阴则阳无以生，肾阴虚肾阳亦虚，不待寒从外侵，且寒自内生，甚则厥气上逆，寒气积于胸中而不泻，不泻则湿气去，寒独留则凝泣，凝则血不通。肾阳虚则脾阳不振兴，四肢清冷，运化无权，气血生化之源不足则心失所养。肾病致邪于心，岂止于上述，观沈金鳌所云"肾阴即衰，心血必不足，以精即是血，心虚必本于肾虚，肾虚必至于心虚"，故治心者当真莫舍肾。对此，前人曾提出各项治则，谓欲补心者行实肾，使肾得升；欲补肾者先宁心，使心得降。至于补肾，肾阴不足者，勿扑其火，须滋阴之真源以制火，且应静中有动，阴中有阳；肾阳不足者，勿伤肾水，须益火之源以配水，亦应动中有静，阳中有阴。此即善治精者能使精中生气，善治气者能使气中生精。至于用药益阴所配之火乃虚火，水中之火，莫用甘寒，用则愈治愈剧，即甘凉亦当慎投。病初本原未伤者，甘凉清润犹可收效，若系高年及久病者，本原已伤，法当治以温润，引火归元。浊阴可温，桂附干姜之属不得不用，然肾阳不足，乃阴中阳虚，用药过于刚燥，恐阳未扶，而阴液又被劫，治以温润，纳气归元。此其概者，法以病而立，药因人而始，在临证者消息之。

（3）肝：心主血，肝藏血，血的正常运行虽依赖于心脏的推动，但也借助于肝脏调节血量。因此，探讨肝的功能及其对心的影响，是很必要的。肝主疏泄，性喜条达，其疏泄是输注胆汁，帮助脾胃消化的功能。若肝气郁结，疏泄失常，影响脾胃，消化不良，所生气血者少，心受之亦不足。疏通气机，使全身气机舒畅。然而肝的疏泄功能是否正常，与精神情志有密切的关系。情志舒畅，肝就能发挥其疏泄作用，使全身气机舒畅。情志若受刺激，肝的疏泄就发生障碍。如情志忧思郁结引起气郁，气郁则血行不畅而致瘀阻。气机不舒，郁而化热，耗气伤血，致生盗汗，失眠，惊悸，月经涩少等症，气机阻滞，肝受遏郁，则经气横逆，易致恼怒，急躁，精神不安，甚则胸胁胀满作痛，食呆，呕恶，消化不良等症。若肝郁化火，营血津液受灼，则致肝血虚而脉络瘀阻，风火煎熬津液为痰，亦能瘀阻心络。总之，不论肝气瘀结或者横逆，或化火生风，气机紊乱均能导致肝阴肝血受损，而失去调节血量的功能，复致邪于心。心血虚血瘀无以养肝，肝心相因为病。故治心者当不忘肝。若肝虚者，补其血之不足理其气以致用。或用补肝养心法，或用温养心肝。若肝气横逆或化火生风，或清之，或镇之，种种治法，方书皆备，应据症酌情而施。

（4）脾胃：祖国医学对于脾胃的功能是极为重视的。认为人的生命活动和其他脏腑的功能，都是由脾胃生化气血来维持的。《黄帝内经》说："五脏者皆禀气于胃，胃者五脏之本也。"《针灸甲乙经》说："人常禀气于胃。"若脾胃失职，供给其他脏腑的气血就会不足。还会把脏腑的病邪以及因此所引起的病邪传给其他脏腑。沈金鳌《杂病源流犀烛》指出："盖脾统四脏，脾有病必波及之，四脏有病亦必待养于脾。故脾气充，四脏皆赖煦育，脾气绝四脏不能自生，古人云，后天之本绝，较甚先天之根绝，非无故也，凡治四脏者，安可不养脾哉。"这是强调无论哪一脏腑有病，在治疗时都要重视脾胃的功能。在心和脾的关系方面，沈金鳌又特别提出："脾也者，心君储精待用之府也。"若储精穷，心无所用，就失去了活动能力。《黄帝内经》说："五谷入于胃，其糟粕津液宗气分为三隧。故宗气积于胸中，出于喉咙，以贯心脉而行呼吸焉。"又说："胃之大络，名曰虚里，贯膈络肺，出于左乳下，其动应衣，脉宗气也。盛喘数绝者，则病在中，结而横，有积矣，绝不致，曰死。"这里对宗气的来源、作用、部位和病变发展及归宿都讲到了。何为宗气？宗气就是水谷所生之精气，秦伯未则认为宗气就是肺气，"宗"字是尊或主的意思。脉宗气，就是为十二经脉之主的气，左乳下正是心尖搏动处。盛喘数绝，足动甚而喘或数急而兼断绝，结而横就是滞塞。这个宗气贯心脉行呼吸，成为诸气的纲领，推动周身血脉的循行，宗气不至，就危及生命，这个推动心脏搏动，关乎人的生命的宗气，正是来源于脾胃。李东垣说："脾始虚，肺气先绝，胃虚不能上行，则脾气无所养，故少气。"对于气的重要性，前人强调指出："唯气以成形，气聚则形存，气散则形亡。"（喻嘉言）"人终身无病者，待元气自尽而死，至于疾病之人，若元气不伤，虽病甚不死，元气或伤，虽病轻亦死。"（徐大椿）"人行坐动转，全仗元气。"（王清任）元气也叫真气，与谷气并而充身。李东垣说："元气之充足皆由脾胃之气无所伤，而后能滋养元气，若胃气之本弱，饮食自倍，则脾胃之气既伤，而元气亦不能充。"观此则知不论是宗气、元气、肺气、心气，所在不同名目各异，但都依赖于脾胃的生化或滋养，它们才能发挥作用。故治心者，心气血虚者当补之，然又须扶脾胃，使气血生化之源恢复功能，是标本兼顾。

前人认为，气生于肾水，心火下降，肾水才能蒸发，才能腐熟水谷。气生于肾，上主于肺，心肾二脏，一阴一阳，一升一降，互相生气，运动不息，其间运上下者有赖于脾胃。脾主地气，胃主天气，脾气应升，胃气宜降，脾不得天气之召，则地气不上行，胃不得地气之和，则天气不下施。胃之阳根于脾之阴，位于中枢升降气机。脾气合肾以至于肺，肺气合心以归于肾。脾气合肾固应至肺，而有不能至者，多由于胃阳虚，虚则脾中地气不升于天；肺气合心固应归肾，则有不能归者，多由于胃阳亢，亢则肺气天气不降于地。凡此皆胃气之为病于上下。《石室秘录》说："心必得肾水以滋养，肾必得心火而温暖。"今脾胃不能运上下，则二脏互失其用，病变乃生。其致病岂止于此，《黄帝内经》说："四肢皆禀气于胃，而不得至经，必因脾乃得禀也。"

膈以上为胸，心肺居之，为清旷之区，如胸阳不振，寒浊上逆，能使心阳不宣，心阳不足，脾胃失去温暖。《医学衷中参西录》说："君火发于心中，为阳中之火，其热下济，大能温暖脾胃，助其消化之力，此火一衰，脾消化之力顿减，若君火旺相火衰者，其人仍能多饮食，是知君火之力关于人身者甚大。"此乃推崇喻嘉言之论。脾胃失去温暖，健运无力，寒湿痰饮皆生，痰湿痞结，气机不畅，滞塞宗气贯心脉之络，心脉受阻，心阳愈衰，心阳与脾胃相因为病。而膏粱厚味、饮食不节皆能伤胃气，使健运无力，清阳不升，浊阴不降，痞塞中焦，使心络受阻，心气不通。临床曾数见因饱餐厚味之后，病情而致恶化者。

无论哪一脏腑发生病变，治疗时都应重视胃气的盛衰。胃气旺盛，其他脏腑得禀其气，增强生理机能和抗邪能力，同时也能有力地输布口服的药物以发挥效能。若仅知攻邪，不知扶胃气，恐难利于久战，致使邪未去胃气先败致气早衰。胃气败，生化之源穷，病脏更失所养而难愈。故前人对此极为重视。周慎斋说："杂病证中须知重脾胃，胃气不伤，百病皆易痊。"李中梓说："胃气一败，百药难施。"喻嘉言说："药食之人，必先脾胃，而后五脏得禀其气。"《本草述钩元》说："医皆知脾虚补脾，肾虚补肾，唯必须以胃气调和者相宜，若胃气不和，则滋肾阴结令凝滞，温脾阳反却胃阴，饮食日减，虚何由复。"所以前人认为治病若能抓住根本，则病可以不治自退。人身根本有两处，一是先天之本，二是后天之本。先天之本在肾，后天之本在脾。谷不入半日则气衰，一日则气少，得谷则昌，绝谷则亡。应当重视前人这一扶正固本祛邪的宝贵经验。有伤胃气药物，须用时应有所节制，万不可只见病不看人。且冠心病患者多需长期治疗，病情方能缓解或痊愈，故更应重视胃气，以利病证的恢复。

4. 治疗法则

本病的主要病变在心，但是外感六淫、内伤七情、饮食劳逸皆能导致或诱发本病。然外因总是通过内因而起作用。邪之所凑，其气必虚。因此，我们认为本病是虚证。或者说是本虚标实，精气夺则虚，邪气盛则实，因虚而致实，邪实更致本虚。从发病来看，心主诸阳，又主阴血。因邪而阳气郁者痛，阳虚而邪盛者亦痛，血因邪泣在络不行者痛，血因邪盛而虚者亦痛。有病起于本脏者，有他脏致邪者，然皆首致心气心阳之虚，继则营阴瘀滞。至于痰运阻塞，亦因阳虚而病。总之，气虚、血虚、气滞、痰阻、血瘀是本病的主要矛盾。《素问·调经论》说："病在脉，调之血，病在血，调之络，病在气，调诸卫。"损其心者，调其营卫。卫即是阳即是气，营即是阴即是血，调其营卫，即是调其气血。《医林改错》说："要知初病伤人何物……所伤者无非气血。"调其气血，即可治心。《素问·阴阳应象大论》说："审其阴阳，以别柔刚，阳病治阴，阴病治阳，定其血气，各守其乡。血实宜决之，气虚宜掣引之。"据此，定补通两法，为本病之总治则。补其虚，通其实。以补为通，通为补用。若脉络痹阻已著，仅补之一法，实难收全效。如日常生活所见，输水或输油皆借管道传送，若水油之源穷，管道则无可传送，用补法者，所以补其源也。若管道淤塞，其轻者，水或油通过时，即可推荡之，淤塞既去，此即以补为通者。若管道淤塞已甚，即使水油源足，复施以压力，恐亦难顺利输出，血实亦决之，此所以用通法者，若只知通实，不知补虚，于管道而言，仅使管道畅通，然亦是空壁而已。而于病者，通实则伤正，虽邪去只能渐复。曷若补通兼施，既不伤正，又可促其正气早复，此通又可助补之用。总之，应补中有通，通中有补。补中有通，补而不滞，通更助补以为用。通中有补，通不伤正，补则促通以为用。补通孰轻孰重，据病情则定主副，视缓急而分标本。

5. 相关证候和方剂

本病的主要病变虽在心，但是由于患者的体质和病因的各异，所表现的症状也各有不同。即使同一患者，始终单一不变的症状也是少见的，而更多的是种种证候错综复杂，变化多端，交替出现。因此，我们认为应当辨证求因，审因论治，有此证，即用此方，证不改，方亦不改，方随证转，法因证立。本病虽变化多端，然亦有规律可循，正如前述，气虚、血虚、气滞、痰饮、血瘀是本病的基本矛盾，证候变化多由此而出。据此，我们就制定一些基本方剂，以适应基本矛盾。临床据证候变化，或分施或合用，变而化之，唯在用者。

1）气虚证候

主证：心痛，胸闷，气短，自汗，倦怠乏力，心悸，纳差，面色苍白，舌淡，苔薄，脉沉细或结代。

分析：气虚不能养心及周身，则胸闷，气短，自汗，心悸，心痛；气虚脾弱，则见纳差；心脉推动无力而脉沉细或结代。

治法：益气生脉。

处方：生黄芪、党参、白术、茯苓、当归、生薏米、石菖蒲、麦冬、五味子、陈皮、肉桂、生山楂、炙甘草。

2）阳虚证候

主证：具有气虚型症状，兼有怕冷，四肢厥逆，面色苍白，舌胖有齿印，脉沉细或结代。

分析：阳虚不能温及四肢，则厥逆怕冷；不能鼓动血行，脉见沉细或结代；血不上奉头面，故面色苍白。

治法：扶阳救逆，益气生脉。

方药：人参、桂枝、干姜、附子、白术、茯苓、半夏、陈皮、当归、麦冬、五味子、甘草。

如大汗淋漓，阳虚欲脱，脉息微弱，应防其脱。方用人参、附子、麦冬、五味子、茯苓、山萸肉、生龙牡、生赭石、三七粉。

3）心血虚证候

主证：心痛，胸闷，心悸怔忡，心烦，健忘，失眠多梦，肢麻，脉细数。

分析：心血不足养心，则心痛、心悸怔忡；心血不足，则心气不宁，心烦，失眠多梦，健忘；血不足营运于四肢则发麻。

治法：健脾益气，补血养心。

方药：生黄芪、党参、生山药、龙眼肉、茯神、炒枣仁、柏子仁、五味子、木香、桂枝、鸡血藤、当归、炙甘草。

失眠较甚者上方加夜交藤、合欢花；如心动过速，心律失常，当益气养血安神，方用生黄芪、炒知母、当归、丹参、降香、生山药、山萸肉、炒枣仁、生赭石、茯苓。

4）心阴虚证候

主证：具有心血虚的症状，兼有低热，盗汗，颧红，五心烦热，口干，舌质红，脉细弦数。

分析：阴虚不能涵阳，阳失所依则亢逆炎上，颧红，五心烦热，口干，舌质红，阴虚不能内营而退藏，则见低热盗汗。

治法：养阴制阳。

方药：北沙参、生山药、干地黄、枸杞、山萸肉、麦冬、五味子、茯苓、当归、党参、丹参、生赭石。

5）气滞血瘀证候

主证：胸前闷痛、刺痛交作，舌质紫暗，或边尖有瘀点，脉沉涩或结代。

分析：由于气滞血行不畅，则见胸闷痛或刺痛，心开窍于舌，心脉瘀阻故舌质紫暗或有瘀点，脉见沉涩或结代。

治法：益气养血，调气化瘀。

处方：生黄芪、当归、鸡血藤、丹参、降香、砂仁、檀香、石菖蒲、乳香、没药。

或备急心痛丸（散）：人参 1.5g，三七粉、琥珀、丹参、降香各 0.9g。共研极细面，或为丸如梧桐子大，每次服 1.5~3g，日服 3 次。或用云南白药，救急止痛效果很好。

6）痰饮阻络证候

主证：心痛，气短，胸部憋闷，咳嗽，痰声辘辘或喘息，舌淡，苔厚腻，脉沉细滑或结代。

证候分析：痰饮上逆，侵及胸阳，阻塞心络，故见心痛，气短，胸部憋闷，舌淡，苔厚腻等症。

治法：温化痰饮。

处方：厚朴、苍术、清半夏、橘红、茯苓、桂枝、人参、石菖蒲、薤白、栝楼仁。

（1990 年）

第十三节　慢性肝炎的辨证论治

1976 年，西安市中心医院内科消化组与西安市西学中学习班肝病临床实践小组运用中医辨证分型论治迁延性肝炎及慢性肝炎 28 例，获得满意疗效。28 例均经西医检查确诊，其中迁延性肝炎 8 例，慢性肝炎活动期 18 例，早期肝硬化合并活动性肝炎 2 例。

1. 辨证治疗

运用中医辨证分型，以基础方加味治疗，基础方组成：生黄芪、茯苓、丹参、生山楂各 15g，生薏苡仁、白茅根各 30g，板蓝根 9g，生杭芍 12g。每日 1 剂，水煎早晚分服，并辅以维生素 C 或酵母片。

1）湿热壅滞型

主证：胁痛，胸闷，腹胀，乏力，厌油，厌食，口黏，恶心，口渴甚，发热，尿黄，便溏或结滞不畅。舌淡，苔黄腻。脉濡或弦或滑。肝大，肝功能异常。

治法：清热利湿，益气培脾，活血化瘀。

方药：基础方加茵陈30g，车前草15g，苍术、佩兰各9g。

2）脾胃不和型

主证：胁痛，胸闷，脘腹胀，口干，苔白或微黄，脉弦，肝脏及肝功能有轻微改变或正常。

治法：舒肝和胃，健脾益气，活血化瘀。

方药：基础方加枳壳12g或木香6g，陈皮、郁金各9g，半夏曲15g，甘草6g。

3）肝郁脾虚型

主证：胁肋隐痛，身困乏力，腹胀，饮食无味，嗳气矢气，大便不实，苔厚或腻，脉濡或缓，肝功能异常或肝大。

治法：疏肝扶脾，活血化瘀。

方药：基础方加白术、党参、佛手各9g，生山药30g。

4）气滞血瘀型

主证：胁下刺痛，固定不移，脘腹胀满或干呕，面色晦暗，舌质紫、暗或有瘀点，苔薄，脉弦、沉或涩，肝脾肿大，肝功能异常或有蜘蛛痣、朱砂掌。

治法：疏肝理气，健脾和胃，活血化瘀。

方药：偏气者基础方加香附、川楝子、当归各12g，鸡血藤15g；偏血者基础方加延胡索、五灵脂、蒲黄各10g，娑罗子12g。

5）肝肾阴虚型

主证：头晕，耳鸣，咽干目涩，胁肋隐痛，手脚心热，甚心烦不寐，潮热乏力，或腰膝酸困，舌红或少绛，少苔，脉弦细或细数，肝大，肝功能异常。

治法：养阴柔肝，健脾益气，活血化瘀。

方药：基础方加沙参12g，当归、怀牛膝、女贞子、黄精各15g。

2. 治疗结果

按照全国肝炎中医治疗效果判定标准，结合临床实际，分为临床治愈、显效、好转和无效 4 个级别，分别进行统计。

结果：临床治愈 18 例，显效 5 例（两者占 80.8%），好转 3 例，无效 2 例。

讨论

迁延性肝炎及慢性肝炎，根据祖国医学史料记载，大体属于"胁痛""湿热""积聚""癥瘕""虚损"等范畴。按其临床表现及病因病机，是因湿热余毒未清，病邪郁滞肝胆脾胃，致使肝失疏泄，脾失运化，旷日持久，病邪入经进络，脏腑经络俱病，阴阳失调，缠绵不愈。临床证型和病情演变，一般多见于肝胆脾胃湿热壅滞，肝郁脾虚和气滞血瘀。病至肝硬化前期或慢肝持续时间较长，往往因湿阻脾阳，热灼阴转，正气亏损，阴血不足，导致气血两虚或肝肾阴虚，其病变常常表现为虚实混杂，呈现错综复杂的局面，但总以虚为多。然而在病程的某阶段，由于正小胜邪，也可呈现邪实的一面，因此必须抓住病理特点，矛盾主次，才能收到较为理想的效果。

迁延性肝炎及慢性肝炎反复发作不愈，现代医学认为与病毒的持续存在以及机体免疫力异常有关。其诱发因素多与过度疲劳，七情忧伤，长期失眠，饮食不节，肆意饮酒，药物中毒，各种感染的失时治疗以及并发其他慢性消耗性疾病（如溃疡病、结核、月经过多、肿瘤）的影响，易致机体抵抗力降低，《素问·热论》谓之"邪之所凑，其气必虚"。中医认为湿热余毒，迁延日久，入脏入腑，气血失调，脏腑经络俱病，是慢性肝炎活动的病理基础。湿为阴邪，重浊枯滞，往往导致脾阳不运，升降失司，湿遏热伏，病难速去，因此利湿就成为本病的治疗关键。我们从整体观念出发，通过健脾益气，清热利湿，佐以活血化瘀的方法。在努力消除诱发肝病复发因素的基础上，调理脾的健运功能，使气血有源，正气得复，增强体内抗病能力，达到邪祛正安的目的。

按照辨证分型采用基础方加味，其理论依据如下：

首先脾胃为水谷之海，气血生化之源，脏腑经络之根。《黄帝内经》早就指出"脾胃者，仓廪之官，五味出焉""五脏六腑皆禀气于胃"。说明脾胃为人体化生气血的发源地，是构成人体物质的后天之本。脾主运化水谷精微和统摄全身血液的生理功能，这与现代医学所讲的消化系统、循环系统、血液系统、体液代谢和泌尿系统的部分功能不但极为相似且有着密切关系。从病理关系来看，脾性兼静，其用为化，喜燥恶湿，体阴而用阳，忌湿邪困阻，一旦脾为湿邪所困，则运化失司，气机阻滞，百病丛生。这向我们提示了健脾祛湿治则，对扶正祛邪的指导思想提供了理论依据。

其次脾与肝的关系，无论在生理上或病理上均有着相互因果的关系。"肝主疏泄""脾主运化"，二者有着正常的相互制约关系。叶天士在《临证指南医案》中提到，"木能疏土而脾滞以行"。肝气虽对脾的司运有着制约关系，但克以制用，肝之阴血，依靠脾之化源而供给，两者相辅相成，刚柔相济，构成机体生理活动的协调。迁延性肝炎与慢性肝炎，病久邪恋，正气亏损，破坏了肝与脾之间的正常关系。且邪为湿热，湿热之邪，归于脾胃，以中焦为多，因此清除湿热，就成为祛邪的关键。

最后在肝病的辨证论治上，前人指出："其脏应肝胆，其伤在脾胃。"《金匮要略》阐明："见肝之病，知肝传脾，当先实脾。"《证治汇补》亦云："脾为中州，升腾心肺之阳，提防肝肾之阴……"李东垣在《脾胃论》中说："脾乃中州之土，上下升降之枢纽。"所有这些均说明调治脾胃可以达到沟通上下，左右逢源，气血得调，脏腑得和。所以在组方中首选生黄芪取其益气健脾，补而不燥，又有类似性激素之作用，振奋中枢神经系统，增强全身之机能状态。茯苓、生薏苡仁淡渗利湿，安神健脾，祛湿而不伤正；白茅根利尿、凉血、清热。三药合用，不仅可消除中焦湿邪壅滞，增强脾之运化功能，又能助黄芪益气补脾，改善全身营养状态，保护肝脏功能，促进肝糖原的合成。

"肝藏血，主疏泄"，实际上这2种生理功能从某种意义上讲，就是调节体内的气血运行。肝既被邪扰，自必疏泄不利，久之造成气血失调，气滞血瘀。如临床所见之肝脾肿大，皮肤及黏膜瘀斑、蜘蛛痣、肝掌等。这与现代医学所认为慢性活动期所导致之肝细胞肿胀、充血、炎性细胞浸润，以及纤维组织增生而导致之肝脾肿大有相似之处。肝脏肿大、肝包膜紧张度增加，刺激神经则产生肝区自发性疼痛和压疼。这与祖国医学"瘀血作痛"，《灵枢·本脏》"肝小则脏安，无胁下之病"，王清任认为"死血停留于肝，攻于胁下而痛。痛久必瘀，不通则痛"的论点相一致。这些都阐明了肝病在气血失调的情况下血流缓慢，血脉瘀滞，构成了气滞血瘀，这样不仅影响肝脏本身代谢功能和胆汁分泌与排泄，而且还涉及胃肠道的消化和吸收，产生临床上屡见的腹胀、纳差、嗳气、呃逆、腹泻便溏、头晕身困等一系列肝胃不和、肝脾不调之证。正由于此，我们在考虑益气健脾利湿的同时，本着"疏其气血，令其条达，而致和平"的原则，又加入丹参，以达到疏肝解瘀，调气止痛，兼能凉血通络，改善门脉循环，促进肝细胞的修复。合入生山楂既能通瘀散滞，又能取其酸入肝而养肝、和胃消导，以利胃肠道消化和吸收。同时，考虑邪恋病久，必导致肝阴不足，使肝脏体弱而用强作痛，故于基础方中配以生杭芍以补血养肝、敛阴止痛，利于受损肝细胞的恢复。在迁延性肝炎和慢性肝炎各阶段中，由于余毒未清，常常夹杂湿邪化火或阴虚火旺的病理反应，故佐以板蓝根，加强方中清热解毒之力，协同白茅根清热排毒之力而又不伤正。但这类药物，苦寒性凉，易败脾胃，因此不可用量过大。如热毒过盛，邪居血分，则可在方中选加既具有清热解毒之力，又不致败伤脾胃之品，如紫草、丹皮、泽兰之类。

迁延性肝炎及慢性肝炎由于邪恋病久，机体代偿功能衰退，患者极易受机体内外各种刺激的影响，故应重视情志、饮食和不合理的乱投药物，同时也应避免不合理的过多的营养添加（包括糖、脂肪、蛋白之类），随时鼓励病人树立向疾病作斗争的坚强信心，启发其在整体上藐视它，在具体上重视它，不为某项化验数字变动而产生不必要的忧虑，帮助其掌握疾病发展变化的规律，树立革命乐观主义精神，让体内慢慢增强抵抗力，直至战而胜之。

总之，我们以重视整体观点，注意邪正关系，立足辨证论治，以方带法，贯彻始终。对迁延性肝炎和慢性肝炎的治疗，不论是在症状的改善，还是在治疗时间方面均取得了较为满意的效果。但由于观察时间较短，远期疗效还有待于进一步证实。

（姚树锦 1988 年）

第十四节 肿瘤的治疗见解

我在数十年临床中，以治疗疑难杂症居多。因此根据多年的经验，体会到"手术伤正""化疗伤阳""放疗伤阴"，并以之指导肿瘤临床治疗颇有效验。现在仅就通过中医四诊合参来把握宏观辨证，经过宏观与微观、辨证与辨病相结合，采取"三因制宜"的临床思路综合治疗肿瘤的经验总结如下。

1. 宏观辨证，认识肿瘤基本病机

我认为肿瘤的基本病机是：因为长期正气不足而导致阴阳俱损，气虚湿凝结为痰，循经络而行流注全身；血虚运化无力则生瘀，气虚无以行推动之力，瘀更甚；痰、瘀互相结积而成块，或久酿成毒浸入肌骨，以致耗气伤血，损阴竭津，而伤正气。正气愈虚则湿、痰、瘀、毒更盛，如此循环往复，直至正气衰竭，阴阳离绝不能自复。

2. 微观辨病，遵循三因制宜原则

对于肿瘤的中医治法绝非千篇一律，应遵循"三因制宜"的原则，重视情志、环境和饮食等致病因素，临床上诊断采取辨证与辨病结合，以改善患者的机体功能状态为根本治疗目的。

首判气血阴阳何者受损，正气受损的程度，以扶正气。其次了解湿、痰、瘀、毒邪盛的状况，权衡正邪斗争情况。再次明确脾胃之功能状态，以固根本；或扶正祛邪并重；或扶正为主，祛邪为

辅；或祛邪为主，扶正为辅；或先健脾胃，开化源，改善脾胃功能，以利于食物和药物之吸收。同时对五脏虚损以补为法，对六腑以通为用。用药上经全面辨证后，在益气、养血、滋阴、温阳基础上，辅以软坚散结、疏经通络、化腐生肌、祛风止痛之品，可达到抑制肿瘤细胞生长，限制肿瘤病灶扩大的效果。所选药味，宜轻灵平淡，勿重猛之剂，药随证转，顺病势而行。

总之，用药物调动患者体内之正气，加强脏腑功能，提高机体的免疫功能，抑制癌细胞生长和扩散程度，延长患者存活时间是最终治疗的目标。

3. 手术伤正，术后宜扶正固本

临床当中经常遇到的是首选手术、化疗、放疗等方法治疗后，转求中医治疗的患者，面对此种现状，我的经验是中医药要善于当配角，要善于补台。中医药要发挥中医之长，提高机体免疫功能，辅以解毒散结化瘀除余邪之法，从整体观念出发，在具体临床治疗实践上采用"扶正固本"的治疗方法，改善患者的生存质量和保证放疗、化疗的进行。

"手术伤正"即行肿瘤切除手术之后，元气更伤，气血俱亏，患者多见神疲乏力，肢软懒言，头晕目眩，面色苍黄无华，唇甲色淡，纳呆少食等症状表现，可用补中益气汤、芪薏四君子汤、归脾汤等益气健脾养血，恢复中气；待元气复转，适当加用软坚散结、解毒抗癌之品，培补元气是手术之后肿瘤患者的必要治法。

4. 化疗伤阳，恢复期宜培护阳气

《素问·生气通天论》说："阳气者，若天与日，失其所则折寿而不彰。"从《黄帝内经》的病理观看，阳失所化，五脏气机不通则死。五脏贮藏精气，并源源不断地将其阳精气化之能充养机体，以维护生命代谢需要。任何一脏气失所化，气机不通，都会使整体协调关系遭受破坏，导致气血营运废止，精微不藏不布，代谢中断，生命终结。

《黄帝内经》还强调，气、血、痰、食、湿、毒等积聚与阳失气

化，寒邪侵袭有密切关系。如《灵枢·百病始生》说："积之始生，得寒乃成，厥乃成积。"《灵枢·水胀》亦说："寒气客于肠外，与卫气相搏，气不得荣，因有所系，癖而内著，恶气乃起，息肉乃生。"

"化疗伤阳"指患者发病后行化疗，或手术之后复予化疗，防止病灶转移，所致化疗后患者除有程度不同的气虚外，尚有白细胞下降，恶心欲吐，畏寒易感冒，损伤脾胃之阳和肾阳等的表现，用药时则在辨证基础上加用附子、干姜、人参、鹿茸、鹿角胶等。对胃纳欠佳，服中药困难者，常以方作散，少量冲服，取效较好；对于中药中之精品细料的应用，此法更为适宜。共同作用使阳渐实，带瘤生存也不失为成功之举。

5. 放疗伤阴，转归期宜滋阴生津

《素问·阴阳应象大论》说："阴静阳躁，阳生阴长，阳杀阴藏。阳化气，阴成形。"张景岳在《景岳全书》中解释为："阳动而散，故化气；阴静而凝，故成形。"精血津液为有形的精微物质，皆由元阴所成，故又称阴液，它们之中贮存着能量。

如《素问·阴阳离合论》指出："阳予之正，阴为之主。"王冰解曰："阳施正气，万物方生。阴为主持，群形乃立。"张景岳解释为："阳正其气，万化乃生。阴主其质，万形乃成。《易经》曰：'乾知大始，坤作成物。'大抵阳先阴后，阳施阴受，阳之轻清未形，阴之重浊有质，即此之谓。"进一步阐明阴气是物质之根本。

"放疗伤阴"即放射线照射疗法，用于头颈面部肿瘤的治疗如鼻咽癌等，使用后患者多见一派阴虚内热之象，如口干咽燥，心烦易怒，心神不宁，大便秘结，口渴欲饮等，在辨证基础上可用生脉散、青蒿、地骨皮、银柴胡、北沙参、金石斛等。"阳易回而阴难复"，故养阴之法当需守方治疗一段时间，同时兼顾中焦之阳，方能阳布阴施。

6. 急则治标，疏气活血治疗癌痛

"痛则不通，通则不痛。"气血凝滞是肿瘤共同的病理特点，故癌性疼痛当急则治标，疏气活血镇痛，方用自拟活血止痛方，即甘

松、苏木、降香、细辛、土鳖虫为基本方，疼痛较剧加乳香、没药，更甚则加血竭，临床使用疗效很好。

总之，我在肿瘤治疗中以扶正固本为基本治法，包括益气、温阳、滋阴、养血，辅以软坚散结、活血化瘀、清热解毒、化痰利湿等法，标本兼顾，重视脾胃功能，顾及六腑以通为用，总以提高患者生存质量为治病目的，赞同"带瘤生存"，不主张对肿瘤不顾机体机能状态，"穷追猛打""以毒攻毒"，以免出现邪退正竭，治病未能救命的结果。肿瘤治疗是较为长期的过程，中医治疗、日常保养和护理要相互结合，既要坚持治疗，又要有战胜肿瘤的足够信心。医患双方持之以恒，相互配合，方能取得良好的结果。

（姚树锦先生 2009 年讲稿）

第十五节　运用调和阴阳法诊疗男性不育症的经验

阴平阳秘是人体阴阳平衡的健康状态，各种疾病的发生是人体阴阳气血失衡的结果。男性不育症患者生育能力下降，宏观可表现为各种临床症状、体征等变化，微观则表现为精液质、量等辅助检查的改变，在中医理论看来，宏观、微观变化同样是阴阳失衡的结果。如何把握不育患者阴阳失衡的本质，制定正确的治疗方案，把握用药原则及分寸，是提高临床疗效的关键。在男性不育的诊疗上，应特别重视以下方面。

1. 强调微观辨证与宏观辨证结合，把握微观辨证中的阴阳平衡

现代医学诊断男性不育症，以男女正常性生活 12 个月以上，因男方因素未使女方怀孕的病史为主要依据，配合精液常规或计算机辅助精液分析，内分泌、免疫学、细胞遗传学和病理学检查等来辅助分类诊断；中医传统诊断则以症状特点及舌脉等特殊查体为主要诊断手段。将现代科学技术成果纳入中医辨证体系，同时注意患者细微的体征变化，是提高辨证辨病水平，增强临床疗效的有力途径。

临证应十分注意患者原有就诊资料的搜集及现代医学辅助检查措施的运用，同时注意患者全身整体状况的辨识，尤其注意专科查体过程中的细微改变，善于为无证可辨的"无症状型"不育患者寻找治疗依据。临床无"无症状"的患者，只是其表现形式及特点过于细微或隐蔽，未被患者自身、当前的医疗手段以及学术思想所认识而已，现代医学范畴的"特发性不育"正是如此。临证之时，首先不可忽视任何细微阳性体征及辅助检查的改变，应将其合理纳入辨证体系，为辨证用药提供依据。例如从生理角度讲，生殖系统位于阴位，精液属水而其性为阴，然而精液常规中，精液量的多少、精子数量、精液的液化与否等，主要与阴津相关，为阴中之阴；而精子活动力、成活率等则主要与肾气相通，属阴中之阳。只有阴阳协调才会使精液总量、精子数量、精液液化正常，而同时精子数量与活力、功能才能正常。病理方面，例如现代生活方式中的暴饮暴食、过食肥甘厚味、偏嗜烟酒的人群，常由于生活过于安逸，导致其痰湿积蓄、蕴而化热发生不育而就诊，患者可无明显自觉症状，但查体或见阴囊潮湿，气味臭秽，或附睾、前列腺、精索轻度肿大触痛等，辅助检查，多可见精液或前列腺液白细胞增多，或者表现为精液不液化、少精、死精、精子活动力差等。从现代医学看来多为感染性或免疫性因素导致不育，从症状学来说，中医传统理论体系中并无相关理论依据。据临床经验，认为精液、前列腺液中白细胞增多属微观环境下的湿热瘀阻之证，诊断此类患者为湿热瘀阻导致的阴阳失调，给予清利湿热辅以行气活血治疗多可见效。如此推理，各种现代医学辅助检查结果都可为中医辨证用药提供依据，从而为提高疗效确立基础，也是中医望、闻、问、切四诊的现代化拓展。

2. 合理用药，强调微调

　　不育症用药应注意寒热温凉搭配，强调攻补兼施。不育患者或为先天不足，或为后天失养，或为邪气久恋，就诊之时，多寒热错杂，虚实相兼，仓促难于着手，倘一味求功，或大剂寒凉之品，或重兵温补，可求功于一时，反遗患于长久。据临床观察，用药一味寒凉者，多致精子成活率及活动力下降，单纯温补者，精子活力一时上升，久则再次下降，且精液量减少，黏度增大，甚则难以液化，精液黏滞而精子难展活泼灵动之性。阴阳互生、互长、互根、互用为中医根本之理，寒凉太过则伤阳，阳气主升主动，精子活动力属阳气温煦之果，故过用寒凉者多致精子成活率、活力低下；反之过用温补则阴伤，阴津不足则无以濡润，故精液黏滞甚至难以液化。例如以阴虚导致精液不液化的不育症患者，长期大量应用滋阴清热之品，可以使精液液化，但如不适当配伍生精温养之品，多在液化的同时会发生精子数量、成活率、活力下降。因此提出不育症患者注意用药不宜寒热太过，温阳少用附子、干姜等过于温燥，清热勿选栀子等过于苦寒，而应以微调为主，强调缓以图功，攻补兼施，调和阴阳。

　　3. 剂型适当，中西合璧

　　不育之症疗程较长，如何提高患者顺应性使患者坚持用药是能否取得疗效的关键环节之一。治疗中强调接诊初期，应以汤剂为主，探其虚实，把握病机，之后则以丸药（成药）为主，缓以图治。汤者荡也，丸者缓也。不育症疗程长，患者就诊间隔多长达1个月，汤药力大，如补益太过有助邪之患，攻之太甚则有伤正之忧。因此分清病机的轻重缓急，方可合理选用方药，并以合适的剂型来取得最好的疗效。另外，对于西医诊断明确，有确定疗效的治疗方案不能排斥，但要善于中西合璧，通过中西药物的合理搭配，达到互相协调起效，减轻副作用的目的。例如感染性不育患者，首先以病原学检查为依据合理选用抗生素，但从抗生素长期应用伤及精子数量、活力、成活率的特点，将其归为苦寒之性，于合适时机适当加入少量温肾填精之品，从而减轻甚至抵消其副作用，达到平调阴阳而提高疗效。

4. 夫妻同调，平衡阴阳

阳无阴不生，阴无阳不长，男女双方共同组成完整的生殖单位。姚树锦先生常将生育过程中的男性比为种子，女性比作土壤。种子优良者，土壤稍微贫瘠也可萌芽；种子先天不足者，如土地肥沃，气温、水分、空气等其他条件适宜，种子也可能成长。男女两性的偏盛与不足，均可影响孕育，也可相互补充对方轻度的异常，而单纯男性健康或单纯女性健康，甚至男女双方均健康而双方体质不合者，均难于孕育。这一理论与现代医学生殖理论完全吻合，也为长期临床实践所证实。常见男性精液常规较差而孕育正常者，也常见男女双方均正常而不育的所谓"特发性不育"。因此，治疗时不仅要对男方生理疾患进行调理，同时注意对双方生理、心理状况的调整，建议女方进行合理检查用药，使整个"生殖单位"达到阴阳平衡的协调状态，从而显著提高临床疗效。

男性不育是临床多发病，在男性不育症领域要善于西为中用，充分发挥2种理论体系的优点，从微观到宏观，从诊断到治疗，从选方用药到剂型选择，从单纯男性患者自身到男女共同组成的"生殖单位"，强调多层次、多角度的"阴阳调和"，并将其用于临床，提高了疗效，为男性不育的治疗提供了一个良好的方法。

（李晓阳《陕西中医》2010 年 9 月）

第十六节　感冒病的辨证论治

感冒，包括流行性感冒，祖国医学叫作"伤风感冒"或"时行感冒"，为四时常见之外感病，春冬多见，且分轻重2种。其轻者叫"伤风"即"普通感冒"，有头痛、鼻塞、流涕、恶风、发热等六症；其重者，叫"重伤风"即"流行性感冒"，其症状与轻者相似，但病情较重具有强烈的传染性。

1. 病因病机

"邪之所凑，其气必虚。"患者因体虚而致卫外不固，或不慎而失节造成风邪侵犯肺卫而病。在四时季节中，风邪往往和时气或疫气相兼而袭人，自呼吸道首先犯肺，肺失宣降，出现肺系卫表证候。

2. 辨证论治

1）风寒感冒

症见：恶寒重，发热轻，无汗，头痛，鼻塞流涕，声重喉痒，咳嗽痰稀，四肢酸痛，苔薄白而润，脉浮。

病机：风寒袭表，肺卫失宣。

治法：辛温解表，宣肺散寒。

方药：荆防败毒散加减，荆芥、防风、柴胡、前胡、羌活、桔梗、枳壳、川芎。

方解：荆芥、防风、川芎辛温解表，柴胡疏邪透表，桔梗、前胡、枳壳宣肺祛邪。若身痛无汗，呕恶者，可加葱白、生姜各9g。

按：风与寒结，寒为阴邪，性主凝滞之外，阳气郁闭，腠理闭塞，故恶寒重而发热轻，无汗、头痛、肢体疼痛。肺开窍于鼻，肺既不利，故鼻塞流涕声重。舌脉所见皆为风寒在表之证。

2）风热感冒

症见：发热重，恶寒轻，咽喉肿痛，咳嗽痰黄，口干欲饮，身楚有汗，苔白而燥，脉浮数。

病机：风热犯表，肺卫失和。

治法：辛凉解表，宣肺清热。

方药：银翘散加减，银花、连翘、竹叶、牛蒡子、淡豆豉、桔梗、荆芥穗、甘草、芦根、薄荷。

方解：银花、连翘、竹叶、芦根、甘草清上焦之热毒，薄荷、淡豆豉、牛蒡子、芦根、黄芩疏风宣肺。发热重者，加石膏，辛散清外，可防风邪化热入里；若头痛甚者，加桑叶、菊花；咳嗽重者，加杏仁、前胡；热甚痰稠黄者，加知母、姜皮；咽喉肿痛甚者，加板蓝根、玄参；若风热不解，伤津化燥，或秋兼燥邪，症见烦热口干，唇鼻干燥，咳呛咽干，舌红少津，脉小数者，可加沙参、花粉、麦冬等清润之药。

按：风与热结，热为阳邪，性主疏泄，邪热蒸腾于表，故发热重而恶寒轻，身楚而汗出。阳从热化，故咳嗽痰黄，咽喉肿痛，口干欲饮。舌脉所见与证无异。

3）暑天感冒

症见：发热较重，头晕且胀，心中烦热，身倦无汗，口渴喜饮，时有呕恶，小便短黄，舌苔黄腻，脉象濡数。

病机：暑湿伤表，肺卫失畅。

治法：清暑解表，芳香化浊。

方药：新加香薷饮加减，香薷、银花、扁豆衣、黄连、连翘、藿香、佩兰。

方解：银花、连翘属辛凉透表，涤暑清热，藿香、佩兰芳化，香薷祛暑解表，黄连清热燥湿。若暑热较甚，汗多烦躁者，加西瓜翠衣、黄芩；口渴甚者，去黄连加天花粉、生石膏；小便短赤者，加六一散；若湿邪偏重，头痛而重，四肢困倦，骨节疼痛者，可加羌活、杏仁、薏苡仁、白蔻仁、通草。

按：夏月贪凉，易感寒湿，卫外之阳被阴所遏，故发热较重而无汗；内有郁热，热伤气津，故心中烦热，口渴喜饮，小便短黄。暑必兼湿，湿邪上蒙则头晕且胀，犯胃则呕恶，困表则身倦。舌脉所见皆为暑湿在表之证。

（姚树锦先生 1974 年讲稿）

第十七节　固本咳喘丸治疗咳喘观察

固本咳喘丸来源于创于清代的"太和医室"中之秘方，已传百余年。该方有益气健脾、补肾而促肺之宣发和肃降的功能，主治咳嗽哮喘，适用于气管炎、支气管哮喘、肺气肿、肺心病等疾病。以下我们总结了由西安市红会医院、第五医院、58005部队医院等单位对330例咳痰哮喘患者疗效观察的结果。

1. 临床资料

330例咳痰哮喘患者中，男性185例，女性145例；年龄最大者85岁，最小者6岁；病程最长者30年，最短者3d。中医分型：肺虚型146例，脾虚型9例，肾虚型6例，肺脾两虚型98例，肺肾两虚型59例，肺脾肾虚型12例。西医诊断包括有慢性支气管炎、支气管哮喘、肺气肿、肺心病等病种。

2. 治疗方法

组成：红人参、川贝母、五味子、辽细辛、白芥子等。方中以补气助呼吸之红人参为君，健脾利湿化痰的白芥子为臣，固肾主摄纳的五味子为佐，通里达表、沟通少阴与太阳的细辛及平喘的川贝母等为使。在治疗中有标本兼顾，侧重治本之功。上药经加工提炼，制成丸剂，每克10粒。成人每人每次服药40粒，每日3次，小儿酌减。一般5～10d为1个疗程，可以连续服药3个疗程。

3. 疗效标准

痊愈：本病在短期疗程内，不易治愈，故未设痊愈标准。显效：咳嗽控制，痰量减少，哮喘均有改善。有效：咳嗽减轻，其他主证均有改善。无效：主证及体征均无改善。

4. 治疗效果

本组330例（其他慢性病合并咳喘治愈的），其显效273例，有效33例，无效24例，总有效率为92.7%。

5. 典型病例

梅某，男，64岁，工人。1985年2月27日就诊。患者咳嗽气喘，痰多，反复发作15年，加重1周。胸呈桶状，两肺布满喘鸣，双肺底有湿性啰音，心界向双侧扩大，心率84次/min，双下肢浮肿。胸透报告为老年慢性支气管炎合并肺气肿，肺心病。心电图示非阵发性心动过速。望舌质淡，苔白腻，痰白而黏，唇干发紫，脉沉细。辨证为脾肺双虚型咳喘，治以补益肺脾、化痰止咳平喘。方选固本咳喘丸，每次 40 粒，日 3 次，服药 10 d 后，咳喘明显减轻，唇转红润，精神明显好转。1 个月后呼吸基本正常，食纳、睡眠均好，仅述有少许白痰，两肺喘鸣及湿性啰音完全消失，定为临床显效。

（1988 年）

第十八节　健脾利湿治疗肺病的经验

在近 50 年的从医生涯中，形成了"扶正固本""注重脾胃"的学术思想。在临证中把中医宝贵的经方、验方、时方结合起来，灵活应用，对各种疑难杂病疗效明显，现将用健脾利湿治疗肺病的经验体会介绍于下。

《素问·阴阳应象大论》云："治病必求于本。"《丹溪心法·治病必求于本》曰："夫邪气之基，久而传化，其变证不胜其众也。譬如水之有本，故能游至于汪洋浩瀚，而趋下以渐大；草之有本，故能生茎叶实秀，而在上以渐蕃。若病之有本，变化无穷，苟非必求其本而治之，欲去深感之患，不可得也。"本者，乃疾病的本源或病机枢要。姚树锦先生认为，肺病纵然在临床有诸多种类及表现，但疾病之本均存在脾气虚弱，脾失健运。而脾有喜燥恶湿的特性，湿邪最易困脾，而脾虚也最易生湿，所以湿邪是脾之大敌，湿的特点是黏腻重着，易伤阳气，郁久化热还可伤阴。脾气虚弱，湿浊内蕴的病机贯穿于诸多肺病的各个阶段。《温病条辨·湿》有论："中焦与脾合者，脾主湿土之质，为受湿之区，故中焦湿症最多。脾与胃为表里，脾病而胃不能独活。再胃之脏象为土，土恶湿也，故开沟渠，运中阳，崇刚土，作堤防之治，悉在中焦。"因此强健脾胃，补益中气为治湿之关键，健脾益气，可恢复虚弱之脾气，以尽其分清泌浊之职守，使湿浊无以再生，且湿去脾不受困，更利于脾运复健，故健脾利湿同用在呼吸系统疾病中，疗效比较理想，现将治疗几种肺病的点滴经验介绍如下。

1. 气管炎

以咳嗽，咯痰为主，伴见胸闷、气短，甚而纳差乏力，脉象多见滑，苔滑或腻。治法：健脾利湿为主，兼理气宣肺。方药：茯苓、白术、生薏苡仁、橘红、半夏、甘草、远志、生山楂、杏仁泥，以四君子合二陈汤加减。加减：兼身痛恶寒者，加炙麻黄、细辛；兼外感发烧口渴者，加桑叶、生石膏；痰黏且黄稠者，加芦根、桔梗、黄芩；兼肺气不足者，加黄芪；兼便秘不畅者，加栝楼仁、苏子。

2. 肺气肿

指痰饮哮喘型肺气肿，症见哮喘痰鸣，痰多胸闷，咳嗽气短，甚而呼多吸少，张口抬肩，兼见下肢浮肿，脉沉滑，舌苔厚腻。治法：健脾利湿为主，兼以纳气平喘。方药：茯苓、桂枝、白术、橘红、清半夏、沙参、生薏苡仁、川贝母、细辛。张仲景《金匮要略》治痰饮者当以温药和之，取苓桂术甘汤合二陈汤加味。加减：痰阻气粗者，加白芥子、葶苈子、苏子；喘甚不解者，加罂粟壳；肾气不固，大小便失禁者，加冬虫夏草，甚而加紫河车；动则汗出卫表不固者，加黄芪、太子参；心悸不宁者，加远志、五味子；夜不能寐者，加孔圣枕中丹；阳虚畏寒者，加附子；胃呆纳减者，加建曲、生山楂。

3. 肺脓肿

此病属祖国医学之肺痈。咳嗽，咯脓臭痰，胸闷、胸痛，心烦不安，脉象滑数，舌苔黄腻。治法：健脾利湿，清热化浊。方药：生薏苡仁、茯苓、白术、芦根、桔梗、冬瓜子、生黄芪、黄芩，此为千金苇茎汤加重健脾利湿之茯苓、白术、生黄芪以益气固脾肺，桔梗、黄芩以清热消痈。加减：发热者，加银花、蒲公英；白细胞升高者，加大青叶、板蓝根；咯血者，加白茅根生炭、荷叶炭；烦躁不安者，加焦山栀；病延日久者，加太子参、北沙参；纳差者，加建曲、谷芽、麦芽。

第十九节　健脾利湿法运用举隅

历代医家对脾的生理功能非常重视，特别是到金元时期，《脾胃论》专著的出现，对后世医学起到了承先启后的作用，"脾为后天之本"的论点亦颇为盛行。于是在临床治疗上"健脾法"常被认为是祖国医学的"培固根本"的治疗大法之一。

脾有喜燥恶湿的特性。湿邪最易困脾，而脾虚也最易生湿，所以湿邪是脾之大敌。湿的特点是黏腻重着，易伤阳气，郁久化热还可伤阴。利湿法不但可以祛邪，而且也起到了健脾的作用，因此健脾和利湿同用就比较理想，现将临床实践和教学中对健脾利湿法的点滴体会论述如下。

1. 咳嗽

以咳痰为主的兼见胸闷，呼吸不利而气短，甚而纳差倦怠，脉多见滑，苔滑或腻。

治法：健脾利湿为主，兼理气宣肺。

方药：茯苓、白术、生薏苡仁、橘红、半夏、甘草、远志、生山楂、杏仁泥，以四君子合二陈汤加减。

加减：兼外感发烧口渴者，加桑叶、生石膏；痰黄者（即指有支气管感染痰黏稠的），加芦根、桔梗、黄芩；兼身疼恶寒者，加炙麻黄、细辛；兼肺气不足者，加黄芪；兼便秘不爽者，加栝楼仁、苏子。

2. 喘证

系指痰饮哮喘型肺气肿，症见气哮喘鸣，痰多胸闷，咳嗽气短，甚而呼多吸少，张口抬肩，兼见下肢浮肿，脉沉滑，舌苔厚腻。

治法：健脾利湿为主，兼以纳气平喘。

方药：茯苓、桂枝、白术、橘红、清半夏、沙参、生薏苡仁、川贝母、细辛。张仲景《金匮要略》治痰饮者当以温药和之，取苓桂术甘汤合二陈汤加味。

加减：痰阻气粗者，加芥子、葶苈子、苏子；喘甚不解者，加罂粟壳；肾气不固，二便失禁者，加冬虫夏草，甚而加紫河车；动则汗出卫表不固者，加黄芪、太子参；心悸不宁者，加远志、五味子；阳虚畏寒者，加附子；胃呆纳减者，加建曲、生山楂。

3. 肺痈

此病属祖国医学之肺痈。咳吐脓痰腥臭，胸闷而痛，心烦不宁，脉象滑数，舌苔黄腻。

治法：健脾利湿，清热化浊。

方药：生薏苡仁、茯苓、白术、芦根、桔梗、冬瓜子、生黄芪、黄芩。此为千金苇茎汤加重健脾利湿之茯苓、白术、生黄芪以益气固脾肺，桔梗、黄芩以清热消痈。

加减：发热者，加金银花、蒲公英；白细胞升高者，加大青叶、板蓝根；咯血者，加白茅根（生用或炒炭用）、荷叶炭；烦躁不安者，加焦山栀；病延日久者，加太子参、北沙参；纳差者，加建曲、谷麦芽。

4. 水肿

急慢性肾炎以水肿为主者，小便不利，兼见眩晕身重，腰痛酸困等证，脉弦滑，舌质淡润。

治法：健脾利湿，固肾消肿。

方药：生薏苡仁、茯苓、白术、白茅根、车前子、泽泻、白芷、怀牛膝、狗脊。方中系五苓散去桂枝、猪苓，加重健脾作用之薏苡仁和利湿作用之车前子、泽泻且不伤阴，用白茅根利尿解毒，白芷升清，牛膝、狗脊强腰固肾。

加减：以上半身肿甚者，急性肾炎多见，可加麻黄、赤小豆；以下半身肿甚者，慢性肾炎多见，可加桑枝、泽兰叶；眩晕重证属肾性高血压者，为湿浊中阻，升降失职，清浊不分，加僵蚕、蝉蜕、片姜黄以升清降浊；急性肾炎尿中有蛋白和管型者，一般均按健脾利湿法治疗，俟尿利肿消后，可随之转为阴性；尿中有红细胞的原因，中医认为归之于热，此热为表邪入里化热，或湿邪郁而化热，热伤血络则出血，对此可加槐花炭、旱莲草、丹皮炭；慢性肾炎之尿蛋白大量丢失，属病久伤正，固摄无力，宜加益气固涩的药物，如太子参、生黄芪、莲须、芡实，若无效可改用龟板胶、鹿角胶、鱼鳔胶、阿胶之类；久病肾虚失养之腰痛者，加用杜仲炭、川续断、云故纸、骨碎补以强腰固肾；慢性肾炎非蛋白氮升高的患者，呕恶不止，急需降浊缓冲，解毒升清，可选用温病之宣清导浊汤加黄连、紫草等解毒药；二氧化碳结合力降低，说明病久损伤气血，脏腑功能逐渐下降可选用补气养血之药物以助恢复。

水肿一证，乃肺脾肾相干之病，其标在肺，其制在脾，其本在肾。肺在上焦，肾在下焦，上下交通，升降出入，中焦脾为必经通道，所以脾为重点，故宜以健脾利湿和健脾益气贯彻始终。

5. 淋证

尿频、尿急、尿热、尿痛是膀胱刺激症状，属祖国医学"淋证"范畴，病机多为肾虚膀胱湿热，此属中焦脾之湿热下注所致。

治法：健脾利湿为主，兼以清热通淋，补肾固腰。

方药：生薏苡仁、白术、茯苓、白茅根、通草、灯心草、竹叶、桑寄生、菟丝子、生山药。前 3 味健脾利湿，白茅根清热利尿，若血尿白茅根生炭各半，通草通淋，用竹叶、灯心草通利小肠而清心火、安心神。后 3 味补养腰脊。

加减：血尿以前段显著者，加清热凉血药，如生地炭、大蓟、小蓟；中段显著者，加止血药如仙鹤草、侧柏叶生炭同用，严重者，用三七、血余炭；以后段明显者，加益气统摄药物如归脾汤；尿混浊者，加川萆薢；尿有砂石者（结石者），加金钱草、海金砂、鸡内金、滑石粉以通淋排石；腰痛渐重者，加杜仲炭、川续断、破故纸、骨碎补；尿培养有细菌者，加土茯苓、半枝莲、马齿苋等除湿解毒药，并有抑菌作用。慢性肾盂肾炎经久不愈或反复发作者，多系治疗不彻底，或正气未复，故仍需以健脾利湿益气固本治疗一段时间，勿短暂收兵，以杜后患。

6. 胸痹

健脾利湿法适用于以痰湿阻滞型为主的冠心病患者，症见胸部闷痛，痰多，体胖，肢体倦怠，舌苔厚腻，颜容暗滞，脉象弦滑。

治法：健脾利湿，理气化痰。

方药：生薏苡仁、茯苓、白术、橘红、清半夏、栝楼仁、甘草。

加减：以气滞闷痛为著者，宜理气宽胸，可加柴胡、枳壳、杭芍；以瘀血阻络、心前区刺痛为著者，兼见面唇青紫缺氧者，可加益气活血药，益气用生黄芪、太子参，活血用当归、丹参，甚者用沉香、三七；湿邪阻滞，气机不畅，血清胆固醇高者，可用生山楂、草决明、黄精、夜交藤等，此类药物具有益气养阴，降血脂等作用；心绞痛频繁发作，可加芳香醒脾、利气止痛的药物，如白芷、甘松、降香等；心肌梗死用苏合香丸，亦本此意。

7. 眩晕

这里所言的眩晕多为耳源性眩晕，患者不能自主，症见头闷胀，乏力困倦，纳呆，呕恶，吐味苦色黄绿水，苔腻脉缓。

治法：健脾利湿，和胃清热。

方药：生薏苡仁、白术、茯苓、清半夏、竹茹、生姜、龙胆草。

加减：若系饮邪遏阻，阴乘阳位，清阳不振之眩晕，临证可见眩晕，面色无华，少食懒言，甚而形寒肢冷，口吐清涎，脉舌俱呈阴寒之象，此证如胸腔积液之类疾患，上方去龙胆草，加桂枝、吴茱萸，取苓桂术甘汤温阳化饮，以吴茱萸暖下温中，促中焦升降清浊、和调阴阳。

眩晕种类颇多，但究其原因不外内伤外感，内伤大致为气虚、血虚、肝肾虚，但脾为中焦，属于升降枢纽，故治疗仍需把握中焦，开气血生化之源，诸虚亦可得补。

8. 痹证

此法适用于祖国医学的湿痹为主者，如肢体关节疼痛，周身沉困酸楚，阴雨加重，苔腻脉滑。

治法：健脾利湿，通利关节。方药：生薏苡仁、茯苓、白术、桑枝、桂枝、丝瓜络、通草。

加减：若急性风湿肿痛者，加木瓜、牛膝；发烧而白细胞高者，加忍冬藤、豨莶草；血沉快、抗"O"高者，加秦艽、丹皮以祛邪清热；风与湿相搏，痛兼表证者，加羌活、独活；肢冷不温，遇寒痛甚，此属气虚、寒与湿结，可加黄芪以补气，加追地风、千年健，倍桂枝量以温通；类风湿关节畸形肿兼痛者，加乳香、没药、土元；关节腔积液者，加松枝、五加皮；关节屈伸不利者，加伸筋草、透骨草；血虚失养虚风内动之肢体困痛麻木，如虫走蚁行，遵"祛风先活血，血行风自灭"之意，可加当归、鸡血藤、赤芍、芥穗炭；肝肾不足下肢萎软无力者，宜补肝肾、壮腰脊，加杜仲炭、川续断、云故纸、骨碎补；伤于汗出当风所引起的突然腰胯痛，转侧不能者（如坐骨神经痛），可改用附子汤加甘麦大枣汤，附子汤以回阳温通，甘麦大枣汤以补阴缓急，寓阴生阳长之意，痛即可止。

9. 胁痛

脾虚生湿，或湿邪困脾，皆可郁而化热，症有热重于湿，湿重于热，湿热并重者，但脾虚、湿邪、热邪是主要矛盾，所以共有症状为乏力，倦怠，纳差，腹胀，呕恶，胁痛，二便失常，苔腻，脉弦。

治法：健脾利湿，疏肝理气。

方药：生薏苡仁、茯苓、白术、柴胡、生杭芍、山楂、甘草。

加减：以热为著有黄疸症者，加茵陈、白茅根；渴饮溲赤者，加车前子、泽泻；心神烦躁者，加焦栀子、龙胆草、黄连；脘闷胁痛有烧灼感者，加丹皮、板蓝根；热甚动血齿衄、鼻衄，加白茅根、紫草、黄芩；视物昏花，加菊花、木贼；以湿阻气滞为著，呕恶重者，宜降逆和胃，加竹茹、清半夏；腹满纳差，消化不良，加鸡内金、建曲；大便不爽者，加莱菔子、栝楼仁；胸胁胀痛，加枳壳、青皮、广木香。

湿热阻滞，升降失职，腑气不通者可配用单方白糖拌炒二丑，每次嚼服3g，可连服3d。此法可涤荡肠胃，使秽浊去，腑气通。

如病情转变为慢性肝炎，或早期肝硬化者，因病久伤正、伤气，则见颜面浮肿，少气倦怠，形寒怕冷，可加用生黄芪、太子参、黄精、生山药；伤阴则口干心烦，胁下灼痛，手足心热，可用养阴柔肝之沙参、五味子、怀牛膝、当归；虚热扰神，夜卧不安者，加夜交藤、灯芯草、竹叶。

慢性肝炎肝大或脾大，以养血活血为主，用当归、丹参、川芎；甚而有瘀血者，面色暗滞，肝区刺痛可易用桃仁、红花，尤甚者加用五灵脂、蒲黄；对早期硬变，肝脾质硬，往往伴有肌肤甲错、皮肤瘙痒，甚至有出血现象，治宜软坚活血，育阴润燥，如用龟板、鳖甲、当归、丹参、阿胶之类，对三棱、莪术等攻破药慎用为好。

腹水出现，病程已久，至此已为正衰邪盛阶段，病情已转复杂，腹胀如鼓，水湿邪踞，小便量少质浓，对此治疗虽以祛邪为主，但正虚亦不为次，故治法应攻补兼施，补而不留邪，攻而不伤正。脾主运化水湿，盖水其制在脾，所以治疗仍需健脾利湿为主，佐以利水消胀，继以上方加黄芪、太子参益气以扶正；加五皮饮中之大腹皮、冬瓜皮、生姜皮，五苓除猪苓因伐肾水而不用外，其余皆要用，还可加车前子、少量葶苈子（炒捣去油）、白茅根、泽兰叶、桑枝；为了加速利水消肿还可加用海金沙、通草、路路通等。对利水药物的选择要精心，因为腹水患者虽然皆属"阴盛则阳病"，但阳病久则伤阴即"阳损及阴"，故凡属伤正的利水药物要慎用，用后正气不易来复。所以治腹水患者每每要看年龄、体质、病程等种种情况，不能一概而论。在治疗阶段上，开始大都在攻补兼施中偏重于攻，邪去大半时即转为偏重于补，以求善终。

对肝功能的改变，临证体会是，急性肝炎在治疗上随着湿热的消退，肝功也就好转或正常。慢性肝炎或急性发作期，随着湿热的消退和正气的恢复，肝功能亦随之而恢复。对于板蓝根之类解毒药降转氨酶的运用，一定要在湿热邪盛的情况下运用；五味子降转氨酶则要在病久伤正、肝阴不足情况下选用效果方佳。

至于低蛋白的问题，是按益气养阴处理，俟正气恢复即可升高，蛋白倒置是个慢性过程，这要靠脾运化水湿的功能和升清的功能逐渐恢复而恢复。

10. 胃脘痛

消化不良、胃炎及十二指肠溃疡，在祖国医学中均属"胃脘痛"范畴，其共有症状为食纳呆减，时作疼痛，嘈杂，呕恶泛酸，灼热，并兼有疲乏，腹胀，甚而便溏，溲赤等，脉沉弦滑，舌苔厚腻。

治法：健脾利湿，和胃消导。

方药：白术、茯苓、生薏苡仁、党参、生杭芍、枳壳、佩兰叶、柴胡、甘草。此为四君合四逆加味，具有益气、疏肝、醒脾之作用。

加减：以消化不良、食滞为主者，可加用神曲、山楂、谷麦芽；腹胀满者，加莱菔子、鸡内金；急性胃炎，加苏梗、藿梗、清半夏、竹茹、生姜以和胃降逆；急性胃炎隐隐作痛，可加用高良姜、丹参、香附、延胡索以温胃散寒，疏络止痛；溃疡病泛酸，可选用乌贼骨、浙贝母、白及、瓦楞子；刺痛者，加失笑散（五灵脂、蒲黄）活血通络；腹痛者，加降香、甘松、川楝子以理气缓急；腹痛、畏寒、喜热、喜暖者，加桂枝、生姜、大枣以温中补虚。

11. 泄泻

祖国医学之"泄泻"和"下痢"，共同症状为腹泻（糊状或稀便甚或黏液便），腹痛（或肠鸣辘辘），纳差，精神乏力，小便黄，舌苔黄腻，脉濡滑或沉滑此乃"湿胜则濡泻"之意。

治法：健脾利湿，行气消滞。

方药：白术、茯苓、生薏苡仁、生杭芍、陈皮、泽泻、甘草，以胃苓汤加减。

加减：急性肠炎泻稀水便者，加车前子、扁豆花、厚朴花以分利止泻；伤暑泄泻，加香薷、滑石或六一散；急性肠胃炎并作吐泻交替，加服藿香正气丸调和肠胃；慢性肠炎肠鸣腹胀者，加苍术、大腹皮、紫苏、罂粟壳；久泻不止者，加诃子肉、石榴皮；五更泄泻、肢体不温，加吴茱萸、肉豆蔻、补骨脂、五味子；下痢兼表证发热者，加葛根、黄芩、黄连；腹痛肚胀者，加山楂炭、槟榔炭消导化滞；里急后重者，加木香、枳壳宽肠理气。

细菌性痢疾脓血便者，加白头翁、秦皮、马齿苋清热解毒；下血痢者，加金银花炭、地榆炭、大黄炭解毒泻火凉血；久痢不止者，加服枣肉包鸭胆子7粒；慢性痢疾病久伤正者，可加生黄芪、太子参、生山药等益气药，以助正气复。

12. 妇女疾病

妇女以血为主，血生化于脾胃，源源不断，灌溉全身。如各种原因损伤于脾，脾伤则生化之源不足，血海空虚，可致月经后期，月经过少，经闭或因中气亏损，不能统摄血液，以致血随气陷，就会引起月经过多，崩漏或脾阳不运，湿浊内停，下注冲任，可发为带下。

《河间六书》中说："妇人童幼天癸未行之间，皆属少阴，天癸即行厥阴论之，天癸既绝乃属太阴经也。"说明妇女不同年龄的生理特点分别重视肝、脾、肾，少女时期着重在肾气（天癸）的变化，中年时期着重在肝气的疏泄，绝经后肾气已虚，全赖后天水谷滋养，故经断后，应以健脾为主。此处专论脾虚带下病的治疗。

治法：健脾利湿。

方药：生薏苡仁、白术、茯苓、生杭芍、干姜、甘草、车前子、鸡冠花。

加减：脾虚带下，面色白，四肢不温者，加生黄芪、党参、生山药以补虚益气，回阳而不滞邪；肾虚带下，量多清淡，腰痛腹冷者，加肉桂、附子、芡实、白果仁，甚而冲服少量鹿茸粉以温阳补肾；如湿毒带下，腥臭色黄，心烦不安者，加黄柏、栀子、丹皮以清热利湿解毒。

13. 其他疾病

对于健脾利湿法的运用，我们以上所述尚未涉及的方面还很多，因为这一法则适应范围非常广泛，外感和内伤病凡具备脾虚和脾湿者皆可加减运用，如素体脾虚湿盛之人，暑天外感或感冒夹湿，外湿触动内湿，在治疗祛湿以解表外，还需健脾利湿，此属标本同治。

如胆胀（胆囊炎），凡兼有苔腻，脉滑，湿邪缠绵症状者，除清利疏泄肝胆外，还需佐以健脾利湿法，以疏利气机，使邪有出路。再如精神病之意识蒙眬，兴奋狂躁型之痰火扰心者，皆需以健脾利湿治其本，佐以涤痰开窍和清热宁心，以治其标。

至于内脏下垂患者每每因脏腑功能低下，脾虚生湿，散精功能失常，治疗上虽以益气升提为主，但仍需健脾利湿，以开化源，使气补有源从而下陷达到升举。我们在接诊过的癌肿患者中，体会到癌症病人大都具备不同程度的气虚和阴虚、阳虚，所以治疗上应以扶正培本为主。但癌病邪毒的侵扰往往影响了脾胃的消化功能，并出现苔腻脾虚的征象。因此在应用抗癌药物（祛邪排毒，软坚散结）的同时加用健脾利湿法，确对改善消化功能和维护正气上有着较好的作用。

（姚树锦先生 1976 年）

第二十节　扶正固本治疗脾胃病
经验介绍

在"扶正固本"的学术思想指导下，临床治疗以"祛邪不伤正""扶正勿留瘀""治病护胃气"为总则，补气兼行气，补血必疏络，补阴需助阳，补阳亦和阴；同时注重调畅气机，促进升降，以"六腑以通为用"为依据，以此立法成方治疗脾胃疾病，处方用药要求轻灵平淡。

1. 从脾胃中心论到扶正固本学说

脾胃居中，为"仓廪之官""后天之本"。所谓"本"，是指脾主运化，生血、统血，为气血生化之源，气机升降的枢纽，是保证生命活力的源泉。历代医家对脾胃都有详尽的论述，并将脾胃中心论作为自家理论的立论基础。如《素问·灵兰秘典论》云："脾胃者，仓廪之官，五味出焉。"张仲景宗《黄帝内经》之旨，提出了"阳明居中""万物所归"的论点，进一步阐明了脾胃的"中心"作用。李杲继承《黄帝内经》《伤寒论》之说，亦提出了"内伤脾胃，百病由生"的理论。太和医室诸位先贤，上溯《黄帝内经》《难经》《伤寒论》，后览东垣、丹溪、献可、景岳之书，渐成家传之学，且形成侧重培补脾肾二脏，主张补虚益损的用药特点。调补脾胃为调补之重要大法，太和医学根据历代医家的论述和五行互藏的理论，提出了脾胃中心论，进而形成了姚氏核心理论——扶正固本学说。脾胃中心论是扶正固本学说形成的基础，扶正固本学说是脾胃中心论的发展与延伸。

2. 独创治疗脾胃病的特色经验方

治疗脾胃病证，应师古而不泥古，方药运用灵活多变，能与病机丝丝入扣，常以经方、时方、验方合而施之，形成特色经验方，提高临床疗效。现将自拟并最常用的4个治疗脾胃病经验方，芪薏四君子汤、消胀理气汤、沉苏四逆汤与止泻通润汤介绍如下。

（1）芪薏四君子汤。本方即由四君子汤加黄芪、生薏苡仁组成。临床所见，脾虚则湿停者居多，脾喜燥恶湿，湿滞气更虚，脾虚湿更盛。若单以四君子汤补气，略显不足，加补气且有利水之效的生黄芪、渗湿利水的生薏苡仁，则益气利湿兼备，全方益气健脾，补而不滞，虚实兼顾，且防因虚致实，效力更宏。

（2）消胀理气汤。由仲景名方厚朴生姜半夏甘草人参汤加沉香、大腹皮、莱菔子组成。适于脾气虚弱所致虚滞之证。脾胃气机为全身升降枢纽，脾升胃降则全身气机通利，升降和调。六腑以通为用，胃气不降则百病丛生。本方以通降胃气为主，然通降之中则兼寓补脾升清之意，自称其为通补之法。本方以降促升，与补中益气汤之甘温补中，升清降火，以升促降法遥相呼应，两方立法虽升降迥异，然构思成方则有异曲同工之妙。

（3）沉苏四逆汤。本方由《伤寒论》四逆散加沉香、紫苏子而成。适用于肝胃不和，胃气上逆之证。四逆散为疏肝理气、和营解郁之要方。在气，枳实破滞降气，柴胡疏散升气，白芍收摄失位之气，甘草和其不调之气；在血，柴胡扬气行血，枳实破瘀通滞，白芍通营和血，甘草缓中补虚、调养新血；在表里，柴胡舒启外达，枳实消泻内降，白芍疏通经络，甘草和调脏腑；在阴阳，柴胡、甘草行阳，枳实、白芍走阴。阳主升，阴主降，升降相宜，气机无碍，流通百骸，四药相合，可疏升肝木，理通脾滞，和解枢机，条畅道路，宣布阳气。加沉香降气止呕；紫苏子祛痰降逆，使理气降逆作用更强。诸药合用，共奏疏肝理气、降逆缓冲之功。

（4）止泻通润汤。本方由《丹溪心法》痛泻要方加个人自拟的润导方肉苁蓉、栝楼仁、当归组合而成。适用于脾虚肝郁患者。脾虚肝郁者，土虚木乘，脾受肝制，升降失常而致。痛泻要方为补土泻木之要方，其中白术健脾止泻，白芍疏肝缓急，陈皮理气和胃，防风祛风胜湿治泄；自拟润导方肉苁蓉补中肾润便，栝楼仁涤痰润肠，当归养血通便。诸药合用，共奏补土泻木、滋润通便之效。

3. 病案举例

1）沉苏四逆汤合消胀理气汤加味治疗肝胃不和痞满证

高某，女，46 岁。病史：反复胃脘痛胀 2 年。胃镜检查示：慢性胃窦炎。曾服中西药治疗，疗效不理想。近日劳累后上症加重，求治于姚树锦先生。诊见：右胁及胃脘胀痛，纳差，打呃，泛酸，心慌，气短，胸闷，怕冷，膝盖以下明显，寐宁，纳可，二便调，舌淡红，苔白薄，脉细弦。证属肝胃不和，气机阻滞。治宜疏肝和胃，健脾补气，行气导滞，方用沉苏四逆汤合消胀理气汤加味。处方：党参30g，厚朴、生姜、半夏、大腹皮、莱菔子、枳实、紫苏子、甘草、麦冬、五味子各10g，白芍、鸡内金、生山楂、浙贝母、海螵蛸、煅瓦楞各15g，沉香3g，柴胡5g，砂仁6g，鹿茸1g。14剂，每天1剂，水煎服。

二诊：上方服毕，胃脘痛胀明显减轻，间有反酸，无恶心、呕吐，仍怕冷，纳、寐可，舌红，苔薄白，脉细。考虑气滞较前减轻，气虚之象渐明显，上方加红参5g，每天1剂，再服14 d。

三诊：再服上方14d，胃脘痛胀不明显，无反酸，无恶心、呕吐，纳、寐可，间诉易疲倦，舌淡红，苔薄黄，脉细。考虑气滞、气虚已明显改善，肝郁之象仍明显，予逍遥散合生脉散加长期服用，巩固治疗。

按：本例为肝胃不和，胃气上逆，脾虚不运，气机壅塞之证。治以疏肝和胃，健脾温运，宽中除满为法。予经验方沉苏四逆汤合消胀理气汤加味。沉苏四逆汤即在四逆汤疏肝理气、和营解郁的基础上，加沉香、紫苏子以加强降逆理气之效。而消胀理气汤方中君以味苦性温之厚朴，善于下气行散，除胃中滞气而燥脾，泄满消胀最宜；臣以辛温之生姜、半夏，前者宣散通阳，行胃中滞气，后者开结豁痰，降胃中逆气，两者与厚朴为伍，苦降辛开，温阳行气，使泄满消胀作用更强。但因所治之胀满乃脾虚气滞所致，若只消不补则脾气难复，邪气易于复聚，故予党参、红参以补气益脾，增强补气作用。如此配伍，行气消满与健脾温运合于一方，调畅气机，促进升降，对脾虚气滞之腹胀满则能收消而不伤，补而不滞之功。

2）止泻通润汤合芪薏四君子汤治疗胃肠功能紊乱

汤某，女，41岁。病史：反复大便时稀时干1年，间有腹痛腹胀。曾在外院就诊，行肠镜检查示：未见异常。诊为胃肠功能紊乱，服用中西药治疗，疗效不理想，求治于姚树锦先生。诊见：大便时稀时干，间有腹痛腹胀，无恶心、呕吐，寐差，难入睡易醒，反复全身湿疹，瘙痒明显，纳可，舌红，苔薄黄稍腻，脉细数。证属脾虚肝郁，湿热内蕴。治宜健脾泻肝，清热利湿，润肠通便，方用止泻通润汤合孔圣枕中丹加味。处方：白术、白芍、当归、浙贝母、龟板、生龙齿各 15g，陈皮、防风各 6g，肉苁蓉、生薏苡仁、土茯苓、地肤子各 30g，栝楼仁、紫草、白芷、滑石、远志、石菖蒲、甘草各 10g。14 剂，每天 1 剂，水煎服。

二诊：上方服毕，大便转干偏烂，无腹痛、腹胀，睡眠明显好转，全身湿疹明显消退，纳稍差，舌红，苔薄黄，脉细。考虑湿热减轻，上方去滑石、甘草，加砂仁 5g，鸡内金 10g 以醒脾开胃。每天 1 剂，再服 14d。

三诊：再服上方 14d，大便成形，每天 1 行，寐宁，全身湿疹完全消退，胃纳好转，舌淡红，苔薄黄，脉细。考虑湿热去尽，脾虚之象突显，续予四君子汤加黄芪、生薏苡仁、砂仁、鸡内金长期服用，巩固治疗。

按：本例脾虚肝郁患者，因土虚木乘，脾受肝制，升降失常而致。止泻通润汤合孔圣枕中丹加味，方中所含痛泻要方为补土泻木之要方。方中白术健脾止泻，白芍疏肝缓急，陈皮理气和胃，防风祛风胜湿治泄。自拟润导方肉苁蓉补肾润便，栝楼仁涤痰润肠，当归养血通便。诸方合用，共奏补土泻木、滋润通便之效。肝郁缓解，而脾虚之象突显，脾喜燥恶湿，湿滞气更虚，脾虚湿更盛。方中四君子汤补气略显不足，加补气且利水之生黄芪、渗湿利水的生薏苡仁、醒脾的砂仁，益气利湿兼备。全方益气健脾，补而不滞，一补一泻，完美结合，尽显"通补学说"之精妙。

第二十一节 眩晕其本在脾虚之浅见

眩晕症在好多病中都可能有。临床所见，外感得之者少，内伤七情，饮食劳倦者多。自《素问》《灵枢》《伤寒论》《金匮要略》

等诸书提出眩晕症因之后，历代各家各据所本，以抒己见。主痰，主风火，主虚之不同，主上盛，主上虚之各异。诸说纷繁，似难一致，后学何从。有鉴于此，余于临证之暇，将经文及诸家所见，择其不雷同者，作以析流、溯源、撮要，求其殊途同归之旨。悟得眩晕症，乃阴阳升降之本不济，升降之道路受阻，属于虚证。所谓实者，因虚而致实，虚是本，实为标。涉及脏腑非一。其主在脾（胃）肾之虚，今将余浅识述于次。

1. 经文及诸家对眩晕之论述

（1）《素问》："诸风掉眩，皆属于肝。"此以眩晕专责之于肝者。余以为其标在肝，而肝肾乃其本也。肝以血为体，气为用。藏相火，为风木之脏，以肝为化原。风木得乎坎中之火（肾气），为阴中之少，阳而能升。以行肾气，风木之阴，根于致阴之水，木得水滋而发陈，若水中之火不足，木病乎升，郁于下。郁久则化热伤阴生风，肾气不升，阴精不能上奉以滋木，木失滋则燥。燥则化热生风，若肾水亏涵肝，肝枯木动，挟相火上壅致眩晕者，临床所见者多。清代杨时泰《本草述钩元》云"肾不养肝，肝自生风"，良有以也，唯治肾者静风之源。

（2）明代周慎斋说："肝气不可亢，肝血不可亏，治肝之要诀也。"沈芊绿说："肝火之实，实因肝血之虚。"血者，心之所在也，藏于肝，心血不足，肝失所养。似应责之于心，然，肾少阴之脉，气支者。从肺出络心、肾阴虚不能之肺，合肺之阴下将于心而生心血，则心血不足。故周慎斋指出："欲补心，必先实肾。"知此心血不能养肝，当责肾阴之不足也。肾实胃心肝之主，五克以克我者为主，木之主，金也，风之淫气。本于肺金之虚，金衰不能制木，风因木旺而煽动。金衰之有二：一是母气不足也，"脾始虚，肺先绝"。二是《素问·阴阳类篇》说："二阴至肺。"二阴者，足少阴，肾脉之直者上贯膈入肺中。肺为气之主，肾生气，肾胃气之根，肾气不至肺，则肺虚。故金衰者，尤关于脾肾之虚。五行以我克者为用，肝之用在土也，若脾虚清阳不升，则肝之用不行，而失生发之气，郁而生风，土虚不能提防下气之逆，龙雷之火得以震动于巅，重则搏击为痛，轻则旋转为眩晕。《临证指南医案》于头风、中风、眩晕门诸案中常云"阳明胃虚，肝阳化风上逆"，要语不烦，发人深思。木固为土之主，而又必基土以为命，风木变眚有土气以归之，则风平。《医源》说："木无土则不能载。"此则木不能离土而独存。《黄帝内经》有"厥阴不治求之阳明""调其中气使之和平"者，指肝而言。此则治脾胃已愈肝病。《金匮要略》有"见肝之病，当先实脾"之言。实脾以防肝之害，此其一。其二，实脾即是理肝。周慎斋说："肝病即脾病，肝病当缓中"，深合经旨。脾为肝之用，木基土以为命之意。黄坤斋说得更明白："肝气宜升，非脾土之气上行，则肝气不升。"《古今名医汇粹》中赵羽皇也说："盖肝为木气，全赖土以滋培，水以灌溉，若中土虚，则木不升而郁，阴血少，肝不资而枯。脾升肝方升，其理安在？"要知脾与肝肾同会于关元穴，肝脾肾三经之气，合一而至肺。故脾升则春升之木更畅，发土气以达木气，煞有妙理。此木基土为命之理也。故经云"诸风掉眩，皆属于肝"者，吾谓其本在脾肾之虚也。

（3）《素问·五脏生成》："徇蒙招尤，目瞑耳聋，下实上虚，过在足少阳、厥阴，甚则入肝。"徇，眩也，蒙不明貌，尤即摇字。徇蒙招尤，即头晕目眩。瞑者，闭目也，目瞑耳聋，为眩晕之常伴者。《灵枢·卫气行》曰："阳气出自目，目张则气行于头"，气缓上行，目眩稍宁，固眩晕患者，常欲闭目。胆之脉入耳，耳聋为火气上涌也，甚则入肝者，经病甚已，则入脏。知肝胆气行之下上，方知孰实孰虚。足之三阴，由足走胸，足之三阳，从头走足，足厥阴之气应是由下而上，始顺其条达之性。足少阳胆，当是由上而下者，当下不下，是为厥逆。《素问》有三阳之厥，其曰："巨阳之厥，则肿首头重，足不能行发为徇仆。"巨阳者，太阳也。仆者，跌倒伏地。徇仆，乃眩晕倒地之状。太阳根于少阴，其气由下而上者，得阴又下行于手足，阴气虚，则太阳之气不下而逆于上，逆于上则上盛，固肿首头重，逆于上则发徇仆。经云："少阳之厥，则暴聋颊肿而热，胁痛，骨行不可以运。"少阳与厥阴并行而起于下，少阳由下而上者，得阴复由上而下。阴气虚，少阳逆而不下，火炎于上，其脉入耳下颊车，固聋而肿，为火雍也。胁为胆部，气不和则胁痛。骨行不运者，少阳气不能下行故也。举太少两阳经之厥文，知胆气应由上而下。黄坤斋说："胆为少阳之府，属甲木而化相火，顺则下行而温肾水，相火宁谧，故上清而下暖，逆则上行，出水府而升火位，固下寒而上热。"清代张津青医案眩晕案有云："肝胆皆木也，肝木上升，胆木下降，是为和平。"据经文及黄张二位之论可知，胆气宜下行也。经言上虚者，即指胆虚。下实者，指肝也。实为邪气实，其实处正是虚处，邪之所凑，其气必虚。阳根于阴，胆本于肝。胆气之虚由上而不下，实因肝阴之虚，此正是经文提出"过则足少阳，厥阴"两经之意。而余仍以为其标在肝胆，其本在肾。缘甲木乙木皆木也，木之母，乃水也，木失水则枯，枯则风火生，内经责其过在足少阳，厥阴，吾责其本在肾。欲降胆者，先息肝，息肝必滋肾。

（4）《灵枢·海论》："髓海不足，则脑转耳鸣，胫酸，眩晕，目无所见。"《素问·五脏生成》说："诸髓者，皆属于脑。"《灵枢·海论》："脑为髓之海。"脑者地气之所生，固藏于阴。不足即是虚，虚则易受邪。若外邪入于项，其入深，随眼系入于脑，则脑转，脑转则引目系急，目系急则目眩。《华佗神方》云："由血气虚，风邪入于脑而引目系固也。"脑为地气所生，而目之瞳子亦至阴肾水所主。脑与目二者皆喜静谧，而恶动，静谧则清明内持，动摄则散乱。动摄者，火之用也。固脑转目眩，目无所见。耳为肾之窍，耳鸣多由肾亏阴火上炎。胫为肾脉所过处，肾主腰膝，胫酸者，亦肾虚也。髓海不足，感外邪致眩者，祛外邪固为首务，然其所以受邪，乃因其虚。虚者即不感外邪，亦脑转耳鸣，诸症作焉。虚者当补，脑为地气所生，当补地气，谁主地气？《素问·水热穴》说："地气上者属于肾。"补地气者，自当补肾。

（5）《灵枢·卫气》云："上虚则眩。"《灵枢·口问》云：

"上气不足，脑为之不满……目为之眩。"此条眩晕，专责于上虚。而其本在肾虚。头为诸阳之会，清阳不足，不能濡养头部，致头晕眼花，耳鸣，上者属天，肺属天，主阳主气，上气虚者，肺气虚也。土为金母，脾胃阳气不足，清阳不升，肺无所主故虚。肺虽主气，而肾为气之根，故肺气虚补土不应者，又当补肾以生气。

(6)《伤寒论》："若吐若下后，心下逆满，气上冲胸，起则头眩。"此若字当或字，是或吐或下，不是既吐且下，心下，指胃。脾主升，若下，则伤脾之升。胃主降，若吐，则伤胃之降。脾胃虚不能制水，饮停胃中，固觉逆满，胃不和降，气冲于胸。气本上冲，若起身，则更上冲而头眩。何以起则目眩？试观眩晕治患者，卧则稍安，起身则天旋地转。气者，本乎天而亲上，起身能助气之上升，气上行动胃中之痰，故头眩。此条眩晕乃因脾胃之虚也。

(7)《伤寒论》："太阳病发汗，……心下悸，头眩。"此条为过发汗伤肾阳，阳虚不能制水，阳虚上浮，龙行水附，逆于上而致心悸头眩，故用真武汤温阳利水，虽为水上逆致眩，其本在伤肾阳。

(8)《伤寒论》："少阳之为病，……目眩。"少阳司相火，目眩者，风火相煽也。柯韵伯说："相火上走空窍而为病，风寒杂病咸有之。"吴坤安《伤寒指掌》说："胆火内盛，上走空窍，不拘伤寒，杂症，以少阳相火治之。"柯韵伯、吴坤安二家认识一致，至于杂病清胆火不应者，当求之肝，仍不应者，需求之于肾。

(9)《伤寒论》："少阴病，下利止而头眩，时时自冒者，死。"清代钱天来《伤寒溯源集》说："虚阳上位于巅顶，则阳已离根而脱。"邵仙根说："此肾气下绝，无根之阳源上，元气散乱，阴阳俱脱，是以死也。"阳以阴为根，阳恋乎阴而有所归，阴虚则阳亢，无阴，阳必去，五脏者有阴，唯肾主之。此条下利而止，非阳回利止，阳回利止者生此利止乃肾阴竭，阴竭，阳失根而去。经云"阴平阳秘精神乃治，阴阳离决精气乃绝"者，是也。此条是死于肾绝。

（10）《金匮要略》："心下有痰饮，胸胁支满，目眩。"心下者，胃也。胃有停饮，故胸胁支满，阻于中，清阳不升，致头晕目眩。胃有停饮者，乃脾不为胃行其津液，水之上源，不唯脾阳虚，肾主水，而肾阳亦不足。

各家有代表性的论点如朱丹溪说："头眩，痰挟气虚并火。"张景岳说："眩晕一症，虚者居其八九，兼火兼痰者不过十中之一二。"《医学入门》说："眩晕者称为上盛下虚，盖虚者气与血，实者痰涩风火也。"其他如沈芊绿主肝风，王肯堂以为由火致眩，《医宗金鉴》以为痰因火动，因认识基本同上，固不录析。

诸家所见，似不一致，殊途同归之旨，肾阴虚不能养肝，干枯则风生火发，脾肾阳虚，则肝升无力，郁于下，久则化热生风，其理在前"诸风掉眩"已言之，此以风火立论者。风火生挟木克土，土病则津液不行，液聚为痰，肾阳虚，火不生土，肾为胃关，关门不利，水气上泛，土虚不能制，亦聚而为痰饮，凡此种种，皆以痰立论。

土为万物之母，安谷则昌，绝谷则亡。土虚则五脏俱衰。《医原》说："肝之脾虚则热，热则躁，肝血一亏，肝气亢，或风雷搏击。肾之脾胃虚则热，热则躁，肾阴一亏，肾阳即亢。"人身有二本，脾为后天之本，肾为先天之本，后天之气得先天之气。则生生而不息，先天下之气得后天下之气，始化而不穷，脾肾虚则百病生此以虚立论者。而《临证备要》亦主张头眩"多由肝肾阴亏，虚阳化风上扰"。张路玉说："凡病久不愈，诸药不效者。惟有益胃补肾两途。"验之临床，言不欺我。总之，主痰，主风火者是标，虚是本，其在脏腑，唯脾肾虚为本。

2. 临床论治

眩晕其本虽在脾肾之虚，然施治不可不分主次，唯治脾肾，应视病情缓急，以定治标本之先后。诸家所云，只是以虚、痰、风、火为主，非是之他因而不顾，丹溪虽主痰火，然又提出："亦不可一途而取轨也。"须知七情之郁致眩者亦不少。郁者，滞也，气为血之帅，气郁则血滞，血滞亦生风。至于饮食自倍，脾胃乃伤，脾胃伤，气机紊乱，升降失调，脾不统血，诸失血证生，血失则伤肝。《黄帝内经》云"阳气者，烦劳则张"，又说"劳则气耗""躁则消亡"。张者，弛也，燥者，动也。过劳则耗气伤阴，六气皆从火化，伤阳抑且伤阴，变生诸症，岂止眩晕。《丹溪心法》云："要寻治病之因，随机应敌，其间以升降镇坠行焉，最不可妄施汗下。"金针度人，要语须记，妄施汗下，其危立见。《难经》云："阳盛阴虚，汗出而亡，阳虚阴盛，下之即死。"阴阳之虚于下者，既不可汗，又不可下。阴虚者火旺，汗之助火之升，阴更消亡。阳虚者，命门火衰，虚阳上浮，汗之则助阳去。若妄下之，下则伤阴，亦使阴竭。痰饮内停，汗之，则痰饮上逆，胸胁支满，此不可不知也。而施治，应视脾胃之盛衰而投剂，其要如下：

1）脾胃为生化之本

人身气血化源于中土，其气充，四脏者赖煦育，土气绝，四脏不能自生。《医门法律》说："药食之入，必先脾胃，而后五脏得禀其气。"投药须视胃气之盛衰。若属阴血虚者，故应滋补阴血，若胃气衰，滋补阴血，结合脾胃凝滞。《本草述钩元》说："要知阴虚精绝之病，正赖脾胃气强，能纳能消，以滋精气，若脾胃先困，则生化之源绝矣。饮食日减，虚何由复。"《医学新方砭》云："真阴血亏损，必求之太阴，以纳谷为宝。生血化精，以复其真阴之不足。"有鉴于此，余故切切致意于脾胃，不可因见痰火风之实，妄投苦寒，绝人生化之源，即实，亦应故虚。总之，治病不顾脾胃非其治也。

2）脾胃为升降之枢

《素问》说："升降息则气立孤危。"病机不离升降，升降不离中土。升降不前，或因升降之根不济，或因其道受阻。脾升，胃降。眩晕不外主虚，主痰火、风、虚者升降失其根。痰饮者，闭阻升降之道。风火扰乱气机，使升多降少，致肺心中之天气不降于地，肝肾之气不能上际于天，是为不交。《素问》曰："交通不表，万物命故不施，不施则名木多死。"其于人也，气立孤危，寒热虚实之邪俱能留于中道，使升降复常，即是生意。《丹溪手镜》云："治病先调气，久病要开郁，诸病寻痰火，痰火生异证。"气调，郁开，痰火清，升降能不复常？更有意者，患痰饮者，何以兼眩晕。要知，痰饮之眩者，非气之上逆即火之上攻，或清阳不升，浊阴不降而上动其痰，试想，类中之多痰，人将终时，阳上脱之痰声辘辘，虽虚实不同，气之逆上则一。《丹溪手镜》云："痰饮随气上。"赵海仙说："湿痰内伏，虚阳上升，头目眩晕。"又说："痰上升则眩晕。"痰随气上逆之理，非一家之说。升降之气应调，何须多言，治病先调升降。有愈病之妙用，理非一言能尽，余另有浅述。

3）关于治痰

痰饮者，乃津液之所聚而成者。《黄帝内经》云："饮入于胃，游溢精气，上输于脾，脾气散精，上归于肺，通调水道，下输膀胱，水精四布，五经并行。"如是者，安有所谓痰者哉？液之聚，多因脾肾阳虚，三焦气滞，调气机升降，则痰饮自消。若非老痰顽痰，切不可攻，降气清火，或燥湿，是治其本，补阴或温肾利水，是治其本。痰饮为津液所聚，若欲将痰饮尽燥除或利而去之，势必耗竭患者之阴精，可不慎哉！鉴于眩晕多有痰饮者，故致意于此。

4）常用主要方剂

（1）外感：若纯属外感引起的眩晕，但治其本气，表邪解，眩晕自除。若素有眩晕，新邪引动旧病，宜酌情两面兼顾。用《七松岩集》选方：羌活、陈皮、半夏、天麻、茯苓、生姜、甘草。寒者照方服；火者去羌活，加川连；气虚去羌活，加党参、白术；血虚去羌活，加当归、秦艽。

（2）内伤：肝风内动，肝阳上升，头痛，头晕，目胀，耳鸣，脉弦长有力者，用镇肝息风汤加减：怀牛膝、生赭石、生龙骨、生牡蛎、生龟板、生杭芍、玄参、天冬、川楝子、生麦芽、茵陈、甘草。痰多者，加竹沥、胆星；脉虚者，加熟地、山萸肉。

前证轻者，用天麻钩藤饮加减：天麻、钩藤、生石决明、山栀、黄芩、牛膝、杜仲、益母草、桑寄生、夜交藤、茯神。

痰火盛，呕吐，脉不虚者，从阳明以和胃，少阳以清肝。用温胆汤加减：半夏、橘红、茯苓、甘草、竹茹、枳实。酌情加丹皮、天麻、黄芩、菊花等清肝养肝。眩晕，呕吐甚者，加生赭石。

胃气虚损停痰者，舌苔水滑，脉弦滑，用半夏白术天麻汤加减：半夏、天麻、茯苓、橘红、白术、甘草。

气虚眩晕者，用四君子汤加减：党参、白术、茯苓、陈皮、川朴、半夏、天麻、甘草。四君子助脾之升，陈皮、川朴、半夏助胃之降，天麻息内风，虚甚加附子。

髓海不足，面色不华，腰酸膝软，脉弦细无力者，用左归饮加减：熟地、山药、枸杞、茯苓、山萸肉、巴戟、肉苁蓉。

若肾水亏不能滋阴养肝，烦劳即发晕厥者，用都气丸加天冬、龟板（即六味地黄丸加五味子、天冬、龟板）。

命门火衰，虚阳上浮，不能摄水，致水泛为痰而眩晕者，用近效白术汤加减：白术、附子。或用真武汤：茯苓、芍药、白术、生姜、附子。

心脾血虚，或失血，心烦少寐，头昏晕，脉细涩者，用归脾汤加减：白术、茯神、黄芪、龙眼肉、酸枣仁、党参、木香、甘草、当归、远志。或用人参养营汤加减：当归、白芍、熟地、人参、白术、茯苓、五味子、远志、陈皮、黄芪、肉桂。呕者加半夏；眩晕甚者去黄芪、肉桂，加天麻、菊花、钩藤。

大便秘结者，酒炒大黄，用茶调服 3 ~ 5g。血虚燥结者，不可服，虽取效于一时，后必更燥。

（姚树锦先生 1989 年讲稿）

第二十二节 对水肿病的辨证论治认识

1. 概述

水肿之证，祖国医学很早就有记载。古代医家对此病积累了很丰富的实践经验，认识到，一切水肿患者初起时目胞下微肿如裹水，接着小便少，继而四肢、阴部等出现水肿；其证有呃逆，头痛，精神倦怠，颜容白；严重者则见全身浮肿，皮薄面光，肚胀膨大有水，以手按之凹陷不起。若病情危重，则见唇黑、脐突、腰背、足心肿胀，若救治不力，终致病情加重。所以这是危害极大的常见病多发病。我们一定要采取中西结合的办法，创造有效的治疗规律。

水肿形成的原因比较复杂，感受外邪或由于内因皆可。但总的说来与肺、脾、肾关系密切。

2. 经典原文论水肿

1)《黄帝内经》

《素问·生气通天论》："因于气，为肿，四维相代，阳气乃竭。"说明：外淫之邪，伤于阳气，不能运行，交相代谢，而阳气乃竭也。《脏气法时论》："肾病也，腹大胫肿，咳嗽身重，寝汗出憎风。"说明：肾之为病，故腹大胫肿，水邪上逆则喘咳。正气下衰则身重。故寝汗出而憎风。《宣明五气篇》："五气为病。下焦溢为水。"说明：下焦如渎，水道出焉，病则泛溢，而为水病。

《灵枢·本神》："脾脏荣。脾气实则腹胀。泾溲不利。"说明：腹乃脾土之城郭。故实则脾不能转输其水土也。《灵枢·水胀》："水始起也，目窠上微肿，如新卧起之状，其颈脉动，时咳，阴股间寒，足胫肿，腹乃大，其水已成矣。以手按其腹，随手而起，如裹水之状，此其候也。"说明：目窠上微肿，水循经而属于上也，颈脉动。水伤气而反于脉也，水邪上乘于肺故咳。太阳之气虚而水流于下，则阴股而寒，足胫肿。水满而土虚，故腹大也。水在皮中，故按之随手而起，如裹水之状。

2)《金匮要略》

《金匮要略·水气病脉证并治篇》："病有风水、有皮水、有正水、有石水、有黄汗。风水，其脉自浮，外证骨节疼痛，恶风；风水，其脉亦浮，外证腑肿，按之没指，不恶风，其腹如鼓，不渴，当发其汗；正水，其脉沉迟，外证自喘；石水，其脉自沉，外证腹满不喘。"说明：风水：水与风激，因风而病水，风约皮毛，而湿流关节，故脉浮恶风而骨节疼痛。皮水：水行皮中，内合肺气，不兼风，故不恶风，其肢为鼓，以其病在皮肤而不及脏腑。水在皮者宜从汗解，故曰当发其汗。正水：肾脏之水自盛也，乘阳之虚而侵及上焦，故脉沉迟而喘。石水：水之聚而不行，因阴之盛而结于少腹，故脉沉腹满而不喘。

3. 病因病机

（1）风袭邪乘，肺气失宣，致使水道通调受阻不能下输膀胱。风水相搏溢于肌肤而成肿。

（2）因于湿。外湿：居处潮湿，冒雨涉水，致水湿之气内侵，还有平素饮食不节，如喜肉生冷使脾脏失健，湿蕴于中，升降失司，水湿不能下行，注于肌肤而致肿。内湿：素患湿热，酿久阻滞，三焦不利，气化不行，而小便不利亦可成肿。

（3）饮食劳倦不当，损伤脾胃，致使脾虚水液不能蒸化，停聚不行，泛滥横溢，致成水肿。

（4）情志过度，房事不节，肾气内伤，而致膀胱气化失常，开阖失司，水饮停积而致水肿。

如果外邪侵袭和雨湿及饮食不节等因素均致肿胀，多为阳水，因发病急正气无大伤。如因劳倦内伤，房事过度，造成脾肾亏虚而肿胀，多为阴水。因病程缓长，正气已伤。同时阳水和阴水在治疗上也是变化的，如阳水治疗不当或久延不退，可致正气渐衰，正气衰，邪气盛（邪水渐盛）即可转为阴水。同样阴水患者如遇外感，此时又当急则治其标法。因标暂成为主要矛盾，就和治阳水的办法一样了，但还需注意用药不能过度，因毕竟是虚证。

此种提法见于《景岳全书·肿胀》："凡水肿等证，乃肺、脾、肾三脏相干为病。盖水为阴邪，故其本在肾；水化于气，故其制在肺；水惟畏土，故其制在脾。肺虚则气不化精而化水，脾虚则土不制水而反克，肾虚则水无所主而妄行。"这就是明白地告诉我们，水肿在肺、肾的关系上是依照五行学说母子相传。

如肾水上泛，传于肺，肺失宣降，不能正常通调水道，可致肾气更虚，水邪更盛。因肺为水之上源。相反，肺若受邪而传至肾时，亦能导致如上结果。还说明脾肾相制相助，如脾虚水盛必损阳，阳气虚则轻在脾阳重在肾。肾阳不足，不能温阳，病变严重。如此三脏关系对本病至关重要。

4. 辨证论治

水肿的形成和发展情况前面已叙述。治疗原则如《素问·汤液醪醴论》说："平治于权衡，去宛陈莝……开鬼门，洁净府。"《金匮要略》也说："诸有水者，腰以下有肿，当利小便；腰以上者，当发汗乃愈。"

综上水肿的病因，古人对水肿创立了 3 种治疗法则：一是"开鬼门（腠理）"，即腰以上的肿以发汗法。二是"洁净府（膀胱）"，即腰以下的肿以利小便为法。这是上下分消，使水气乃去，治疗的同时，也注意到了理气健脾治其本，气化正常，水道通利。三是逐水法，即指以上两法无效，说明肿甚不解，故以急则治其标，缓则治其本之法。祛邪解表、先泻后补或补泻兼用，这一法要掌握恰当，不可主观。

古人的阴阳分类总结。阳水：常先发于上肢，兼发热烦渴，面目鲜泽，语声变朗，便赤便秘，喜冷饮食，脉沉数，多为热证、实证，治以逐水或分利法。阴水：常先见于下肢，症见身寒，不热不泄，气色枯白，语声低怯，小便清利，大便溏泻。脉沉迟，属寒证、虚证，治以健脾利水。

秦伯未在其"水肿病的基本治法及其运用"一文中作了总体性探讨，提出了"发汗，利尿，燥湿，温化，逐水，理气"等 6 种治法。具体可分述如下：

1）阳水

（1）风水。

主证：肿由目胞起始，继而四肢全身，发病急，兼有肢节酸困，小便不利，且有表证恶风寒而发热，或咳喘，苔薄白，脉浮紧。若风寒入里化热或外感风热，则咽喉肿痛，舌质红，脉浮数。

分析：湿重之人，感受外邪，邪侵肌表，经络受阻，故肢节困乏。膀胱气化失司，故小便不利。若有恶风，伤寒恶寒，故有表证发热，邪乘犯肺故咳嗽。风热之邪火热炎上，则咽喉肿痛，脉舌有寒热之分。

治法：祛风行水。

方药：越婢加术汤。（《金匮要略》）麻黄、石膏、生姜、大枣、白术、甘草。

麻黄、石膏宣肺清热，白术健脾制水，使肺气宣降，水湿趋下，风水自除。热不甚去石膏，加白茅根清热利小便，收效更速。风寒者去石膏加羌活、防风。咳喘加杏仁、陈皮，甚则加桑白皮、葶苈子泻肺实。咽喉肿痛加牛蒡子、贝母、黄芩清肺热。

（2）水湿内侵。

主证：肢体浮肿，按之凹陷，小便短少，体重困倦，苔白腻，脉沉缓。

分析：水侵肌肤，阻壅气机，致肢体浮肿。水湿内停，三焦不利，膀胱气化受碍所以小便不利。湿重邪无出路，故肿日增，按凹陷渐浅。身重脉缓苔腻皆为水湿为患，阳气不运的征象。

治法：通阳利水。

方药：五苓散合五皮饮。五苓散温阳利水，五皮饮消肿行水，二方合用增加利水消肿之力。

如上半身肿甚而喘加麻黄；苔腻口淡，倦怠脘胀，下半身肿甚难行加厚朴、防己，去桑白皮以行气化湿；若畏寒肢冷，脉沉迟，再加附子、干姜以助阳化气，以行水湿。

（3）湿热壅盛。

主证：浮肿遍体，皮肤绷紧光亮，胸满痞闷，烦热，小便短赤或大便秘结，苔黄腻，脉沉数。

分析：湿郁化热，壅于肌肤，阻滞气机，故皮肤紧绷而光亮。

湿热郁滞，升降失调，故胸满痞闷。湿热下注膀胱，气化失利故小便短赤。湿热壅滞，传导不利，故大便秘结。苔黄腻，脉沉数。皆为湿热里实之证。

治法：利湿清热。

方药：疏凿饮子。羌活、秦艽、防风、大腹皮、茯苓皮、生姜、槟榔、椒目、木通、泽泻、赤小豆、商陆。

此方为逐水，利尿，发汗，后全身浮肿伴见气喘大便秘结，有内外分消的作用。若腹满不减，大便不通者，可用己椒苈黄丸，以助攻泻之力，使水从大便而泻下。若肿势严重，兼气粗喘满，倚息不得卧，脉弦有力者，为水在胸中，上迫于肺，肺气不降，宣泻肺行水，可用五苓散、五皮散等方合葶苈大枣泻肺汤。

2）阴水

（1）脾阳不运。

主证：身重，腰下为甚，按下鼓起缓慢，脘腹闷胀，食减便溏，颜容萎黄，神疲肢冷，小便短少，舌质淡，舌苔白滑，脉沉缓。

分析：脾阳不足，水湿不化，致下焦水邪泛滥，故下身肿甚，按之凹陷不起。中阳不振，运化无力，故脘闷纳减，腹胀便溏。

脾虚，气血生化乏源，故颜面微黄，神疲肢冷。阳气不化，故水湿不行而小便短少。脉舌既皆此，脾虚湿盛阳气虚衰之证。

治法：温运脾阳，以利水湿。

方药：实脾饮。附子、干姜、白术、厚朴、草果、大腹皮、木瓜、茯苓。

方中附子、干姜温运脾阳化气行水，多为主力。水湿过多可加桂枝、茯苓、泽泻以助膀胱气化而通利小便；便溏去大腹子；气短声弱，气息甚者可加人参以补元气。

尚有一浮肿，由于饮食失调，或营养不足，损伤脾胃。症见遍身浮肿，晨起头面肿甚，动久下肢肿胀，能食但乏力，大便正常，小便反多，与上水肿不同。苔薄腻，脉虚软弱，此为脾虚湿盛，治当健脾化湿，不可分利，谨防伤正，可用参苓白术散，或加桂枝、黄芪益气通阳，或加附子、补骨脂以温肾助阳。

（2）肾阳衰微。

主证：面浮，腰以下肿甚，按之凹陷不起，阴下湿冷，腰痛酸重，尿量减少，四肢厥冷，畏寒神疲，面色晦暗，舌质胖色淡，苔薄白，脉沉细尺弱。

分析：下焦属肾，肾阳衰微，阴盛于下，故见腰以下肿及阴下冷湿，肾虚水气内盛，故腰痛酸重，肾与膀胱相表里，肾气虚弱，故膀胱气化不利，故小便量少，命火式微，故四肢厥冷，畏寒神疲。面色灰暗无华，舌质淡苔白，脉沉细尺弱，均是肾阳虚衰，水湿内盛之象。

治法：温暖肾阳，化气行水。

方药：真武汤，本方温肾阳利水，使阳气得复，寒水得化，小便得利，阴肿自消退。如虚寒过甚，可加葫芦巴、巴戟天、肉桂心等温补肾阳。如喘息自汗不得卧，可加炙甘草、五味子等以防喘脱。

兼证：如复感寒邪，寒水相搏，肿势较甚，恶寒无汗，本方去白芍，暂加麻黄、细辛、甘草、大枣以温经散寒。久病阳虚未复，又见阴虚之证，浮肿反复发作。精神疲倦，头晕耳鸣，腰痛遗精，牙龈出血，为阳损及阴，阴虚不能锁阳，肾阳扰动所致。治宜扶六阳，兼利小便以祛水邪，可用大补元煎与济生肾气丸同时并用。

祖国医学有关文献中记载，凡水肿病宜戒怒，远离酒色，适寒温，禁食盐醋虾蟹，一般在肿退3个月后可少盐进食，渐渐增加。本病久治不愈，如见唇黑，缺盆平，足下平满，背平坦，为五脏俱伤，乃属危候。又有屡次反复发作，恶心呕吐，不思饮食，大便稀溏，是脾胃衰败，气不摄血，亦为危重之候。还有手掌无纹，脉虚，失血，脐突，腹现青筋，均为恶候。

6. 心得体会

1）与水肿有关的肾病伴发血压高的认识治法

水肿性肾病，血压高一症的中医病机是由于淫邪阻滞气机，致使升降失调而成清浊不分。它和眩晕（高血压）之肝阳上亢和阴虚阳亢的症状和病理变化都不一样，前者表现的症状是，头昏或头痛反重甚而如裹，且有呕恶症状，这是因为浊阴上蒙清窍而致，因而治法也就为同病异治了。

2）关于急、慢性肾炎尿检异常的改变问题

慢性肾炎尿检异常包括血尿、蛋白尿、管型尿。血尿原因我认为多数归之于热。急性肾炎从中医角度来讲多是外感风寒化热或风热，慢性肾炎急性发作期，除过上述病因，还可能是湿邪化热，总之热可以伤及血络。蛋白尿和管型尿多与湿邪关系密切，因湿为阴邪，黏腻重浊，也最能伤阳，气化不利，膀胱气化功能受碍造成清浊不分。

慢性肾炎蛋白尿在临床治疗上是个棘手问题，由于尿蛋白的大量丢失，血清蛋白总量每况愈下。针对这个问题临床上也探索考虑许多，先前也在湿邪上转圈圈，打主意，但祛湿法往往不能奏效，因为病已成，体质虚弱。但这种状况恰是正虚邪实，仅仅是立足补还不行，因为补有"闭门留寇"之患，同时往往由于湿盛脾虚，而又有虚不受补之状，所以纯用滋腻补品，反则易助邪生热，达不到预期的目的。

有的慢性肾炎不但以邪盛为主，而且还有正气不足的方面，对尿蛋白的丢失是本虚为主的，兼有下元不固的倾向，外又有标实的情况，所以就要标本兼顾，健脾利湿，而且要用固摄类药物。

还有一点体会是山楂临床应用问题，既往只注意使用山楂消肉食积的作用，其实它能通过消腻化积而利湿热，因而山楂有利湿的作用。以前也提到山楂的活血作用，可能是由于利湿而通畅了气机使气血通畅的原因，就用山楂的活血作用来治疗冠心病。食疗上可用适量山楂，比如饮山楂水，吃山楂罐头、山楂糕，能降低血清胆固醇。

3）关于慢性肾炎肾功能的问题

慢性肾炎日久，肾功能减退，这是由于病邪水湿困久伤正（伤阳——伤及气血津液），脏腑功能低下，这就如上所述在健脾利湿使邪有出路的情况下再慢补，慢补离不开健脾为主，当然健脾就离不开利湿，因为正虚邪实，脾虚湿盛，气血不足始终使此类疾病错综复杂的基本病机在一起。健脾的目的在于恢复正常的水谷湿代谢——"脾气散精"的功能。这样加入补药也就能正常吸收了，否则皆不受补。能够使人体的吸收功能逐渐得到改善，脏腑功能也可以逐渐恢复。

又如尿崩症，尿量越大尿比重就越低。通过健脾、益气、养阴法施治用药，解决了口渴问题，当然饮水量减少，尿量也就少，尿比重就高了。

尿毒症属于疾病的危重期，这时期水肿、尿少，到了阴盛则阳病，甚而阳气乃竭，所以扶阳为主；但也有寒极生热，由于热邪化毒上扰致使呕恶不止，此时尿素氮、血肌酐升高，以利湿、清热、降浊为法，重用药量还可奏效；尿素氮不断升高，说明湿热之邪极盛化毒，甚而侵犯到心，即谓心包摩擦音出现是丧钟，病情就更重了。

第二十三节　淋证论治

1. 概述

淋证的特征为小便涩痛、欲便不出、不便自来、淋漓不断，甚则不通、滴沥难出等。

淋证形成的原因，古人认为是脾湿郁热。还有的认为是肾虚而膀胱生热，之后还有说是心移热于小肠，气化不及州都，肾虚不能制约脂液等。

总之淋证有很多种，有共同的症状，也有各自之区别。因此，各种淋证的原因病理，就不能一概而论了。所以治疗方法也各自有异，如有用通利的，也有用固涩的，更有用清热的，亦有用化结的等，关键是辨证论治。

2. 经典论淋证

（1）《素问·宣明五气》："五气所病。膀胱不利为癃，不约为遗溺。"《标本病传论》："膀胱病，小便闭。"《气厥论》："胞热移于膀胱，则癃溺血。"《标本病传论》："小大不利治其标。"

《灵枢·本输》："三焦手少阳之脉，入络膀胱，约下焦，实则闭癃，虚则遗尿。遗尿则补之，闭癃则泻之。"《胀论》："膀胱胀者，少腹满而气癃。"《本藏》："肾合三焦膀胱，又谓小腹肿痛，不得小便，邪在三焦约也。"

（2）《金匮要略·五脏风寒积聚病门》："热在下焦者，则尿血，亦会淋闭。"

（3）《诸病源候论》："小便不通，由膀胱与肾俱有热故也。肾主水，膀胱为津液之府。此二经为表里。而水行于小肠，入胞者为小便。肾与膀胱既热，热入于胞，热气大盛，故结涩，令小便不通，小腹胀满气急。甚者，水气上逆，令心急腹满，乃至于死。""诊其脉，紧而滑直者，不得小便也。"

3. 病因病机

淋病5种：石淋、气淋、血淋、膏淋、劳淋合称"五淋"。

（1）石淋。由于平素饮食不节，过食厚味肥甘滋生而致，湿生热蕴积于下焦，尿液受其煎熬，久而久之，尿中杂质结为砂石，小者为砂，大者为石。或在肾，或在膀胱，或在尿道，或能排出而又产生，故名石淋。

（2）气淋。情志太过，恼怒伤肝，郁而化火或气滞不舒，气火郁于下焦，膀胱之气化功能受碍，则小便艰涩不畅而痛，甚或余沥不尽，成为气淋。

（3）血淋。因湿热之邪聚于膀胱，或心火热下移于膀胱，热伤血络，迫火妄行，小便涩痛尿血，则为血淋。也有因肾阴虚而火旺，扰动阴血而成为虚性的血淋。

（4）膏淋。因湿热之邪蕴结于下，致膀胱气化受阻，不能制约脂液，则尿为脂膏。或因肾虚火动，躁扰精室而致水液混浊如膏皆为膏淋。

（5）劳淋。是因劳而发的淋，因房劳失节，或精神过耗，而致肾虚不固或脾虚气陷，导致小便艰涩疼痛，每每遇劳而发，成为劳淋。

总之五淋皆为热结膀胱，气化不利。

4. 辨证论治

治淋大法，实热之证，宜宣通清利；若虚证或虚中有热有实，则随其变化而施治。

（1）石淋。

主证：尿中时带砂石，小便艰难，色黄赤而浑浊。时或突然中断，或小便刺痛窘迫难忍，或觉腰痛腹痛难忍，甚或尿中带血。舌色如常，脉或带数。

分析：湿热阻滞，气化失司，清浊不分故小便黄赤混浊，结成砂石则排尿困难，尿时疼痛，排出后则轻松。如砂粒较大，阻塞尿口致尿中断，因尿液瘀阻而致疼痛难忍，砂石刺破则出血。

治法：消石利水。

方药：八正散（木通、车前、萹蓄、滑石、甘草、大黄、山栀子、瞿麦）合石韦散（石韦、冬葵子、瞿麦、滑石、车前子），两方均加金钱草30~60g，交替服用。

两方均能利水通淋，重用金钱草能排出结石。

（2）气淋。

主证：小便涩滞，少腹满痛，苔薄白，脉沉弦。

分析：情志郁而不畅，致肝胆之气不舒，气机受阻，而膀胱之气滞而不利，至少腹满痛，小便涩滞。脉证相合。

治法：利气疏导。

方药：沉香散（沉香、石苇、滑石、当归、橘皮、白芍、冬葵子、甘草、王不留行），加青皮、茴香、乌药之类，有疏达肝气，能行下焦之气血而通利水道。

如成慢性，因过服疏利，反增少腹坠胀，迫切作痛，尿有余沥，面色白，舌质淡，脉虚数者，则是中气不足，气虚下陷，应补其中气，宜用补中益气汤。

（3）血淋。

主证：尿血红紫，或如丝如条，疼痛剧烈，小便时热涩刺痛。舌苔黄，脉数有力。

分析：血从下溢故尿血红紫，热迫膀胱如尿时热痛。舌脉皆实热之象。如没有尿痛剧烈和热涩感则是血尿而不为淋。

治法：清热凉血。

方药：小蓟饮子（小蓟、炒蒲黄、藕节、滑石、木通、生地、当归、甘草、栀子、竹叶）、八正散同用，二方均能凉血，清热而止血。

证减轻后，继用导赤散：生地、木通、草梢、竹叶以清利余热；若尿色淡红，疼痛不甚，病延日久，脉虚数，则为阴虚火动，不能摄血所致，宜滋阴清热用知柏八味丸。

（4）膏淋。

主证：小便混沌如米泔，或有滑腻之物，尿时热涩疼痛。舌质红苔腻，脉细数。

分析：病因湿热下注介于膀胱，所以气化不行，不能制约脂液向下流，故小便混沌如米泔，甚则如黏腻之物，而致尿道热涩疼痛。舌质红苔腻，脉细数，说明肾阴已虚，湿热留恋之象。

治法：清化湿热，通利膀胱。

方药：萆薢饮（萆薢、文蛤粉、石韦、车前子、茯苓、灯芯、莲子肉、石菖蒲、黄柏）。

如缠绵日久不愈，或因劳所伤，淋出如脂，涩痛虽见减轻，但形体日渐消瘦，腰膝酸痛者，是肾虚不能制约脂液而下流，治宜补肾固摄，用加味六味丸，即加莲须、菟丝子、茯苓、山药、莲肉、枸杞子、龙骨、牡蛎、芡实、五味子。

（5）劳淋。

主证：小便不甚赤涩，淋漓不已，时作时止，遇劳即发，缠绵难愈，脉多虚弱。

分析：病因贪凉，房事不节，劳逸不当，或诸淋日久，过服寒凉药致脾肾俱虚，清阳之气不能施化，因而遇劳即发，缠绵难愈。脉多虚弱，亦为气虚之证。

治法：补益脾肾。

方药：本证有脾虚为主或肾虚为主之不同。若面色白，少气懒言，小腹坠胀，迫注肛门，里急后重，大便时小便点沥而出，脉虚。乃气虚下陷，清阳不升，方宜益气升清用补中益气汤。若面色潮红，五心烦热，腰膝酸痛，舌质红，脉细数为肾阴不足，治宜益肾滋阴用菟丝子丸（菟丝子、茯苓、山药、莲肉、枸杞子），可加入养阴之品如生地、龟板、首乌、女贞子之类。如面色苍白，手足不温，精神疲乏，腰膝乏力，舌苔白润，脉微弱，为肾阳虚，治宜益肾温阳，用金匮肾气丸；甚者宜温补精血，可用鹿茸丸（川牛膝、鹿茸、五味子、石斛、菟丝子、附子、川楝、沉香、磁石、官桂、泽泻）。

此外，淋证的治法，古有忌补、忌汗之说。如《证治汇补》说："盖气得补而愈胀，血得补而愈涩，热得补而愈盛。"《金匮要略》又有"淋家不可发汗"之戒。按之临床实践，淋证如兼有外感等症，需用汗法者，辛温发表之剂，自宜慎用以免阴血受戕。至于补法，在本病初期，正气未虚者，自不宜轻易使用。素有用葵杆心泡茶治淋，豌豆类也可滑利。

5. 心得体会

1）关于尿路感染的血尿问题

整个泌尿系统感染的病，从八纲辨证归结病因的话，不外乎寒热虚实。急性期多为实热（实邪中大多指湿），慢性期多伴有虚有实，甚而导致阴虚或阳虚。但至阳虚或阴虚时往往邪并未去，这就说明了湿邪的缠绵难解。血尿是明显之证，在治疗上血尿的药物要区别选用，不能固定用几种止血药，例如以尿三杯实验来说，前段血尿要用凉血的药物如生地、槐花炭、黄芩炭、丹皮炭、茅根炭，因为此时热重破血外出，所以光用清热的药物就力所不及。如果中段的血尿比前势有所减，清热的药物如白茅根、车前草、紫草、忍冬藤、甘草等就可以，如过用凉血药物就谓太过。如果后段的血尿，就不属于清热凉血的范围了，而要选用养阴的药物如旱莲草、女贞子、知柏等类药物。最后到虚弱型的血尿，如血红蛋白尿等，那就要用归脾汤了，因为病到气不摄血的阶段了。所以不能不辨证地乱用止血药。

2）关于肾盂肾炎的细菌问题

急慢性肾盂肾炎都有轻重不同程度的膀胱刺激症状，而从热、火、阳的特性来看与尿频、急、热、痛相似，所以急性期说明邪盛湿热，极盛可以湿热化毒，这个毒是否概括了细菌，当然祖国医学由于历史的原因，不可能先知先觉，更无法知道是什么菌了，但是用解毒的药物很有效，如土茯苓、马齿苋、半枝莲、紫草等（现在已知这些药物有抑菌的作用），但是这个病易反复发作，说明治疗上不彻底，所以不能说尿培养无细菌生长病就算好了，而在邪去后要扶正，标治后要培本，这样才能巩固疗效。

3）关于结石问题

结石的形成，祖国医学朴素地认为津液的煎熬，浊气凝聚，原因是湿热，所以治疗上才用金钱草，还可以用海金沙，效果很好，其次如鸡内金有化滞的作用，郁金有解郁的作用，这些药皆可选用。就是通淋和化石相结合。根据这个原则大家可在实践中设想、摸索、创造经验。

4）关于用利尿药物问题

在急性发作期，药物选用好像无所顾忌，因求效果迅速，此时邪盛正不衰，所以也无过多考虑，一般的病都是这样的。比如急性尿路感染，用滑石、木通、猪苓等确实效果好，但在慢性期就不能不虑其利害了。特别是到显示出本虚象征后，就不可重用利水的药物了，尤其这些祛邪的药容易伤正，所谓"伐肾水""伤肾气"，在当时是看不出来的，但这些经验性的东西要好好想想是否有道理。也就是说，我们在用药物时，不能光看其药物的优点，必须看到它缺点的一面，这样可能对恢复和长远的体质是有好处的。再如慢性肾盂肾炎，由于热邪的阴而致肾阴虚的膀胱湿热，同时湿邪化热又伤其阴液，出现阴虚但还有湿邪，在治疗上若用养阴的药要注意生湿，若用利湿的药物要注意伤阴，在顾其矛盾的情况下既要养阴又要利湿，所以这就要多费心思了，如车前子、泽泻比较理想，再从健脾利湿着手，好像就要妥当些。

第二十四节　发热的辨证论治

发热一证在祖国医学的古典著作《黄帝内经》中就早有记载。如《素问·阴阳应象大论》中有"阳胜则热""重寒则热""寒极生热"的记载，这是在朴素唯物论和辨证法思想的指导下，从整体观念出发，说明人体阴阳属性和自然的转化规律，并以此为据，还说明了"阴平阳秘，精神乃治"的对立统一性。《黄帝内经》一书还描写了寒热虚实性质，如《素问·调经论》"阳虚则外寒，阴虚则内热，阳盛则外热，阴盛则内寒"，并进而提出了治疗原则，如《素问·生气通天论》"体若燔炭，汗出而散"。之后，在临床医学的发展上，有伤寒学派和温热学派，都是治疗发热为主的病，为我们积累了丰富的宝贵经验。

1. 发热概论

发热是临床最常见的症状之一，发热的病种和兼证内容很广，大体可分为"外感发热"和"内伤发热"两类。外感发热多为实证，由气候异常或疫疠等外邪侵犯人体，正邪相交而致发热。其中有表热、里热、半表半里热。表热多兼恶风寒，舌苔薄白，脉浮或兼见咳嗽、鼻塞等肺经卫分症状。半表半里热的主要症状是寒热往来，胁肋苦满，口苦咽干呕恶，脉弦数。里热则不恶寒反恶热，口渴欲饮，舌苔黄干，大便燥结，脉多沉数有力。若邪盛深入"营血"则见昏迷、抽搐、斑疹等危重症状。"内伤发热"多为虚证，大多由于脏腑阴阳失调所致，其中有"阳虚"（气虚）与"阴虚"两种。阳虚发热有二：一指素体虚弱，尤其脾胃功能低下，阳气外越，属内伤发热的一种病理反映，其症有自汗身热，恶风身倦，少食纳呆，发热多在上午，脉细弱或浮大无力；二是素体阴寒内盛，虚阳格拒于外所现浮热，其症为微热恶寒，神倦肢冷，下痢，脉微等。阴虚发热是指阴津耗损过度而出现的内热，其症见潮热、夜热或五心烦热，多兼见盗汗、口干、舌红、脉细数等症状。

在中医四诊中，问诊首问寒热，说明是四诊中的重点。单就发热进行辨证论治时也要运用一套完整的理法，使用这些理法时，主要先辨别外感发热还是内伤发热，再以外感或内伤分析其不同的原因，从而根据证候的具体情况和患者个体的特殊情况，再进行适当的治疗。

2. 辨证论治

1）外感发热

（1）风寒外感。发热恶寒，无汗，头痛，周身肌肉关节疼痛，舌苔薄白，脉浮紧而数（太阳伤寒）。治宜辛温发汗。如麻黄汤、香苏饮。

（2）风温外感。发热恶寒，自汗出，头胀，口干，舌苔薄黄，脉浮滑而数或两寸独大。治宜辛凉发汗，如银翘散、桑菊饮。

以上两证皆为表证，与肺有密切关系，故共同症状是喉痒咳嗽，鼻塞流涕等呼吸道感染症状，两者区别在于风温轻而风寒重，风温鼻孔有热感、咯痰不利或咽喉梗痛。除上两种外还有湿邪、暑邪和秋燥之气也能引起发热，即所谓"六气皆可化火"之义，然其性质和临床表现及用药上也就有所不同，但因同属表热，其治疗原则仍离不开辛温和辛凉两类。

根据临床所见，用桑菊、银翘之类较多，乃因风热原因，也由于"六气皆可化火"之故，即使是风寒外感也极易化热。故临床每遇此证，作者常用自拟方"清瘟汤"，对流感和病毒性上感效果比较满意。

其方为桑叶、芦根各15g，生石膏、生甘草各9g。因温热性质的外邪变化较多，故须加减化裁：瘟毒痄腮可加牛蒡子、马勃各6g，板蓝根9g；咽喉红肿可加桔梗9g，金果榄6g；眼赤目痛可加菊花9g，木贼6g；牙痛加牛膝9g，细辛3g；龈肿加生地、元参各12g；纳呆加鸡内金9g，或焦三仙各9g；夹湿者加佩兰12g，藿香9g；夹暑用滑石9g化燥，可用知母6g，麦冬9g（1961年曾报道过用此方治疗百余例流感的疗效，1975年此方载入《常见病的中医治疗研究》一书中）。但发汗时还须注意，如当汗而不汗，邪自不去，不当汗而汗，轻则伤津液，重则亡阳，故应注意病人的体质和严格掌握好剂量。

（3）伤风发热：发热鼻塞，自汗出，脉浮缓，这是伤寒的太阳中风证，属于表虚证。由于卫分感受风邪造成卫强营弱的情况，用桂枝汤以调和营卫，方中桂枝祛风，芍药可养阴和血，生姜能发表，大枣可补中，这样互相配合，起祛邪祛正之功。桂枝汤在临床应用上范围已扩大，如用于阳气虚弱引起的脏腑功能低下的各种慢性病的治疗，如慢性胃炎等。

（4）少阳发热：寒热往来，胸胁痞满，心烦呕恶，口苦咽干，目眩耳聋等，此乃伤寒的半表半里证。治宜和解法，方用小柴胡汤。和其里使邪不再内犯，解其表使邪从外出，目的是祛邪存正。邪正盛衰，取决于内因，解表为扶正，和内为祛邪，主导思想相同。

此外，疟疾发热，一日一发或兼日一发或三日一发，有规律，发时先寒后热，兼见头痛口渴，汗出则热清。古人将此证分多种类型，治以常山饮和七宝饮为主，也可用小柴胡汤，但也应视虚实而加减。

（5）阳明发热（邪在气分）：症见外感发热，汗出不解，病邪传里，初在肺则身热持续而不恶寒，进而犯胃则反恶热，午后热势增高，口渴引饮，舌苔薄黄，脉象滑数。当热邪入胃便有"四大

（大热、大渴、大汗、脉洪大）之证"。邪在肺治以银翘散去豆豉、荆芥并加石膏；邪在胃则用白虎汤，此属于清气退热法。腑证为寒邪和热邪传至中焦，胃中热藏必耗津液，影响及肠使大便秘结。症见大热不退，日晡更甚，甚而烦躁不宁，神昏谵语，舌苔黄腻而糙或起芒刺。治宜下法通便，方用大承气汤。注意须具备"痞、满、燥、实、坚"五证者才用此方，否则用化裁承气汤。

（6）表里俱热：表应汗解，里应清下，表里俱热同时并见，或传经后表证未解即见里证，此时要汗下同用，也即双解法。如上下均热、脉洪数用三黄石膏汤，如泻热则用葛根芩连汤。刘河间的防风通圣散，既可疏表也可清里又不伤正，临床常以此药治疗皮肤风毒刺痒，且对顽痰也很有效，但要掌握体质。

（7）湿热发热：湿为阴邪，热为阳邪，湿热胶结，难分难解。故症见热势缠绵，头痛自汗，心烦胸闷，恶心，口干不欲饮，舌苔腻等。治宜清热化湿，如三仁汤。湿热证的清热不难，湿邪却不易化，不先化湿，又很难使热清解，因此治疗上应突出化湿为主。

（8）邪入营血发热：温毒或伤寒化热，传入营血所致之发热，使病邪又深了一步。邪入营分，舌质红渐深而为绛，见心烦神昏和斑疹出血等。常用方剂为清营汤或清宫汤等。有神昏谵语者用紫雪丹或牛黄清心丸；至于斑和疹的治疗，疹以辛凉透邪为要，适加清血分之品，斑则需清热凉血。

2）内伤发热

（1）郁证发热：本病系七情所伤，"五志化火"所致。症见午后低热或遇情志不遂时即现周身烘热，烦躁易怒，头胀耳鸣，夜卧不安，多梦易惊，胸胁不适，纳差，妇女月经不调等。治宜舒肝清热，方用丹栀逍遥散。

（2）瘀血发热：发热若狂，少腹拘急，小便自利，《伤寒论》称为蓄血，用桃仁承气汤。如患少阳证未罢，经水适来，突见谵语，胁肋脐腹疼痛，为"热入血室"，治以小柴胡汤加减。瘀血发热，用退热药不能奏效，必须以祛瘀为主。临床上遇妇女经期低热，按养血通经，少佐清虚热之药治疗，很有效，尤在产后，益气养血药中加入芥穗炭，有除风退热的理想效果。

（3）食滞发热：食滞不消而呕吐或泄泻，身热伴随而起，此病小儿多见，每用多种方法解热不除，投以消导则滞除热退，方如保和丸之类。临证常以鸡内金、生石膏同用，治疗伤食发热，且治流清涎效果满意。

痢疾发热是里滞不化，用消导药后热方退，若慢性痢疾发热则属阴虚之热。小儿疳积（多指小儿营养不良），常见形体消瘦，肚大青筋，兼见潮热，即所谓"大人为痨小儿疳"。此种疳积不可攻代消导，正如钱乙所载："小儿诸疳，皆因病后脾胃亏损，或用药过伤，不能转化乳食，内亡津液，虚火妄动。"临证用"疳积散"治疗此类疾病。药含龟板、鳖甲、穿山甲、太子参、白术、茯苓、生杭芍、鸡内金、麝香、雄黄、天竺黄、芍药，意在养阴，既补先天，又能消积。太子参、茯苓、白术以益气养后天，穿山甲、鸡内金健脾消滞，雄黄消积杀虫，麝香回阳开闭。此种补先天、养后天，使阴生阳长的作用，适于小儿稚阴稚阳的生理特点，治疗小儿疳积每顺手而应。大病之后的患儿如慢性肾炎、慢性肝炎、支气管哮喘等，服此药后有助于疾病的恢复，值得推广运用。

（4）阴虚发热：发热多在下午，骨蒸发热，五心烦热，盗汗，形体消瘦，脉沉细数，治以养阴清热如清骨散。

（5）阳虚发热：自觉热势多在半夜或上午，平素形寒恶风、神疲懒言、饮食无味，脉大无力，治宜甘温清热法，用补中益气汤。

已故名老中医秦伯未对阳虚发热做这样的论述："如果误于发汗则汗出不止，误于清凉则呃逆频作，或误于滋阴则神疲昏愦、大便溏泄。我的体会，阳虚证与气虚有密切关系，单纯的阳虚与气虚又不可能引起发热，因阳虚引起的发热大多血分亦虚，相对地阴虚发热也能促使阳气虚弱。所以虚证发热虽可分阴虚、阳虚，但不能偏执一方治疗。"这些经验极为宝贵。

（6）血虚发热：和阴虚发热同类而症状稍轻，如热亦在下午，遇劳即发，自感头面烘热，手足心烦热，汗出，体困无力。治宜养肝，因肝为血海，用归芍地黄汤加减。

综上所述，外感发热和内伤发热，一是祛邪，一是扶正，祛邪的目的在于扶正，扶正的目的在于祛邪，其间的道理应细心领会。发热一证，可引申出许多证候，应在四诊的基础上，按八纲、病因进行具体辨证，若辨证得当，治法也就在其中了。

（姚树锦先生 1977 年）

第二十五节　治疗风湿顽痹的临床经验

"扶正固本"为余治疗内科杂病之主导思想。治疗痹证，急性期止痛应药专力宏，慢性期则需坚持扶正固本之法。

1. 病名

临床常见的风湿性关节炎、类风湿性关节炎、强直性脊柱炎、增生性骨关节炎、坐骨神经痛等多属中医之"筋痹""骨痹""尪痹"等范畴。但此类疾病迁延日久，身体羸弱，关节肿痛变形，屈伸不利等，有时不能单纯以上述疾病来命名，此类病证可归属为"风湿顽痹"之范畴。

2. 病因及分类

《素问·痹论》中关于痹证有详尽的论述。根据感受风寒湿邪之轻重，分为风痹、痛痹、着痹 3 种；根据五脏之外在表现又有皮痹、肉痹、筋痹、骨痹、脉痹、五体痹之不同；邪气深入，停留五脏六腑又分为五脏痹。从《黄帝内经》关于痹证的详细论述中可知，病邪的传变从皮毛、肌肉、筋骨，最后到达五脏；邪气逐渐深入，正气逐渐衰退，最终导致病邪胶着，正气亏虚，病情顽固，缠绵难愈。

风湿顽痹多因病程日久，或失治误治，用药不当，起居不慎，病后复发等出现正气亏虚之象。具体表现为五脏气血阴阳之不足，重点在肾。肾主骨生髓，为封藏之本，肾所藏之精为先天之精，其盛衰决定着子代的禀赋。脾胃为后天之本，气血生化之源，五脏六腑之精由脾胃生化并灌溉于全身，成为脏腑之精，供给脏腑生理功能活动之需，其剩余部分，贮藏于肾，以备不时之需。所以肾脏所藏为先天之精和水谷之精。先天禀赋不足，后天失养皆可导致肾虚。由于素体肾虚，骨亏髓不能满，风寒湿之邪得以深凑，壅塞经络，深入骨骼，久而为痹。本病日久，多表现为本虚标实，本虚为多表现为肾元亏虚，动力不足；或髓亏骨弱，筋骨痿软；或脾胃虚弱，化源不足。标实多表现为风寒湿之邪深入骨骼，久病入络，气血凝滞不畅而局部肿痛、变形，活动不灵。

3. 治疗

治疗以扶正固本为原则。"急则治标"，发作期缓解疼痛为主，兼以固本；"缓则治本"，缓解期补肾健脾为要，兼以祛邪。具体治则如下：

（1）通经络，祛寒湿，镇痛为要。痹病日久，邪气深入筋骨，邪气痹阻，血行不畅，不通则痛，治疗镇痛为要。姚树锦先生集数十年治疗风湿病经验，临床创立镇痛饮一方，缓解疼痛具有立竿见影之效。本方由活络效灵丹、七厘散化裁而来，由炙乳香、炙没药、细辛、血竭、䗪虫、降香、甘松组成。具有活血定痛，散寒除湿之功。方中乳香、没药及血竭并用，活血定痛，祛瘀消肿。乳香辛散温通，行血中气滞，化瘀止痛。没药散血消肿，活血定痛。《医学衷中参西录》："乳香、没药并用，为宣通脏腑，流通经络之要药。"血竭入血分，既能散瘀又能止血，为瘀滞痛证之要药。三者共用，祛瘀而不伤血，活血而兼能止血，共达活血散血，消肿止痛，舒筋活络之功。甘松、降香皆为辛散温通之品，能行气化湿，散寒止痛。细辛辛温发散，能达太阳之表以祛风散寒，又能入少阴之里，温肾散寒，沟通内外，通利九窍以祛风散寒止痛。䗪虫咸寒入血，性善走窜，能活血消肿止痛，续筋接骨疗伤。诸药合用，活血祛瘀，消肿止痛，兼能祛风散寒除湿。为治疗各种痹证日久，局部关节肿胀疼痛之有效方剂。本方行气活血药同用，重在活血散血；药多辛温发散之品，能祛风散寒除湿。故治疗虽以活血行气为主，实则祛风散寒除湿之法尽寓其中。风湿顽痹日久，以关节麻木不仁为主者，多为久病入络，常用僵蚕、蜈蚣、地龙、全蝎等虫类药搜剔经络。血虚寒凝之肿痛者，常用参茸当归四逆汤以益气温阳，散寒通脉。气为血之帅，气行则血行，气滞则血瘀。常配沉香、三七加强行气活血，祛瘀止痛之功。

（2）扶正气，固根本，补肾为先。姚树锦先生认为，风湿关节炎非一般的风湿痛证，单纯的祛寒化湿散风治疗疗效欠佳。"久病及肾""阳虚则外寒"，肾为水火之脏，内藏肾阴肾阳，为一身阴精元气之本，肾气壮则五脏六腑皆强，肾精足的气血精液皆盛。肾为寒水之脏，肾虚寒邪容易内侵。"诸寒收引，皆属于肾。"本病肾元亏虚为根本。治疗应扶正气，固根本，重在补肾。补肾分温肾阳、益肾气、滋肾精、强筋骨之不同。阳气为脏腑功能活动的外在动力，阳气盛则寿，阳气虚则夭。《素问·生气通天论》："阳气者，若天与日，失其所则折寿而不彰。故天运当以日光明，是故阳因而上，卫外者也。"温肾阳，益肾气为补肾之根本，药用红参、鹿茸以温肾阳，益肾气；可配伍肉桂、仙茅、淫羊藿温肾阳，祛寒湿；或杜仲、川续断、桑寄生补肝肾，强筋骨。风湿病日久，关节僵硬，屈伸不利等，病在筋骨，肝肾精血同源，"淖泽注于骨"。治应补肝肾，益精血。常用三胶：鹿角胶、龟板胶、阿胶以濡养筋骨。

（3）调气血，护胃气，不忘后天。脾胃为仓廪之官，水谷之海，气血生化之源。治疗疾病必须固护胃气。《黄帝内经》云"人以胃气为本""有胃气则生，无胃气则死"。《伤寒论》中亦多次强调治病"勿犯胃气"。《脾胃论》提出"内伤脾胃，百病由生"的观点。《医宗必读》云："胃气一败，百药难施。"在慢性病的治疗中，调治脾胃为历代医家所遵循。姚树锦先生更是推崇备至。"治病勿犯胃气"为姚树锦先生扶正固本原则的具体体现。首先强调在辨证论治的基础上取舍过偏，易伤脾碍胃之品；其次视脾胃所伤分而治之。素体脾弱者，或既往脾健，但病程日久，服药多杂者，均脾胃易伤，常加砂仁、鸡内金、生山楂等醒脾和胃化滞，防治并行。脾虚气滞者，用厚朴生姜半夏甘草人参汤加沉香、大腹皮、莱菔子即消胀理气汤健脾行气，虚实并治。脾气虚弱者，用四君子汤加生黄芪、生薏苡仁即益气健脾兼以除湿。中气不足，甚则脾虚下陷者常以附子理中汤，补中益气汤随证化裁。对于复杂疑难病例，证型错杂，辨证难明，无以下手，应悟"上下交损，当治其中"，唯有"执中央，运四旁"方能执简驭繁，事半功倍。风湿病患者，多病程长，病情重，患者大多经过西药治疗，因不能耐受西药副作用或疗效欠佳转求中医治疗。患者多少有脾胃损害之表现。治疗顾护脾胃应牢记不忘。

4. 典型病例

贾某，女，57岁。2010年9月20日初诊。5年前出现双肘关节、膝关节等周身多处大小关节疼痛，在当地医院检查诊为"类风湿关节炎"，曾口服雷公藤多苷片、白芍总苷及镇痛类药物，治疗欠佳，关节肿胀，逐渐变形，疼痛剧烈。近1个月加重，四肢及双手指关节肿痛变形，活动不灵，双足肿胀疼痛，行走困难，由家人搀扶而来，晨僵，不思饮食，尿频，遗尿，大便调。舌暗苔黄腻，脉细弦。实验室检查：血沉33mm/h。辨证：肾元亏虚，血瘀寒凝，日久筋骨失养导致风湿顽痹。治法：活血定痛，温阳散寒，益气补肾。治疗：急则治标，方以镇痛饮化裁。处方：黄芪60g，莱菔子15g，土鳖虫、炙乳香、炙没药、甘松、降香、桑螵蛸、益智仁、山萸肉、鸡内金各10g，砂仁6g（后下），细辛、血竭、沉香（冲服）各3g。二诊（2010年10月20日）：服药后晨僵消失，遗尿减轻，手足膝关节疼痛明显减轻，食纳增加仍关节麻木不仁。舌淡暗苔白，脉细弦。处理：上方去桑螵蛸、益智仁、山萸肉、沉香、莱菔子，加僵蚕、蜈蚣、地龙、天麻、钩藤各10g，全蝎1.5g，花旗参、当归各15g。三诊（2011年1月20日）：上方加减调理3个月，全身诸关节疼痛明显缓解，晨僵改善，生活已能自理。服药后胃脘不适，不思饮食，仍阴雨天关节疼痛加重，上方去僵蚕、蜈蚣、地龙、全蝎，加吴茱萸、高良姜各6g，香附、延胡索各10g温胃止痛，配合红参3g，鹿茸1g温阳益气扶正为主。上方加减，继续治疗。半年后复诊关节肿胀减轻，疼痛已基本控制，晨僵消失。

第二十六节　治疗瘙痒症的经验

瘙痒是一种临床症状，在许多疾病中均可兼见。在遇到各种不同病证伴程度不同的瘙痒症时，往往在治疗本病方药中加入苦蛇胡地饮，效果颇佳。苦蛇胡地饮，实为吾常用的"止痒四味"，是在长期临床实践中选用药物时形成之"对药"之一，即苦参、蛇床子、胡麻仁、地肤子。方中蛇床子燥湿、祛风、杀虫。苦参味苦性寒，清热燥湿，杀虫利尿。地肤子清除皮肤中湿热与风邪而止痒。胡麻仁益肝补肾，解毒生肌。以下仅举临床常见典型病例以说明之。

1. 老年郁证

郁证是由于情志不畅、气机郁滞所引起的一类病证。主要表现为心情抑郁恍惚如神灵作祟，情绪不宁，急躁易怒，失眠，同时伴不同程度的皮肤干燥、瘙痒、脱屑。究其病因病机无外乎肝失条达，气失疏泄致肝气郁结，肝郁及脾或思虑不解使脾失健运，蕴湿生痰，导致气滞痰郁或湿浊停留或痰湿化热则可发展为湿郁热郁等证。而皮肤瘙痒正是湿邪热毒瘀积所致，故治疗中姚树锦先生常常根据辨证分型，在治疗本病基础上用苦蛇胡地饮加味。

典型病例

杨梅英，女，78岁。以"失眠、心神不宁伴皮肤瘙痒半年"主诉就诊，患者半年前因家事烦心，逐渐夜不能寐，自觉身边有人影与其对话，心神不宁，急躁易怒，身热，伴全身皮肤瘙痒，口干而苦，大便秘结。服安定、枣安胶囊及外用止痒剂，均无显著疗效。1 个月来上述症状渐加重，整夜不能入眠，精神食纳差，遂来就诊。查其舌质红苔黄，脉弦数，辨为肝气郁结，气郁化火，治宜疏肝解郁，清热解毒。方用丹栀逍遥散合苦蛇胡地饮加胆草、黄连各 3g，夜交藤、合欢皮各 15g，桔梗、川牛膝各 10g，1d1 剂，7 剂后复诊，心烦、身热、夜寐等好转，仍易醒，似有神灵作祟，皮肤瘙痒，舌脉同前。调整方剂：上方去胆草、黄连、夜交藤、合欢皮，加生地黄、赤芍、水牛角各 15g，黄柏 6g，苍术 10g，生薏苡仁 30g，及孔圣枕中丹，连服 1 个月，症状逐减，随访 2 个月未复发。

2. 妇科带下（阴道瘙痒）

祖国医学认为本病发生是由湿热蕴积所导致。《傅青主女科》中云"带下俱是湿证"，湿邪过盛伤及任带所致，以致带脉失约，任脉不调。《妇科经论》中云"女人阴痒，多属虫蚀所为，始因湿热不已"。有内外之别，外邪指外感之湿邪，内邪一般指脾虚失运，肾虚失固。因病因主要为脾虚、肾虚及湿热 3 种。湿热下注型致白带多，色黄，质黏，味臭，伴阴道瘙痒难忍。治疗时宜清热利湿，解毒止痒，姚树锦先生常在治本病基础方"止带五味"（白芍、干姜、甘草、车前子、鸡冠花）基础上用苦蛇胡地饮加味四妙汤，可谓药到病除。

典型病例

胡某，女，37 岁。2003 年 10 月初诊，主诉"白带多，外阴瘙痒 2 周"。2 周前开始白带增多，色黄，质黏，味腥臭，伴外阴瘙痒难忍。经服"灭滴灵"，外用洁尔阴等效果不明显。诊见舌质淡，苔黄腻，脉弦数。辨证为脾虚失运致湿热下注，治宜健脾清热解毒，利湿止带，施以姚树锦先生经验方止带五味，白芍 15g，干姜 3g，甘草 10g，车前子、鸡冠花各 12g，加苦蛇胡地饮，加山药 30g，白术、茯苓各 15g，1d1 剂，服上方 7 剂症状渐轻，但天阴劳累后腰疼，故在上方基础上加经验方固腰四味，焦杜仲、川续断、补骨脂、骨碎补各 15g，再服 7 剂痊愈。

3. 关格、溺毒——慢性肾功能衰竭、尿毒症

皮肤瘙痒是终末期尿毒症者的常见并发症，且难以忍受。其发生原因可能与尿毒症毒素、血钙磷乘积增高，导致钙盐在皮肤沉积有关。笔者为西医院校毕业，长期在血液净化中心工作，目睹了众多尿毒症末期患者经血液透析挽回了生命，改善了症状，提高了生活质量，但皮肤瘙痒的症状用现行的各种治疗方法都无法改善。跟师学习中医后，了解到中医辨证本病属于"关格""溺毒"，病机为正虚邪实，贯穿始终。且尿毒症末期患者长期血液透析后气血俱虚，营血亦亏，"诸痒皆属于风，属于虚"，前者属实，后者属血虚生风，所以均为风邪作祟，风邪"主动"致皮肤表现为瘙痒无度。起病急剧，营血不足，血虚不能营养肌肤，肤失濡养，血虚生风生燥，逗留皮肤可引起干燥、粗糙、脱屑、瘙痒，脾气虚，湿浊内聚，故治宜在治疗尿毒症本病益气活血泄浊利湿基础上加用苦蛇胡地饮加味犀角地黄汤（犀牛角用水牛角代），共奏养血润燥，活血化瘀，祛风利湿，清热凉血，解毒止痒之效，收到了西医治疗无法替代之良效。

典型病例

袁某，男，74 岁。2003 年 4 月初诊。主诉为头昏、浮肿进行性加重 20 年。高血压病 20 年，高血压肾病、2 型糖尿病 10 年。慢性肾功能不全——尿毒症期，维持性血液透析 4 个月。诊见：头昏心慌，恶心纳少，颜面及四肢浮肿，大便偏干，神疲乏力，面色萎暗无华，皮肤瘙痒难忍。舌红，苔白厚燥，脉沉细无力。辨证：病久伤正，精气血俱亏，血虚生风，瘀浊化毒。治疗益气化瘀，助阳温通，去湿解毒。方药：苦蛇胡地饮加西洋参、冬虫夏草、白茅根各 30g，沉香、三七各 6g，西红花、天麻、钩藤、大黄、金石斛各 10g，羚羊角粉 3g，泽泻、车前子、川牛膝各 15g，1d1 剂，水煎服，14 剂后二诊，见头晕、恶心、心慌好转，浮肿稍有减轻，但仍全身瘙痒，大便每日 1 次，上方去冬虫夏草、泽泻、车前子，加

水牛角、赤芍、生地黄各 15g，丹皮 10g，继服 2 个月，后皮肤瘙痒明显减轻，水肿好转，血液透析改为 1 周 1 次。

4. 手癣

手癣俗称"鹅掌风"，虽属皮肤表病，但来源于内因，内因以心火、脾虚为主，可因心绪烦扰，心火内生，导致血热。又由于饮食不慎，脾失健运，湿以内生，湿与热合，外走肌表而病生焉。其辨证可分为湿热型和血风型。治宜利湿清热解毒或清热凉血活血解毒，方用苦蛇胡地饮加味犀角地黄汤、四妙汤等。

典型病例

邹某，男，27 岁，工人。2003 年 10 月 9 日初诊，主诉手足癣 10 余年，现病史 10 年前开始无明显诱因双手广泛脱皮，呈鳞屑角化样改变，皮肤粗糙增厚，皮纹宽深，基底部皮肤发红，触之粗沙感，平均 2 个月脱皮 1 次，伴瘙痒无痛，曾用达克宁及其他抗过敏外用药治疗无效，多次在多家西医医院治疗未果，平素爱喝酒。观其舌淡苔白，脉滑数。辨证属湿热蕴结化表，热毒外达肌肤，治宜清热祛湿解毒，方用赤芍、生地、水牛角、丹参各 15g，黄柏 6g，生薏苡仁 30g，丹皮、苍术、川牛膝、苦参、蛇床子、胡麻仁、地肤子、地龙、川芎各 10g，7 剂水煎服，药后 1 周诊见双手蜕皮明显好转，皮肤发红变光滑，但手心出汗明显，即上方去化瘀三味即丹参、地龙、川芎，加玉屏风和生脉散，玉屏风益气固表，生脉散温养心阴，7 剂后三诊时，见双手完全光滑，无脱屑，手心出汗明显减少，肤色基本正常，嘱继服上方 7 剂后随访未复发。

第二十七节　妇科病证的辨治

1. 带症

带症系指妇人阴道中常多黏液，缠绵如带的一种常见疾病，若所下量少，并无自觉症状的不属病态，乃是生理现象，诚如王孟英所谓："带下女子生而即有，津津常润，本非病出。"形成带症的原因很多，种类亦繁，古人虽有白带、青带、黑带、黄带、赤带、五色带等多种之分，但临床上尤以白带、黄带最为常见，现仅就2种不同带症的因、证、治则略论于后。

（1）白带：多由脾虚肝郁、湿气下陷、脾精失守所致，症见带下色白量多，清稀如涕，缠绵不断，并伴有头昏疲倦，四肢乏力，胸闷腹胀，食欲不振等，脉多弦弱，舌苔淡白。

治宜舒肝健脾、渗湿止带。方用芍药甘草干姜汤：生白芍15g，生甘草12g，淡干姜3g。

加减：若脾虚甚者加山药30g，白术12g，茯苓12g；若腰腿酸痛者加杜仲炭12g，川续断12g；若久不生育者加鹿茸1g，菟丝子12g，枸杞子12g，艾叶炭3g；若带下黄白色者加车前子12g，鸡冠花12g。

脾属中焦，脾气健运则能纳腐水谷，输精而生化气血，以荣养内外。今脾气衰弱则纳运失职而脘闷腹胀、少食，精华不输则反生湿浊而下流为滞，故用甘草以和中健脾，合干姜以温运脾阳，且姜、草相伍又有辛甘化阳之妙，功能鼓舞脾胃之气升腾而不下陷；更用芍药以舒肝悦脾，且芍、草相须，又有苦甘化阴之妙，能收敛脾胃精气，内守而不下走，如是脾运司职而湿浊不生，白带自愈。

（2）黄带：多系中焦脾湿，合下焦肾热，互相蕴蒸而成。症见带下色黄稠黏，秽臭难闻，并伴有阴痒，小便黄赤等，脉多弦数，舌苔黄腻。

治宜清热解毒、利湿止带。方用易黄汤：生山药3g，盐黄柏6g，白果仁10枚，粉芡实15g，车前子15g。

本方系根据《傅青主女科》易黄汤稍做变更而来，乃治疗湿热黄带之效方，我们在临床上屡用屡验。盖方中首用生山药以培土益气，合白果仁以健脾燥湿，且兼收敛脾精，更用黄柏清热解毒，且盐炒制性深入下焦以清肾中虚热，合车前子以清利湿浊，协芡实以固涩肾精。合而为用，共使脾运复、湿热除则黄带自愈。

2. 崩漏

崩漏系指经血非时而至，有崩中与漏下之分。势若暴注、大下不止者称崩，形如屋漏、淋漓不断者为漏，然二者在临床上多互为因果，崩久必成漏，漏甚定成崩，虽有轻重缓急之不同，但又不能截然分开，常多相提并论。导致本病的原因很多，但临床上尤以气虚不固和血热妄行2种最为常见。

（1）气虚：多由思虑劳倦，损伤中气，脾虚血失统摄，或下累冲任，血海不固而生。症见突然下血，色淡量多，或点滴不绝，淋漓期长，并伴有头昏气短，心慌心跳，乏困疲倦，淋漓期长，饮食少思，腰腿酸软等虚象。舌质淡红，苔薄白，脉象细弱，按之无力。

治宜益气固摄，方用补气摄血汤：党参12g，炙黄芪12g，生山药30g，土白术12g，炙甘草9g，真阿胶9g，龙眼肉12g，杜仲炭12g，川续断12g，生龙骨12g，芥穗炭6g，五味子5g。

加减：血下不止者加伏龙肝30g，陈棕炭5g，血余炭2g；小腹下坠，气虚欲脱者增升麻2g，柴胡3g；少腹冷痛者加生姜炭2g，艾叶炭3g。

本方系根据阴阳气血的相互依存和制约关系所总结出来的，为治疗一切虚性出血证之总剂。临床凡因气虚不能摄血归经而出现失血、下血，月经赶前，月经过多，崩漏淋漓等症服之显效。盖脾乃后天之本，为气血生化之源，五脏六腑、四肢百骸皆得其养。饮食劳倦，或思虑伤脾则气血少生，万物失荣而头昏疲倦，气短懒言，饮食少思，心悸失眠，颜面白，脉象细弱等诸虚皆生。脾为统血之脏，气乃帅血之将，今脾气既伤则统帅无权而经血漫溢，故有失血、下血，崩中漏下，超前，量多等症。此症属气虚血损，阴阳交伤之疾，理应兼顾，然有形之血难以骤生，唯无形之气尚可速复，故首用党参、黄芪、山药、白术、炙甘草等大量甘温之品，培补元气以实脾土，脾气盛则能摄血归经，此即《黄帝内经》"阳密乃固"之意也；更遵"虚则补其母，实则泻其子"之意，佐五味子、元肉甘温酸苦之品，补益心气以实脾之母，俾心脾健旺则自能生化气血以荣内外；复以阿胶有形之品补血止血以填亡失之精血；又崩漏之疾无不劳伤肾所，累及冲任者，故方用杜仲炭、川续断温补肾气，同摄冲任，使血有所归；芥穗炭、生龙骨以收涩止血，从芥穗炭又兼理气散风以除眩晕，生龙骨又兼镇静以收敛浮越之神，加伏龙肝、陈棕炭、血余炭以助其收涩止血之功，增柴胡、升麻以奏升提固脱之力，加生姜炭、艾叶炭以取温经止血，散寒止痛之效。

（2）血热：多由血热内盛，迫血妄行，或暴怒伤肝，血不潜藏所致。症见暴下如注，色紫黑量多，或腹痛结块，淋漓不断，并伴有身热面赤，头痛眩晕，口渴烦躁，夜间少寐，骨蒸盗汗等症。舌质红绛，苔淡黄，脉象弦数。

治宜清热凉血止血，方用清热止血汤：生地炭 12g，黄芩炭 9g，丹皮炭 6g，生白芍 12g，清阿胶 9g，龟板 18g，杜仲炭 12g，陈棕炭 15g，藕节 9g，生甘草 9g。

加减：若兼瘀血淋漓者加五灵脂 9g（炒），蒲黄 9g（炒）；若郁火内盛者加焦栀子 5g，银柴胡 9g。

本方乃根据《黄帝内经》"阴虚阳搏谓之崩"之旨而总结出来的，为治疗妇人血热崩漏的有效方剂。盖《黄帝内经》云："凡阴阳之要，阳密乃固……阴平阳秘，精神乃治。"今阴血虚不足以内守，则阳气独亢而不外固，更外邪枭张反乘阴虚而内搏则血热沸腾，妄为崩中漏下之疾。且缘肝乃血脏，禀性刚烈，偶伤郁怒则木火升腾，而血不潜藏，亦可导致崩漏之症。此二者虽病因稍异，然失其阴阳平秘之常则一也。调治之法当补其不足，泻其有余以和之，故方首用生地、黄芩、丹皮清热凉血以折壮火，且均烧炭存性，内寓血见黑则止之妙。重用龟板禀赋阴精颇多之品，合阿胶、白芍以滋阴潜阳，补任镇冲使阴血内守，且阿胶又有凝血止血之效，白芍又有解郁平肝之功。又《黄帝内经》云："壮火食气，少火生气。"今邪火内盛则必损无血，故更用生甘草既可清热泻火，又兼补益中气；杜仲炭既可强壮冲任，兼固摄肾气；陈棕炭、藕节收涩止血以塞其充。相合为用，共使阴阳恢复平秘之常；则崩漏淋漓之疾自瘳。尾增五灵脂、蒲黄，取失笑散化瘀止血镇痛之功，加焦栀子、银柴胡以助其清泄郁火之力。

3. 经闭

女子一般在 14 岁左右则天癸至，任脉通，太冲脉盛而月经来潮，若超龄日久不行，或虽行而复断不来，且有病态出现者谓之"经闭"。形成本病的原因很多，种类亦繁，历代医家根据各自不同的临床实践而总结出了血虚、血瘀、寒凝、热结、脾虚、痰阻等多种证治类型。现仅举其临床上最常见的气郁血滞经闭，论述于后。

《黄帝内经》云："二阳之病发心脾，有不得隐曲，女子不月。"又云："月事不来者，胞脉闭也，胞脉者属心而络胞中，令气上迫肺，心气不得下通，故月事不来也。"所以忧思郁怒等情志疾患是导致本病的主要原因，其症多见精神郁闷不乐，沉默寡言，烦躁易怒，胸膈满闷，食欲不振，少腹胀痛，牵引胁肋，周身疼痛不适等，脉象沉弦，舌苔淡白。若内兼瘀血者腹痛拒按，中有硬块，脉带涩象，舌质略紫。

治宜理气解郁，活血通经，方用丹参泽兰汤为主：全当归 9g，赤芍 12g，银柴胡 9g，泽兰叶 12g，紫丹参 12g，益母草 12g，茜草 6g。

加减：气滞者加香附 9g，延胡索 6g；血瘀甚者加桃仁泥 9g，红花 6g；兼寒凝者加桂枝 5g，吴茱萸 3g；挟热渴者加生地 12g，丹皮 6g；心烦多梦者加石菖蒲 9g，远志肉 9g；脘闷食少者加枳壳 5g，豆蔻 5g；若气血虚少者去丹参、益母草、茜草，加淮山药 30g，白术 12g，枸杞子 12g，阿胶 9g，川芎 6g。

本方为治疗一切由血瘀气滞而引起经闭、痛经、错后、经行不畅、量少、结块等症的有效之剂。方中当归、赤芍养血活血以柔肝；合银柴胡理气舒肝以宣通郁结；协丹参、泽兰、益母草、茜草活血化瘀之品，以通调月经；加香附、延胡索以增开郁行气之力；加桃仁、红花以助活血化瘀之功；佐桂枝、吴茱萸以取温经散寒之效；佐生地、丹皮养阴清热；配菖蒲、远志以养心开窍；使枳壳、蔻仁以消食和中，去丹参、益母草、茜草者，恐攻破之力太过有损正气；加山药、白术益气健脾以培中土；佐银柴胡理气舒肝使土不受侮，俾后天健运则气血易生；加阿胶有形之品合枸杞子以填补肾精；增川芎合归、芍滋阴养血以荣利经脉；佐泽兰叶和血解郁使补而不滞。

　　另外，本病与早期妊娠之症最易混淆，临床上需详加审辨，且不可误为妊娠而遗后患，亦不可妄施攻破而损伤胎元。大抵妊娠者多平时月经正常而忽然停止，并出现脘闷呕恶，择食思酸，倦怠喜卧等恶阻现象，与经素不调而断至闭止，腹胀痛，脉弦涩不利者有别。

4. 痛经

　　痛经系指妇人因行经时引起少腹疼痛的一种常见疾病。导致本病之因虽多，然总不越虚实两类。虚者多因气血虚寒，凝涩不通而发。实者多由气郁血滞，瘀阻不通而生。倘若气血充盈则经自通利而何有疼痛之忧，如果气和血顺则亦无疼痛之虑。临证之功全在审其痛在经前、经后、经期之异，辨其胀痛、掣痛、绞痛、隐痛之别而详分虚实，庶可达到有的放矢，辨证用药之目的，特将虚实两类痛经的因证、治则分述于后。

　　（1）虚痛：多因禀赋素弱，更兼久病失养；或房劳太过以致气虚血少，经脉凝涩；或肝肾亏损，血海空虚所致。症见经期错后，经行而少腹隐痛，温按稍舒，或经后少腹空痛，腰间酸困，并伴有头昏疲倦，气短懒言，颜面无华，经色淡红量少，舌质淡，苔薄白，脉多沉细。

　　治宜养血益气，温补肝肾，方用滋肾补血汤：全当归9g，酒杭芍12g，真阿胶9g，潞党参9g，怀山药30g，甘枸杞12g，巴戟肉12g，艾叶炭3g。

　　加减：若头昏者加川芎6g，芥穗炭5g；若腰痛者加杜仲炭12g，川续断12g；若腹痛甚者加盐茴香5g，吴茱萸5g。

本方为治疗妇人虚性痛经之总剂。方内首用当归、酒芍养血柔肝以止腹痛，更用阿胶血肉有情之品以滋补精血；枸杞、巴戟补肝肾而益冲任；合艾炭温下以暖宫止痛；党参、山药健脾益气以资生化之源。协前药共成阴生阳长，气血互资之功。俾血海充盛，经脉荣利则腹痛自愈。

（2）实痛：多由经期调理失慎，误为寒湿下克，风冷外乘，或为七情郁怒所伤，以致寒凝结聚，气滞血瘀，胞脉阻塞所生。症见经未行而腹胀痛，甚则牵引胸胁，或经正行而腹挛痛，甚则结块拒按，并伴有头痛身痛，精神抑郁等症，经以暗红挟块，行而不爽，脉多沉弦，舌淡苔白。

治宜宣郁散寒，活血调经，方用宣郁调经汤：全当归9g，赤芍12g，银柴胡9g，紫丹参12g，泽兰叶12g，益母草12g，芥穗炭5g，桂枝5g。

加减：气滞者加香附9g，延胡索6g；血瘀甚者加桃仁泥9g，红花9g；久寒者加吴茱萸5g，炮姜3g；白带多者以赤芍易白芍12g，加甘草12g，淡干姜3g。

本方为治疗实性痛经的有效方剂，方中当归、赤芍乃养血活血之品，合银柴胡以宣通郁结，协丹参、泽兰、益母草活血化瘀以通调月经。尤妙在桂枝、芥穗两味，二者皆疏风散寒之品，且桂枝色赤入心，能散血中之寒，芥穗炭色黑能入血分以化瘀，故又皆内外兼治之妙味。与前诸药相伍，共使寒散瘀通，血活经顺则自无痛经之弊。

5. 妊娠恶阻

《扁鹊心书》说："胎逆即恶阻，所谓病儿者是也。"《千金方》说："此由经血即闭，水渍于脏，脏气不宣通，故心烦膈闷，气逆而呕吐也。"丹溪曰："凡孕二三月间，呕逆不食，或心中烦闷，此乃血气积聚以养胎元，精血内郁秽腐之气上攻于胃。"《女科要旨》说："妊娠脾胃虚弱夹气而痰涎内滞致病恶阻。"历代医家论说不一，综前所述，均为月经停止，脏所不宣，肝气上逆。脾胃素强，而反应不大者，不医自愈。脾胃弱而初胎者，则反应较重，其症多见由晨起呕吐而发展为一日反复数次的呕吐，吐出食物、胃液或胆汁，甚则剧烈呕吐夹血而出，此时应立治勿怠。

恶阻之病在肝胃二经，然治疗却以脾胃为主，主用安胃汤：白蔻仁 5g，紫苏叶 3g，川黄连 2g，水煎温服。

加减：胃脘痛而吐物凉者加淡吴茱萸 2g，生姜 4 片；吐而发苦烦躁者，加淡黄芩 5g，姜炒栀子 5g；呕吐物夹痰涎者，加藿香叶 6g，茯苓 9g；胸胁痛而头昏者，加白芍 9g，姜炒竹茹 5g；身体弱而正气不足者，加炙黄芪 9g，炒白术 6g，当归身 9g。

安胃汤不仅治妇人妊娠恶阻，且用以治疗各种呕吐，因方中药味不多且量较轻微，故不但疗效好，且从无任何不良反应，因呕吐皆为胃气不舒。王孟英曰："盖肺胃之气，非苏叶不能通也。"方中川黄连可以降胃火之上冲，此二味为温病治湿热呕吐不止之方，王士雄曾用治胎前恶阻甚妙。在此基础上加白蔻仁一味，更能增加和胃止呕之功，此正符合古谓"轻可去实"之意。加减法中，加吴茱萸、生姜意在温中散寒，加黄芩、栀子意在清热，加藿香、茯苓意在利湿化痰，加芍药、竹茹意在疏肝解郁。因体虚加黄芪以补气，加当归以补血，加白术以健脾。

6. 滑胎

"滑胎"又称习惯性流产，常用保产无忧方：当归 5g，川芎 5g，酒杭芍 4g，艾叶炭 2g，炙黄芪 3g，川贝母 3g，菟丝子 3g，枳壳 2g，厚朴 2g，荆芥 3g，羌活 2g，甘草 2g。

本方系明太医院传方，又名"宫中十二味方"。严苍山谓："怀孕七个月即宜预服，七个月服一剂，八个月服二剂，九个月服三剂，十个月亦服三剂，均宜空腹温服，临产自无危险。倘未服或致胎动不安，势欲小产及临盆艰难。横生倒产，儿死腹中，命在须臾者，急煎与服，立见转危为安，诚良方也，产后禁服。人或讥其药轻错杂，善制方实寓深意，非可轻意也。"根据临床经验证明，本方确有保胎、催下死胎之功。曾遇一妇，怀孕 9 个多月，不慎攀高坠跌，遂致胎死腹中，西医建议用剖宫产，患者畏而邀诊于余，遂拟"保产无忧方"原方授之，服药二剂，死胎果下无恙。至于其他保胎、催生之效，更是屡用屡验，不胜枚举。

加减：凡遇恶阻偏于寒湿中阻者，则加苏梗、藿香、白豆蔻等药物以醒胃化浊；若郁火上炎者，则去菟丝子、艾叶炭、黄芪、甘草之温补，而增焦栀子、黄芩、鸡内金、竹茹等以清热泻火；若痰饮上逆者，则加鲜生姜、法半夏以逐饮降逆；若兼气短咳嗽者，则重用川贝母、炙芥穗以益气止咳；若兼大便秘结者，则重用当归，并增肉苁蓉以润肠通便；若兼胎动不安，腰腹坠痛者，则重用菟丝子，并增杜仲炭、川续断以固肾安胎；若更兼漏胎见红者，则添阿胶、陈棕炭以止漏保胎。总之，如能随证增损，确能获立竿见影之效。

方中首用芎、归、芍养血补肝以敛营阴，合菟丝子、艾叶炭补肾散寒以暖胞宫，俾肝肾健，冲任固则胎元自安，更胎元之生，固肝血充盛，肾气健旺而始得摄精为孕，即成则又必赖脾肺阳气之奉而始得生长不遏，故方于补养肝肾之中，少佐黄芪、炙草之甘温以培中气，川贝母以益肺气，相伍相须共奏阴生阳长，气血交旺之功，并少佐枳、朴理气化滞以和中安胃，羌活、芥穗疏散解表以调和营卫。总之全方实寓五脏同治（母能令子实，故补肝即所以养心）、阴阳两调之妙，乃治疗妇人胎前诸疾之总剂，施于临床，果有意深功殊之效。

学者或疑此方既有保胎之功，又有催生、下死胎之效，岂不自相矛盾乎？答曰盖未知此三者虽病机不同，然病则一也。其皆因气血虚少，肝肾不足所致，倘若气血充盛，肝肾健旺则足以养育胎儿，而无胎动、漏胎及小产之患，且胎气既安则恶阻亦愈。更胎儿足月分娩，犹如瓜熟蒂落之易，如果气血充沛，肝肾旺盛则足以运送胎儿娩出而无横生、倒产等难产之疾，下死胎之理亦同。总之无论保胎、催生及下死胎之用，皆取本方能养血益气补养肝肾之功矣！

第二十八节　心得选录

1. 扶正固本辨证观

病理情况下之五脏以虚为本。疾病错综变化，随时判断病者正气是否受损，甚或受损程度如何，却是不能忽视的一个重要问题。因为这是斟酌"正邪斗争"情况，衡量"标本虚实"性质，确定论治措施的依据。下面举例加以说明。肝炎从中医病因辨证可概括为湿热二字，湿邪化热或湿热合邪，甚而热邪化毒等，"实证"非常突出，一定时间内，用清热利湿、解毒等"祛邪"治法，确有明显效果。但如在"祛邪"的同时不注意扶正，经慢性过程后，常常会形成所谓"邪盛正衰"的病理表现。由于"正虚"有时表现得不够明显，而"邪盛"表现得非常突出，若此时祛邪太过必伤正，所以说"太过不及"与"虚虚实实"之戒是应记取的。慢性延性肝炎，在祛邪治标的同时，一定要配合扶正固本，即在前法基础上取舍过偏药物，适当增入益气、健脾、养血、疏肝之类，以达"扶正祛邪"之目的。

病至肝硬化时，由于肝脾肿大，胁下痞积形成，疼痛有定处，颜容瘀黯，舌质青黑，脉涩瘀血证候无疑，应施活血化瘀之法，但仅仅立足于活血化瘀法还很不够，尤其不可一味行攻破之品，病至肝硬化，已非短期病程。仍从湿热来说，湿为阴邪，恋久伤正，损伤阳气，热郁化毒伤正，阴血受损，气血受害，气无帅血之力，血失统脉营运，而形成气机不畅，经络郁阻，痞积由是产生。如只见邪聚痞积之实，而无视病理过程伤正之虚，以此定治法，必致太偏。

要正视疾病全过程，尤其要从"实"的现象下窥探"虚"的本质。肝病之所以"标实"，一定有邪伤气、血、阴、阳之伤正过程，实际上专对瘀血肿胀，而用活血化瘀法时，也应益气为先，增强"帅血之力",使气行必无滞;相对地活血化瘀之中增进养血药物,才能化瘀生新,要比单纯攻破全面,这样从益气养血着手,加以活血化瘀,就有"扶正固本"思想了。

肝硬化腹水形成,腹部明显突出,古人谓"单腹胀"水臌即是。此时,医者本着"急则治其标,缓则治其本"的精神,化湿利尿,逐水之法已在所不忌,欲求水邪急退,以济燃眉之厄,往往欲速则不达,此水湿邪居之形成,经过了漫长的过程,病情早已复杂化,远非单纯之攻逐化水所能奏效。

对腹水膨隆之"标实",一定要看到"本虚"的严重程度,还以气血阴阳而论,气虚的表现如乏力、困倦、动则气喘等,有满腔腹水无阳以化之阳虚证候。血虚生燥致肌肤甲错,血虚失养之面容青黑,乃至缺津之舌干及阴虚内热见舌质红赤等。关于治疗化湿(治标),必先健脾(固本),健脾自能运化水湿,利尿(治标)必先温肾(固本),肾阳之温助膀胱才能化气行水,逐水(治标)必须疏利三焦,三焦"其本在肾""其制在脾""其标在肺"。"标本"兼顾之法必须用之得当。"固本"还是气血阴阳,但补肾要行气,补血要疏络,补阴要助阳,补阳要和阴。除补虚泻实外,还需疏通肝气以通畅气机,促使升降。

2. 以补为法治脏病

《素问·五脏别论》说:"所谓五脏者,藏精气而不泻也,故满而不能实。"五脏者,肝、心、脾、肺、肾是也。精气是构成人体的基本物质,也是五脏功能活动的物质基础。人体之精从来源分为禀受于父母、与生俱来的先天之精和经脾胃消化吸收水谷精微的后天之精;气是组成人体的最基本要素,亦是功能活动的具体表现。五脏主藏精气而不能泻于外,自应常为之而盈满;若满而不实,必得后天水谷之气不断充养,方能维持五脏正常的生理功能。

基于五脏的生理特点,疾病所伤,易致不足,不足者虚也。而历代医家对"虚"的论述则各具特点,各有千秋。首言"虚"之意,在于正气之虚,出自《素问·通评虚实论》之"精气夺则虚"。治疗总则"虚则补之"出自《素问·三部九候论》。"形不足者，温之以气；精不足者，补之以味"源于《素问·阴阳应象大论》叙述虚证不同证型的治则。《难经》进一步根据五脏发病时的特点，总结出影响后世学者的五大治法。即"损其肺者益其气，损其心者调其营卫，损其脾者调其饮食，适其寒温，损其肝者缓其中，损其肾者益其精"。张仲景创制温肾、建中、益气、存阴等众多补益主药，并具体应用于诸多虚证的治疗，使补益大法初具规模，许多方药沿用至今行之卓效。李东垣独创脾胃内伤说，创制以"补中益气汤"为代表的系列扶补脾胃方为后世所推崇。朱丹溪颇有见地地提出"大补阴丸"为代表的治疗阴精虚损的系列方。赵献可的培补命门之火说在中医学的发展中争得一席之地。即"世谓补肾不如补脾，余谓补脾不如补肾"。张景岳则进一步将肾脏虚损病证，从理法方药皆发挥至极致。"善补阳者，必于阴中求阳，则阳得阴助而生化无穷；善补阴者，必于阳中求阴，则阴得阳升而泉源不竭。"其左、右归饮分补肾之阴阳习用至今。

姚氏家族继承以上众多医家的学术思想，经历"太和医室"四代传人的临床实践和发挥，形成五脏之疾以补为法的学术观点，总结出"男子注重益气补肾，女子注重养血疏肝，小儿注重消导健脾，老人注重平补阴阳"的用药特点。至第四代传人对其作了更深层次的发挥，形成"扶正固本"的学术思想，其核心内容是，临证时首先应判断正气是否受损、受损的程度及何脏受损，斟酌正邪斗争的情况，衡量标本虚实的性质，确定辨证论治的依据，从而做出合理准确的辨证，施以恰切全面的方药。常用的补益法包括调补、平补、清补、温补、峻补和食补，食补可以与其他五法同时应用。

在临床中，对家传补脏学说的继承和发挥，还表现在对传统方药的创新和改进。《太和医室秘录》记载的"固本哮喘安"方，具有益气助肺，健脾化痰，补肾纳气，止咳定喘之效，临床应用百余年，确系治疗咳哮喘疾之症标本兼顾的良方，于1985年献出此方，对此方进行临床及实验研究，改制成"固本咳喘丸"。药理实验证明，此方确能使实验动物的喘息潜伏期明显延长，咳嗽次数明显减少，从而具有明显的止咳止喘作用。本研究还表明该方具有促进实验动物生长的作用。此项成果无偿转让于西安自力中药厂，取得良好的经济和社会效益，远销海外，并获得国家、省、市、区多项奖励。

3. 以通为用疗腑疾

《素问·五脏别论》说："六腑者，传化物而不藏，故实而不能满也。所以然者，水谷入口，则胃实而肠虚，食下，则肠实而胃虚。"六腑系胆、胃、小肠、大肠、膀胱、三焦的总称。饮食入胃，腐熟消化，游溢精气；腐化之物，下移小肠，直接助于化物。膀胱内藏津液，气化而溺液出。膀胱之气化，实乃肾之蒸腾气化功能，"出"外是其本能，出则泄，泄则降，降则用。正是"膀胱者，州都之官，津液藏焉，气化则出也"。三焦系人体气化之场所，主司一身之气，又为水液运输之通道。六腑互依存、互协调，共司饮食物的传输消化，排出糟粕，虚实更替，总以通、降、泄为常，故实而不能满也。

《灵枢·本输》说："胆者，中精之府。"胆附于肝，《东医宝云》："肝之余气泄于胆，聚而成精。"肝之疏泄有常，则清净之汁化生不乏，释放有度，助脾之升清，胃之降浊，二者健运有序，是谓"土得木而达"。反之，疏泄不利，胆气郁滞，或横逆犯胃，或郁而化火，或逆而上行，皆为胆腑不通不降之机。胃为水谷之海，主受纳与腐熟水谷，以降为和，以通为用，降是胃的生理功能特点，因而叶天士有"脾宜升则健，胃宜降则和"之说。《伤寒论》亦指出"津液得下，胃气因和"。董建华教授指出："胃和的关键是胃气润降，降则生化有源，出入有序；不降则传化无由，壅滞成病。"以通为用，以降为顺，不降则滞，反升则逆。因而胃之病，无论因于内伤，受于外感，无论素体脾胃之强弱，其共同之病机为气机壅滞，当升者不升，当降者不降，郁滞于中，因而成病。所以《灵枢·平人绝谷》说："胃满则肠虚，肠满则胃虚，更虚更满，故气得上下，五脏安定，血脉和利，精神乃居。"

源于胆与脾胃共司食物之腐化、吸收精微物质的密切关系，又小肠受化物、泌清浊之功能，实为脾胃升清降浊功能的具体表现和进一步延伸；大肠输出糟粕也因胃降而降。均以降泄为和的生理特点，滞逆反常的病理特点，姚氏传人结合临证所见，经多年临床观察实践，针对消化系疾病提出了阻胃通降之说。其基本认识为胆禀肝木之气，其性刚直，以疏为常，以疏为降，病则多见郁滞化火之证。胃之降乃气机下降之枢机，胃之通降也助小肠受盛化物和大肠排出糟粕之功能畅达之。病则失于和降，甚则逆而上行，"浊气在上，则生䐜胀"。故胆与胃之疏通和降，实乃六腑传化物而不藏之关键，六腑以通为用，以通为补，由此创制出适应的胆胃通降片，治疗疏泄失调，中焦阻滞，升降失司所致的诸多病证，历经数年临床应用，确有良效，1985 年后经第四代传人与西安国药厂联合研制开发成新型中成药制剂——胆胃通降糖衣片，使其临床适用更广，易于服用，安全方便。经药理实验证明，胆胃通降片可以明显地加快胆胃排空，增强小肠活动。用现代科学手段支持了该方疏通六腑，畅达气机，升清降浊的组方理论。

4. 因"世"制宜话通补

余以往崇尚东垣学术思想，重视补中益气之法。近年来却动辄枳实、大黄、龙胆草、半夏，而疗效较之往昔，亦有过之而无不及。回首窃思，确非有意弃东垣而效子和，欲以攻下派自诩，实乃时世不同，使余不得不改弦更张。简言之，因"世"制宜而然。

欣逢盛世，国富民殷，人民生活迅速提高，饮食成分显著改变，肉蛋乳酪日见增加，粗粮野菜无人问津。饮食习惯的变化已经导致病证类型发生改变，为医者自然不能充耳不闻，熟视无睹，胶柱鼓瑟，作茧自缚。

近年来，恣食厚味所致的食滞中阻，郁热内伏，痰浊壅塞，比比皆是。由于气机升降受阻，常见胆胃不降之口苦、呕恶，中焦壅滞之胀满痞痛，腑气不通之烦扰便结等证。此与现代医学之胆胃疾病关系密切。

六腑以降为和，以通为补。上述病证之治自宜通降，以泻促降，以降达升，清升浊降，六腑自和。通降之法，有辛开苦降、通里攻下、消癌散结、导滞涤痰、利胆疏肝、理气解郁、活血化瘀之异，临床若运用得当，自可事半功倍。笔者因"世"制宜，本通补治腑之法，与西安国药厂合作研制成胆胃通降片，经临床320例验证，对胆胃等消化系疾病总有效率达99.6%。该药已通过技术鉴定，投放市场。临床效果证明了通补治腑之法于今之世的确具有旺盛的生命力。

5. 着手中焦治失声

某翁年过花甲，骨瘦如柴，精神萎靡，颜面黯黑。张口唇动，未闻其声，乃食管癌放疗后所致失声。

患者纳食甚少，夜不安寐，口渴烦躁，溲赤便秘。饥不欲食，渴不欲饮。舌淡形瘦，苔薄欠润，六脉皆见沉弱细涩。面对斯证，医者岂可只治失声！四诊合参，析其病因，乃放疗使阴阳气血严重耗伤，胃气重创使然。治宜从本，从健脾胃开化源入手。方用四君加生黄芪、生薏苡仁、砂仁、生山楂、鸡内金之类。药进5剂，即见起色。患者饮食明显增加，能在他人搀扶下步入诊室。遂于上方中加生脉散以补气阴，药进7剂，患者能自行步入诊室，且精神日见转佳。仍步前法化裁，先后加用金石斛、桔梗、青果、蝉衣等。经服30余剂后，患者日食500g，精神健旺，声音已出，但为嘶哑之声。嘱其晨服人参健脾丸，晚服麦味地黄丸。月余后，患者即告声音恢复如初。

此例不治失声，何能声出朗朗？盖气虚无力鼓动作声，阴虚失却濡养之能为此病之因。因为本，重治本，然气阴不能速生，宜从中焦入手。脾胃兴则纳谷旺，纳谷旺则气阴化生有源。俟其正气来复，失声之病，当不治自愈矣。

6. 养心定志治不寐

知识分子之健忘不寐多为劳神过度，暗耗阴精，思欲不遂，肝气郁遏所致。此与血虚失养、心肾不交、余热未清、心胆气虚等所致之不寐自是有别，临床多见夜难入睡，思想纷纭，睡则多梦易醒，次日出现头晕，头痛，精神萎靡，呵欠频频，记忆不佳等症状。西医称之为神经衰弱或神经官能症，中医似可名之为脏躁、不寐。

临证采用甘麦大枣汤、四逆散合《千金要方》之孔圣枕中丹加味投之，疗效颇佳。甘麦大枣汤可润养心神，其治在心；四逆散调畅气机，其治在肝；孔圣枕中丹补肾定志，其治在肾。三方药共10味，计有甘草、淮小麦、大枣、柴胡、白芍、枳实、龟板、龙骨、远志、菖蒲，若嫌其力弱，临证常加枣仁、菟丝子、茯神、当归、夜交藤等，以增强其补肾养血、安神益志之功。诸药协力，气血阴阳均顾，补而不滞，滋而不腻，使虚得补而郁得疏，心得养而神得安。

因此，临床时应多宗经方，但亦用时方；善简化经方，但有时亦扩充经方；常投小方，但应用时有时亦予大方、复方。此证之治，乃合用时方，扩充经方，施以复方之例，足以表明临证用药之重要性。

7. 阳布阴施治尿崩

消渴患者某妇，30余岁，纺织工人。西安几家大医院均诊为重型尿崩症。患者饮一溲一，昼夜出入水量约十数热水瓶。诊见两颧红嫩娇艳，舌质略淡，苔薄白而不润，脉沉细数。诊未毕，病人即感口渴难忍，急切饮水，阅往日所服之方药，均麦冬地黄类滋阴生津止渴之品。然消渴非但罔效，且增腹胀、纳呆等证，思之顿感棘手。姚树锦先生在踌躇间想起其父治一位日饮一担水之患者，药用参、芪，使阳布阴施，故在前医方药中加入参、芪。病人服药后，腹胀轻，食纳有增，药后虽有效，但消渴仍急，故增人参、黄芪量继服，诸恙平复，尿比重亦恢复正常。

由此联想阳布阴施、阴阳互根在多种虚损证时的应用，如糖尿病、肺结核及各种癌肿等，如能注意阴阳互化多获良好的疗效。

第二十九节 对《伤寒论》有关扶正观点的理解

《伤寒论》以正邪胜衰来概括六经，决定的因素是正气的强弱。"太阳有表虚""阳明有津虚""少阳有血弱气尽"，三阴以虚为主，由此可概言之，六经以虚证为多。从所用 112 方与 93 味药来看，补多于泻，热多于寒，里多于表，本文拟从这个侧面，对《伤寒论》扶正观点作如下探讨。

1. 在药物使用上的体现

（1）在《伤寒论》中，所用药物次数较多的有甘草 70 次，大枣 40 次，桂枝 40 次，生姜 36 次，芍药 30 次，附子 23 次，人参 22 次，干姜 21 次，这些药物多以扶正为主。

同攻邪药相比：汗法之麻黄用 13 次；下法之大黄用 13 次；攻血之水蛭、虻虫，攻水之甘遂各用 2 次；吐法之瓜蒂，峻泻之巴豆以及商陆各用 1 次。

从以上两组数字说明，扶正之 8 味药应用次数远远大于攻邪药，且超越 8 倍之多，可知《伤寒论》立意扶正用心之良苦。

（2）扶正固本在药物煎煮法中的体现：如炙甘草汤，《伤寒论》记载："清酒七升，水八升，先煮八味，取三升，去渣，内胶烊消尽，温服一升日三服。"显然酒与水共 15 升，煎煮为 3 升，要挥发掉五分之四水分，非短时间内所能煮取，说明需文火浓煎细煮，补药久煎以取其味。

再如 154 条：大黄黄连泻心汤，此方是主治邪热入胃壅滞成痞之症，大黄在量上仅有承气一半，且不取煎煮，而用麻沸汤浸渍，三黄清扬轻淡，气味皆薄，取其清下邪热，攻邪而不伤正。从煎煮法看，补益全力以赴，泻下审慎周详，谨防伤正。

（3）扶正固本在服药中的体现：如 12 条桂枝汤方后语："……

服已须臾，啜热粥一升余，以助药力。温覆令一时许，遍身漐漐微似有汗者益佳，不可令如水流离，病必不除。若一服汗出病瘥，停后服，不必尽剂。……禁生冷……"

进热粥使谷气充，以资汗源，鼓舞卫气解肌祛邪，覆被助药力，达解表祛邪目的，以遍身汗出漐漐为度，防止过汗伤正，掌握分寸。若初服汗出，表解邪出，则停药无须服完，忌生冷以防有碍药力，影响化源，有损正气。

又如三承气汤：调胃承气汤是"……少少温服之"。取凉药热服以缓其性，少少者不伤胃气也。小承气汤是"……分温二服，初服当更衣不尔者尽饮之，若更衣者勿服之"。一服不利，则止后服，不利者再服，得通利后停服。大承气汤是"……得下，余无服"。通则停药。仲景谨防通下太过，含义深刻。

再如瓜蒂散是"……温、顿服之。不吐者，少少加。得快吐，乃止。诸亡血虚家，不可与蒂瓜散"。不吐者，少少加，快吐即止，其意均在于涌吐祛邪而不伤正。汗吐下三法方后语中，以细致入微的护理方法，谆谆告诫保胃气、存津液之旨意。

2. 从方剂组合上看

扶正法：温阳 13 方，占总方 11.5%；补益 15 方，占总方 13%，其中补阴 4 方，补阳 2 方，补血 2 方，补气 6 方，气血双补 1 方。

调和阴阳法：和方 19 方，占总方 17%；寒热互用 16 方，占总方 14%；攻补兼施 9 方，占总方 8%。

祛邪法：共 36 方，占总方 32%，其中下法 15 方，汗法 4 方，清法 16 方，吐法 1 方。

补与和为主的方剂，占去了总方 70% 左右，以祛邪为主的方剂，只不过占总数的 30% 左右。和前面药物相比，有共同之处。

补方：补气如建中汤，补血如当归四逆汤，补阴如黄连阿胶汤，补阳如四逆汤，还有气血双补的炙甘草汤。如炙甘草汤，通阳复脉滋阴补血。以炙甘草为主调养脾胃，培补中气；以人参、生地、阿胶、麦冬、麻仁滋阴补血；再以生姜、大枣调和脾胃，用桂枝以通心阳，更以清酒通利经脉，动悸自止。全方则有"阳布阴施，阴生阳长"的作用。

和方：和是和解，邪未出于表又未入于里踞表里之间，出于阳盛则发热，出于阴盛则恶寒，故寒热往来为其特殊热型，以和里解表之法。和里是杜其邪气内犯，解表使邪有出路。小柴胡汤正是具有和里解外扶正祛邪之方。其他如泻心汤、白虎加人参汤等方寒热互用攻补兼施也是消阴回阳，扶正祛邪促阴阳自复的方剂。

泻方：以逐水峻剂十枣汤为例：芫花、大戟、甘遂均能利水而性峻，3 味合用其力尤猛。主以大枣健脾和中，兼以制水，使邪祛而不伤正。方后"平旦服"即空腹服，使药力速行，快利后，糜粥自养，借谷气以补养正气。

3. 从禁语和禁例体现祛邪不可伤正

统计条文禁语 23 处，禁例 26 条，这些条文主要为汗吐下而设。如 15、23、27、29、38、63、76、142、265 等条指出，凡属正气不足，阴阳两虚，中焦虚寒不可汗，以及少阳病不可汗吐下，目的是防虚虚之弊和亡阳之变。

23、199、208、209、212、213、214、251、259、264 条文中反复提出，下法注意不可下早，不可过量，不可过下。对三承气汤的使用方法要准确得当，非承气证不可妄攻。

48、106、164 此三条禁语为表里先后的治疗法则，并在 145 条中谈到无犯胃气及上二焦。从上面禁语中，尽可看出，仲景处处防微杜渐，时时扶正气，固根本。

4. 从向愈转归及传变的认识看扶正固本的必要性

《伤寒论》认为，阳气来复为向愈之佳象，见 23、94、109、116、192、245、361 等条。如 94 条："太阳病未解，脉阴阳俱停，必先振栗汗出而解……"此一时正气之虚，正邪交争，气血被阻，经脉不利，当正气来复则振栗汗出而解。

阳气不回，阳气衰竭，为预后不良，见 283、296、298、325、

346 等条。如 296 条："少阴病，吐利，躁烦四逆者，死。"即是阴寒独盛，虚阳欲脱危候。

传变与否，是由正气的强弱所决定的。如第 5 条："伤寒二三日，阳明少阳证不见者，为不传也。"正盛邪不内传，正气不支即内传入里的如 269 条："伤寒六七日，无大热，其人躁烦者，此为阳去入阴故也。"由此可见正气的重要。

5. 全书宗旨在保胃气、存津液、和营卫

仲景首创八法：汗、吐、下、和、温、清、消、补，用以扶正祛邪或祛邪扶正，这在论中得到了广泛的运用。不论祛邪还是扶正总以扶助阳气，保存津液，固护胃气，调和营卫为宗旨。

以阳明清泻为例：白虎清热之中寓有育阴之药，承气急下是为了存阴。在太阳以益气回阳为重，阳明以保津液为首。仲景护胃气思想秉承了《黄帝内经》"人以胃气为本""纳谷者昌，绝谷者亡""有胃气则生，无胃气则死"的经旨。由于脾胃是气血生化之源，所以誉脾胃为后天之本，足证仲景扶正固本思想是源流深远的。

6. 小结

仲景在长期的医疗实践中，在古代天人相应的观点下，以人的整体观出发，经过深入细致的观察，对疾病的正邪斗争，进行了广泛的研究，创立了系统的理法方药的辨证论治规律。其中标本邪正的概念，阐发得详尽透彻，对祛邪，仅仅是手段，而对于固本才是治疗的目的，这种扶正固本的思想对后世中医的发展起了深远的影响。

（姚树锦 1982 年）

第三十节　科研成果选录

自 20 世纪 80 年代起，参与众多科研活动，由姚氏祖传及经验方研制了许多的院内制剂分别在西安市中医医院、红会医院等广泛使用，其中部分由中药生产企业转化为中成药，获奖颇多，当时的社会影响较大，为相关单位带来了显著的社会和经济效益。

1. 胆胃通降片（1985 年西安国药厂生产）

组成：半夏、龙胆草、大黄、广木香、枳实等。

功效：降逆燥湿，清热利胆，荡涤腑浊，消痞散结，行气止痛。

主治：由胆、胃、肠实热引起的腹胀、大便秘结等。

药理作用：可非常显著地增强小肠推进运动，显著增高胃排空率，对胆汁分泌量虽未见明显影响，但可明显加深胆汁颜色，可见胆汁成分有变化。说明对消化系统功能有一定作用。

2. 健身先天宝系列（酒、片、胶囊、口服液，1986 年西安自强中药厂生产）

组成：人参、鹿茸、韭菜子、淫羊藿、龟板胶、牛膝、山楂等。

功效：壮元阳，填精髓，滋肾补脾。

主治：用于肾虚、脾肾两虚引起的阳痿、遗精、腰痛、头昏、畏寒、浮肿、耳鸣等。

禁忌：体质强盛，气血旺盛，青少年忌用。

3. 固本咳喘丸（1985 年西安自力中药厂生产）

组成：红参、川贝母、五味子、辽细辛、白芥子等。

功效：益气健脾，化痰止咳平喘。

主治：肺肾两虚的咳嗽、哮喘，包括慢性气管炎、肺气肿、支气管哮喘、肺源性心脏病等。

药理作用：有明显的止咳平喘和促进生长作用，有效剂量仅为 LD50 的 1/73.6 及 1/36.8，说明该药安全范围广。

4. 颈病宁片（1991 年西安市红会医院生产）

组成：葛根、鹿角霜、桂枝、赤芍、龟板、鳖甲、沉香、三七、天麻、清半夏、炒白术、僵蚕、蝉衣、姜黄、甘草等。

功效：舒筋壮骨，活血通络。

主治：具有颈项强直、疼痛；或项肌僵硬，头部转动不灵活；

或头晕目眩，手臂麻木等气滞血瘀型的颈椎病。

5. 血尿宁胶囊（1998 年西安中医医院生产）

组成：水牛角、生侧柏叶、大蓟、小蓟、生侧柏炭、三七、川牛膝、生地黄、女贞子、旱莲草、太子参、土茯苓、生薏苡仁、白茅根等。

功效：清热凉血，益气养阴，化湿行瘀。

主治：用于气阴两虚，血热挟瘀的肾性血尿，包括慢性肾炎、隐匿性肾炎、紫癜性肾炎、狼疮性肾炎等。

6. 乳没镇痛胶囊（2012 年西安中医医院生产）

组成：乳香、没药、细辛、土元、血竭、降香、甘松等。

功效：祛瘀镇痛，散寒化滞。

主治：因寒凝瘀阻，筋骨失养导致的痛痹证，包括类风湿关节炎、强直性脊柱炎、股骨头坏死、退行性骨关节病、肿瘤等。

药理作用：乳没镇痛胶囊对冰醋酸及热刺激诱发小鼠的疼痛均具显著的抑制作用。且镇痛作用随着给药剂量的增加而时间明显延长。

第三十一节 临证验方

1. 常用经典方

1）炙甘草汤

组成：炙甘草 10g，红人参 10g，桂枝 10g，阿胶 10g（烊化），生地 10g，火麻仁 10g，麦冬 10g，五味子 10g，生姜 5 片，大枣 10 枚。稠酒 500ml，清水 1000ml，煎开半小时后约 300ml 温服。二煎时不用稠酒仅用清水煎服。

主治：各种心律失常，如心房纤颤、频发室性早搏、房性期前收缩等。

禁忌：腹泻者。

体会：仲景原方大枣 30 枚，余多年经验以 10 枚为佳。本方另一关键为用酒煎煮。由于南北差异，用绍兴加饭酒，用米醋者皆有。西安为周秦汉唐故地，汤液醪醴演变为当今西安的黄桂稠酒，此酒入药显效。

2）调胃承气汤

组成：芒硝 6g，大黄 5g，甘草 10g。

主治：虚中夹实，大便不畅，年老体弱，腑气不通，习惯性便秘，慢性虚损病中有低热烦躁，纳呆，便秘时常用。

禁忌：久病年老无力推动，蠕动缓慢者，不宜使用。误用后泻下过多，必伤正气。

体会：本方为阳明腑实证而设。腐浊阻滞，大便不畅均可应用，且用之必效。

3）朴姜夏草人参汤

组成：厚朴 10g，生姜 5 片，清半夏 10g，甘草 10g，太子参 15g。

主治：腹胀。

指征：腹胀无矢气者。

禁忌：痞满燥实坚者，不宜使用该药。误用后延误病情。

体会：该方源于《伤寒论》，原主治：汗下后腹胀满者，厚朴生姜半夏甘草人参汤主之。余在该方基础上加入沉香、莱菔子、大腹皮，治疗各种病理过程中所遇到的腹胀病证。药后若频频矢气，则腹胀顿减。

4）当归四逆汤

组成：当归 15g，通草 6g，细辛 3g，桂枝 10g，赤芍 15g，大枣 6 枚，甘草 6g。

主治：雷诺病、风湿及类风湿关节炎、冻疮。

指征：手足冷，皮肤颜色暗淡或紫或白无血色。

禁忌：血热致肢体红肿热痛者，不宜使用。误用后会造成热盛则肉腐，肉腐则化脓，犹如火上加油。

体会：该方为《伤寒论》厥阴病之寒凝血滞方。临床应用广泛，除上述诸病外，还用于冠状动脉性心脏病和脉管炎及痛经等。

5）孔圣枕中丹

组成：龟板 15g，远志 10g，菖蒲 10g，生龙齿 15g。

主治：阳虚亢奋之不寐证，心烦失眠不易入睡，或睡眠不实。对高血压及神经衰弱所致的不寐证均有效果。

禁忌：失眠症中有脾虚腹泻及虚寒性胃脘疼痛者，不宜使用该药。误用后会加重腹泻或疼痛。

体会：枕中丹属后世方，具有引阳入阴，宁神镇摄作用，对阳虚亢奋的不寐证屡用屡效。高血压的失眠症用该方后睡眠转好，血压也会随之而降。阴虚阳亢，虚烦不得眠用之有效。

6）生脉饮

体会：用生脉饮时常对其中"参"依病情而调整。气虚兼阳气不足者多以红参，脾虚则以党参为多，气阴不足明显者则以西洋参为主，虚证不明显而气津不足者则常用太子参。剂量多自小量起步，逐步增加。

7）四君子汤

体会：四君子汤为益气健脾基本方。频繁应用，脾喜燥而恶湿，然脾气虚弱则运化水谷精微之力减弱，故临床所见，脾虚则湿停者居多。湿滞气更虚，脾虚湿更盛，二者互为因果。名方四君子汤以参苓术草成方，补气利水之力略显不足，对于此类患者，常加补气且有利水之效的生黄芪、渗湿利水的生薏苡仁，如此则益气利湿兼备。全方益气健脾，补而不滞，虚实兼顾，且防因虚致实，效力更宏。

8）四逆汤

体会：四逆汤为金匮名方，后世加减颇多，长于疏肝理气，解郁和营。为疏肝解郁，调和肝脾的祖方，常主治阳郁厥逆，肝郁脾虚等症。而对于逆气上冲重者，则以散改汤以增强疗效，同时另加沉香以降气镇逆，紫苏子温中化痰降逆。常可使嗳气泛酸、反胃、呃逆等以中焦气机不降之症迎刃而解。伴胸骨后灼痛者，常加吴茱萸、黄连；泛酸反胃明显者，常和浙贝母、乌贼骨、煅瓦楞子同用；已纳呆食积者，则加山楂、砂仁、鸡内金。

中焦气机调畅与周身气机上下紧密相连，气机升降失常则变证蜂起；中焦气机调畅则风波自息。中焦气机者，升清降浊之能也。升清不足则头目虚眩，当以此方加减而成补中益气、升陷诸辈；而降浊不足，则加沉香、紫苏子等成沉苏四逆汤（见后详述）。

2. 自拟验方

临床自拟验方甚多，以下为入选《国家级名医秘验方》《陕西验方合编》《中国中医药报名医名方》之验方。

1）定眩饮

组成：僵蚕 10g，蝉衣 10g，片姜黄 10g，天麻 10g，半夏 10g，白术 10g，茯苓 12g，晚蚕砂 6g，寒水石 10g，陈皮、甘草各 6g，枳实 10g，吴茱萸、焦山栀、龙胆草各 3g。

用法：日 1 剂，水煎服。

功能：暖肝和胃，清胆安中，升清降浊，理气化痰。

主治：眩晕属于湿痰阻滞，挟风上扰，清阳不升，浊阴不降，胆胃不和者，常见于梅尼埃病、高血压病、肾性高血压等。

方解：本方由升降散、天麻半夏白术汤、宣清导浊汤、温胆汤、吴茱萸汤、龙胆泻肝汤等化裁组成。方中半夏、天麻加二陈汤为主，化痰息风，健脾祛湿，理气和胃。升降散是清代杨栗山治疗火郁三焦，寒遏于外之湿热病的名方，其中僵蚕、蝉衣升清解郁宣达，姜黄、大黄降浊泻热导火。本方用枳实易大黄，既有大黄通腑降浊之效，又辛温燥湿化痰，助中焦健运，升清降浊，内外通达，气机调畅。吴茱萸味辛性热，归肝、肾经，下气降逆，中温脾胃，下暖肝肾，暖肝和胃，助痰湿之化。龙胆草、焦山栀清利肝胆之热，以助和中。晚蚕砂、寒水石宣清导浊，行滞通腑，分利湿热，以助升降散升清降浊。

加减：若湿邪化火不著者，去龙胆草、焦山栀；呕逆不重者，可去晚蚕砂、寒水石；高压偏高者，加生杜仲、生白芍；头痛明显者，加细辛、升麻；纳呆少食者，加砂仁、鸡内金；夜寐不实者，加远志、酸枣仁；大便不爽者，加生大黄。

2）消胀理气汤

组成：清半夏10g，厚朴10g，甘草10g，沉香3g，莱菔子10g，大腹皮10g，生姜10g，太子参30g。

功能：健脾温运，宽中除满，消胀理气。

主治：各种杂病所致腹胀痞满之证。

方解：伤寒原文为"发汗后，腹胀满者，厚朴生姜半夏甘草人参汤主之"。其"发汗后"已示人寓"攻后正虚"之意，以健脾温运，宽中除满为法，行气消满与健脾温运之品和于一方，用于虚中之滞，对脾虚痞满效佳。然原方消胀理气之力略显单薄，伤寒误汗过汗者尚可，对各杂病所致虚滞胀满重者则力有未逮。本方师其虚滞之病机，酌加行气止痛、温中降逆之沉香，行气导滞利水之大腹皮，消食降气除胀之莱菔子以增广其用，常应用于各种胃炎、肝炎、肾炎等杂证之中焦枢机不利者，无论其气滞、食积、水停者均有效验。中焦为人身气机枢纽，脾升胃降则周身气机通利，升降和调；六腑以通为用，胃气不降则百病丛生，此方以通降胃气为主，然通降之中则兼寓补脾升清之意，故称其为通补之法。此方以降促升，与补中益气汤甘温补中升清降火之以升促降法遥相呼应，二者立法虽升降迥异，然构思成方则有异曲同工之妙。

加减：食积重者，常加生山楂、砂仁、鸡内金增消导之能；大便秘结者，则伍当归、栝楼仁、大云等润肠通便；腹胀满痛泻，则配痛泻要方；胃气不降而见呃逆者，则加四逆散及苏子；胃中嘈杂者，则酌配左金丸；若兼见气阴不足甚者，可配生脉散；表虚不固，可合玉屏风；气虚湿停，则可以四君子汤加黄芪、生薏苡仁联用。

3）镇痛饮

组成：制乳香10g，制没药10g，地鳖虫10g，血竭3g，细辛

3g，三七3g，甘松10g，降香10g，生姜10g。

功能：活血化瘀，通络止痛。

用法：水煎服。本方药味浓烈，煎药时注意通风，反复缓慢搅动，以防止粘锅，饭后1h服药，日服2次。

主治：用于各种风湿及类风湿关节炎、系统性红斑狼疮性关节炎、强直性脊柱炎、颈椎病等属于风寒湿瘀阻滞经脉所致疼痛，各种肿瘤以及慢性消耗性疾病因气血不足，痰湿停滞所致疼痛。

方解：疼痛不是单独的疾病，常常是多种急慢性疾病发展过程中出现的一种症状。疼痛的产生有虚实2种原因，一种为"不通则痛"，是指因寒凝、气滞、瘀血、痰浊等造成气机郁滞，经脉不通，产生疼痛，常表现为疼痛剧烈，遇寒疼痛加剧，以胀痛、刺痛、抽痛为主。《素问·痹论》曰："痛者，寒气多也，有寒故痛也。"寒邪凝滞，阳气不达，失于温煦推动，气血不畅，经脉不通而致疼痛。《医醇賸义·诸痛》云："人之一身，自顶至踵，俱有痛病。其始也，或因于风，或因于寒，或因于火，病各不同，而其为气凝血滞则一也。"气凝血滞是导致疼痛的重要因素。叶天士提出"久病入络"学说，强调络脉血瘀致痛的病机。朱丹溪提出："凡人身上、中、下有块者，多属痰证。""自热成积，自积成痰，痰加瘀血，遂成囊，此为痞痛、噎膈、翻胃之次第也。"这是肿瘤形成的病因病机，因痰湿停滞阻滞经脉，气血不通，不通则痛，导致肿瘤疼痛持续不已。

另一种则指"不荣则痛"，指因气血不足，经脉肌肉失于荣养而产生疼痛，常表现为疼痛隐隐，闷痛、困痛、酸痛、麻木。《素问·举痛论》提出："经脉流行不止，环周不休，寒气入经而稽迟，泣而不行，客于脉外则血少，客于脉中则气不通，故卒然而痛。"阐述了气血不足，经脉失于荣养而出现的疼痛。

镇痛饮适用于寒凝气滞，瘀血阻络之疼痛。方中乳香、没药辛香温通，活血散瘀，行气止痛，为君药。地鳖虫味咸，性寒，具有破瘀血，续筋骨之功。血竭味甘咸，甘能缓急止痛，咸能软坚散结，故有活血散瘀定痛之效。细辛辛香走窜，外散风寒，内温里寒，温通经络，而达散风祛寒，通窍止痛，下气祛痰之效。三药共为臣药。甘松理气止痛。降香行气活血，止痛。三七止血、散瘀、定痛。三药共为佐药，协助君臣药共同发挥止痛功效。生姜为使药，和胃降逆，防诸药伤胃。

加减：因寒凝经脉导致四肢关节疼痛为主者，加用通脉四逆汤；颈椎病及强直性脊柱炎所致阳虚风湿阻络出现颈项、后背疼痛为主者，加用葛根、鹿角霜、牛膝、地龙、全蝎、蜈蚣、僵蚕；各种肿瘤术后痰湿阻络出现疼痛，加用浙贝母、玄参、龟板、鳖甲、生牡蛎；肿瘤后期，患者气血亏虚，经脉失荣，疼痛绵绵不绝，加用黄芪、当归、阿胶、鹿角胶、龟板胶；对于疼痛剧烈者，血竭用量可加至10g；肾气亏虚所致腰痛，加杜仲、川续断、骨碎补、木蝴蝶；脾胃虚弱，服药后出现恶心呕吐者，去甘松、降香，加用生山楂、砂仁、鸡内金。

4）息痫停

组成：净地龙180g，制马钱子30g，胆南星30g。

用法：将生马钱子用清水浸泡1周，每日换水1次，1周后阴干刮去绒毛，酒炙用。上3味药共研细末，装瓶备用。每次服用2.5g，1d 3次，白开水送服。

功能：涤痰息风，定痫止抽。

主治：癫痫。

治验：刘某，男，10岁。1947年8月初诊。患儿耳聋，因战乱迁徙，复染癫痫之疾，发作频繁，发作时如羊叫声，就地突然摔倒，抽搐不已，口吐白沫，醒后口舌咬破，遗尿。来诊时面黄肌瘦，精神萎靡，饮食乏味。投用息痫停，先后服3料，发作日渐减少，终至痊愈。

按语：癫痫一证，颇属疑难。息痫停一方，祖传已四代，屡用屡效。经献方人30年运用，疗效确佳。用时常配伍柴胡龙骨牡蛎汤，其效更捷。

注解：上方组成的 3 味药总量为 240g，此系 1 个月的应用药量，按每日服用 3 次，以 30d 计，共计 90 次服用量，减去药物加工过程耗损 15g，依此一次量应为 2.5g，每日 7.5g，1 个月共计 225g。

5）消滞芙蓉糕

组成：黑白二丑。

用法：黑白二丑压铁锅文火翻炒，以酥焦黄脆为度，将等量之红、白糖入锅中，糖化药中起锅备用。形如芙蓉糕故名之。每日空腹嚼服 15g，可连用 1～3d，服后当日下午大便出乎意外之多，腐臭异常。

功能：降浊通实，以降促升。

主治：消化不良（湿热阻滞，饮食积滞型）。在众多疾病过程中，常出现中焦壅实阻滞不通，泻下不爽，苔腻脉滑，烦躁不宁，但又不具备痰、痞、满、燥、实，非腑实可用之承气证。此时用此方可荡涤污秽，顿觉舒适清爽，为治他病扫清障碍，屡用屡验。

按语： 消积导滞，可用于各种积滞之证，只是在疾病过程中，有是症便用是药，一用即可，"衰其大半即止"，不可连可，以防虚虚实实。

6）沉苏四逆汤

组成：柴胡 5g，白芍 15g，枳实 10g，甘草 6g，沉香 3g（冲），苏子 10g。

功效：疏肝理气，降逆缓冲。

主治：膈肌痉挛、慢性咽炎、食管炎，属肝胃不和者。症见嗳气，泛酸，反胃，呃逆，或咽部异物感，舌红苔黄，脉沉细或弦细。

用法：水煎服，每日 1 剂，早晚各服 1 次。

方解：本方以《伤寒论》四逆散为疏肝理气、和营解郁之方，改为汤剂以增强功效；加沉香降气止呕，苏子祛痰降逆，使理气降逆作用更加。诸药合作，共奏疏肝理气，降逆缓冲之功。

加减：食管灼痛者，加吴茱萸 3g，黄连 3g；嗳酸反胃者，加浙贝母 15g，乌贼骨 15g，煅瓦楞 15g；纳呆、消化不良者，加砂仁 6g，鸡内金 10g。

点评：本方为治疗肝胃不和、胃气上逆所致病证的基础方。四逆散临床应用范围极广，加沉香、苏子对于气机升降异常之症可谓得心应手，用之辄效。

7）止泻通润汤

组成：白术 15g，白芍药 15g，陈皮 10g，防风 6g，当归 15g，栝楼仁 10g，肉苁蓉 30g。

功效：补土泻木，滋润通便。

主治：慢性结肠炎，属脾虚肝郁者。症见大便无规律，时痛泄日达数次，时大便三五日不解，可单独出现，亦见于其他慢性病中。

用法：水煎服，每日 1 剂，早晚各服 1 次。

方解：方中前 4 味为"痛泻要方"。其中白术健脾止泻，白芍疏肝缓急，陈皮理气和胃，防风祛湿止泻。后 3 味为润导药，当归养血通便，栝楼仁涤痰润肠，肉苁蓉补肾润便。诸药合用，共奏补土泻木，滋润通便之功。

加减：久病成痢疾者，加白头翁 10g，秦皮 10g，马齿苋 15g；兼挟热利者，加葛根 12g，黄芩 5g，黄连 3g；渐成水泻者，加炒扁豆 15g，炒山药 30g，炒薏苡仁 30g；中气虚弱者，加黄芪 30g。

点评：本方为慢性结肠炎肝脾不和的基础方，六腑以通为用，泻则止，闭则痛。本方通利并用，对于中老年肠道津枯或无力通导者尤为适用。

8）生脉四逆汤

组成：红参 10g，麦冬 6g，五味子 3g，制附片 10g（先煎），干姜 10g，炙甘草 10g。

功效：回阳救逆，益气养阴。

主治：癌肿术后伤正，放疗伤阴，化疗伤阳，属虚劳证者。症见白细胞降低，容易感冒，消化功能下降，体内营养不足等。

用法：水煎服，每日1剂，早晚各服1次。

方解：本方为《伤寒论》四逆汤合《医学启源》生脉散而成。四逆汤原为亡阳虚脱、四肢厥冷而设，有回阳救逆，温中祛寒作用；生脉散以益气养阴，敛汗生脉，使之阴阳互根，而达扶正固本之目的。诸药合用，共奏回阳救逆，益气养阴之功。

加减：脾虚纳差者，加砂仁6g，鸡内金10g；放疗后口渴者，加金石斛6g；化疗后气虚易感冒者，加生黄芪30g，白术15g，防风6g。

点评：当前治癌采用的方法，产生的不良反应太大，以致白细胞下降，抵抗力减弱。中医药从健脾益气着手，从而使营养得以补充，体质增强，痛苦减轻，达到改善生存质量，带瘤存活之目的。

9）参茸当归四逆汤

组成：当归15g，白芍15g，细辛3g，通草6g，桂枝10g，炙甘草10g，大枣6枚，红参5g，鹿茸1g。

功效：益气助阳，活血通脉。

主治：红斑狼疮性雷诺症，属气滞血瘀型。症见受寒后手足气色苍白，继而色暗发紫，四肢冰冷，伴有不规则发热，关节酸痛等。亦用于心绞痛、痛经、脉管炎及冻疮患者。

用法：水煎服，每日1次，早晚各服1次。

方解：当归四逆汤为《伤寒论》治疗血虚而寒证所设，有温通血脉、改善末梢循环作用。方中加红参、鹿茸补气助阳，使之血脉畅通。

加减：病久面色黯黑者，加沉香3g，藏红花1.5g；体虚易感冒者，加生黄芪30g，白术15g，防风6g；贫血者，加生黄芪30g，方成当归补血汤；纳差食呆者，加砂仁6g，鸡内金10g。

点评：本方为治疗气滞血瘀所致之症的基础方，除以上所治的范围外，亦用于无脉症效果较著。

10）固摄利尿汤

组成：益智仁 15g，桑螵蛸 15g，山萸肉 15g，五味子 10g，车前子 15g，泽泻 10g，白茅根 30g。

功效：益肾固摄，利尿通淋。

主治：慢性前列腺病，属肾虚不固型。症见小便失约，尿频，尿后余沥不尽，或排尿不畅，小腹憋胀等，舌淡苔白或腻，脉弦滑或细弦。

用法：水煎服。每日 1 剂，早晚各服 1 次。

方解：方中益智仁、桑螵蛸摄纳缩尿，山萸肉、五味子补肾固涩，车前子、泽泻利尿通淋，白茅根清热利尿。诸药合用，共奏益肾固摄，利尿通淋之功。

加减：遗尿不能自控者，加生黄芪 60g，太子参 30g；尿灼尿痛者，加土茯苓 15g，滑石 10g，甘草 10g；尿液混浊者，加川萆薢 10g；兼腰酸困痛者，加焦杜仲 15g，狗脊 15g，怀牛膝 15g。

点评：本方可作为治疗中老年慢性前列腺炎或前列腺增生的基础方，前 4 味收敛固涩，后 3 味利水通淋，止痛并用，相反相成，并行不悖，屡用不爽。

3. 祖传秘方

1) 清瘟汤

组成：冬桑叶 15g，生石膏 9~15g，生芦根 15g，生甘草 3g。
用法：水煎服。如寒热头痛者，加荆芥穗、苏叶；身痛骨节疼甚者，加紫苏、葛根；咽干鼻涕带血者，加生地黄、黄芩；咳嗽有痰者，加陈皮、竹茹；喉痛者，加桔梗、牛蒡子、板蓝根等。

功效：疏散风热，清泻肺火。

主治：四时感冒，症见发热恶寒，身困无力，头痛鼻塞，或流清涕，咳嗽喷嚏，口苦咽干，舌红苔白，脉数。

附注：感冒为一切外感病的总称，乃六淫中之风寒为患，四时皆可发生，尤以冬春常见，多以内蕴微热，复感风寒所致。方中桑叶清轻发散，能退风热之邪，其性甘寒，可清肝明目，其味辛苦，能解上焦脉络之邪；石膏辛甘而寒，辛能走外，寒能清热；芦根甘寒，清泄肺胃之热，用于热病口渴；甘草生用，能补脾胃之不足而泻心火，且能调和诸药。药味简单且无禁忌，随证加减化裁，用之临床立效。1961 年春用本方治疗流行性感冒 119 例，2 剂痊愈者 89 例，4 剂痊愈者 29 例，5 剂痊愈者 2 例。

2）麻杏二陈汤

组成：炙麻黄 3g，杏仁泥 9g，苏子泥 10g，陈皮 12g，清半夏 6g，云苓 9g，前胡 6g，荆芥穗 10g，生姜 4 片，炙甘草 3g。

用法：水煎服。

功效：疏散风寒，镇咳止嗽。

主治：风寒咳嗽，症见咳嗽，咯痰稀白，发热恶寒，头痛鼻塞，胸闷喉痒，舌苔白腻，脉多浮紧。

附注：本病由风寒感冒而致咳嗽咯痰，治疗应重在疏风散寒，方中炙麻黄、荆芥穗、生姜则有此功，加二陈汤与杏仁、苏子、前胡以止咳化痰，用于临床，易收良效。

3）失声方

组成：金石斛 12g，天花粉 10g，桔梗 10g，射干 6g，僵蚕 9g，胖大海 6g，麦冬 9g，甘草 3g，莲子心 3g，青果 6g。

用法：水煎服。如久咳失声者，加诃子肉、五味子、百合、北沙参等。

功效：养阴清肺，滋肾生津。

主治：肺火炽盛或肾阴不足所致之音哑声嘶，或完全失声，亦用于讲话、唱歌用嗓过度所致之失声。

附注：《灵枢·忧恚无言》云："寒气客于厌，则厌不能发，发不能下，至其开合不致，故无音。"张景岳云："声音气而发，肺病则气夺，此气为声之户也。肾藏精，精化气，阴虚则无以化，肾为声音之根也。"治疗本病，宜肺肾兼顾，大合经旨，初病者本方必有良效。

4）天麻合剂

组成：明天麻 10g，何首乌 30g，石决明 12g，生龙齿 15g，远志 10g，茯神 9g，生铁落 10g，淫羊藿 16g，活磁石 12g，珍珠母 12g，枸杞子 12g，炒枣仁 12g。

用法：水煎服。

功效：镇静健脑，补肾强壮。

主治：神经衰弱，高血压病，症见精神不振，身困无力，自汗盗汗，头晕失眠，心慌心悸，眠差梦多，食欲不振，便干屎少，舌淡苔薄，脉沉弱。

附注：神经衰弱多见于脑力劳动者，高血压病多见于老年患者，是由于思虑过度，心脾亏损或肝肾阴亏，肝火易动，肝阳上亢所致。方中天麻、石决明、龙齿、珍珠母、磁石、生铁落平肝镇惊，何首乌、枸杞、淫羊藿温肝补肾，茯神、远志、枣仁定志安神，交通心肾。肝阳上亢者加入地龙、龙胆草、夏枯草或生杜仲、黄芩，则获满意疗效。

5）老鹳草汤

组成：老鹳草 30g，黄精 9g，防风 6g，白芷 9g，乳香 9g，没药 10g，桃仁 9g，赤芍 9g，川芎 6g，全当归 9g，羌活 6g，桂枝 6g，宣木瓜 9g，附子 3g，千年健 6g，追地风 6g，牛膝 6g，红花 6g，甘草 6，黄酒 60g。

用法：水煎服。

功效：风寒湿痹，历节风，症见汗出气短，关节酸痛不可忍，屈伸不利。

附注：本方为治风寒湿痹重症历节风之经验良方。方中以黄精、当归益气养血；老鹳草、桂枝、防风、白芷、羌活等温通经络，除风胜湿；木瓜、牛膝活血通络，舒筋利痹；赤芍、川芎、桃仁、乳香、没药行血消瘀止痛；附子温散寒邪；黄酒以助药力，通达全身。

6）扁豆花合剂

组成：扁豆花 13g，苍术 12g，白术 12g，猪苓 9g，大腹皮 12g，泽泻 6g，车前子 12g，白蔻仁 6g，茯苓 12g，葛根 9g，炙甘草 3g，生姜 3 片，大枣 4 枚。

用法：水煎服。

功效：健脾和中，利湿止泻。

主治：湿泻，症见腹胀腹痛，肠鸣泄泻，乏力纳差，面色㿠白或浮肿，舌苔白腻或薄白少津，脉滞或沉弦。

附注：湿泻多见于夏秋季，乃湿邪偏盛，脾不健运所致。方中扁豆花、苍术、白术、白蔻仁、生姜、大枣、甘草健脾化湿；猪苓、茯苓、泽泻利水渗湿；大腹皮行气利水；车前子通利小便，水通邪去；葛根升清阳，止泻利，如兼表邪者，用之尤宜。

7）加味润肠丸

组成：蜜当归 30g，肉苁蓉 30g，郁李仁 12g，火麻仁 12g，桃仁泥 9g，糖栝楼 15g，风化硝 3g，番泻叶 6g，陈皮 6g，杏仁泥 9g，佩兰叶 12g，鸡内金 10g。

用法：水煎服。

功效：滋阴润燥，通肠缓下。

主治：老年人或妇女产后失血过多，或病后津液不足所致之便秘，症见头晕头闷，心烦易怒，大便秘结，舌苔黄干，脉象细数。

附注：体虚便秘称为虚秘，乃阴亏伤津所致。本方宗李东垣润肠丸加味，减羌活、大黄两味，加肉苁蓉、栝楼、风化硝、番泻叶、杏仁、郁李仁、陈皮、佩兰叶、鸡内金、陈皮组成，用之辄效。

8）三五合剂

组成：茯苓皮 10g，生姜皮 9g，猪苓 9g，大腹皮 12g，冬瓜皮 15g，白术 3g，五加皮 12g，白芥子 10g，泽泻 9g，车前子 15g，葶苈子 9g，桂枝 6g，肉桂 3g，丝瓜络 15g，牵牛子 9g。

用法：水煎服。

功效：渗湿利水，消肿除胀。

主治：单腹胀，症见腹胀如鼓，二便闭塞，面黄消瘦，纳差腹痛，咳嗽胸闷，精神萎靡，舌苔薄白，脉沉细而弦。

附注：本方为五皮饮、五苓散、五子衍宗丸、三子养亲汤等方化裁而来，减五皮饮中地骨皮，用三子养亲汤中白芥子，五子衍宗丸中车前子，加葶苈子、丝瓜络、牵牛子而成，有健脾燥湿、淡渗利水、理气消肿之功，适于体壮邪实者，如属身体虚弱者则加减应用。

9）玉真散

组成：明天麻6g，白附子6g，藁本5g，土茯苓30g，白芷6g，芥穗炭5g，生龙骨12g，川芎6g，生地黄12g，牡丹皮6g，磁石13g，蔓荆子6g。

用法：水煎服。

功效：祛风养血，镇惊止痛。

主治：偏头风，症见头痛欲裂，或左或右，甚者失明，心慌汗出，精神不安，烦躁，或有寒热，舌质红，脉沉涩。

附注：本方原来只有南星、防风两味，陈实功加羌活、白芷、天麻、白附子以治破伤风，加减化裁以治偏头风。方中生地、丹皮、川芎、土茯苓、蔓荆子养血活血，清热祛风；天麻、白附子、藁本、白芷、芥穗搜风止痛；龙骨、磁石镇惊安神，潜阳纳气。用于阴虚精神不安之偏头风者，甚为妥当。

10）佩兰合剂

组成：佩兰叶12g，谷、麦芽各12g，松香6g，鸡内金9g，苍、白术各9g，佛手6g，香橼皮6g，枳壳6g，砂仁壳6g，广木香5g，沉香1g，白蔻仁5g，厚朴花6g，丁香1.5g，广藿香6g，吴茱萸3g。

用法：水煎服。如泛酸吐酸者，加乌贼骨、象贝母；大便色黑者，加阿胶、白及、黄芩炭、生地炭；兼胁痛者，加酒白芍、炙甘草、延胡索、青皮；胁下有硬块者，加三棱、莪术；胁胀饮痛者，加半夏、白术、云苓、桂枝；腹泻肠鸣者，去白术，加云苓、炙甘草、扁豆花、大腹皮、桂枝、姜、枣等。

功效：健脾和胃，消食散寒。

主治：胃脘痛，症见胃脘胀痛，泛酸呕吐，呃逆嗳气，食少嘈杂，神疲懒言，面色苍白。

附注：本病皆由脾胃升降失调，气机郁滞，寒留气凝所致。方中木香、松香、白蔻仁、佛手、香橼皮皆行气之品，解郁行气止痛；藿香、佩兰芳香化浊以醒脾；苍术、白术、谷芽、麦芽、枳壳、厚朴健脾燥湿，消食除胀；丁香、吴茱萸、沉香温阳降逆，使脾气升，胃气降，寒除食消，气顺中和，诸病当自愈矣。本方不但可以治疗慢性胃炎，亦治传染性肝炎。

第三十二节　特色用药

1. 常用药物

1）人参

主治：虚人外感证，内伤虚损性疾病。

指征：胃下垂，白细胞减少症，长期蛋白尿。

禁忌：实证忌用。误用后会壅满生热，进而化火，阳热旺盛，口鼻出血，兴奋不已。

用量：3～30g。

配伍：人参10g，配麦冬10g，五味子10g，治心气阴两虚证；配蛤蚧10g（去头尾，酥炙研粉），治肺气阴两虚证；配白术10g，茯苓15g，甘草5g，熟地12g，山药15g，山萸肉10g，泽泻10g，丹皮6g，健脾补肾，以补先天养后天；人参15g，配黄芪15g，白术10g，升麻3g，柴胡5g，陈皮6g，甘草5g，当归10g，治脾虚中气下陷证；太子参15g，配白术10g，茯苓15g，甘草10g，当归10g，熟地12g，白芍15g，川芎6g，补肝养血，治血虚证。

体会：参有党参、太子参、人参、西洋参之分。普通病者，益气为主重用党参；气阴两虚者，宜用太子参。前者补气效专力宏，后者益气养阴，效力缓和。危重病者，益气固脱用人参；益气养阴者，宜用西洋参。

2）鹿茸

主治：冠状动脉性心脏病，水肿，肾性贫血，阳痿，不育，宫冷不育等心肾阳虚之证。

指征：低血压，心动过缓，精子数目少，活动力低。

禁忌：内感外热，阴虚阳亢者，不宜使用。误用则阳热过亢，弊端无穷。

用量：0.3~0.5g。

配伍：鹿茸1g，配人参10g，麦冬10g，五味子10g，治心动过缓及休克，可以加快复苏；配党参30g，黄芪30g，当归10g，白术10g，炙甘草10g，陈皮6g，升麻3g，柴胡5g，提升血压；配海马1对，紫河车3g，海狗肾3g，治宫冷不孕；配沉香3g，藏红花1.5g，治阳痿不育。

体会：鹿茸为名贵药品，治疗疑难病非此药不能收效。因精品贵重，一般病慎用。

3）龟板

主治：甲状腺功能亢进，糖尿病，失眠，肿瘤包块，肝脾肿大，小儿疳积。

指征：检查有包块，癌肿，囊肿，增生；阴虚骨蒸内热，虚性兴奋的失眠。

禁忌：阳气虚衰，脾虚易动时不宜使用。误用后不易吸收，形成腹泻。

用量：6~15g。

配伍：龟板15g，配鳖甲15g，秦艽10g，银柴胡10g，青蒿10g，白薇10g，地骨皮10g，治五心烦热，骨蒸盗汗；配太子参15g，麦冬10g，五味子10g，治甲状腺功能亢进；配远志10g，菖蒲10g，龙骨10g，治不寐；龟板6g，配鳖甲6g，穿山甲3g，白芍6g，茯苓6g，当归6g，清半夏4g，天竺黄4g，鸡内金4g，治小儿疳积。

体会：余善治疑难病，常用龟板可谓得心应手，特别是良性肿瘤、乳腺增生、各种囊肿用之皆效。

4）金石斛

主治：神经性萎缩，青光眼，慢性咽喉病，消渴等阴虚者。

指征：口渴，多饮，多尿，低比重尿，视力每况愈下，音哑声嘶。

禁忌：阳气虚衰、阴寒内盛者不宜使用。误用后胃脘呆滞，而致腹泻。

用量：3～10g。

配伍：金石斛6g，配枸杞子15g，菊花10g，生地10g，山药30g，山茱萸15g，泽泻10g，茯苓15g，丹皮6g，治视神经萎缩；配羚羊角粉1g，菊花10g，车前子15g，治疗青光眼；配太子参30g，麦冬10g，五味子10g，治尿崩症；配甘草10g，桔梗10g，金果榄10g，治慢性咽炎。

5）细辛

主治：过敏性疾病，慢性咳喘急性发作，各种关节疼痛，癌症疼痛及虚人外感。

指征：关节疼痛，血沉加快，喘咳倚息不得卧。

禁忌：外感实证，阴虚内热者不宜使用。误用后正气耗散，对病无益。

用量：3～5g。

配伍：细辛3g，配麻黄3g，制附片3g，治虚人外感，过敏性哮喘；配远志10g，天竺黄10g，川贝母10g，治痰热咳喘；配乳香10g，没药10g，地鳖虫10g，血竭10g，甘松10g，苏木10g，降香10g，治各种关节疼痛，癌性疼痛。

体会：辽细辛，可谓不过钱却疗效好。土细辛使用5g，也事倍功半。

2. 临床常用对药

1）人参、蛤蚧

虚喘证。人参大补元气，善补五脏之气，守而不走；蛤蚧咸平，归肺肾经。长于补肺气，助肾阳，定喘咳。肺主呼气，肺气虚则咳，肾主纳气，肾气虚则喘。二者配伍补肺纳肾定喘之作用佳。

2）黄芪、当归

即当归补血汤，益气补血。气为血之帅，血为气之主。气能生血，气能行血，气能摄血，血能载气。黄芪善补肺脾之气，且善行，兼能走表利水，配伍当归既能生血，又能行血、摄血。

3）沉香、三七

行气活血。气血为人身之物质基础，人赖气血而生，气行则血行，气滞则血瘀，气虚则血脱。沉香辛、苦，微温，入脾胃肾经，能行气、降气，且能纳气。配伍三七，能入血分，行气活血，化瘀止痛。三七兼能止血。二者共伍，既能行气活血，又能化瘀止血，兼能止痛。气血同调，活血而不耗气，止血而不留瘀。

4）红参、鹿茸

主治阳气不足。鹿茸甘、咸，性温，归肝肾经。为温补肾阳之第一要药。《本草纲目》："生精补髓，养血益阳，强筋健骨。治一切虚损，耳聋目暗，眩晕虚痢。"《神农本草经》："能益气强志，生齿不老。"人参甘、微苦，微温，归心、肺、脾经。为大补元气之要药，能补五脏之虚，安魂魄，定神志，且能生津止渴。《本草汇言》："补气生血，助精养神之要药也。"二者共伍能大补元阳之气，治疗一切阳气亏虚之虚损证候。

3. 临床常用组药

组药的应用，旨在相互协同作用，增强共有功用，突出重点疗效，补偏救弊。

1）补肾组药

仙茅、淫羊藿、巴戟天，温肾助阳，善疗精冷。红参、肉桂、鹿茸，温肾壮阳，喜助命火。杜仲、川续断、骨碎补，偏于益肾而强健腰膝。益智仁、山萸肉、五味子、桑螵蛸，偏于益肾而缩尿涩精。莲须、芡实、金樱子、锁阳，偏于益肾而收敛精微。龟板胶、鹿角胶、阿胶、鱼螵胶一组，则填精养血，阴阳双补，尚能止血摄精。以下两组的组方立意则结合了现代药理的研究结果，为我所用。杜仲、白芍、寄生、川牛膝，养肝肾，抑肝阳，重在降压。首乌、草决明、生山楂，补脾肾，清肝热，化瘀浊，重在降脂。

2）健脾组药

白术、茯苓、薏苡仁，健脾益气而利湿；砂仁、鸡内金、生山楂，醒脾开胃消食积；陈皮、半夏、杏仁、紫苏子，健脾化痰而止咳；山药、厚朴、大腹皮、车前子，以补脾行气止泻；人参、厚朴、半夏、莱菔子，以益气健脾而除满。

3）治肺组药

天竺黄、远志、细辛、浙贝母，化痰止咳而平喘；白芥子、紫苏子、葶苈子、莱菔子，泄肺涤痰而止咳。

4）利水组药

白茅根、车前子、泽泻，利尿三味。泽泻甘寒，归肾、膀胱经。淡渗利水兼能泄膀胱湿热。白茅根寒凉味甘，具有清热凉血兼利尿之功，清热利尿而不燥，凉血而无积瘀之弊。车前子甘寒善通利水道，清膀胱热结。三药配伍利水通淋，清热凉血。临床用于水肿、小便不利、尿血、淋证、癃闭等水湿停于下焦，热伤血络之证。

5）通腑组药

润导三味：当归、肉苁蓉、栝楼仁。当归甘温，补血活血兼能润肠通便。肉苁蓉补肾阳，益精血，补肾润肠通便，和当归合用加强补血润燥通便之功。栝楼仁甘而微寒，归肺胃大肠经，能润燥化痰兼能润肠通便，肺与大肠相表里，肺气降而腑气通。三者合用对于精血不足，血虚肠燥便秘，挟痰挟瘀者皆有疗效。

6）祛风组药

蜈蚣、僵蚕、地龙、全蝎。四者皆有息风止痉，通络止痛之功，常用于治疗久病入络导致的风湿顽痹关节肿胀变形，麻木不仁，或痉挛性疼痛等证。地肤子、蛇床子、苦参、胡麻仁，清热燥湿，养血祛风，润燥止痒。治疗风湿热郁结肌肤导致的皮肤瘙痒。

地肤子能祛风清热利湿而止痒，苦参、蛇床子能燥湿杀虫止痒，胡麻仁能养血润燥，祛风止痒。诸药合用共奏清热利湿，祛风止痒之功。

7）活血组药

丹参、川芎、地龙。能活血化瘀，通络止痛。常用于风湿痹痛，心腹疼痛，月经不调，痛经，闭经，产后瘀滞导致的疼痛等。丹参一味，形同四物，集养血活血，凉血为一身，能化瘀生新，凉血止痛，养心安神。川芎为血中之气药，行气活血，通经止痛，能"上达头目，下通血海，中开郁结"，既入血分，又达气分，兼能祛风，为活血行气止痛之要药。地龙走窜性强，长于通络止痛，可应用于多种原因导致的经络阻滞，血脉不畅，肢体关节不利等。三者配伍，共奏祛瘀通络，活血止痛之功。

第三十三节　用药感悟

1. 细辛临床应用举要

细辛为马兜铃科多年生草本植物北细辛或华细辛的全草，性味辛温，归肺、心、肝、肾经，具有散寒解表、祛风止痛、温肺化饮之效，且为少阴经之引经药。现代药理研究证实其水煎剂有解热、镇咳、镇静作用，在多年临床实践中对细辛应用灵活多变，得心应手，不但师以古法，而且常临证发挥，治疗病种广泛，效果确凿，现简要介绍如下。

1）祛风散寒抗过敏

细辛性温味辛，有升浮之性，既能发散在表之风邪，又能祛除入里之寒邪，沟通表里，使内之邪出于外。临证常以细辛配麻黄、附片（麻黄附子细辛汤加味）治疗过敏性鼻炎、过敏性哮喘、过敏性荨麻疹等。如治彭某，女，38岁，患过敏性鼻炎5年。每因天气转冷，则鼻塞、流涕、痰涕清多，咳喘气短，手足不温，腰背寒凉，中西药多方治疗无效，甚为痛苦，转求治疗，诊见舌淡，苔薄白滑，脉沉细。投麻黄附子细辛汤加味，3剂见效，4周大效，巩固治疗。动物实验证明，细辛的提取物能使速发型变态反应总过敏介质释放量减少40%以上。

2）辛温通络止疼痛

细辛有较强的止痛作用，善搜肝、肾血分之寒湿滞邪，治疗腰脊、关节疼痛，屈伸不利，顽固性头痛，癌性疼痛及牙痛等。常以细辛配土元、甘松、苏木、降香以通络止痛，疗效显著。如治史某，女，34岁，患类风湿关节炎10年。全身关节疼痛，双手指变形，晨僵，屈伸活动不利，周身沉困，步行迟缓，舌质淡，苔薄白，脉沉弦。投通络止痛方加味，7剂后各大、小关节疼痛明显减轻，继续巩固治疗。动物实验也证明，细辛挥发油的镇痛作用与安替比林3g相当，其水煎剂亦有镇痛作用。

3）温经散寒通血脉

细辛归肝、肾经，为少阴之引经药，辛香气烈，善开结气，宣泄郁滞，疏通血脉，而"主血闭"，常以细辛配当归、桂枝、通草、赤芍（当归四逆汤加味）治疗雷诺症、周围血管病变、痛经、冠心病等。如治赵某，女，45岁，患系统性红斑狼疮10年。诊见四肢发凉、青紫、皮肤花斑，经行腹痛，月经减少，多瘀块，舌淡稍紫，苔薄白，脉沉弦。投当归四逆汤加味10剂，以上诸症明显减轻，予以巩固治疗。现代药理证实，从细辛中分离出的消旋去甲乌药碱具有肾上腺β-兴奋剂样广泛的生理作用，因而能强心，扩张血管，松弛平滑肌，增强脂质代谢，从而达到提高新陈代谢的功能。

4）寒热并用治咳喘

细辛有温肺化饮之功，故治疗各种寒性咳嗽、痰饮当属正治之法，然应用于热性咳嗽却极少，且《中药学》中已明确记载："肺热咳嗽不宜用"，但将细辛与远志、贝母、天竺黄配伍，用于痰热咳嗽、气喘，屡用屡效。如治张某，女，60岁，不慎感冒，咳嗽咯痰，色黄难出，鼻干尿黄，大便下结，3d未行。舌红，苔黄腻，脉沉滑，投化痰方加味，5 剂后痰已清利，腑气畅通，减量巩固。现代动物药理实验亦证明，挥发油对气管有显著的松弛作用。醇浸剂对动物离体肺灌流量先短暂降低，后持续增加，可维持 15 ~ 30min，与异丙肾上腺素作用相似，这一点正是细辛治疗"痰饮喘咳"的药理学基础。

至于细辛用量问题，前人有"细辛不过钱"的说法，通过实践，一般情况下用辽细辛在 3g 以下，而用毛细辛则应在 5g 以下。动物实验证明，细辛中所含的大量挥发油，可使中枢神经系统先兴奋，后麻痹，继而呼吸渐渐减弱，反射消失，最终会死于呼吸麻痹。所以古人认为细辛有毒的说法亦是有其科学道理的，临床使用时应避免大剂量应用。

2. 参类药物用药经验

虚损之证，气虚为先，故益气药最为常用，以参类最具代表。人参类常用者包括人参（即东北参）、党参、西洋参、太子参。其中东北参根据炮制不同分为野山参、生晒参、红参、糖参，可归心、肺、脾、胃经，均具有补肺强心、健脾益胃、固表敛汗、养阴生津等作用，最擅补一切气虚之偏于上、中二焦者。其中红参性偏温，能大补元气，益气之力最强，堪称效力精专，尤适用于气虚重证、气脱危证。姚氏临证，多在阳虚患者中施以本品以达益气助阳，增强脏腑机能作用。如常在肿瘤患者手术或化疗之后，元气大伤、阳气不足之时选用最宜；红斑狼疮综合征患者经 CTX 冲击治疗后，元阳受损，常感风寒，监测多数有白细胞计数降低，也可显效。西洋参补气之功类似于东北参，但药性偏凉，生津效佳，遂多用于气阴双虚之危重症最宜。而党参普遍用于各种气虚，应防其滞邪气壅之弊。太子参性平而微苦，补气之力虽弱，但兼能清热生津，无滞邪之弊，对气津两伤、虚证不甚者却最为适合。用参之时，常以参茸并用以大补元阳，或配麦冬五味以益气养阴敛汗，或纳入四君类方共取益气健脾之功，或入归脾丸以疗心脾两虚之疾。如此种种，不一而足。而参类用量，并无定法，多以少量递增为多，但危重之时，也曾单味红参50g浓煎频服力挽危脱。

3. 鹿茸

贵重药材，可温肾阳、补肾精、强筋骨、调冲任，但类型复杂多样，真假莫辨，临床应用颇为棘手。姚树锦先生则擅长对于疑难病证中阳气虚损患者应用而屡建奇功。常用于现代所述冠心病、阳痿、不育、宫冷不孕、肾性贫血、水肿等症。常以畏寒、性功能衰退、腰酸背痛、遗精滑泄、小便频数、头晕耳鸣、失眠健忘、脉沉迟细弱（血压低、心动过缓）等为主要指征。禁用于外感、内热、阴虚阳亢之人。多配伍红参、麦冬、五味子治疗心动过缓及休克，配黄芪、党参、当归、升麻、白术、甘草、柴胡等升提血压，配海马、河车、狗肾治疗阳痿不育，配沉香、藏红花治疗宫冷不孕。常用量0.3～0.5g。

4. 龟板

甘咸而寒，得阴气最重，有滋肾潜阳、养血安神清热之功。临床常用治疗各种阴虚阳亢、阴虚内热、虚风内动等病机，张锡纯名方镇肝息风汤以及孔圣枕中丹重用此药以达息风安神之效。但姚氏用之，则还常用于甲状腺功能亢进、糖尿病、肿瘤包块、小儿疳积等虚性亢进及有形包块疾病。以此形成习用组方养阴六味（龟板、鳖甲、秦艽、银柴胡、地骨皮、青蒿）、甲状腺方（龟板、太子参、麦冬、五味子）、小儿疳积散（龟板、鳖甲、穿山甲、白芍、茯苓、当归、清半夏、天竺黄、鸡内金）等广泛取效。

5. 金石斛

名贵药材。常用于治疗阴虚为主之现代视神经萎缩、青光眼、慢性咽喉疾病及消渴等。应用指征在于口渴、多饮、多尿、视力减退、音哑声嘶者。而对于阳气虚衰、阴寒内盛之辈决不宜用，否则难免纳呆腹泻之弊。常用配伍杞菊地黄丸治疗视神经萎缩，加羚羊角粉、菊花、车前子治疗青光眼，配太子参、麦冬、五味子治疗尿崩，配甘草、桔梗、金果榄治疗慢性咽炎。用药得当则效果颇佳。药材贵重，3g为多，偶用之10g。

6. "泡参田七"的应用经验

我的学术观点为"扶正固本学说"。临床治疗的多种疾病均运用了泡参、田七，也属"扶正固本"的范畴。

1）泡参和田七这两味中药应用经验

临床对参类药物做过一一试用，早年中国红参（野山参）不易得到，价值昂贵，因而很少应用，替代之党参（大野党）。同样西洋参（花旗参）即现在所说之泡参也要进口，所以常常代之以太子参（孩儿参）。红参、泡参中国大量引种成功，药效经实验含人参皂苷基本相同，医生用之也得心应手。

红参和泡参在临床上的区别点在于红参药力大，补气回阳为主，兴奋作用大，常用于衰竭病人，而泡参益气养阴为主，不燥不升火，适用于慢性消耗性疾病，及病后调养，或常人进补比较平稳妥当。

田七以前也是贵重药物，往往应用于止血效果好，如云南白药主要成分是田七，之后用它的化瘀血作用，以消肿止痛，如三七骨伤片等。近年来随着活血化瘀疗法的推广，医家已应用到心脑血管疾病方面。根据作者的经验，田七具有化瘀而生新的功能，这对改善微循环和血虚病大有裨益，用田七少量来进补也极合适。

2）从中药方剂配伍的规律到药用剂量经验

每个中药方剂中都有主副药物问题的存在，用药剂量是临床经验的结晶。泡参一味药，在中医上也称"独参汤"，用之恰当往往有"起死回生"之效，量足可调动人体的功能，功能强健了，自然会生出气血来。作为进补保健量不宜过大。在治疗疾病上泡参田七可按 7:3 比例，在进补保健上 8:2 是合适的，这样就达到了人体的阴阳平衡，气血互补。

泡参的补和田七的散，正符合了中医的升清降浊功能，二者配合相得益彰，并行不悖。泡参的补，补的是人体的脏腑功能，脏腑功能强壮了，就能升清、散精、吸收营养。田七的散，散的是瘀血，瘀血一去便可滋生新血，所谓"化瘀生新"，就是化掉清除也就是降浊，浊去后新生的血液就流畅于人体血脉。

人体内的不断升清降浊才能促进代谢功能，使之气血循环运行畅通无阻，于是维护了人体健康，发挥正常的生理功能活动。

3）泡参田七的应用病种

首先可用于治疗多种"现代病"。用泡参田七治疗动脉粥样硬化性心脏病，可扩管强心，改善心功能，增加血流量。用于糖尿病可改善口渴症状（泡参的益气养阴），增强精神，减少夜尿次数，可改善糖代谢（田七的活血化瘀）及许多兼证。用于类风湿可舒通经络，消肿止痛作用明显。用于肝炎可缓解肝脾瘀肿疼痛。用于肾炎，可益气增纳减少蛋白尿的蛋白丢失。用于鼻敏感，可增强免疫功能增强抵抗力，减少感冒次数，田七可扩张血管使之鼻通窍开呼吸自如。总之"现代病"内容较多，根据中医异病同治的原则，可适用于多种病的防治。

其次用于妇女病的防治。因于气虚血亏的闭经或月经量少，以及经量过多而色淡者，皆可用泡参益气摄血，田七活血止血。妇科慢性炎症而致带下日久致虚，可以泡参益气，田七通络促进炎症吸收。妊娠期间以泡参以益气、田七以固胎。产后用泡参补虚，田七祛瘀血净恶露。泡参田七丸可养容、除斑，使气血充盈，面色红润，容光焕发，丽质生辉。

同时可以益气化瘀抗衰老。名医扁鹊（秦越人），他为了治老年病，自称为"耳、目、痹、医"，用现代话说他专治老年人的耳聋、眼花、行走不便的病。现代的老年病有高血压、动脉粥样硬化性心脏病、咳嗽哮喘、老年性痴呆（脑萎缩、前列腺病、尿失禁）等一系列退行性疾病。用泡参田七丸既能补老年气虚（功能衰退），又能活血通经络利关节，故当代医家的观点是益气化瘀抗衰老，诚哉斯言矣！

另外可用于中年进补保健。中年人在事业上如日中天，家庭中上有老下有小，均需负担照顾，按生理规律讲，身体该走下坡路了，所以中年人很辛苦，心情容易紧张，精神上往往有压力，为了防患于未然，要未病先防，有些毛病出现了也要防微杜渐，既病防变，换言之中年人付出量大，所以更应该进补。这"没病"要相对看，一是不可能绝对"没病"，即就是暂时无病也要防病，所以进补保健是有益无损的。用"泡参田七丸"既弥补了气阳，也充养了血阴，这样阴平阳秘气足血生而致和平。

体会：中国人的保健规律是"春夏养阳，秋冬养阴"，我们"太和医室"的先人们强调要补五脏而通六腑。人们生活在自然界中，和自然界是息息相关的，要顺从自然界的规律，才能健康长寿，而"泡参田七丸"既能补春夏之阳，也能养秋冬之阴，应该说是首选。中医讲五脏主藏，藏精气而不泻也，实而不能满，没有任何人说"我的五脏强壮的过头了"，所以脏主补，"六腑者传化物而不藏也，满而不能实"，所以六腑以通为顺，六腑不能闭塞，腑主通。"泡参田七"联用正好适应了人体的生理规律，若用之只能强健，绝无弊端。

"泡参田七丸"用泡参的益气养阴，用田七的舒通经络而生新养血，这样益气化瘀高度统一，既增强功能，又补养实质，其效力非同凡响，功效卓著。中医讲"因地制宜"，此配伍适合南方，中国北方凉冷，则选用红人参更为合适。作者在南洋作学者访问期间，发现当地人们喜欢以泡参田七作为日常进补保健。

为何当地人对泡参田七之类药物情有独钟？仔细想来因天气炎热，工作辛苦，服用泡参田七，可养精蓄锐，好在以后积极进取，做出一番事业来。感谢"泡参田七丸"的制药者，撷采精粹，福泽于芸芸众生。仓促成篇，不揣谫陋，尚祈指正耳！

（1992 年）

第三十四节　答韩国郑淳九有关风湿病之问

风湿类疾病是常见症多发病。其中风湿寒性关节痛、风湿性关节炎、类风湿关节炎和强直性脊柱炎（简称风湿四病），在我们国家是危害较大的疾病。但由于风湿病在我国还是一门新兴学科，故该病的流行病学抽样调查研究，在我国尚是一项空白。

中国中西医结合防治风湿类疾病协作组利用横跨 30 个省、自治区、直辖市的优势，从 1990 年年底开始在全国范围内进行大规模的流行病学抽样调查。目前从上海、江苏、黑龙江、内蒙古、青海、山东、浙江、广东及海南等 17 个省、自治区、直辖市完成 36 个样本 88127 人的流行病调查结果表明，风湿病患病 16004 人，总发病率为 18.16%，其中风湿寒性关节痛为 16.04%，风湿关节炎为 1.47%，强直性脊柱炎为 0.22%。这次调查初步摸清了部分省、市、自治区风湿病的患病情况，在高寒地区的黑龙江，发病率为 30.54%，在比较潮湿的沿海地区海南省，竟高达 57.27%。

这次流行病学调查的初步结果，不仅有利于支持中国医药学的风寒湿可致病学说，而且提示劳累对风湿病的致病作用不容忽视，在今后对风湿类疾病的防治工作中，应注意劳动强度和劳动环境的改善以及在治疗上应重视对患者本身抗病能力的整体治疗。

类风湿性关节炎的病名虽在一百多年前已经确定，但病因却至今尚未完全明确，在中国中医药历代医籍中，属于"痹证"范畴，医学界普遍认为是一种变态和自身免疫性疾病，病变期周身大小关节均有不同程度的"肿""胀""热""痛"，伴有反复发作，最终可使骨骼脱钙、骨质疏松、结缔组织增生、软骨破坏、关节腔狭窄、关节面损伤、肌肉萎缩，以致关节强直变形，直至瘫痪，令病者痛苦不堪，医学界颇为棘手。

我对该病的治疗，当然也是以祛寒、化湿、散风为原则。因类风湿关节炎绝非一般的风湿痛，由于患者素体肾虚，寒邪深侵入骨，肾虚则髓不能满，正气衰弱，三气之邪得以深凑，因此治疗上掌握了以"祛寒补肾为主"辅以化湿散风的原则。根据补肝肾、强筋骨、祛风湿、通经络的原理，继承了上三代人的学术，结合 40 余年的临床经验，总结出适用于病情的系列良药。

在长期的临床经验中，总结出治疗类风湿关节炎的控制期、治疗期和恢复期 3 个阶段，前 2 个阶段，用内服药和熨热外用相结合施药，一般 1~2 个疗程（1~2 个月）能控制病情，减轻症状，一旦症状消失后，停止用药。进入恢复阶段（一般 3~5 个月），这时针对不同情况，选用数个验方，系统治疗，治愈率高达 95% 以上。

通过治疗患者体质改善，肌肉渐至丰满，肌力增强，关节红肿疼痛减轻或消失，畸形有不同程度的矫正，部分瘫痪数年的病人能重新站起来。类风湿是一种顽症，要治疗和毅力相结合方能达到满意的效果。

（1998 年）

第四章 典型医案

医案是医者学术思想在临床实践中的应用，是医学理论知识与临床实践结合的产物。医学理论的价值就在于有效指导临床而提高疗效；验案在记录祛除或减轻患者痛苦过程的同时，也展现了医者的学术水平和临床实践能力。

实践是检验真理的唯一标准。临床验案的背后必然有其合理性、科学性的理论支撑。临床验案的疗效，限于现代医学理论发展的局限，有时尚不能用现有知识体系合理解读，令人有"莫名其妙""妙不可言"之感。对此情况，可以套用国学大师南怀瑾的结论，便是"有其理，未见其事，是经验不足；有其事，不知其理，是学识不够"。

正确认识并合理解读名老中医验案，是继承人学习提高自身临床能力的重要途径。众位继承人跟师学习期间，临床疗效就有很大提高，应诊技巧大见增长，所以众弟子均很重视跟师学习的宝贵时光，记录了对自己有启发帮助的部分案例。本章以近10年来姚树锦先生带教继承人期间我与三位同门记录的资料相对完整的验案为主，辅以部分姚树锦先生多年来的特色验案，试图展示姚树锦先生临床实践中的特色风范。受限于继承人个人精力及患者配合等其他各种客观条件限制，姚树锦先生原汁原味、丰富多彩、立体丰满的医学实践只能从有限的文字记录中进行单薄、片面的展示，其效果肯定大打折扣，在此对姚树锦先生及读者，应该都是莫大的遗憾。然窥一斑而知全豹，愿以下验案选录，能对读者有益。

由于继承人跟随姚树锦先生的时期不同，个人文风各异，关注层面、角度、环节各自不同，记录及备注内容各有特色，因此各继承人所记录病案分别展示如下。

第一节 范彩文记录典型医案

1. 疳积散治疗紫癜肾及血尿案

牛某，男，5 岁。2012 年 12 月 25 日初诊。

主诉：皮肤紫斑反复发作 9 个月，发现镜下血尿 3 个月。

病史：2012 年 3 月因扁桃体腺样肿大，儿童医院给予（抗过敏）喷雾剂使用后出现双下肢皮肤紫斑，伴腹痛，在儿童医院住院治疗后诊断为过敏性紫癜，当时检查尿常规正常。住院期间给予静脉使用激素抗过敏治疗，出院后改为口服泼尼松 10mg/次，3 次/d，抗过敏治疗。用药后皮疹逐渐消退。1 周后激素开始减量，1 周减 5mg，减量至 15mg/d 时，患儿再次出现腹痛，周身皮疹零星出现，后将泼尼松加量至 20mg/d，并开始服用中汤药治疗，腹痛缓解，皮疹逐渐消退。后激素逐渐减量，于 2012 年 5 月停用激素。2012 年 9 月患儿耳轮上散在出现紫斑。查尿常规：尿潜血 -，尿红细胞 17/μl。间断服用中汤药。今日复查尿常规：尿潜血 + +，尿红细胞 2.7/μl。现症见长期声音嘶哑，夜间磨牙，易外感，夜休不安，多梦，大便干。舌淡红，苔花剥，脉细滑。否认药物及花粉等过敏史，近期过敏测试对牛奶、尘螨过敏。出生后即患甲状腺功能减退症，长期服用左甲状腺素片 37.5μg/d。家族史：母亲患甲状腺功能减退症。神志清，精神可，形体偏瘦，自动体位，查体合作。咽淡红，扁桃体 I°肿大。辅助检查尿常规：尿潜血 + +，尿红细胞 2.7/μl。

中医诊断：①紫斑。②尿血。

证候诊断：热入营血，损伤肾络。

西医诊断：过敏性紫癜、紫癜性肾炎。

治法：清热凉血，宁络止血。

处方：疳积散加味。

麝香0.6g	龟板15g	鳖甲15g	山甲15g
天竺黄10g	鸡内金10g	生地10g	三七10g
赤芍10g	清半夏10g	茯苓10g	广角1.5g
丹皮6g	生地10g	芦荟0.5g	金果榄10g

打粉，14d服完，早晚各1次，白茅根30g/次，煮水冲服。

2012年1月8日二诊：今日复查尿沉渣：尿潜血±，尿红细胞10.3/μl。服前药后大便转调，但近日夜休不实，有夜惊。舌淡红，苔薄白，脉细。

姚树锦先生针对患者病情分析：患者服用前药后尿检显示血尿明显好转，大便转调，说明治疗有效，但近日心神不宁，当给予宁心安神。处方调整如下：

麝香0.6g	龟板15g	鳖甲15g	山甲15g
天竺黄10g	鸡内金10g	生地10g	三七10g
赤芍10g	清半夏10g	茯苓10g	广角1.5g
丹皮6g	生地10g	芦荟0.5g	金果榄10g
金箔1张			

打粉，14d服完，早晚各1次，白茅根30g/次，煮水冲服。

按语： 患儿年仅5岁，形气未充，脏腑清灵，脏气虚弱，易虚易实，易寒易热。外感后导致热邪入侵，热入营血，血溢络外而出现紫斑。肾络损伤而出现尿血。治疗上当补先天养后天。因患儿年幼，为便于服药，给予散剂。给予疳积散健脾开胃，给予麝香以促循环，助发育，予广角、赤芍、丹皮、生地以凉血止血消斑，同时予芦荟、金果榄以清热通便，利咽以治标，用白茅根煮水送服以清热利尿，引邪外出。

幼儿脏腑稚嫩，易虚易实，易寒易热，该患儿虽然因患紫斑导致尿血，但姚树锦先生诊治时并未见血止血，用药轻灵，以调整脏腑气机，轻清灵动，促进阴阳平衡，佐以清热为法治疗，根据小儿特点，用药虽少，药效奇佳。值得仔细揣摩，用心领会其中诊治及用药精妙之处。

小儿生理上脏腑娇嫩，形气未充，易虚易实，易于患病，易于康复。儿科古人称为哑科，难治，其实不然，其外因无非外感，其内伤无非饮食不当，是故姚树锦先生家传之疳积散已用百余年，加减化裁，屡获良效。此方意义在于欲开先天（五迟五软先天营养不良，主强肾壮筋骨），养后天（健脾胃开化源，治久病后虚损），对健脾胃，助消化吸收，促进生长发育具有相当作用。临床应根据病情需要加味运用。

2. 慢性肾衰案

王某，男，32岁。2015年3月25日初诊。

主诉：发现肾功能异常3年，乏力、咳嗽、胸闷1个月。

现病史：3年前体检发现肾功能异常。查尿常规：尿蛋白＋＋，因无不适感，未予系统检查加治疗，1个月前外感后出现身困乏力，胸闷气短，咳嗽，在省人民医院住院治疗。查血常规：HGB88g/L；尿常规：潜血＋＋，尿蛋白＋＋；肾功：尿素氮34mmol/L，血肌酐540μmol/L，血尿酸600μmol/L；血脂：甘油三酯2.27mmol/L。B超提示：双肾实质回声增强（左肾9.4cm×4.4cm×4.5cm，右肾10.2cm×4.7cm×4.6cm）。住院期间给予抗感染、降压、纠正贫血等治疗后，胸闷气短缓解。现症见面色晦暗，身困乏力，偶有咳嗽、胸闷，腰酸困不适，食纳可，无恶心呕吐，尿中泡沫多，大便不畅。

既往史：既往体健，否认肝炎、结核等传染病史。

体格检查：血压180/100mmHg。青年男性，神志清，精神差，发育正常，形体适中，面色晦暗。头颅五官无畸形，咽淡红，无充血，扁桃体不大，双肺呼吸音清，未闻及干湿性啰音，心界不大，心率80次/min，律齐，各瓣膜听诊区未闻及干湿性啰音。腹平软，无压痛及反跳痛，移动性浊音阴性。双下肢不肿。舌淡暗，苔薄白，脉沉细。

中医诊断：慢性肾衰。

证候诊断：脾肾亏虚，湿瘀互结。

西医诊断：①慢性肾功能衰竭（肾衰竭期）、肾性贫血、肾性高血压、高尿酸血症。②慢性肾小球肾炎。

治法：健脾益肾，利湿化浊，化瘀通络。

处方1（汤剂）：

花旗参15g	黄芪60g	麦冬10g	五味子10g
杜仲15g	川续断15g	骨碎补15g	木蝴蝶12g
芡实30g	金樱子15g	锁阳10g	莲须3g
泽泻15g	车前子15g	白茅根30g	

7剂，水煎服，每日1剂。

处方2（散剂）：

牛黄0.3g	广角粉3g	羚羊粉5g	芦荟0.3g
青黛10g	紫草10g	沉香10g	三七10g
西红花10g	花旗参21g	麦冬10g	五味子10g

1剂，打粉冲服，5g/次，3次/d。

2015年4月1日二诊：服前药后，患者自觉大便通利，先干后稀，2次/d，仍有腰酸困痛，食纳可，夜休安，小便有泡沫，近日血压波动在120~130/80~90mmHg。舌淡暗，苔白，脉沉细。继用前两方服用。

2015年4月8日三诊：近日仍觉腰酸困，自诉平时易外感，食纳可，夜休安，小便泡沫多，大便不成形3次/d。舌淡暗，苔薄白，脉沉细。近日血压波动在140~170/100~110mmHg。4月3日复查肾功：尿素氮28.41mmol/L，血肌酐620μmol/L，血尿酸634μmol/L，二氧化碳结合力19mmol/L。尿常规：潜血＋＋＋，尿蛋白＋＋＋。汤剂处方调整：前方加杜仲15g，白芍15g，桑寄生15g，川牛膝15g，磁石10g，生龙齿10g，石决明10g，珍珠母10g。7剂，水煎服，每日1剂。散剂继用前方。

2015年4月15日四诊：服药后腰酸困稍减，近日双下肢浮肿，时有鼻塞流涕,食纳可,夜休安,小便泡沫多,大便不成形 3 次/d。舌淡暗,苔薄白,脉沉细。4 月 13 日复查肾功:尿素氮 40.3mmol/L,血肌酐 594.5μmol/L,血尿酸 634μmol/L,二氧化碳结合力 19mmol/L。尿常规:潜血 + + +,尿蛋白 + + +。血常规:RBC3.75 × 10^9/L,HGB110g/L。

（1）中汤药调整为:

生黄芪 60g	炒白术 15g	防风 6g	杜仲 15g
川续断 15g	骨碎补 15g	木蝴蝶 12g	芡实 30g
金樱子 15g	锁阳 10g	莲须 3g	泽泻 15g
车前子 15g(包煎)	白茅根 30g	当归 15g	栝楼仁 10g
肉苁蓉 30g	阿胶 5g(烊化)	鹿角胶 3g(烊化)	龟板胶 3g(烊化)

7 剂,水煎服,每日 1 剂。

（2）散剂继用。

2015 年 4 月 22 日五诊:服前药后,双下肢浮肿减轻,鼻塞流涕痊愈,仍有腰酸困不适,食纳可,夜休安,小便泡沫多,大便不成形 2 ~ 3 次/d。舌淡红,苔薄白,脉沉细。

（1）中汤药调整为:

炒白术 15g	茯苓 15g	莱菔子 15g	白芥子 15g
葶苈子 15g	生姜皮 15g	泽泻 15g	车前子 15g(包煎)
白茅根 30g	杜仲 15g	川续断 15g	骨碎补 15g
木蝴蝶 12g	芡实 30g	金樱子 15g	锁阳 10g
莲须 3g	磁石 10g	生龙齿 10g	石决明 10g
珍珠母 10g	天麻 10g		

7 剂,水煎服,每日 1 剂。

（2）散剂继用。

2015 年 4 月 29 日六诊:服前药后双下肢浮肿减轻,夜尿 2 ~ 3 次,小便多泡沫,乏力减轻,食纳可,大便 2 次/d。舌暗红,苔黄腻,脉细弦。近日血压波动在 130 ~ 140/100 ~ 110mmHg。4 月 28 日复查肾功:尿素氮 45.6mmol/L,血肌酐 596μmol/L,血尿酸

643μmol/L。尿常规：潜血＋＋＋，尿蛋白＋＋＋。

（1）中汤药调整如下：

生黄芪60g	红参15g	生薏苡仁30g	茯苓15g
白术15g	甘草10g	泽泻15g	车前子15g
白茅根30g	杜仲15g	白芍15g	桑寄生15g
川牛膝15g	磁石10g	石决明10g	生龙齿15g
珍珠母10g	夏枯草15g	黄芩10g	

7剂，水煎服，每日1剂。

（2）散剂继用前方。

2015年5月6日七诊：服药后双下肢浮肿消失，仍觉腰酸困不适，尿中多沫，食纳可，大便4次/d，不成形。舌淡暗，苔白，脉细弦。

（1）中汤药继用前方加阿胶5g，鹿角胶3g，龟板胶3g，芡实30g，金樱子15g，锁阳10g，莲须3g。7剂，水煎服，每日1剂。

（2）散剂继用。

2015年5月13日八诊：服药后双下肢浮肿消失，仍觉腰酸困不适，尿中多沫，食纳可，大便4～5次/d，不成形。舌淡暗，苔白腻，脉细弦。近日血压维持在140/100mmHg左右。5月12日复查肾功：尿素氮47.5mmol/L，血肌酐577μmol/L，血尿酸628μmol/L。尿常规：潜血＋＋，尿蛋白＋＋＋。

汤散剂继用。

按语：本病案为青年慢性肾功能衰竭患者，患者曾为军人，平素体质强壮，但发病后长期未予治疗，病情迁延至今。诊治该患者的过程中，再次体现了老师辨证论治的灵活多变。①慢性肾衰病机关键在于本虚标实，以肺脾肾亏虚为本，水湿瘀血浊毒停滞为标，且本患者已经濒临尿毒症期，病情危重，故浊毒瘀血弥漫三焦。姚树锦先生以散剂解毒散瘀，降浊排毒，兼益气扶正，贯穿始终。方中牛黄、羚羊粉、青黛、紫草清解浊毒，沉香、三七、西红花行气活血，花旗参、麦冬、五味子益气养阴。诸药合用标本兼治，以祛毒解毒为主，扶正益气为辅。②汤剂则根据患者病情变化，随时调整。脾肾亏虚始终为病本，故汤剂始终以扶正固本为原则，以健脾益肾为法，但在选方用药方面则灵活调整。初诊以益气养阴，补肾固涩，兼利湿化浊，随着患者因浊毒内扰，虚阳上扰，血压波动，遂加用重镇潜阳息风之品。但因患者脾肾亏虚，气虚卫外不固，外邪乘虚而入，故调整为健脾益气固表，益肾固涩，清利湿浊为法，用药后正胜邪却，再以大剂健脾利湿之芪苡四君子汤健运中州，即"执中州，运四旁"，以达到"开化源，增动力"的治疗效果。故姚树锦先生汤剂中治疗重点在于健脾益气，补肾固摄次之，因先天之本需后天滋养方可源泉不竭，其他重镇潜敛之法为治标之法，根据病情灵活把握。③慢性肾衰虽然名为肾衰，实则是多脏腑损耗，故治疗时老师始终把握疾病之本，即脾肾亏虚，健脾益肾为主要治法，故治疗重点在于扶正固本，而标证又是危及患者生命的隐患，故通过通腑解毒降浊化瘀的治法解决标证，刻不容缓，故在慢性肾衰治疗中，补脏通腑有机结合方能获全效。

3. 酒客代谢综合征眩晕验案

李某，男。2012 年 12 月 4 日初诊。

主诉：头晕乏力 2 年，加重半年。

现病史：2 年来因工作劳累，生活不规律，加之应酬饮酒较多，反复出现头晕，身困乏力。近半年加重，伴周身疼痛不适，疼痛位置不固定，休息后不缓解。夜休差，夜间鼾声如雷，且时有呼吸间断停顿，晨起头昏蒙。偶有盗汗，夜间流涎，食纳可，大便秘结，排便不畅，小便正常。舌淡红，苔白腻，脉弦滑。

既往史：5 年前诊断为"乙肝大三阳"，经治后转为"小三阳"，平素肝功正常，自觉无明显不适。2 年前体检后提示"脂肪肝"，血压不稳定，血糖处于临界。偶有"胃痉挛"发作。平素工作劳累，思虑较多，长期应酬饮酒较多。

体格检查：神志清，精神差，形体偏胖，自动体位，查体合作。

中医诊断：眩晕。

证候诊断：痰瘀阻滞，升降失职。

西医诊断：代谢综合征。

姚树锦先生点评及诊治过程：中医诊治疾病，当望闻问切。首先望诊：望诊当望神、色、形、态。神：患者年方四八，正是先后天精气充沛，"筋骨隆盛，肌肉满壮"之时，但该患者形体肥胖，精神萎靡，一副心有余而力不足的少神之象。色：面色尚红润。形：形体偏胖，形盛气虚之象。态：体态正常。其次问诊：通过问诊分析病因。《黄帝内经》云"上古之人，其知道者，法于阴阳，和于术数，食饮有节，起居有常，不妄劳作，故能形与神俱，而尽终其天年，度百岁而去"，"今时之人不然也，以酒为浆，以妄为常，醉以入房，以欲竭其精，以耗散其真，不知持满，不时御神，务快于心，逆于生乐，起居无节，故半百而衰也"。患者因工作关系，饮食不节，起居无常，是其根本病因。患者为青年才俊，为事业殚精竭虑，思虑劳倦损伤心脾。脾为后天之本，主运化水谷、水湿，且脾主升清，胃主降浊，脾虚则水湿不化，停滞中焦，化为痰饮水湿，痰湿又成为病理产物，进一步困阻脾气，导致清阳不升，浊阴不降。痰浊蒙蔽清窍，在上而出现头昏，痰阻气道，而出现夜间打鼾，呼吸不畅，流涎。在中湿邪困阻而见身困乏力。在下浊毒不降而见便秘。饮酒加之痰湿郁久化热，而出现一派湿热之象，苔白腻，脉弦滑。辨证当属痰瘀阻滞，升降失职。治疗上，首先根据病因，患者应"迈开腿，管住嘴"，增加活动量，饮食清淡，起居有常，从源头截断病因；同时目前患者脾虚湿盛，肌肉四肢受困，治疗仍应"扶正固本，促升降"，中汤药当理气化痰，行瘀息风，方以温胆汤加味。

治法：理气化痰，行瘀息风。

处方：温胆汤加味。

| 枳实12g | 竹茹15g | 陈皮12g | 茯苓15g |
| 清半夏12g | 甘草6g | 天麻10g | 鹿角霜15g |

葛根 15g	川牛膝 15g	僵蚕 15g	地龙 15g
全虫 1.5g	蜈蚣 1 条	蝉蜕 10g	片姜黄 15g
生大黄 5g^(后下)	沉香 3g^(冲)	三七 6g^(冲)	西红花 1.5g^(冲)

14 剂，水煎服，每日 1 剂。

2012 年 12 月 28 日复诊：服上方后，患者面颊颜色转光亮，自觉身困乏力减轻，晨起身体有舒适感，腰痛减轻，周身疼痛缓解。但 5d 前外出爬山 24h，爬山过程衣物完全湿透，且遭受 −15℃ 低温，回家后发热，未服用药物，休息后身热消退。现症见时时自汗出，咽干，偶有咳嗽，夜休差，夜半自觉腹胀，临厕欲解大便而不得，每晚有 3 次，晨起仍有头昏蒙，入睡仍有呼噜，流涎，食纳佳，大便干，夜尿 3 次。近期检查"重度脂肪肝"。

姚树锦先生针对患者病情分析：患者初诊时，以头晕乏力为表现，前方以调节气机升降，调整脏腑平衡为主，服前方后，头晕乏力明显缓解，腰痛减轻，说明治疗有效。但在治疗过程中，患者"瘥后复劳"，导致病情变化，且病后复添腹胀新症，同时辨病与辨证相结合，治疗上以软坚散结，行气消胀为法。处方调整如下：

浙贝母 15g	玄参 15g	鳖甲 15g	龟板 15g
生牡蛎 15g	决明子 15g	生山楂 15g	制首乌 15g
黄精 15g	葛根 15g	沉香 3g	川牛膝 15g
鹿角霜 15g	肉苁蓉 30g	当归 15g	栝楼仁 10g
天冬 15g	生地 15g	西洋参 5g	琥珀 2g
珍珠粉 1g	大黄 10g	西红花 1.5g^(冲服)	

14 剂，水煎服，每日 1 剂。

另嘱患者：管住嘴，迈开腿，但运动应循序渐进，不可过劳。

按语：代谢综合征为当代常见病多发病，可归属中医眩晕、消渴等疾病。表现为痰湿阻络、湿热中阻、瘀血停滞等多种证型。姚树锦先生详细诊治该患者，从病因病机，到治法方药，详细道来，收获颇丰。如果该患者我自己诊治，我可能会选用大剂健脾化湿之品，配合四妙散利湿，以期通过健运中州以促使湿邪得化。但姚树锦先生认为，该患者病因为饮食不节，起居无常，导致脾失升清，胃失降浊，气机升降失职，而出现诸般症状。故姚树锦先生认为调节气机升降，增强中州动力，是治疗关键。脾升胃降有序，则清气升，浊气降，痰浊水湿得化，浊毒下降有序，则三焦畅通，脏腑健运如常，患者诸疾自然消失。

此类患者之疾主要源于长期不良的生活方式，只有自觉改变不良习惯，遵循自然规律生活，方为长治久安之王道。单纯药物治疗，虽一时见效，如有过不改，恐将事倍功半。故健康教育之责，甚为重要。

4. 肾综治验

陈某，女，20岁。2012年9月28日初诊。

主诉：颜面及双下肢浮肿半年，再发半月。

现病史：半年前外感后出现颜面及双下肢浮肿。查尿常规：尿蛋白＋＋＋，在西京医院住院治疗，诊断为"肾病综合征"，肾活检示"轻度系膜增生性肾小球肾炎"。开始服用泼尼松60mg/d。经治疗1个月后尿蛋白转阴，颜面及双下肢浮肿消退，激素逐渐减量，现服用泼尼松40mg/d。半月前感冒后再次出现颜面及双下肢浮肿。查尿常规：尿蛋白＋＋。现症见颜面及双下肢浮肿，身困乏力，动则汗出，双下肢麻木，食纳欠佳，尿中多沫，夜休安，大便调。舌淡红，苔白花剥，脉弦涩。既往体健，3个月前查B超提示"胆囊炎"。2周前诊断为"支原体肺炎"。

体格检查：青年女性，满月脸，颜面潮红，眼睑浮肿，双下肢中度凹陷性肿。

中医诊断：水肿。

证候诊断：脾肾亏虚，水湿浸渍。

西医诊断：轻度系膜增生性肾小球肾炎。

治法：健脾益肾，利水消肿。

处方：玉屏风散和生脉散加味。

| 黄芪60g | 白术15g | 防风6g | 花旗参15g |

麦冬 15g	五味子 10g	茯苓 15g	生薏苡仁 30g
甘草 10g	沉香 3g	三七 6g	芡实 15g
金樱子 15g	锁阳 10g	莲须 3g	杜仲 15g
川续断 15g	木蝴蝶 12g	骨碎补 15g	鸡血藤 15g

14 剂，水煎服，每日 1 剂。

2012 年 10 月 17 日二诊：服前药后身困乏力减轻，但仍觉双下肢麻木，时有抽筋，双膝关节以下肿胀，食纳转佳，夜休差，多梦，大便 1d 2 次，月经正常。舌红，苔薄白，脉散涩。复查尿常规：尿蛋白＋。处方调整如下：

黄芪 60g	花旗参 15g	葛根 15g	川牛膝 15g
鹿角霜 15g	天麻 10g	鸡血藤 15g	远志 10g
石菖蒲 15g	生龙齿 15g	龟板 15g	芡实 15g
金樱子 15g	锁阳 10g	莲须 3g	车前子 15g
泽泻 15g	白茅根 30g		

14 剂，水煎服，每日 1 剂。

2012 年 10 月 31 日三诊：服前药后身困乏力减轻，抽筋缓解，但仍觉双下肢麻木，双膝关节以下肿胀，尿中泡沫减少，食纳可，夜休安，大便调，本月月经未来潮。复查尿常规：尿蛋白±。处方调整如下：

黄芪 60g	花旗参 15g	葛根 15g	川牛膝 15g
鹿角霜 15g	天麻 10g	僵蚕 10g	地龙 10g
全蝎 3g	蜈蚣 1 条	杜仲 15g	川续断 15g
骨碎补 15g	木蝴蝶 12g	沉香 3g	三七 6g
麦冬 15g	五味子 10g	丹参 15g	川芎 10g

14 剂，水煎服，每日 1 剂。

2012 年 12 月 19 日四诊：近日身困乏力不明显，双下肢麻木明显减轻，月经提前 5～7d 来潮，双下肢肿胀减轻，食纳可，夜休安，大便调。舌淡红，苔薄白，脉弦数。昨日复查尿常规：尿蛋白阴性。处方调整如下：

黄芪 60g	花旗参 15g	葛根 15g	川牛膝 15g
鹿角霜 15g	天麻 10g	僵蚕 10g	地龙 10g
全蝎 3g	蜈蚣 1 条	杜仲 15g	川续断 15g
骨碎补 15g	木蝴蝶 12g	沉香 3g	三七 6g
麦冬 15g	五味子 10g	丹参 15g	川芎 10g
龟板 15g	鳖甲 15g		

14 剂，水煎服，每日 1 剂。

按语：肾病综合征是肾病科常见病，轻度系膜增生性肾小球肾炎对于激素及免疫抑制剂较敏感，但因激素及免疫抑制剂使用后导致患者免疫力低下，极易出现上呼吸道感染，导致病情复发。该患者就是使用激素后病情得到控制，但因脾肾亏虚，卫外不固，导致水湿泛滥水肿反复。姚树锦先生治病，谨守脾肾亏虚病机，补益脾气，健运中州，促使脾气健运，水湿归于正化，补益肾气，固摄精微，使水有所主，并使用虫类药搜风通络，佐以活血利水。最终使水道通利，精微得固，络道通利，病情向愈。该类疾病来势较急，病情易反复，标证较多，治疗时应学习姚树锦先生抓本证，兼顾兼证，标本同治的原则。用药中适当使用虫类药既可起到搜风通络，又可减少蛋白尿作用。

5. IgA 肾病验案

郭某，男，30 岁。2015 年 6 月 10 日初诊。

主诉：双下肢浮肿反复发作 3 年余。

现病史：3 年前劳累后出现双下肢浮肿。查尿常规：潜血＋＋＋，尿蛋白＋＋＋，在省人民医院住院行肾活检示"IgA 肾病（2级）"，曾服用百令胶囊、黄葵胶囊、肾炎康复片、盐酸贝那普利片，未服用激素。经治疗双下肢浮肿时轻时重。尿检：尿蛋白＋＋～＋＋＋，潜血＋＋～＋＋＋。为求中医治疗，现特来姚树锦先生处就诊。现症见双下肢浮肿，身困乏力，尿中多沫，动则汗出，食纳可，夜休多梦，大便调。既往体健。

过敏史：否认药物、食物及花粉等过敏史。

体格检查：血压 140/80mmHg，青年男性，神志清，精神可，发育正常，形体适中。心肺（－），腹部（－）。双下肢轻度凹陷性肿。双肾区无叩击痛。舌淡红，体胖，苔白腻，脉沉细。

中医诊断：水肿。

证候诊断：脾肾亏虚，水湿停滞。

西医诊断：IgA 肾病（2 级）。

治法：健脾益肾，利水消肿。

处方：玉屏风散合生脉饮合消白四味合三胶饮加味。

黄芪 60g	白术 15g	防风 6g	花旗参 15g
麦冬 10g	五味子 10g	芡实 15g	金樱子 15g
锁阳 10g	莲须 3g	阿胶 6g	鹿角胶 3g
龟板胶 3g	益智仁 15g	炒酸枣仁 30g	琥珀 2g

14 剂，水煎服，每日 1 剂。

2015 年 7 月 1 日二诊：近日双下肢浮肿消退，乏力减轻，尿中泡沫减少，仍有自汗，近日自觉咽喉不利，食纳可，多梦，大便调。舌淡红，苔薄白，脉沉细。6 月 30 日复查尿常规：潜血＋，尿蛋白±。处方调整如下：

黄芪 60g	白术 15g	防风 6g	花旗参 15g
麦冬 10g	五味子 10g	炒酸枣仁 30g	琥珀 2g
沉香 6g	苏子 10g	枳实 10g	白芍 15g
柴胡 5g	甘草 10g	白茅根 30g	

14 剂，水煎服，每日 1 剂。

2015 年 7 月 15 日三诊：服前药后，双下肢浮肿消退，自汗减轻，夜休转安，尿中泡沫消失，大便调，但仍有乏力。舌淡红，苔薄白，脉沉细。今日复查尿常规：潜血＋＋＋，尿蛋白－。继用前方 14 剂，水煎服，每日 1 剂。

2015 年 7 月 29 日四诊：服前药后，乏力减轻，自汗，夜休转安，尿中泡沫消失，大便调。舌淡红，苔薄白，脉细。7 月 18 日复查尿常规：潜血＋＋，尿蛋白－。24h 尿蛋白定量：0.64g。今日复查尿常规：潜血－，尿蛋白＋。处方调整如下：前方加阿胶 5g，鹿角胶 3g，龟板胶 3g，芡实 15g，金樱子 15g，锁阳 10g，莲须 3g。14 剂，水煎服，每日 1 剂。

按语： 该患者为 IgA 肾病（2 级），因病理类型较轻，西医未给予激素及免疫抑制剂治疗。曾服用中成药，但疗效不佳。患者就诊时表现为脾气亏虚，湿浊停滞，气虚精微不固，老师治疗本病，针对脾肾亏虚是导致水湿不化，肾精不固的根本病因，以健脾益肾，补气固涩，同时佐以益精填髓为法。脾气健运，水湿得化，气足固摄有力，血尿、蛋白尿逐渐消失，疗效逐渐显现。老师强调该类病证治疗，必须有方有守，缓缓图治，稳扎稳打，方可巩固疗效。通过本病案学习，我的体会是，血尿、蛋白尿为肾脏病的表现，在中医辨证施治时，常常与脾失健运密切相关，可能与肾虚不固有关，但并非一一对应，故不可一味加用补肾之品。本病案治疗过程重在健脾益气，脾气健运恢复，蛋白尿、血尿很快减少。

6. 施中药减少肾衰患者透析次数案

姜某，男，46 岁。2013 年 5 月 13 日初诊。

主诉： 身困乏力 6 月余。

现病史： 6 个月前无明显诱因出现身困乏力，在陕西省人民医院住院，诊断为肾功能衰竭（尿毒症期）（血肌酐 1255μmol/L）、肾性贫血、肾性高血压，开始进行血液透析治疗 3 次/周，透析间隔体重增加 3～4kg。现症见身困乏力，口干纳差，不思饮食，24h 尿量 400～500ml，夜休安，大便调。

既往史： 既往体健，否认慢性肾脏病史。

体格检查： 青年男性，神志清，精神差，发育正常，形体消瘦，贫血貌。头颅五官无畸形，咽淡红，无充血，扁桃体不大，双肺呼吸音清，未闻及干湿性啰音，心界不大，心率 75 次/min，律齐，各瓣膜听诊区未闻及干湿性啰音。腹平软，无压痛及反跳痛，移动性浊音阴性。双下肢不肿。舌淡暗，体胖大，苔白腻，脉弦滑。

辅助检查： 血常规：白细胞 3.45×10^9/L，红细胞 2.2×10^{12}/

L，血红蛋白 72g/L。肾功：尿素氮 21.2mmol/L，血肌酐 612μmol/L。视黄醇结合蛋白 138.1mg/L，胱抑素 C 4.54mg/L。（血液透析后）。

尿常规：潜血＋＋，尿蛋白＋＋（2013 年 5 月 13 日，陕西省人民医院）。

中医诊断：慢性肾衰。

证候诊断：脾肾亏虚，瘀毒互结。

西医诊断：①慢性肾功能衰竭（尿毒症期）、肾性贫血。②慢性肾小球肾炎。

治法：健脾益肾，降浊排毒，活血通络。

处方：益气养阴解毒散。

花旗参 21g	沉香 10g	三七 10g	西红花 10g
牛黄 1g	广角粉 3g	羚羊粉 3g	芦荟 0.5g
青黛 10g	玳瑁 3g	珍珠粉 3g	麝香 0.5g
虫草 10g	冰片 0.3g	薄荷脑 0.3g	金石斛 10g
车前子 15g	泽泻 10g		

1 剂，打粉，5g/次，3 次/d，白茅根 30g/d 煎水，冲服散剂，14d 服完。

2013 年 5 月 27 日二诊：服前药后，乏力减轻，食纳转佳，小便量增加，24h 尿量 600～700ml，自觉双目干涩，夜休安，大便调。舌淡暗，体胖大，苔白腻，脉弦滑。5 月 26 日复查血常规：红细胞 2.86×10¹²/L，血红蛋白 93g/L。肾功：尿素氮 16.3mmol/L，血肌酐 802μmol/L。视黄醇结合蛋白 157.8mg/L，胱抑素 C 7.65mg/L（血液透析后）。中药散剂继用前方服 14d。

2014 年 7 月 8 日三诊：服前药后自觉眼干涩减轻，乏力减轻，食纳可，夜休安，小便量增加，24h 尿量约 800ml，大便调。舌暗，体胖大，边有齿痕，苔白腻，脉弦滑。7 月 5 日复查血常规：红细胞 2.86×10¹²/L，血红蛋白 90g/L。肾功：尿素氮 31.1mmol/L，血肌酐 1377μmol/L。视黄醇结合蛋白 167.4mg/L，胱抑素 C 7.7mg/L（血液透析前）。处方调整如下：

花旗参 21g	沉香 10g	三七 10g	西红花 10g
牛黄 1g	广角粉 3g	羚羊粉 3g	芦荟 0.5g
青黛 10g	玳瑁 3g	珍珠粉 3g	麝香 0.5g
虫草 10g	冰片 0.3g	薄荷脑 0.3g	金石斛 10g
车前子 15g	泽泻 10g	大黄 15g	

1 剂，打粉，5g/次，3 次/d，白茅根 30g/d 煎水，冲服散剂，14d 服完。

2013 年 7 月 31 日四诊：近日无明显乏力，时有双目干涩，食纳可，夜休安，24h 尿量约 800ml，大便调。舌暗，体胖大，边有齿痕，苔白厚腻，脉弦滑。处方调整，前方大黄加量至 30g，服法同前。

2013 年 9 月 2 日五诊：近日自觉无明显不适，食纳可，夜休安，24h 尿量约 1000ml，大便调，近期血液透析 1～2 次/周，透析间隔体重增加 3.5～4kg。舌暗，体胖大，边有齿痕，苔黄腻，脉弦滑。处方调整，前方加紫草 10g，服法同前。

2013 年 10 月 18 日六诊：近日自觉无明显不适，食纳可，夜休安，24h 尿量约 1000ml，大便调，近期血液透析 1～2 次/周。舌暗，体胖大，边有齿痕，苔黄腻，脉弦滑。10 月 11 日复查血常规：红细胞 3.02×10^{12}/L，血红蛋白 99g/L。肾功：尿素氮 23.7mmol/L，血肌酐 1191μmol/L。尿常规：尿蛋白＋＋。处方调整如下：

花旗参 21g	沉香 10g	三七 10g	西红花 10g
牛黄 1g	广角粉 3g	羚羊粉 3g	芦荟 0.5g
青黛 10g	玳瑁 3g	珍珠粉 3g	麝香 0.5g
虫草 10g	冰片 0.3g	薄荷脑 0.3g	金石斛 10g
车前子 15g	泽泻 10g	大黄 30g	紫草 10g
滑石 10g	甘草 10g		

1 剂，打粉，5g/次，3 次/d，白茅根 30g/d 煎水，冲服散剂，14d 服完。

2013年12月4日七诊：近日自觉无明显不适，食纳可，夜休安，24h尿量1000~1200ml，大便调，近期血液透析1次/8d，透析间隔体重增加4.5~5kg。舌暗，体胖大，边有齿痕，苔黄腻，脉弦滑。中药散剂继用前方。

按语：该患者为中年尿毒症病人，初诊时已行血液透析半年，尿量明显减少，一派脾肾亏虚，浊毒内留，络道坏阻之象。因患者尿量太少，服用中汤药会增加水液摄入量，故老师给予患者散剂以健脾益气，活血通络，降浊排毒。方中花旗参益气养阴，扶助正气，虫草补益肺肾，固摄精微，沉香、三七、西红花行气活血化瘀，麝香、冰片、薄荷脑、牛黄、广角粉、羚羊粉、芦荟通络散结，解毒，大黄通腹泻浊，石斛养阴，滑石、车前子通窍利水。诸药合用补气养血，活血化瘀，解毒通络。因正气得补，浊气得降，生化复健，气机和调，患者脾气健运，肾气得补，肾络疏通，浊毒得以排泄，水道通利，尿量逐渐增加，患者全身气机逐渐调畅，脾之升清降浊渐复，肾之封藏气化功能恢复，患者精气神渐充，病情明显好转。

7. 膜性肾病治验

乔某，男，52岁。2014年9月25日初诊。

主诉：双下肢浮肿反复发作4年余，加重1个月。

现病史：4年前无明显诱因出现双下肢浮肿。查尿常规：尿蛋白+++，在延安大学附属医院住院治疗，行肾活检示膜性肾病（Ⅱ期），24h尿蛋白定量最高达5000mg，口服泼尼松40mg/d，病情逐渐好转，双下肢浮肿逐渐消退，激素逐渐减量停用。4年期间病情反复3次。半年前检查，发现肾功能异常，血肌酐最高达190μmol/L。1个月前外感后再次出现双下肢浮肿，现服用泼尼松5mg/d。现症见双下肢浮肿，身困乏力，腰酸困痛，晨起口干苦，食纳可，夜休安，尿频，夜尿3次，大便1次/d，质软成形。

体格检查：中年男性，神志清，精神欠佳，发育正常，形体适中，头颅五官无畸形，面色萎黄无华，颜面无浮肿。咽不红，无充血，扁桃体不大。心肺（－）。腹部无异常。双下肢轻度凹陷性肿。舌淡红，苔薄白，脉细弦。

辅助检查：尿常规：尿蛋白＋＋＋。肝功：总蛋白64.3g/L，间接胆红素4.5mmol/L，总胆固醇3.3mmol/L。肾功：尿素氮8.1mmol/L，血肌酐159μmol/L，胱抑素C1.69mg/L。24h尿蛋白定量：1450mg（2014年9月24日西京医院）。

中医诊断：水肿。

证候诊断：脾肾亏虚，阴精亏虚。

西医诊断：膜性肾病（Ⅱ期）。

治法：健脾益肾，养阴滋肾。

处方：生脉饮加味。

西洋参15g	麦冬10g	五味子10g	金樱子15g
锁阳10g	益智仁15g	山萸肉15g	桑螵蛸15g
莲须3g	杜仲15g	川续断15g	骨碎补15g
木蝴蝶15g	龟板15g	鳖甲15g	生地15g
水牛角15g	赤芍15g	丹皮10g	

14剂，水煎服，每日1剂。

2014年10月9日二诊：诉服前药后双下肢浮肿消退，口干苦消失，但仍觉腰酸困，近日时流清涕，食纳可，夜休安，大便3次/d，不成形，夜尿3～4次。舌淡红，苔薄白，脉细。中汤药调整，芪苡四君子汤加味。

黄芪60g	西洋参15g	炒薏苡仁30g	茯苓15g
白术15g	炙甘草10g	杜仲15g	川续断15g
骨碎补15g	木蝴蝶15g	益智仁15g	山萸肉15g
桑螵蛸15g	五味子10g	桔梗10g	升麻3g
辛夷花15g	白茅根30g		

14剂，水煎服，每日1剂。

2014年10月23日三诊：服药后乏力明显减轻，腰酸困缓解，鼻流清涕时轻时重，夜尿4～5次，尿中有泡沫，食纳可，夜休安，大便调。舌暗红,苔薄白,脉细。10月22日复查尿常规:潜血±,尿蛋白++。24h尿蛋白定量:1045mg。肾功:尿素氮7.1mmol/L,血肌酐132.8μmol/L,血尿酸485μmol/L。中汤药继用前方加刺猬皮15g,石榴皮15g,诃子15g,14剂,水煎服,每日1剂。

2014年11月6日四诊:近日无明显腰酸困,食纳可,夜休安,夜尿2~3次,大便调。舌淡暗,苔薄白,脉细。复查尿常规:尿蛋白+。中汤药调整如下:

花旗参30g	芡实15g	金樱子15g	锁阳10g
杜仲15g	川续断15g	莲须3g	泽泻15g
骨碎补15g	木蝴蝶15g	车前子15g	白茅根30g
玄参15g	浙贝母15g	龟板15g	鳖甲15g
生牡蛎15g	桔梗10g	升麻3g	辛夷花15g

14剂,水煎服,每日1剂。

2014年11月20日五诊:近日无明显腰酸困,食纳可,夜休安,尿频尿急,夜尿2~3次,尿中有泡沫,大便调。舌红,苔黄,脉细。11月19日复查24h尿蛋白定量:828.96mg。尿常规:尿蛋白+++。中汤药调整如下:

黄芪60g	西洋参15g	芡实15g	金樱子15g
杜仲15g	川续断15g	莲须3g	泽泻15g
骨碎补15g	木蝴蝶15g	车前子15g	白茅根30g
锁阳10g	益智仁15g	桑螵蛸15g	五味子10g
山萸肉15g			

14剂,水煎服,每日1剂。

2014年12月4日六诊:服前药后尿中泡沫明显减少,尿频尿急缓解,大便稀,4~5次/d。今日复查24h尿蛋白定量:244mg。尿常规:尿蛋白+,潜血±。舌淡暗,苔白腻,脉细。中汤药继用前方加炒扁豆15g,炒山药30g,炒薏苡仁30g。14剂,水煎服,每日1剂。

2015年1月8日七诊:近日尿中泡沫消失,偶有尿频,大便转调，但近日自觉腰酸困不适，食纳可，夜休安。舌淡红，苔白，脉细弦。1月6日复查24h尿蛋白定量：99mg。尿常规：尿蛋白±。中汤药调整为：

黄芪60g	西洋参15g	炒薏苡仁30g	茯苓15g
白术15g	甘草10g	杜仲15g	川续断15g
骨碎补15g	木蝴蝶15g	益智仁15g	山萸肉15g
桑螵蛸15g	五味子10g	沉香6g	三七6g
白茅根30g			

14剂，水煎服，每日1剂。

按语： 该患者为慢性肾小球肾炎，病理类型为"膜性肾病（Ⅱ期）"，已经进入慢性肾功能衰竭（失代偿期）。姚树锦先生治疗后疗效较佳，不仅肾功能恢复正常，尿蛋白逐渐转阴。学生通过伺诊学习，有以下几点收获：①慢性肾炎尿蛋白漏出与脾肾亏虚密切相关，健脾益肾可有效减少尿蛋白。该患者初诊时，姚树锦先生辨证属脾肾亏虚，精微不固，考虑患者患病3年，就诊时乏力，腰酸，口干口苦，水肿，尿频，夜尿多，长期精微流失，气随精耗，气阴亏虚，处方给予生脉饮益气养阴，消白四味、固腰四味、缩尿四味以滋肾固摄，水牛角地黄汤以清热。药后患者水肿消退，口干口苦等虚热之象减退，但脾气亏虚，水湿停滞，卫外不固显露，出现外感，姚树锦先生遂调整以健脾益肾，利湿化浊为法，处方以芪苓四君子汤加味，并酌情加以刺猬皮、诃子、石榴皮以收涩固精。待患者无明显脾肾亏虚自觉症状后，转从补肾益气，软坚散结入手，这与当代中医肾脏病大家王永钧先生提出的慢性肾衰病因"微癥瘕"形成的思路不谋而合。随后层层推进健脾益肾，并以通补同施为法，即以芪苓四君子汤、固腰四味、消白四味调补脾肾，益气固摄，同时以利尿三味清利湿浊，并以沉香理气，三七化瘀，诸药合用标本兼治，终获良效。②本案获效关键在于灵活辨证，随时根据病情变化调整用药。虽然脾肾亏虚是病本，但标证因本虚而生，故标本兼治或急则治标是起效关键。③扶正固本中人参、黄芪的使用是关键。姚树锦先生强调"用药如用兵""兵贵神速""出奇制胜",对于重病,选择适当的药物不可犹豫。西洋参平补气阴,补气养阴力宏,故治疗肾病常常必不可少,黄芪健脾利水,治疗水肿效佳,但此时"重剂起沉疴",故补益脾气时当用大量,黄芪60g是姚树锦先生习惯用量,现代药理研究也证实了大剂量黄芪具有减少蛋白尿的确切疗效,进一步证实姚树锦先生用药的高明之处。姚树锦先生治疗过程中始终遵循"治病求本""谨守病机""急则治标""标本兼治"的原则,辨证施治。通过本病例,使我学习到"谨守病机,勿失其宜"的治病原则。

8. 中药治疗后停用透析案

孙某,女,22岁。2014年9月29日初诊。

主诉:身困乏力伴头晕1月余。

现病史:1个月前无明显诱因出现身困乏力,头晕,测血压204/146mmHg,在泾阳县医院检查发现肾功能异常,转入交大一附院住院治疗。检查肾功:尿素氮20.61mmol/L,血肌酐700μmol/L。2014年9月9日肾活检示:增生硬化性肾小球肾炎伴恶性高血压肾损害,遂进行血液透析治疗,现已透析5次。患者及家属拒绝维持性血液透析治疗,遂来姚树锦先生处就诊。现症见面色萎黄无华,头晕,身困乏力,腰酸痛,食纳可,无恶心呕吐,尿中多沫,24h尿量约500ml,夜休安,大便调。1个月前发现血压升高,现服用"非洛地平缓释片、卡维地洛",血压维持在120～130/80～90mmHg。

既往史:5年前患慢性肾小球肾炎,未予重视,长期未检查及治疗。

过敏史:否认药物、食物及花粉等过敏史。

体格检查:青年女性,神志清,精神差,发育正常,形体适中,面色萎黄无华。头颅五官无畸形,咽淡红,无充血,扁桃体不大,双肺呼吸音清,未闻及干湿性啰音,心界不大,心率80次/min,律齐,各瓣膜听诊区未闻及干湿性啰音。腹平软,无压痛及反跳痛，移动性浊音阴性。双下肢不肿。舌淡暗，苔薄白，脉弦细。辅助检查：血常规：RBC2. 35 × 10^{12}/L，HGB70g/L。尿常规：尿蛋白＋＋＋，潜血＋＋。肾功：尿素氮 14. 52mmol/L，血肌酐 410μmol/L，血尿酸 510. 4μmol/L，胱抑素 C3. 31mg/L。电解质：K4. 34mmol/L，Na135. 8mmol/L，Mg1. 19mmol/L。血脂：甘油三酯 4. 4mmol/L。双肾B 超：右肾 106mm×34mm×36mm，左肾 109mm×39mm×44mm，双肾皮髓质分界不清，呈慢性肾病声像图改变（2014 年 9 月 25 日西安交大一附院）。

中医诊断：慢性肾衰。

证候诊断：脾肾亏虚，湿瘀互结。

西医诊断：①慢性肾功能衰竭（肾衰竭期）、肾性贫血、肾性高血压、高尿酸血症。②慢性肾小球肾炎、增生硬化性肾小球肾炎伴恶性高血压肾损害。③高脂血症。

治法：健脾益肾，活血通络。

处方：玉屏风散合生脉饮加味。

黄芪 60g	白术 15g	防风 6g	芡实 15g
金樱子 15g	锁阳 10g	莲须 3g	太子参 30g
麦冬 15g	五味子 10g	车前子 15g	泽泻 15g
白茅根 30g	水牛角 15g	生地 15g	赤芍 15g
丹皮 10g	僵蚕 10g	蝉衣 10g	片姜黄 10g
生大黄 3g			

14 剂，水煎服，每日 1 剂。

2014 年 10 月 13 日二诊：服前药后，停止血液透析，自觉乏力稍减，头晕减轻，尿量增加，腰酸困。舌淡暗，苔薄白腻，脉弦细。10 月 9 日复查尿常规：潜血＋＋＋，尿蛋白＋＋＋。肾功：尿素氮 9.8mmol/L，血肌酐 296μmol/L，血尿酸 428μmol/L，胱抑素 C 4.14mg/L。电解质：K4. 61mmol/L，Na138mmol/L。前方继用 28 剂。

2014 年 11 月 10 日三诊：近日自觉身困乏力，腰酸困缓解，时有恶心欲吐感，尿中多沫，夜休可，大便 1d1 行，近日血压波动在

150~170/100~110mmHg。舌淡暗,苔薄白腻,脉弦细。10 月 20 日复查肾功:尿素氮 12.4mmol/L,血肌酐 246μmol/L,血尿酸 437μmol/L,胱抑素 C4.13mg/L。尿常规:潜血 +++,尿蛋白 +++。处方:前方加杜仲 15g,白芍 15g,川牛膝 15g,桑寄生 15g。14 剂,水煎服,每日 1 剂。

2014 年 11 月 28 日四诊:近日乏力减轻,偶有恶心,腰部酸困减轻,尿中泡沫较多,食纳可,夜休安,大便调,近日血压波动在 130~160/100~110mmHg。舌淡红,苔薄白,脉弦细。测血压 130/105mmHg。11 月 26 日复查尿常规:潜血 +++,尿蛋白 +++。肾功:尿素氮 11.3mmol/L,血肌酐 189μmol/L,血尿酸 439μmol/L。处方:继用前方加磁石 10g,生龙齿 10g,珍珠母 10g,石决明 10g。14 剂,水煎服,每日 1 剂。

2014 年 12 月 15 日五诊:近日乏力不明显,偶有恶心,食纳可,夜休安,小便有泡沫,大便调。舌淡暗,舌边有齿痕,苔薄白,脉细弦。12 月 12 日复查肾功:尿素氮 10.5mmol/L,血肌酐 186μmol/L,血尿酸 429μmol/L,胱抑素 C 3.68mg/L。尿常规:尿蛋白 ++,潜血 ++。前方继用 28 剂。

2015 年 1 月 15 日六诊:近日乏力不明显,但自觉咽喉有痰,时有恶心欲吐,仍觉活动后腰部酸困,尿中有泡沫,食纳可,夜休安,大便调。近日血压波动在 160~170/100~110mmHg(服用非洛地平缓释片、卡维地洛片、坎地沙坦)。舌淡红,苔薄白,脉弦细。1 月 12 日复查 24h 尿蛋白定量:1824mg。肾功:尿素 11.46mmol/L,肌酐 182μmol/L,尿酸 433.2μmol/L,胱抑素 C 2.8mg/L。

(1)中汤药继用前方 14 剂,水煎服,每日 1 剂。

(2)加用散剂:

红参 42g	黄芪 60g	广角 3g	芦荟 0.3g
青黛 10g	牛黄 0.3g	当归 15g	鹿茸 3g
紫草 10g	土茯苓 30g	三七 10g	西红花 10g
沉香 10g			

1剂，打粉冲服，5g/次，3次/d，14d服完。

2015年1月28日七诊：近日乏力不明显，自觉咽喉不利，偶有恶心，腰部酸困，尿中有泡沫，食纳可，夜休安，大便调。舌淡红，苔薄白，脉弦细。1月27日复查肾功：尿素氮9.24mmol/L，血肌酐176μmol/L，血尿酸434μmol/L，内生肌酐清除值20.5ml/min。24h尿蛋白定量：1808.38mg。尿常规：尿蛋白＋＋，潜血＋＋，红细胞297.5/μl。甲状旁腺激素90.40pg/ml。双肾彩超：右肾76mm×36mm×30mm，左肾87mm×39mm×36mm，右肾符合慢性肾功能损害表现，左肾实质回声稍增强。前方继用汤剂14剂，散剂1剂。

按语： 该患者为青年慢性肾衰病人，前期因尿毒症，已经进行血液透析5次，因不愿意长期维持性血液透析而来姚树锦先生处就诊。该患者就诊时"面色萎黄无华，头晕，身困乏力，腰酸痛，食纳可，无恶心呕吐，尿少，尿中多沫，24h尿量约500ml，舌淡暗，苔薄白，脉细弦"，一派五脏亏虚，气血不足，肾精亏虚，精微不固，水湿停滞之象。姚树锦先生诊治时，认为脾肾亏虚是病本，故治疗以健脾益肾，固摄精微，补脾肾之虚，方用芪苈四君子汤健脾益气利湿，配玉屏风散以益气固表，防外邪入侵，配生脉散以益气养阴生血，配消白四味以益肾固精，同时配伍水牛角地黄汤、利尿三味、升降散以凉血解毒，利湿，宣散浊毒，通泄三焦，祛除水湿瘀血浊毒之邪。经治疗患者气血渐复，脾肾功能逐渐恢复，乏力腰酸等症逐渐减轻，检验指标好转，虽然停止血液透析，但基本生活如常。但因慢性肾衰系五脏衰败，浊毒停滞，虚实错杂是贯穿始终的病机，故患者出现浊毒内扰，虚风内动，血压不稳定，头晕，恶心欲吐。姚树锦先生在补益脾肾，宣散降浊的同时，加用重镇四味（磁石、珍珠母、生龙齿、石决明）以潜阳息风。为增加扶正祛毒疗效，加用扶正散瘀解毒散，以达正气得补，浊气得降，生化复健，患者症状减轻，各项指标逐渐好转。

9. 幼儿过敏性紫癜案

王某，男，3岁。2014年1月8日初诊。

主诉：皮肤紫斑反复发作 1 个月。

现病史：1 个月前外感后出现四肢红色斑点，伴有腹痛、关节痛，在交大二附院住院治疗，诊断为"过敏性紫癜"，经静滴氢化可的松（氢化考的松）后紫斑逐渐消退（具体用量不详），出院后停药。出院 2 周后再次感冒，四肢紫斑再次出现，现已经在交大二附院门诊治疗 3d，紫斑减少，现服用泼尼松 5mg/次，3 次/d。四肢未见紫斑，臀部可见绿豆及芝麻大小红色斑疹 10 余个，大腿上可见 4 个，患儿咳嗽，鼻塞，流清涕，盗汗，食纳佳，夜休安，二便调。

过敏史：否认药物、食物及花粉等过敏史。

既往史：既往体健。

家族史：否认家族遗传病、过敏性疾病病史。

体格检查：神志清，精神可，满月脸，自动体位，查体合作。咽淡红，扁桃体 I°肿大。臀部可见绿豆及芝麻大小红色斑疹 10 余个，大腿上可见 4 个。舌淡红，苔白，脉细滑。

辅助检查：尿常规阴性（2014 年 1 月 8 日西安市中医院）。

中医诊断：紫斑。

证候诊断：热入营血，损伤血络。

西医诊断：过敏性紫癜。

治法：清热凉血，宁络止血。

处方：犀角地黄汤加味。

水牛角 10g	生地 9g	紫草 9g	赤芍 9g
丹皮 9g	茜草 9g	僵蚕 9g	蝉衣 6g
桔梗 6g	黄芩炭 6g	辛夷 6g	白芷 6g
黄芪 12g	白术 9g	防风 5g	鳖甲 6g
广角粉 1g	浙贝母 10g	龟板 6g	

7 剂，水煎服，每日 1 剂。

2014 年 2 月 12 日二诊：服前药后，紫斑完全消退，未再出现盗汗，食纳可，夜休安，二便调。舌淡红，苔薄白，脉细滑。处方：疳积散加味。

麝香0.3g	龟板10g	鳖甲10g	山甲5g
天竺黄10g	鸡内金10g	生地10g	三七10g
赤芍10g	清半夏10g	茯苓10g	丹皮5g
生地10g	广角粉1.5g		

1剂，打粉，早晚各1次，白茅根30g/次，煮水冲服，14d服完。

按语：幼儿脏腑稚嫩，易虚易实，易寒易热，该患儿外感后患紫斑，辨证属热伤血络，加之卫外不固，导致紫斑反复发作。虽然因热伤血络，治疗时以清热凉血止血为法，但姚树锦先生用药轻灵，热退血止，紫斑消退后则改为以调整脏腑气机，促进阴阳平衡，佐以清热为法治疗，根据小儿特点，用药虽少，药效奇佳。值得仔细揣摩，用心领会其中诊治及用药精妙之处。

中医辨证方法众多，这份病例涉及"卫外不固"属六经辨证，"热入营血"属卫气营血辨证，但要深切地认识到脏腑辨证是所有辨证方法的核心，这样整体观念、辨证论治、理法方药，便可浑然一体，前后一致。

10. 烟雾病治验

王某，女，31岁。2015年3月25日初诊。

主诉：全身抽搐，昏迷半个月。

现病史：半个月前无明显诱因突然出现全身抽搐，神智昏迷，在长安医院抢救治疗，经检查诊断为：①烟雾病。②脑梗死。③继发性癫痫。④甲状腺功能减退。经治疗神志逐渐转清晰，医生建议手术治疗，患者家属拒绝，遂出院来姚树锦先生处求诊。现症见精神萎靡，表情淡漠，不能言语，家属代诉，患者神志时清时昧，头晕，嗜睡，身困乏力，颈项僵直不舒，食纳可，二便调。

既往史：既往患"甲状腺功能减退"，现服用左甲状腺素片。

过敏史：否认食物、药物及花粉等过敏史。

体格检查：青年女性，神志欠清，精神萎靡，面色晦暗，表情淡漠，行动迟缓，由家属扶入诊室。颈项僵直，发育正常，形体适中，头颅五官无畸形，咽淡红，无充血，扁桃体不大，双肺呼吸音清，未闻及干湿性啰音，心界不大，心率 75 次/min，律齐，各瓣膜听诊区未闻及干湿性啰音。腹平软，无压痛及反跳痛，移动性浊音阴性。双下肢不肿。舌淡红，苔薄白，脉细弱。

中医诊断：眩晕。

证候诊断：风痰闭窍。

西医诊断：烟雾病。

治法：息风豁痰，开窍，活血通络。

处方：

葛根 15g	川牛膝 15g	鹿角霜 15g	天麻 10g
浙贝母 15g	僵蚕 15g	地龙 15g	全虫 1.5g
蜈蚣 1 条	黄芪 30g	当归 10g	三七 6g
西红花 1g	玄参 15g	龟板 15g	鳖甲 15g
生牡蛎 15g	丹参 15g	川芎 10g	郁金 15g
石菖蒲 15g			

7 剂，水煎服，每日 1 剂。

4 月 8 日二诊：服前药后神志转清醒，精神好转，可进行语言交流，但语声嘶哑，语音低微，身困乏力减轻，头晕缓解，仍觉颈项僵直不舒，食纳可，夜休安，二便调。舌淡红，苔白厚腻，脉细弱。中汤药继用上方 14 剂。

4 月 22 日三诊：患者面色转红润，语言欠流利，语声嘶哑，仍觉颈项僵直不舒，食纳可，夜休安，二便调。舌淡红，苔白腻，脉细弱。中汤药继用前方 14 剂。

5 月 6 日四诊：服前药后头晕消失，面色红润，语言较前流利，但自觉腰酸困不适，颈项僵直不舒，不思饮食，右侧肢体麻木，夜休安，二便调，4 月 20 日月经来潮，经量少，痛经，10d 干净。舌淡红，苔薄白，脉细弱。中汤药调整为：

葛根 15g	川牛膝 15g	鹿角霜 15g	天麻 10g

浙贝母 15g	僵蚕 15g	地龙 15g	全虫 1.5g
蜈蚣 1 条	黄芪 30g	当归 10g	三七 6g
西红花 1g	玄参 15g	龟板 15g	鳖甲 15g
生牡蛎 15g	丹参 15g	川芎 10g	郁金 15g
石菖蒲 15g	生山楂 15g	鸡内金 10g	砂仁 6g

14 剂，水煎服，每日 1 剂。

5 月 20 日五诊：服前药后无头晕，语言转流利，颈项僵直减轻，右侧肢体麻木缓解，近期偶有癫痫小发作（肢体短暂抖动几秒），食纳可，夜休安，二便调。舌淡红，苔薄白，脉细弱。中汤药继用前方去地龙，加片姜黄 10g。14 剂，水煎服，每日 1 剂。

按语： 烟雾病是一组后天发生的闭塞性脑血管病，可能与变态反应性脑血管炎有关，可表现为：①短暂性脑缺血发作（TIA）型：反复发生一过性瘫痪或力弱，多为偏瘫，亦可为左右交替性偏瘫或双偏瘫。发作后运动功能完全恢复。病程多为良性，有自发缓解或发作完全停止的倾向。极少数病例伴有半身惊厥发作、头痛或偏头痛。罕见一过性感觉障碍、不自主运动或智力障碍。②梗塞型：急性脑卒中，导致永久型瘫痪、失语、视觉障碍和智力障碍。③癫痫型：频繁的癫痫发作、部分性发作或癫痫持续状态，伴脑电图癫痫样放电。④出血型：蛛网膜下腔出血或脑实质出血，见于年长儿和成人病例。后三型合称为"非 TIA 型"，病程复杂多变，预后较差，多表现为混合型，如癫痫型加梗塞型、癫痫型加 TIA 型等。如为单纯癫痫发作，预后不一定很差。无论何种类型，4 岁以前起病者预后较差。此外，临床症状及其严重程度决定于侧支循环的代偿效果，如果能够维持足够的脑血流灌注，则可能不出现临床症状，或只有短暂的 TIA 型发作，或头痛。如果不能保持脑血流灌注，则症状严重，引起广泛脑损伤。本案患者应为癫痫型加梗塞型，神志昏迷伴癫痫发作，在姚树锦先生处就诊时表现为头晕，神志不清，失语，故姚树锦先生辨证为"眩晕"，风痰阻闭清窍，清窍被蒙，故而出现头晕、神志不清、失语等症，故治疗上以浙贝母、玄参、龟板、鳖甲、牡蛎、天麻化痰息风，菖蒲、郁金、川芎开窍醒神，僵蚕、地龙、全蝎、蜈蚣搜风通络，丹参、三七、西红花活血通络，葛根、川牛膝、鹿角霜祛风除湿，温通督脉。黄芪、当归益气活血，取"治风先治血，血行风自灭"之意。药后患者逐渐能言语，神志逐渐转清，眩晕缓解。因"怪病多因痰作祟"，而痰浊形成非一朝一夕，且"脾为生痰之源"，本病则因风痰流窜经络，闭阻脑窍，故豁痰化痰需缓缓图治，这也是姚树锦先生常常教导的"治慢性病要有方有守"，且健脾以绝生痰之源，故后期加用山楂、鸡内金、砂仁之品。

11. 宫颈癌术后放化疗患者治验

王某，女，52岁。2013年12月12日初诊。

主诉：发现宫颈恶性肿瘤7个月，周身畏寒1周。

现病史：7个月前经检查发现"宫颈恶性肿瘤"，现已放疗25次，化疗2次，1周前突然出现头、身体、背部发凉，背部疼痛，阵发性汗出，腰痛，双下肢麻木，胃脘胀痛，咽喉不适，食物吞咽不利，胃脘嘈杂，泛酸，腹中肠鸣辘辘，大便不成形，夜休差，多梦，小便可。

过敏史：否认药物、食物及花粉等过敏史。

体格检查：中年女性，神志清，精神差，发育正常，形体消瘦，面色萎黄，头颅五官无畸形，咽淡红，无充血，扁桃体不大，双肺呼吸音清，未闻及干湿性啰音，心界不大，心率75次/min，律齐，各瓣膜听诊区未闻及干湿性啰音。腹平软，无压痛及反跳痛，移动性浊音阴性。双下肢不肿。舌淡暗，苔薄黑腻（食物染苔），脉细弱。

辅助检查：血常规：WBC 2.21×10^9/L，余正常。

中医诊断：妇科癌病。

证候诊断：脾肾亏虚，气血不足。

西医诊断：宫颈癌。

治法：健脾益肾，补养气血。

处方：芪苡四君子汤加味。

黄芪 60g	炒薏苡仁 30g	西洋参 15g^(另炖)	茯苓 15g
白术 15g	甘草 10g	葛根 15g	川牛膝 15g
鹿角霜 15g	生山楂 15g	鸡内金 10g	砂仁 6g^(后下)
阿胶 5g^(烊化)	鹿角胶 3g^(烊化)	龟板胶 3g^(烊化)	浙贝母 15g
煅瓦楞子 15g	海螵蛸 15g		

14 剂，水煎服，200ml/次，每日 1 剂。

2013 年 12 月 27 日二诊：服前药后精神好转，胃脘胀闷减轻，周身畏寒减轻，肠鸣减轻，但胃脘隐痛，泛酸，食纳差，后背发凉、疼痛，夜休差，多梦易醒，时有汗出，大便不成形，1 次/d，阴道有少量黄色分泌物，质清稀，小便调。舌淡暗，苔白厚腻，脉细弱。中汤药调整如下：

葛根 15g	川牛膝 15g	鹿角霜 15g	天麻 10g
僵蚕 10g	地龙 10g	全蝎 3g	蜈蚣 1 条
生山楂 15g	鸡内金 10g	砂仁 6g^(后下)	浙贝母 15g
煅瓦楞子 15g	海螵蛸 15g	吴茱萸 3g	良姜 5g
川楝子 10g	延胡索 15g	炒酸枣仁 30g	琥珀 2g

14 剂，水煎服，每日 1 剂。

2014 年 1 月 10 日三诊：服前药后精神好转，胃脘胀闷减轻，畏寒减轻，汗出减少，但胃脘隐痛，泛酸，食纳差，后背发凉、疼痛，夜休差，多梦易醒，大便不成形，1 次/d，阴道有少量黄色分泌物，质清稀，外阴瘙痒，小便灼热。舌淡暗，苔白厚腻，脉细弱。

处方 1：

吴茱萸 3g	良姜 5g	香附 10g	延胡索 15g
葛根 15g	川牛膝 15g	鹿角霜 15g	三七粉 6g
天麻 10g	黄芪 60g	白术 15g	防风 6g
僵蚕 10g	地龙 10g	全蝎 3g	蜈蚣 1 条
鸡内金 10g	砂仁 6g	炒酸枣仁 30g	琥珀 2g

白茅根 30g

7 剂，水煎服，每日 1 剂。

处方 2：

浙贝母 15g	玄参 15g	龟板 15g	鳖甲 15g
生牡蛎 15g	重楼 10g	山慈姑 10g	白花蛇舌草 15g
半边莲 10g	半枝莲 10g	干姜 10g	白芍 15g
车前子 15g	鸡冠花 15g	甘草 10g	苍术 15g
黄柏 5g	生薏苡仁 30g	花旗参 15g	

7 剂，水煎服，每日 1 剂。

上二方交替服用（即第 1 日服 1 号方，第 2 日服 2 号方，第 3 日服 1 号方，第 4 日服 2 号方，循环交替服用）。

2014 年 1 月 24 日四诊：服前药后阴道分泌物减少，小便灼热感减轻，但仍觉胃脘隐痛，泛酸，纳差，不思饮食，后背皮肤瘙痒，畏寒，双下肢麻木，夜休差，易早醒，大便稀溏。舌淡暗，苔白厚腻，脉细弱。中汤药处方调整：处方 1：2014 年 1 月 10 日 1 号方加浙贝母 15g，煅瓦楞子 15g，海螵蛸 15g。7 剂，水煎服，每日 1 剂。处方 2：2014 年 1 月 10 日 2 号方加泽泻 15g，白茅根 30g，葛根 15g，川牛膝 15g，鹿角霜 15g，黄连 3g，吴茱萸 3g。7 剂，水煎服，每日 1 剂。上二方继续交替服用。

2014 年 2 月 17 日五诊：服前药后胃脘隐痛减轻，偶有泛酸，纳差，四肢麻木，后背痒，夜休差，易早醒，二便调。舌淡暗，苔白厚腻，脉细弱。中汤药处方调整：

处方 1：

浙贝母 15g	玄参 15g	龟板 15g	鳖甲 15g
生牡蛎 15g	重楼 10g	山慈姑 10g	白花蛇舌草 15g
半边莲 10g	半枝莲 10g	干姜 10g	白芍 15g
车前子 15g	鸡冠花 15g	甘草 10g	苍术 15g
黄柏 5g	生薏苡仁 30g	川牛膝 15g	

7 剂，水煎服，每日 1 剂。

处方2：

葛根 15g	川牛膝 15g	鹿角霜 15g	花旗参 15g
天麻 10g	麦冬 10g	五味子 10g	浙贝母 15g
僵蚕 10g	地龙 10g	全蝎 3g	蜈蚣 1 条
鸡内金 10g	砂仁 6g	炒酸枣仁 30g	琥珀 2g
白茅根 30g	煅瓦楞子 15g	海螵蛸 15g	

7 剂，水煎服，每日 1 剂。

上二方继续交替服用。

2014 年 3 月 5 日六诊：近日时有腹痛，腹痛即泻，泻后痛减，心烦易怒，纳呆，四肢麻木酸困，后背痒，白带色黄清稀，多梦，小便调。舌淡暗，苔白厚，脉细弱。中汤药处方调整：

浙贝母 15g	玄参 15g	龟板 15g	鳖甲 15g
生牡蛎 15g	重楼 10g	山慈姑 10g	白花蛇舌草 15g
半边莲 10g	半枝莲 10g	花旗参 15g	麦冬 10g
五味子 10g	黄芪 60g	白术 15g	防风 6g
葛根 15g	川牛膝 15g	鹿角霜 15g	炒酸枣仁 30g
琥珀 2g	砂仁 6g	鸡内金 10g	

7 剂，水煎服，每日 1 剂。

2014 年 3 月 24 日七诊：服药后四肢麻木减轻，白带减少，仍觉腹痛，心烦易怒，纳差，四肢麻木酸困，后背痒，多梦，小便调。舌淡暗，苔白厚，脉细弱。处方调整为：

处方1：

浙贝母 15g	玄参 15g	龟板 15g	鳖甲 15g
生牡蛎 15g	重楼 10g	山慈姑 10g	白花蛇舌草 15g
半边莲 10g	半枝莲 10g	焦栀子 3g	丹皮 10g
当归 15g	白芍 15g	柴胡 5g	白术 15g
茯苓 15g	薄荷 5g	甘草 10g	生山楂 15g
砂仁 6g	鸡内金 10g		

7 剂，水煎服，每日 1 剂。

处方 2：

葛根 15g	川牛膝 15g	鹿角霜 15g	花旗参 15g
天麻 10g	麦冬 10g	五味子 10g	川牛膝 15g
僵蚕 10g	地龙 10g	全蝎 3g	蜈蚣 1 条
炒酸枣仁 30g	琥珀 2g	苍术 15g	黄柏 5g
地肤子 30g			

7 剂，水煎服，每日 1 剂。

上二方继续交替服用。

2014 年 4 月 21 日八诊：服前药后胃痛减轻，泛酸减少，但近日自觉小腹坠痛，白带清稀量多，外阴瘙痒，四肢麻木酸痛，后背发凉，夜间腿痛，多梦易醒，二便调。舌淡红，苔白腻，脉细弦。

处方调整为：

处方 1：

浙贝母 15g	玄参 15g	龟板 15g	鳖甲 15g
生牡蛎 15g	重楼 10g	山慈姑 10g	白花蛇舌草 15g
半边莲 10g	半枝莲 10g	干姜 10g	鸡冠花 15g
车前子 15g	白芍 15g	黄芪 60g	升麻 3g
地肤子 30g	甘草 10g		

7 剂，水煎服，每日 1 剂。

处方 2：

葛根 15g	川牛膝 15g	鹿角霜 15g	花旗参 15g
天麻 10g	麦冬 10g	五味子 10g	川牛膝 15g
僵蚕 10g	地龙 10g	全蝎 3g	蜈蚣 1 条
炒酸枣仁 30g	琥珀 2g	黄芪 60g	白术 15g
防风 6g			

7 剂，水煎服，每日 1 剂。

上二方继续交替服用。

2014 年 5 月 9 日九诊：服药后小腹坠胀减轻，仍有泛酸，胃脘隐痛，白带清稀量多，外阴瘙痒，四肢麻木酸痛，后背发凉，夜间腿痛，多梦易醒，二便调。舌淡红，苔白腻，脉细弦。处方调整为：

处方1：

浙贝母 15g	玄参 15g	龟板 15g	鳖甲 15g
生牡蛎 15g	重楼 10g	山慈姑 10g	白花蛇舌草 15g
半边莲 10g	半枝莲 10g	煅瓦楞子 15g	海螵蛸 15g
黄连 3g	吴茱萸 3g	良姜 5g	香附 10g
延胡索 15g	砂仁 6g	鸡内金 10g	

7剂，水煎服，每日1剂。

处方2：

葛根 15g	川牛膝 15g	鹿角霜 15g	天麻 10g
干姜 10g	鸡冠花 15g	地肤子 30g	土元 10g
车前子 15g	白芍 15g	僵蚕 10g	地龙 10g
全蝎 3g	蜈蚣 1 条	杜仲 15g	川续断 15g
骨碎补 15g	木蝴蝶 12g	细辛 3g	甘草 10g
泽泻 10g	白茅根 30g	炒酸枣仁 30g	琥珀 2g

7剂，水煎服，每日1剂。

上二方继续交替服用。

2014年5月28日十诊：近日胃痛减轻，泛酸减少，白带减少，外阴瘙痒减轻，但时有咽痛，双下肢疼痛加重，夜间手脚麻木，多梦易醒，小便灼热，大便调。舌淡红，苔白，脉细。处方调整为：

处方1：

浙贝母 15g	玄参 15g	龟板 15g	鳖甲 15g
生牡蛎 15g	重楼 10g	山慈姑 10g	白花蛇舌草 15g
半边莲 10g	半枝莲 10g	葛根 15g	川牛膝 15g
鹿角霜 15g	天麻 10g	僵蚕 10g	地龙 10g
全蝎 3g	蜈蚣 1 条	炒酸枣仁 30g	琥珀 2g
泽泻 15g	车前子 15g	白茅根 30g	

7剂，水煎服，每日1剂。

处方2：镇痛丸2袋。用法：30粒/次，3次/d，口服。

2014年6月18日十一诊：近日胃脘不适减轻，食纳好转，时有泛酸，白带减少，但近日身困乏力，周身窜痛，腿痛较剧，颈背疼痛，小便不利，排尿后小腹疼痛，大便干。舌暗，舌尖有瘀点，苔白腻，脉细弱。处方调整为：

乳香 10g	没药 10g	细辛 3g	土元 10g
血竭 3g	生山楂 15g	鸡内金 10g	砂仁 6g
葛根 15g	川牛膝 15g	鹿角霜 15g	天麻 10g
僵蚕 10g	地龙 10g	全蝎 3g	蜈蚣 1 条
浙贝母 15g	煅瓦楞子 15g	海螵蛸 15g	花旗参 15g

7剂，水煎服，每日1剂。

2014年7月9日十二诊：近日后背畏寒明显加重，皮肤瘙痒，颈背疼痛，周身窜痛，腿痛，小便转利，大便干。舌暗，舌尖有瘀点，苔白腻，脉细弱。处方调整为：前方加红参15g，鹿茸1g，黄芪60g。7剂，水煎服，每日1剂。

2014年7月30日十三诊：近日自觉颈背疼痛减轻，四肢麻木减轻，周身窜痛，腿痛较剧，小便转利，大便干，白带黄白相间。舌暗，舌尖有瘀点，苔白腻，脉细。处方调整为：

处方1：

浙贝母 15g	玄参 15g	龟板 15g	鳖甲 15g
生牡蛎 15g	重楼 10g	山慈姑 10g	白花蛇舌草 15g
半边莲 10g	半枝莲 10g	煅瓦楞子 15g	海螵蛸 15g
花旗参 15g	麦冬 10g	五味子 10g	黄芪 60g
白术 15g	防风 6g		

7剂，水煎服，每日1剂。

处方2：

乳香 10g	没药 10g	细辛 3g	土元 10g
血竭 3g	生山楂 15g	鸡内金 10g	砂仁 6g
葛根 15g	川牛膝 15g	鹿角霜 15g	天麻 10g

僵蚕 10g　　　　地龙 10g　　　　全蝎 3g　　　　蜈蚣 1 条

7 剂，水煎服，每日 1 剂。

上二方继续交替服用。

按语：本病案为宫颈癌经放疗、化疗后转而求治于中医的病人，病情复杂，治疗周期长。患者病情重，病变内及脏腑，外及皮肤、关节、经络，几乎可以用"遍体鳞伤"概括。本病案之所以整理时把多次复诊进行记录，因为姚树锦先生诊治过程灵活多变。针对复杂的病情，姚树锦先生的辨证施治过程值得仔细体会。姚树锦先生一贯强调西医治疗肿瘤"化疗伤阳，放疗伤阴，手术伤气"。该患者经放化疗后，气血阴阳俱虚，阳气虚不能卫外，表现为阳气失于温煦，肌肉关节失于温养的畏寒、怕冷，颈背疼痛，脾阳受损，胃阴亏虚，脾失健运，胃失濡养，故而出现胃脘疼痛，不思饮食，纳差，腹胀等症，脾失健运，水湿不化，郁而化热，流注下焦，故而出现白带量多色黄。姚树锦先生治病强调要保胃气，且时时遵守"执中州以运四旁"的原则。首先给予芪苡四君子汤加消导三味、制酸三味等以健脾利湿，消食和胃。但该患者内外俱损，病痛繁多，故以一方兼治已不能奏效，且方剂过于庞杂则治疗失去目标，更难解决患者问题。故姚树锦先生将不同处方嘱患者交替服用，两方治疗侧重不同，一方治标，另一方治本。治标之方以调脾胃，开化源为主，因"有胃气则生，无胃气则死"；另一方则以扶正化痰，通络消瘤，以治病本。把握根本原则后，根据患者病情变化调整用药。

12. 新型隐球菌脑膜炎治验

卫某，男，72 岁。2013 年 6 月 18 日初诊。

主诉：意识不清 3 个月。

现病史：2012 年 12 月因突然出现头晕头痛、低热，在当地医院住院治疗，后出现呕吐进行性加重，逐渐意识模糊而昏迷，2013 年 1 月 9 日转入西京医院住院治疗，意识不清，持续高热 1 月余。2013 年 4 月 11 日确诊为"新型隐球菌脑膜炎"，进行持续抢救及治疗，身热渐退，但患者持续意识不清，家属遂将患者抬入姚树锦先生处求诊。症见患者意识时清时昧，自诉头晕，喉中痰鸣，四肢痿软，时有不自主颤动，不能站立及行走，颅压高，视物模糊，可进流食，嗜睡，大便可，夜尿4~5次。

既往史：既往体健，发病前无高血压病史，近期血压130~140/80mmHg。

过敏史：否认食物、药物及花粉等过敏史。

体格检查：老年男性，面色潮红，双侧上下肢肌力二级，肌张力四级。舌淡红，体胖大，苔白厚腻，脉弦。

中医诊断：中风后遗症。

证候诊断：肝阳上亢，风痰阻络。

西医诊断：新型隐球菌脑膜炎。

治法：潜阳息风，补益肝肾。

处方：

磁石10g	石决明10g	生龙齿10g	珍珠母10g
杜仲15g	白芍15g	桑寄生15g	羚羊粉1g
葛根15g	川牛膝15g	鹿角霜15g	天麻10g
钩藤10g	菊花10g	车前子15g	金石斛6g
益智仁15g	山萸肉15g	桑螵蛸15g	五味子10g

14剂，水煎服，每日1剂。

2013年5月13日二诊：服前药后，头晕减轻，视物模糊缓解，意识清楚，自觉肩背困痛，不能行走，大便干，3d1行。舌淡红，体胖大，边有齿痕，苔白厚腻，脉弦滑。近日血压130~140/80mmHg。服前方10剂后颅压降至正常。继用前方加当归15g，栝楼仁10g，肉苁蓉30g。14剂，水煎服。

2013年6月3日三诊：服药后，右侧下肢可直立，但左侧肢体仍无力，头晕明显减轻，视物清晰，肩背困乏，白天嗜睡，夜间不能入眠，夜尿频数，尿不利，大便不畅。舌淡红，苔白厚，脉弦滑。5月15日复查核磁共振提示：脑积水形成病灶。处方调整：

花旗参 15g	黄芪 60g	当归 15g	栝楼仁 10g
葛根 15g	川牛膝 15g	鹿角霜 15g	天麻 10g
僵蚕 15g	地龙 10g	全蝎 3g	蜈蚣 1 条
益智仁 15g	山萸肉 15g	桑螵蛸 15g	五味子 10g
泽泻 15g	车前子 15g	白茅根 30g	肉苁蓉 30g
生大黄 5g			

14 剂，水煎服，每日 1 剂。

2013 年 6 月 24 日四诊：家属代诉，患者近日自觉身困乏力，四肢有不自主抽搐，左侧肢体无力，不能自主活动，夜休差，夜间时有惊醒，尿频，尿不利，大便转调，1d1 行。舌脉未见。处方调整：前方加磁石 10g，石决明 10g，生龙齿 10g，珍珠母 10g。14 剂，继服。

2013 年 7 月 12 日五诊：患者近日可下床活动，但左侧肢体无力，步态不稳，偶有头晕，自觉肩部困重，口淡无味，夜尿 4~5 次，大便不畅。今日血压 160/90mmHg。舌淡红，苔白厚，脉弦滑。处方调整：

处方 1：中汤药前方加麦冬 10g，五味子 10g，生山楂 15g，鸡内金 10g，砂仁 6g。14 剂，水煎服，每日 1 剂。

处方 2（散剂）：

麝香 0.3g	牛黄 0.3g	羚羊粉 3g	冰片 0.3g
薄荷脑 0.3g	珍珠粉 3g	浙贝母 15g	川贝 10g
玄参 15g	龟板 15g	鳖甲 15g	生牡蛎 15g
天竺黄 10g	海浮石 10g	芦荟 0.3g	

打粉冲服，5g/次，3 次/d，14d 服完。

2013 年 7 月 26 日六诊：患者未就诊，家属代诉，服前二方后，患者精神转佳，偶有头晕，可在家人搀扶下行走，但步态不稳，夜休不实，易惊醒，夜尿 4~5 次，大便调。处方调整：中汤药继用前方 14 剂，散剂继用前方加猴枣 3g，琥珀 5g，打粉继服。

2013 年 8 月 12 日七诊：患者神志清，精神可，语速较慢，对答清晰，走路不稳，自诉肩部困重，四肢时有不自主颤动，偶有咳嗽，咯痰不利，夜尿 4 次，大便调。今日血压 140/80mmHg。舌淡红，苔白腻，脉弦滑数。中汤药处方调整：

花旗参 15g	麦冬 10g	五味子 10g	丹参 15g
葛根 15g	川牛膝 15g	鹿角霜 15g	天麻 10g
僵蚕 15g	地龙 10g	全蝎 3g	蜈蚣 1 条
益智仁 15g	山萸肉 15g	桑螵蛸 15g	泽泻 15g
车前子 15g	白茅根 30g	浙贝母 15g	天竺黄 10g
细辛 3g	远志 10g		

14 剂，水煎服，每日 1 剂。

散剂：继用前方。

2013 年 8 月 26 日八诊：患者近日精神可，步态不稳，四肢时有颤动，善太息，夜休差，夜尿多，大便调。舌淡红，苔白腻，脉弦滑。今日血压 120/80mmHg。

处方调整：

（1）汤剂：

花旗参 15g	麦冬 10g	五味子 10g	葶苈子 15g
葛根 15g	川牛膝 15g	鹿角霜 15g	天麻 10g
僵蚕 15g	地龙 10g	全蝎 3g	蜈蚣 1 条
益智仁 15g	山萸肉 15g	桑螵蛸 15g	泽泻 15g
车前子 15g	白茅根 30g	炒酸枣仁 30g	琥珀 2g
白芥子 15g			

14 剂，水煎服，每日 1 剂。

（2）散剂：

麝香 0.3g	羚羊粉 5g	牛黄 0.3g	珍珠粉 5g
浙贝母 15g	玄参 15g	龟板 15g	鳖甲 15g
生牡蛎 15g	猴枣 3g	沉香 10g	三七 10g
西红花 10g			

1 剂，打粉冲服，5g/次，3 次/d。

2013年9月11日九诊：腰穿检查示颅压较高，脑蛋白高，时有头晕、头痛，咯痰较多，肢体软，伴震颤，自觉肩部沉困，善太息，夜尿3～4次，大便调，测血压120/80mmHg。舌淡红，苔薄白，脉弦滑。

（1）汤剂：继用前方加杜仲15g，川续断15g，骨碎补15g，木蝴蝶12g。14剂，水煎服，每日1剂。

（2）散剂继用前方。

2013年9月25日十诊：服前药后肢体活动自如，咯痰减少，食纳转佳，肢体仍发软、震颤，昨日再次腰穿示颅压稍增高，脑蛋白高。舌淡红，苔白，脉弦滑。

中汤药继用前方加灯芯2g，竹叶3g。14剂，水煎服，每日1剂。

散剂继用。

按语：本病案西医诊断为"新型隐球菌脑膜炎"，中医属"中风后遗症"。通过观察姚树锦先生对患者的诊治过程及患者的病情变化，学生有几点体会：①不畏重疾。该患者西医诊断明确，西京医院多次对患者下病危通知，家属在求治于姚树锦先生时已经抱着"死马当活马医"的心态，故患者病情之危重毋庸置疑。姚树锦先生初诊时，患者神志不清，嗜睡，痰鸣，肢体萎软，舌苔白腻，脉弦，一派风痰阻闭神窍的表现，故急则治标，姚树锦先生首先给予息风祛痰，滋补肝肾，潜敛元神。药后患者清阳渐复，神志转清，治疗调整为补气养阴，滋补肝肾，搜风通络，药后患者神志逐渐清楚，但风痰阻闭经络，经脉失养，肢体活动仍不利，遂加用姚氏精品散剂以解毒息风，滋阴潜阳，化痰通络，患者神志逐渐恢复，语言转利。治疗过程中，姚树锦先生根据患者病情变化，随时调整用药，虽然肝肾亏虚为病本，风痰闭阻为标证，但非一味滋补肝肾，而是在病情变化中调整治标治本的主次，以促进病情向愈。姚树锦先生诊治病患时，从未推诿患者，因姚树锦先生深知，从最好的西医医院出来求治，已经是走投无路了，一定要尽力诊治，为患者寻求一线生机。②中医诊治疾病时，应严格遵循中医思维，"以辨应变"。不要被西医诊病模式诱导，见到危急病患时只想到西医用什么抢救，澄心定志用中医思维，无论何病，万变不离其宗——辨证论治。③用药体会。散剂中麝香、牛黄、薄荷脑、冰片、羚羊粉、珍珠粉、猴枣等贵重药材，能豁痰开窍，走窜经络，疏通窍道，在治疗中风窍闭急危重症时，常常"出奇制胜"，能达到常规汤剂所不能达到的疗效。

13. 咳嗽变异性哮喘验案

张某，女，62岁。2015年1月5日初诊。

主诉：间断咳嗽1年余，加重1个月。

现病史：1年前开始出现咳嗽反复发作，经治疗效不佳，2014年11月在西安市第四医院住院检查，诊断为"双肺支气管炎、咳嗽变异性哮喘、冠心病（心功能三级）"，过敏原测试对"鸡蛋、蒲公英、虾、膏药"过敏，经治疗咳嗽稍有减轻，但出院后近1个月咳嗽又加重，遂来姚树锦先生处求诊。现症见胸闷气短，咳嗽，咯白黏痰，咽干咽痒，鼻痒，鼻塞，喷嚏连连，身困乏力，食纳可，夜休安，大便干，夜尿2次。

过敏史：否认药物食物过敏，对鸡蛋、尘螨、葎草等过敏。

体格检查：老年女性，神志清，精神差，发育正常，形体适中，面色㿠白无华。头颅五官无畸形，咽淡红，无充血，扁桃体不大，双肺呼吸音粗，可闻及喘鸣音，心界不大，心率82次/min，律齐，各瓣膜听诊区未闻及病理性杂音。腹平软，无压痛及反跳痛，移动性浊音阴性。双下肢不肿。舌淡红，苔白厚，脉细数。

中医诊断：哮喘。

证候诊断：肺脾气虚，痰浊蕴结。

西医诊断：咳嗽变异性哮喘。

治法：益气固表，化痰平喘。

处方：玉屏风加味。

生黄芪60g	炒白术15g	防风6g	浙贝母15g

细辛 3g	天竺黄 10g	远志 15g	炒杏仁 15g
苏子 10g	陈皮 10g	茯苓 15g	清半夏 10g
甘草 10g	花旗参 15g	麦冬 10g	五味子 10g
桔梗 10g	升麻 3g	芦根 30g	

7 剂，水煎服，每日 1 剂。

2015 年 1 月 12 日二诊：服药后胸闷气短减轻，咳嗽缓解，咯痰减少，但仍有呛咳，鼻痒咽痒减轻，偶有鼻塞、喷嚏，身困乏力，食纳可，夜休安，小便不利，大便转调。舌淡红，舌体有裂痕，苔白，脉细数。中汤药继用前方 14 剂。

2015 年 1 月 26 日三诊：服药后咳嗽减轻，咯痰不多，时有喷嚏，但近日胸闷气短，胸痛，心慌心悸，身困乏力，夜休差，纳可，二便调。舌淡红，苔白，脉细数。中汤药调整为生脉饮加味：

花旗参 15g	麦冬 10g	五味子 10g	浙贝母 15g
细辛 3g	远志 10g	天竺黄 10g	杏仁 15g
苏子 10g	陈皮 10g	茯苓 15g	甘草 10g
沉香 6g	柴胡 5g	枳实 15g	白芍 15g
炒酸枣仁 30g	琥珀 2g		

14 剂，水煎服，每日 1 剂。

2015 年 2 月 9 日四诊：近日咳嗽阵作，但胸闷气短，胸痛，心慌心悸反复发作，周身疼痛不适，腰酸痛，身困乏力，动则汗出，夜休差，纳可，二便调。舌淡红，苔白，脉沉细弱。中汤药调整为：前方加黄芪 60g，白术 15g，防风 6g，蛤蚧 5g。14 剂，水煎服，每日 1 剂。

2015 年 2 月 25 日五诊：服前药后心慌心悸减轻，但近日胸闷气短气喘加重，伴有哮鸣音，咳嗽，咯少量白痰，遇冷加重，周身酸困，腰痛，自汗，乏力，纳可，夜休欠佳，二便调。舌淡红，舌体有裂痕，苔白，脉浮紧。中汤药调整为：

炙麻黄 3g	制附片 3g	细辛 3g	生黄芪 60g
炒白术 15g	防风 6g	杜仲 15g	川续断 15g

骨碎补 15g	木蝴蝶 12g	知母 10g	川贝 10g
炙冬花 15g	花旗参 15g	麦冬 10g	五味子 10g
炒酸枣仁 30g	琥珀 2g		

14 剂，水煎服，每日 1 剂。

2015 年 3 月 11 日六诊：服药后胸闷气短，气喘减轻，偶有咳嗽，咯痰不多，时有头晕，鼻痒，眼睛痒，自汗盗汗，夜间易醒，纳可，二便调。舌淡红，苔薄白，脉细弱。中汤药继用前方 14 剂。

2015 年 3 月 25 日七诊：服药后气喘明显缓解，无咳嗽，时有头晕，心悸阵作，咽痒鼻痒，自汗盗汗，食纳可，夜休安，二便调。舌淡红，苔薄白，脉沉细。中汤药调整为：

黄芪 60g	白术 15g	防风 6g	白芍 15g
柴胡 5g	甘草 10g	花旗参 15g	麦冬 10g
五味子 10g	葛根 12g	川牛膝 15g	鹿角霜 15g
天麻 10g	桔梗 10g	辛夷 15g	金石斛 6g
菊花 10g	枸杞 15g	车前子 15g	龟板 15g
鳖甲 15g	沉香 6g	苏子 10g	枳实 15g

14 剂，水煎服，每日 1 剂。

按语：该患者为老年过敏性哮喘，中医病名为"咳嗽""哮喘"，其病情发作加重常与过敏相关，这与素体亏虚，卫外不固有关，即"正气存内，邪不可干"，"邪之所凑，其气必虚"。本案中，姚树锦先生治病紧紧抓住"扶正固本"，兼"祛邪治标"。首诊以玉屏风散益气固表，方中黄芪 60g，补肺脾之气，因"脾为生痰之源，肺为储痰之器"，虽为扶正，同时寓泄于补，起到补泻同施的作用，予生脉饮益气养阴；处方中以浙贝母、细辛、远志、天竺黄化痰平喘，杏苏二陈降气化痰，以治标。因咳喘后痰浊阻滞，气机郁滞，肺之宣发肃降失调，后期逐渐调整，补气养阴扶正固本的同时，以沉苏四逆散加强行气豁痰，后又逐渐加重蛤蚧以补益肺肾，纳气平喘。五诊时因本身体质虚弱，遇邪外感后咳喘加重，则以麻黄附子细辛汤温化痰饮，宣肺平喘；同时予玉屏风、生脉饮益气养阴，杜仲、川续断、骨碎补、木蝴蝶补肾益精，知母、川贝、冬花化痰止咳，炒酸枣仁、琥珀养心安神。咳喘虽然表现为肺脏之病，但与心肝脾肾四脏相关，故咳喘缓解后，以玉屏风、生脉饮补气养阴，龟板、鳖甲养阴，沉苏四逆散行气化痰，枸杞、菊花、车前子、金石斛养肝阴，五脏同治，陪护根本，以绝咳、哮、喘发病之源。本案提示：①对于咳喘的治疗，抓住病机是确立治则治法的关键。②肺脾肾同治，是慢性咳喘治疗的关键，但因痰浊蕴盛常常是咳喘加重的重要因素，故行气化痰是必要的治法。③扶正固本是基本原则，补气药的选用很关键。玉屏风散中大剂量黄芪既能补肺脾之气，又有利水之功，花旗参补气养阴，补气不伤阴。

14. 汤剂散剂结合治疗宫颈癌术后发热案

王某，女，47岁。2012年11月7日初诊。

主诉：宫颈癌术后发热1个月。

现病史：半年前月经来潮后出血不止，3个月前在宝鸡市中心医院确诊为"宫颈癌3b期"，行手术治疗，近1个月来持续发热。现症见身困乏力，恶寒发热，动则气短，头昏，食纳可，夜休安，二便调。舌淡，苔白，脉弦涩。

既往史：既往体健。

过敏史：否认药物、食物及其他过敏史。

体格检查：中年女性，神志清，精神差，面色萎黄无华，形寒怕冷。

辅助检查：血常规正常。肝肾功、电解质、血糖、血脂正常。阴道分泌物培养：溶血性葡萄球菌感染（2012年11月5日宝鸡市中心医院）。

中医诊断：崩漏。

证候诊断：气阴亏虚，失于固摄。

西医诊断：宫颈癌3b期。

治法：益气养阴清热，解毒散结。

处方：

（1）汤剂：生脉散合软坚散结五味、平化饮加味。

花旗参15g	麦冬15g	五味子10g	浙贝母15g
玄参15g	龟板15g	鳖甲15g	生牡蛎15g
半边莲10g	半枝莲10g	重楼10g	山慈姑10g
白花蛇舌草10g	银柴胡10g	青蒿10g	地骨皮15g
秦艽10g	生山楂15g	鸡内金10g	砂仁6g

7剂，水煎服，每日1剂。

（2）散剂：

牛黄0.3g	羚羊粉3g	薄荷冰0.3g	冰片0.3g
青黛10g	珍珠粉3g	沉香10g	三七10g
阿胶10g	鹿角胶10g	龟板胶10g	

打粉冲服，2次/d，7d服完。

2012年11月14日二诊：服前药后患者身热消退，体温恢复正常，阴道出血痊愈，头昏、乏力缓解，但近日自觉手术部位疼痛。舌淡红，苔白腻，脉弦涩。处方调整如下：

（1）汤剂：

花旗参15g	麦冬15g	五味子10g	浙贝母15g
玄参15g	龟板15g	鳖甲15g	生牡蛎15g
半边莲10g	半枝莲10g	重楼10g	山慈姑10g
白花蛇舌草10g	银柴胡10g	青蒿10g	地骨皮15g
秦艽10g	生山楂15g	鸡内金10g	砂仁6g
细辛3g	白芍15g	白术15g	防风6g
陈皮6g	土元10g		

7剂，水煎服，每日1剂。

（2）散剂：

牛黄0.3g	羚羊粉3g	薄荷冰0.3g	冰片0.3g
青黛5g	珍珠粉3g	沉香10g	三七10g
阿胶10g	鹿角胶10g	龟板胶10g	

打粉冲服，2次/d，7d服完。

（3）镇痛丸 1 袋，3g/次，3 次/d。

按语： 肿瘤属于中医癥瘕、积聚范畴，多因正气亏虚，水湿痰浊瘀血停滞而结为包块。本病例为妇科肿瘤，表现为月经异常，其根本病机仍为气阴亏虚，阴虚内热，气虚则血失固摄，同时阴虚内热，热迫血行，双重因素导致阴道出血淋漓不净。姚树锦先生治疗本病时，给予汤药口服以益气养阴，清退虚热，同时给予精品细料散剂以清热解毒，滋补精血，培补正气。精品细料药药量虽少，但药精力宏，药性灵动，直达病所，促进邪去正安，针对疑难重症治疗，有如虎添翼之效。

15. 红斑狼疮

叶某，女，40 岁。2013 年 6 月 20 日初诊。

主诉： 周身关节疼痛 1 年余。

现病史： 1 年前出现周身关节游走性疼痛，四肢皮肤出现红斑，在江苏省人民医院确诊为"系统性红斑狼疮"，服用"强的松"6 个月，经治疗红斑消退，关节疼痛减轻，现已经停药 100d，曾在多处服用中汤药治疗。近日又出现四肢皮肤红斑，遂来就诊。现症见大腿及小腿皮肤可见散在红色皮疹，晨起各关节隐痛，中指关节僵硬，身困乏力，腰酸困不适，午后低热，体温波动在 37.2 ~ 37.3℃，口干，平素牙龈容易出血，食纳可，夜休安，小便灼热，大便调。

既往史： 既往体健。

过敏史： 否认药物、食物及其他过敏史。

体格检查： 中年女性，神志清，精神欠佳，发育正常，形体偏胖，面色红润。大腿及小腿皮肤可见 5 ~ 6 个红色皮疹，有抓痕。舌边尖红，苔薄黄腻，脉细弦。

中医诊断： 痹证。

证候诊断： 阴虚内热，瘀血痹阻，经脉不通。

西医诊断： 系统性红斑狼疮。

治法： 养阴清热，活血化瘀，舒经止痛。

处方：养阴六味合镇痛饮加味。

乳香 10g	没药 10g	细辛 3g	土元 10g
血竭 3g	生山楂 15g	砂仁 6g	鸡内金 10g
秦艽 10g	银柴胡 10g	地骨皮 10g	龟板 15g
鳖甲 15g	青蒿 10g	生地 15g	丹皮 10g
赤芍 15g	水牛角 15g		

7 剂，水煎服，每日 1 剂。

2013 年 6 月 27 日二诊：服前药后关节隐痛明显减轻，低热已退，但双上肢皮肤红疹瘙痒，食纳可，夜休安，二便调。舌边尖红，苔白，脉细。中汤药调整如下：

乳香 10g	没药 10g	细辛 3g	土元 10g
血竭 3g	生山楂 15g	砂仁 6g	鸡内金 10g
秦艽 10g	银柴胡 10g	地骨皮 10g	龟板 15g
鳖甲 15g	青蒿 10g	生地 15g	丹皮 10g
赤芍 15g	水牛角 15g	苦参 15g	胡麻仁 15g
蛇床子 15g	地肤子 30g		

7 剂，水煎服，每日 1 剂。

2013 年 7 月 4 日三诊：近日肩关节、肘关节及膝关节疼痛缓解，但双手指关节胀痛不适，腰酸困疼痛，牙龈时有出血，四肢有散在皮疹，瘙痒减轻，服药后大便稀，8 ~ 9 次/d。舌边尖红，苔黄厚，脉细。中汤药调整如下：

生黄芪 60g	太子参 30g	炒薏苡仁 30g	茯苓 15g
炙甘草 10g	白术 15g	阿胶 5g	鹿角胶 3g
龟板胶 3g	乳香 10g	没药 10g	细辛 3g
土元 10g	血竭 3g	土茯苓 30g	紫草 10g
白茅根 30g	生山楂 15g	砂仁 6g	鸡内金 10g

7 剂，水煎服，每日 1 剂。

2013 年 7 月 11 日四诊：患者自诉大关节疼痛明显好转，手指关节仍有疼痛，服药后胃脘不适，曾呕吐 3 次，时有泛酸，牙龈仍有出血，午后乏力明显，近日未出现低热，四肢皮疹色变暗，近日无新发，二便调。舌红，苔白腻，脉细。中汤药调整如下：

生黄芪 60g	太子参 30g	升麻 3g	柴胡 6g
陈皮 10g	白术 15g	当归 15g	炙甘草 10g
乳香 10g	没药 10g	细辛 3g	土元 10g
血竭 3g	生山楂 15g	砂仁 6g	鸡内金 10g
浙贝母 15g	煅瓦楞 15g	海螵蛸 15g	

7 剂，水煎服，每日 1 剂。

2013 年 7 月 18 日五诊：近日右肩关节、指关节疼痛时轻时重，手指关节肿胀不适，咽干，口中有异味，晨起牙龈出血，上肢皮肤皮疹逐渐消退，但仍有瘙痒感。舌淡红，苔白厚腻，脉滑。中汤药调整如下：

生黄芪 60g	太子参 30g	升麻 3g	柴胡 6g
陈皮 10g	白术 15g	当归 15g	炙甘草 10g
乳香 10g	没药 10g	细辛 3g	土元 10g
血竭 3g	生山楂 15g	砂仁 6g	鸡内金 10g
浙贝母 15g	煅瓦楞 15g	海螵蛸 15g	芦根 30g
桔梗 10g			

7 剂，水煎服，每日 1 剂。

2013 年 10 月 10 日六诊：服前药后关节疼痛明显减轻，故停药。近日时有咳嗽，咽干，咯少量白痰，关节隐痛不适。舌淡红，苔黄，脉细弦。中汤药调整如下：

浙贝母 15g	远志 10g	细辛 3g	天竺黄 10g
杏仁 10g	苏子 10g	茯苓 15g	陈皮 10g
半夏 10g	甘草 10g	乳香 10g	没药 10g
土元 10g	血竭 3g	生山楂 15g	砂仁 6g
西洋参 15g	麦冬 10g	五味子 10g	

7 剂，水煎服，每日 1 剂。

按语： SLE 为多系统损害，临床症状各异，本案患者主要表现为皮肤及关节损害，气阴亏虚为本，湿瘀阻滞，经脉痹阻为标。姚树锦先生治疗本案，因患者就诊时以关节疼痛、低热为主证，治疗时以清热养阴，活血化瘀，理气止痛为法，待疼痛缓解，再给予益气养阴以扶正固本，活血，祛风除湿，舒经通络，标本兼顾。因本病正气亏虚为本，故患者易感受外邪，治疗过程中在益气扶正的同时，针对兼证，辨证施治，是姚树锦先生治病屡屡获效的关键所在。

16. **肾癌术后肾衰的中医治疗**

毛某，男，52 岁。2014 年 11 月 5 日初诊。

主诉：身困乏力伴双下肢浮肿半月。

现病史：半月前出现身困乏力，双下肢浮肿。西安交大二附院查尿常规：尿蛋白 ++。肾功：BUN8.9mmol/L，CR184.7μmol/L。血脂：甘油三酯5.2mmol/L。为求中医治疗，特来姚树锦先生处求诊。现症见精神差，面色无华，眼睑及颜面浮肿，身困乏力，不思饮食，夜休可，大便稀溏，小便黄。舌淡红，苔少，脉细。

既往史：2011 年因"右肾癌"行右肾切除术，目前怀疑肺部转移。

中医诊断：水肿。

证候诊断：脾肾亏虚，湿浊停滞。

西医诊断：①慢性肾功能衰竭（失代偿期）。②右肾癌术后。

治法：健脾益气，利湿化浊。

处方：芪苡四君子汤加味。

黄芪60g	薏苡仁30g	花旗参15g	茯苓15g
白术15g	炙甘草10g	芡实30g	金樱子15g
锁阳10g	莲须3g	泽泻15g	车前子15g
生山楂15g	砂仁6g	鸡内金15g	当归15g
扁豆花15g	厚朴花15g		

7 剂，水煎服，每日 1 剂。

2014 年 11 月 12 日二诊：服前药后身困乏力明显缓解，双下肢浮肿减轻，食纳转佳，面色转红润。调整处方：前方加枳实10g，厚朴 10g。7 剂，水煎服，每日 1 剂。

2014 年 11 月 22 日三诊：近日双下肢浮肿减轻，但又出现乏力加重，双下肢行走无力，不思饮食，纳呆，口腔溃疡，大便稀。舌淡红，苔薄白，脉细。中汤药调整为归脾汤加生脉饮化裁。

花旗参 15g	茯苓 15g	白术 15g	炙甘草 10g
远志 10g	当归 15g	黄芪 60g	木香 6g
龙眼肉 10g	炒酸枣仁 15g	麦冬 10g	五味子 10g
生山楂 15g	砂仁 6g	鸡内金 15g	扁豆花 15g
厚朴花 10g	灯芯 2g	竹叶 3g	生姜 5 片
大枣 6 枚			

7 剂，水煎服，每日 1 剂。

2014 年 11 月 29 日四诊：近日食纳转佳，精神好转，双下肢浮肿减轻，仍觉乏力。舌淡红，苔薄白，脉细弱。11 月 24 日复查肾功：BUN8. 6mmol/L，CR150. 4μmol/L。血脂：甘油三酯 9.6mmol/L。尿常规：尿蛋白＋＋＋。

（1）中汤药调整为软坚散结五味加生脉饮、玉屏风散化裁：

浙贝母 15g	玄参 15g	龟板 15g	鳖甲 15g
生牡蛎 15g	花旗参 15g	麦冬 10g	五味子 10g
生黄芪 60g	白术 15g	防风 6g	制首乌 15g
决明子 15g	生山楂 15g	黄精 15g	泽泻 20g
荷叶 20g	芡实 30g	金樱子 15g	锁阳 10g
莲须 3g			

14 剂，水煎服，每日 1 剂。

（2）散剂：

麝香 0.3g	牛黄 0.3g	广角粉 1.5g	沉香 10g
三七 10g	西红花 10g	青黛 10g	紫草 10g

2 剂，打粉冲服，5g/次，3 次/d。

2014 年 12 月 13 日五诊：服药后乏力减轻，双下肢浮肿消退，食纳可，夜休安，二便调。舌淡红，苔薄白，脉细。12 月 8 日复查肾功：BUN7.2mmol/L，CR127.4μmol/L，UA440μmol/L。血脂：甘油三酯6.5mmol/L。尿常规：尿蛋白＋＋＋。

（1）中汤药调整为软坚散结五味加平化饮、生脉饮、玉屏风散化裁：

浙贝母15g	玄参15g	龟板15g	鳖甲15g
生牡蛎15g	重楼10g	山慈姑10g	半边莲10g
半枝莲10g	白花蛇舌草10g	花旗参15g	麦冬10g
五味子10g	紫草10g	土茯苓30g	莲须3g
生黄芪60g	白术15g	防风6g	制首乌15g
决明子15g	生山楂15g	黄精15g	泽泻20g
荷叶20g	芡实30g	金樱子15g	锁阳10g

14剂，水煎服，每日1剂。

（2）散剂继用前方。

按语：本例患者为"右肾癌"行右肾切除术后出现肾功能衰竭。本例慢性肾衰虽然为继发性肾脏受损导致，但其根本病因仍属脾肾亏虚，所致中焦枢机不利，水湿浊毒停滞，脾失升清，湿浊不化，泛溢肌肤，故见双下肢浮肿，脾失健运，气血生化乏源，肌肉四肢失养加之湿浊困阻肌肉，故见身困乏力。故姚树锦先生诊治时仍以健脾益肾，利湿化浊为法，方用芪苓四君子汤健脾渗湿，配以消白四味益肾固涩精微，消导三味消食开胃。后期以归脾汤健脾补气血，随着气血渐复，转为健脾益气，软坚散结，疏通肾络瘀滞，并配合降脂六味消脂毒，加用散剂活血解毒通肾络。患者正气渐复，各项检验指标逐渐好转。本案心得有如下几点：①慢性肾衰原因各异，无论内科病迁延或是外科病累及，治疗时谨记辨证施治，不可过分担心患者肿瘤病因而失去诊治疾病的平常心。②辨病与辨证相结合。慢性肾衰为病，但证是反映患者当前本质的根本，要了解慢性肾衰病变的特点，关键在于抓住当前患者的具体病情。③用药时以辨证大法选方，同时针对兼证，选用点窍药，如使用芪苓四君子汤健脾渗湿，促进脾气健运复健，同时加用利尿三味以利湿，给予湿邪以去路；针对高脂血症，加用降脂六味（首乌、生山楂、决明子、黄精、荷叶、泽泻）以降脂毒等。④利用散剂"轻可去实"的特点，将活血解毒通络之法融为一方，缓缓图之，疗效逐渐显现。真正将"治慢性病有方有守"落实在诊治疾病全过程中。

17. IgA 肾病血尿验案

李某，女，47 岁。2012 年 9 月 15 日初诊。

主诉：尿血 1 年余。

现病史：1 年前无明显诱因出现肉眼血尿。查尿常规：潜血＋＋＋，尿蛋白＋＋＋。在西京医院诊断为"急性肾盂肾炎"，经治疗病情好转。复查尿常规：尿蛋白＋。2011 年 10 月，行肾活检示"IgA 肾病 3 级"。现症见腰背酸困疼痛，尿中多沫，食纳可，夜休安，大便调，月经正常。舌淡红，苔薄白，脉沉细。

既往史：既往体健。

辅助检查：尿常规：尿蛋白＋，潜血＋＋＋（2012 年 9 月 10日西京医院）。

中医诊断：尿血。

证候诊断：脾肾亏虚，血溢络外。

西医诊断：IgA 肾病 3 级。

治法：健脾益肾，益气固摄。

处方：

黄芪 60g	太子参 30g	芡实 15g	金樱子 15g
锁阳 10g	莲须 3g	杜仲 15g	川续断 15g
骨碎补 15g	木蝴蝶 12g	阿胶 6g	鹿角胶 3g
龟板胶 3g	车前子 15g	泽泻 15g	白茅根 30g
滑石 10g	甘草 10g		

5 剂，水煎服，每日 1 剂。

2012 年 9 月 20 日二诊：服前药后背部疼痛缓解，尿中泡沫减少，无尿痛，但仍觉腰痛，大便干。舌淡红，苔薄白，脉滑。处方调整如下：

黄芪60g	太子参30g	芡实15g	金樱子15g
锁阳10g	莲须3g	杜仲15g	川续断15g
骨碎补15g	木蝴蝶12g	阿胶6g	鹿角胶3g
龟板胶3g	车前子15g	泽泻15g	白茅根30g
滑石10g	甘草10g	葛根15g	川牛膝15g
鹿角霜15g	生大黄5g		

9剂，水煎服，每日1剂。

2012年10月11日三诊：服前药后腰痛减轻，但尿频，尿中有絮状物，纳眠可，大便调。舌淡红，苔薄白，脉滑。复查尿常规：尿蛋白＋，潜血＋＋＋。处方调整如下：

黄芪60g	生薏苡仁30g	芡实15g	金樱子15g
锁阳10g	莲须3g	杜仲15g	川续断15g
骨碎补15g	木蝴蝶12g	阿胶6g	鹿角胶3g
龟板胶3g	白茅根30g	滑石10g	甘草10g
葛根15g	川牛膝15g	车前子15g	泽泻15g
草薢10g	怀牛膝15g		

14剂，水煎服，每日1剂。

2012年12月19日四诊：尿中絮状物消失，腰痛缓解，劳累后加重。舌红，无苔，脉弦细。复查尿常规：尿蛋白－，潜血±。处方调整如下：

黄芪60g	太子参30g	升麻3g	陈皮6g
白术15g	当归15g	杜仲15g	川续断15g
骨碎补15g	木蝴蝶12g	白茅根30g	桑枝30g
通草6g	灯芯2g	竹叶3g	炙甘草10g

14剂，水煎服，每日1剂。

按语：血尿治疗必须溯本求源，寻求血尿产生的根本病因。该患者血尿原因在于脾肾亏虚，气虚失于固摄，导致尿血。健脾益肾固根本，根本得固，出血自止，不可见血止血，弃本逐末。此病案初起按补肾益气固摄，二诊腹实不适，加泻下药；三诊时化验结果未见好转，此时少安毋躁，治疗慢性病要有方有守，最后经治疗化验结果好转，再进补中益气汤化裁而守。

18. 痛经并发不育案

金某，女。2012 年 12 月 25 日初诊。

主诉：经行腹痛 3 年。

现病史：近 3 年来，每于月经来潮即出现腹痛，疼痛剧烈，持续 3d 方可缓解，月经持续 5 ~ 6d 干净，经量多，加有血块，周期 26 ~ 27d，行经时小腹发凉，白带正常。每于经前情绪即紧张不安。结婚 3 年，近 1 年欲怀孕未果。经检查 B 超提示子宫肌瘤（2.8cm ×2.6cm），双侧卵巢巧克力囊肿。现症见面色萎黄，平素无明显不适，月经来潮前紧张，月经来潮时腹痛难忍，不思饮食，夜休可，二便调，明日月经即将来潮。舌边尖红，舌边有齿痕，苔薄白，脉沉细弦紧。

既往史：2 年前体检发现"胆结石"，自觉无不适感。

中医诊断：痛经。

证候诊断：寒瘀阻滞，血脉不通。

西医诊断：痛经。

姚树锦先生点评及诊治过程：患者因长期痛经导致情绪紧张，气机郁滞不畅，加重痛经。患者平素为脾虚之体，气虚则温煦失职，血行不畅，停而为瘀，导致经血不畅，血色发暗，不通则痛，同时寒凝血瘀停滞而形成卵巢囊肿及子宫肌瘤等包块。脉象则显示疾病之本，脉沉为疾病在里之象，脉细为气血不足之症，弦脉为气机不畅表现，脉紧则主寒主痛。无形之聚易散，有形之积难消，故本病当长期治疗，以百日为期，复查包块变化。慢性病治疗当有防有守，只可缓缓图效，标本兼顾。治疗上当以活血通络治其标，消痞散结治其本。

治法：温阳散寒，活血通络，消痞散结。

处方：

浙贝母 15g　　玄参 15g　　　龟板 15g　　鳖甲 15g

生牡蛎 15g	山甲 3g	皂角刺 10g	桂枝 10g
茯苓 15g	红参 3g	鹿茸 1g	沉香 3g
三七 6g	藏红花 1g	生山楂 15g	鸡内金 10g
砂仁 6g	怀牛膝 15g	芥穗炭 10g	阿胶 10g
鹿角胶 10g	龟板胶 10g		

14 剂，水煎服，每日 1 剂。

2013 年 1 月 8 日二诊：12 月 26 日月经来潮，经量较前减少，4d 干净，痛经 2d，行经期间食纳较佳，夜休安，二便调，但服药后自觉口干喜饮。舌尖红，边有齿痕，苔薄白，脉细滑。中汤药继用前方加天花粉 10g。28 剂，水煎服，每日 1 剂。

2013 年 3 月 5 日三诊：患者面色转红润光亮，2 月 18 日月经来潮，经量不多，痛经持续 2d，疼痛减轻，纳食转佳，夜休安，二便调。舌淡红，苔薄白，脉细。中汤药继用前方加白及 10g，芦根 30g，琥珀 2g，珍珠 1g。14 剂，水煎服，每日 1 剂。

2013 年 3 月 19 日四诊：患者 3 月 17 日月经来潮，经量不多，疼痛明显减轻，手脚发凉减轻，颜面偶有痤疮，纳食转佳，夜休安，二便调。舌淡红，苔薄白，脉细。中汤药调整为前方加黄芪 60g，当归 15g。14 剂，水煎服，每日 1 剂。

2013 年 4 月 2 日六诊：患者无明显不适，纳食转佳，夜休安，二便调。舌淡红，苔薄白，脉弦。嘱患者服药 100 剂后复查 B 超，观察子宫肌瘤及卵巢囊肿变化。中汤药调整如下：

浙贝母 15g	玄参 15g	龟板 15g	鳖甲 15g
生牡蛎 15g	山甲 3g	皂角刺 10g	桂枝 10g
茯苓 15g	红参 3g	鹿茸 1g	沉香 3g
三七 6g	藏红花 1g	生山楂 15g	鸡内金 10g
砂仁 6g	怀牛膝 15g	芥穗炭 10g	阿胶 10g
鹿角胶 10g	龟板胶 10g	白及 10g	芦根 30g
琥珀 2g	珍珠粉 1g	黄芪 60g	当归 15g
紫草 10g	生薏苡仁 30g	土茯苓 30g	

14 剂，水煎服，每日 1 剂。

2013 年 5 月 6 日七诊：患者 4 月月经未来潮，经化验，尿妊娠试验阳性，患者已怀孕，暂停服用中汤药。

按语： 该患者以痛经为表现，就诊以治疗不孕为目的，经温阳散寒，软坚散结，活血通络为法治疗后，未进行检查已经怀孕。故针对不孕症的治疗仍应详细辨证，审查病机之所在，辨证施治是关键。姚树锦先生用药把握关键，执简驭繁，紧扣主证，效不更方，根据兼证变化，细微调整用药，终获良效。

第二节　杨晓媛记录典型医案

1. 高龄老人顽固性腰腿痛治验

雷某，女，94 岁。2008 年 10 月 15 日初诊。

主诉：腰腿疼痛 30 余年。

现病史：患者 30 年前出现腰腿疼痛，走窜不定，双下肢酸困不适，四肢无浮肿，无关节肿痛，食纳可，二便调。舌淡红有裂纹，苔白脉沉缓。

实验室检查：X 片示骨质疏松症，退行性骨关节炎（2008 年 9 月 12 日西安市中医医院）。

中医诊断：骨痹。

证候诊断：肝肾亏虚，筋脉失养。

西医诊断：骨质疏松症退行性骨关节炎。

治法：补肾健骨，益气养血，佐以行气活血。

处方：固腰四味加当归补血汤加味。

杜仲 15g	川续断 15g	补骨脂 15g	木蝴蝶 15g
当归 15g	黄芪 60g	沉香 3g^(冲服)	三七粉 6g^(冲服)
细辛 3g	土元 10g	怀牛膝 15g	

7 剂，每日 1 剂，水煎服。

2008 年 10 月 23 日二诊：患者人未来，家人代诉，诸症缓解，自觉腿软无力，髋关节酸胀不适。治疗效不更方，上方加红参 15g（另炖），鹿茸 1g。每日 1 剂，水煎服。

2008 年 10 月 30 日三诊：诸症均减，微觉右髂骨疼痛，纳可，二便调。舌淡红有裂纹，苔白，脉沉细。继用上方巩固 2 周而愈。

按语：本例患者为 90 高龄之老妪，既往无类风湿性关节炎及狼疮等病史，出现腰腿疼痛 30 年，大约绝经后出现。中医认为肾主生长发育生殖，肾主骨生髓，腰为肾之府，肝主筋，肝藏血，肾藏精，精血同源，故本病肝肾亏虚为本，治疗当补肝肾，强筋骨。脾胃为后天之本，肾为先天之本，脾的气血旺盛，则肝有所藏，肾有所养，补气生血可充养骨髓，以当归补血汤以补气生血，气足血旺。同时配合沉香、三七行气活血，祛瘀生新。二诊加强扶正之功，人参补气，鹿茸温阳，合用温阳益气而收功。

2. 过敏性鼻炎治验

商某，男，63 岁。2010 年 7 月 23 日初诊。

主诉：反复鼻痒、流鼻涕，打喷嚏 20 余年，加重 1 周。

现病史：患者 20 年来经常受凉或劳累后出现鼻痒，打喷嚏等，曾在多家医院就诊，经检查诊断为"过敏性鼻炎"，服用抗过敏药物未见好转，反复发作，多方治疗未愈。近 1 周鼻痒，双目痒，流鼻涕，打喷嚏，耳痒，咳嗽，动则气短，胸闷，痰多，咯白色黏痰，二便调。舌质暗，苔白，脉沉细。

既往史：咳喘病史 10 余年。

中医诊断：鼻渊。

证候诊断：气虚外感。

西医诊断：①过敏性鼻炎。②过敏性哮喘。

治法：温阳益气解表，宣肺纳气定喘。

方药：麻黄附子细辛汤化裁。

| 炙麻黄 3g | 制附子 3g (先煎) | 细辛 3g | 桑叶 10g |
| 芦根 15g | 生石膏 15g (先煎) | 苍耳子 10g | 辛夷花 10g |

甘草 6g　　　太子参 15g　　　麦冬 10g　　　五味子 6g

浙贝母 15g　　远志 6g　　　　天竺黄 15g　　桔梗 10g

川牛膝 10g

7 剂，每日 1 剂，水煎服。

2010 年 7 月 30 日二诊：患者鼻痒，目痒，流鼻涕，打喷嚏等症状减轻，纳差，乏力，仍痰多，舌质暗，苔白，脉沉细。处理：继服上方 7 剂，每日 1 剂，水煎服。

2010 年 8 月 8 日三诊：精神好转，咳喘减轻，鼻痒，目痒，打喷嚏，流鼻涕症状缓解。舌暗红，苔白，脉沉细。处方调整如下：

杏仁 10g　　　苏子 10g　　　半夏 10g　　　陈皮 10g

茯苓 12g　　　甘草 6g　　　　川贝 6g　　　　远志 6g

天竺黄 15g　　太子参 15g　　麦冬 10g　　　五味子 6g

鸡内金 10g　　砂仁 6g^(后下)

后以上方调理月余病情稳定。

按语：麻黄附子细辛汤是为伤寒少阴阳虚兼太阳表寒，太少两感而设。"少阴病，始得之，反发热，脉沉者，麻黄附子细辛汤主之。"方中麻黄辛温发汗，解太阳之表，附子辛热助阳，温少阴之里，细辛可通里达表，助麻黄解太阳之表，又可助附子温少阴之里。上方除治上两症外，还可治疗荨麻疹、哮喘、痰饮、心悸等属少阴阳虚寒盛者。患者合并哮喘病史 10 余年，久病肺脾肾三脏皆虚，脾虚生痰，肺肾气虚，气失所纳，而为咳喘。治疗健脾理气化痰兼补肺为法。方中杏苏二陈汤宣肺理气化痰，生脉散益气养阴补肺，川贝、远志、天竺黄化痰定喘。

3. 类风湿性关节炎治验

贾某，女，57 岁。2010 年 9 月 20 日初诊。

主诉：四肢关节肿痛变形 5 年加重伴行走困难 1 个月。

现病史：5 年前出现关节疼痛，在当地医院检查诊为"类风湿关节炎"，曾口服雷公藤多苷片、白芍总苷及镇痛类药物，治疗欠佳，关节肿胀，逐渐变形，疼痛剧烈。近 1 个月加重，双足肿胀疼痛，行走困难，由家人搀扶而来，晨僵，不思饮食，尿频，遗尿，大便调。舌暗，苔黄腻，脉细弦。

既往史：合并甲低1年。

实验室检查：血沉33mm/h。

中医诊断：尪痹。

证候诊断：肝肾亏虚，血瘀寒凝。

西医诊断：类风湿性关节炎。

治法：温阳活血，祛瘀止痛为法。

处方：镇痛饮化裁。

乳香10g	没药10g	降香6g	血竭6g
土元10g	甘松6g	苏木6g	细辛3g
桑螵蛸15g	益智仁15g	山萸肉10g	五味子6g
鸡内金10g	砂仁6g	生山楂15g	黄芪30g
当归15g	花旗参15g	沉香3g	莱菔子15g

2010年9月29日二诊：服药后诸症减轻，食欲增加，精神好转。舌淡暗，苔黄腻，脉细弦。继续原方案治疗。

2010年10月20日三诊：服药后晨僵消失，遗尿减轻，手足膝关节疼痛明显缓解，行走后足肿复发，食纳增加。舌淡暗，苔白，脉细弦。处方如下：

乳香10g	没药10g	降香6g	血竭6g
土元10g	甘松6g	苏木6g	细辛3g
鸡内金10g	砂仁6g	生山楂15g	黄芪30g
当归15g	僵蚕10g	蜈蚣3g	地龙10g
全蝎 3g	天麻 10g	钩藤 15g^(后下)	花旗

参15g^(另炖)

上方加减调理3个月，诸症缓解，生活自理。

按语：类风湿关节炎是一种慢性进行性关节病变为主的全身自身免疫病，其主要特征是对称性多关节炎，常见双手、腕、肘、膝、踝和足关节的疼痛肿胀及晨僵。可伴有发热、贫血、皮下结节、血管炎、心包炎及淋巴结肿大等关节外表现。多见于育龄期妇女，其病理表现为滑膜的血管增生，炎性细胞浸润及血管翳的形成。西医治疗常用以下几类：①非甾体消炎药如尼美舒利、吡罗昔康（炎痛喜康）等。②改变病情的抗风湿药如氨甲蝶呤、来氟米特、柳氮磺吡啶等。③生物制剂如肿瘤坏死因子拮抗剂。④糖皮质激素，每日不超过10mg。⑤中药雷公藤多苷、白芍总苷等。以上治疗，仍有大部分患者不能控制病情的进展。

姚树锦先生认为本病非单纯的风湿痹证，应属尪痹及顽痹范畴。肝肾亏虚，寒凝筋骨血脉，气血阻滞不通则出现关节肿胀、疼痛、变形等。本病的治疗应注重以下几方面：

补气养血：气血为人体之本，气能生血行血。治疗当注重补气补血，常用太子参、西洋参、红参、黄芪等以补气。和当归以补血活血。

温通血脉：寒主收引，寒易伤肾，肾主骨，肝肾不足，阴寒内生，外感风寒湿邪，内外合邪，痹阻关节出现肿胀、疼痛、变形等。温肾散寒是治疗本病之大法：常用附子、鹿茸、鹿角霜配合桂枝、细辛等温通血脉，散寒止痛。

活血止痛：通则不痛，不通则痛。气滞血瘀、寒凝血瘀、气虚血瘀等皆可导致气血不荣，气滞血瘀出现疼痛。活血化瘀、行气止痛为治疗之关键：乳香、没药、血竭、土元等可加强祛瘀活血止痛之功，治疗必不可少。

健脾和胃：脾胃为气血生化之源，慢性病不可忘记顾护脾胃。治疗类风湿性关节炎，患者长期服药，顾护脾胃必不可少。

4. 内伤发热（阴虚内热）治验

武某，男，13岁，学生。2010年5月19日初诊。

主诉：发热半年。

现病史：患者父母离异，近半年来出现夜间发热，体温波动在37.8～38.4℃，伴盗汗，无咳嗽咯痰，无腹痛腹泻，及尿频、尿急、尿痛，曾在交大一附院全面检查未见异常，前来求诊。患者性格内向，寡言少语，形体消瘦，不思饮食，眠可，二便调。舌淡红，苔薄白，脉细弦。

中医诊断：内伤发热。

证候诊断：阴血内热。

西医诊断：不明原因发热。

治法：滋阴清热。

处方：养阴六味化裁。

龟板 10g (先煎)	鳖甲 10g (先煎)	银柴胡 10g	胡黄连 10g
地骨皮 10g	秦艽 10g	桑叶 10g	鸡内金 10g
羚羊粉 1g (冲服)	芦根 15g	白术 15g	石膏 15g (先煎)
黄芪 30g	防风 6g	砂仁 6g (后下)	

14 剂，水煎服，每日 1 剂，分 2 次口服。

2010 年 5 月 31 日二诊：患者服药后体温恢复正常，但心烦易怒，夜寐不安，舌质红，苔白，脉细弦。治疗疏肝解郁，清热养血安神为主。方以丹栀逍遥散化裁：

丹皮 10g	焦栀 10g	当归 15g	白芍 15g
柴胡 5g	云苓 12g	炒白术 15g	炙甘草 10g
生姜 5g	薄荷 10g (后下)	龟板 10g (先煎)	远志 10g
石菖蒲 10g	生龙齿 15g (先煎)	灯芯 2g	竹叶 6g

每日 1 剂，水煎服，服药 2 周热退诸症消失，随访 1 个月体温正常。

按语：本案为一典型内伤发热，西医检查未见器质性病变，当属不明原因发热。患者为学生，因父母离异，情志不舒，肝气郁结，郁久生热。加之生长阶段，阳常有余，阴常不足，阴虚内热出现夜间发热伴盗汗等。以"阴虚则内热"立法，治则以滋阴清热为主，兼以疏肝解郁，方中龟板、鳖甲滋养肝肾之阴，秦艽、银柴胡、胡黄连、地骨皮能清虚热，羚羊粉清肝经之实热，安定神志，配合黄芪、防风、白术固表，汗为心之液，龟板兼能养血安神。患者发病与情志有关，后以丹栀逍遥散调理而愈。丹栀逍遥散能疏肝气，理脾气，兼能清热除烦，安神解郁。

5. 糖尿病肾病案

王某，女，52岁。2010年12月9日初诊。

主诉：发现蛋白尿6年，小便多泡沫增多伴多汗2周。

现病史：2004年初发现高血压，检查蛋白尿＋，诊为高血压肾病，口服依那普利、波依定等降压药后尿蛋白消失，未复查。去年冬季腿肿，休息不减轻，仍以降压为主。2周前发现小便泡沫增多，动则汗出。检查尿常规：尿蛋白＋＋。前来就诊。现症见双下肢浮肿，视物模糊，口干，双下肢皮肤发暗，无麻木，大便干稀不调，夜尿多，自汗，盗汗。舌暗，苔薄黄，脉细弦。

既往史：发现糖尿病3年。过敏史：无。

实验室检查：尿常规：尿蛋白＋＋。空腹血糖9.1mmol/L。

中医诊断：汗证、消渴。

证候诊断：阴阳两虚。

西医诊断：①慢性肾小球肾炎。②2型糖尿病。

治疗：调和阴阳，益气固表，滋阴清热，补肾通络为主。

处方：玉屏风散和养阴六味化裁。

黄芪60g	炒白术15g	防风6g	龟板15g
鳖甲15g	地骨皮10g	银柴胡10g	秦艽10g
白薇10g	熟地24g	山萸肉15g	山药15g
茯苓10g	丹皮10g	泽泻10g	丹参15g
川芎6g	地龙10g	白茅根30g	

7剂，水煎服，每日1剂。

2010年12月16日二诊：患者服药期间自感胃脘不适，多汗，身热，自汗伴盗汗，二便调。舌脉同前。化验：尿常规：尿蛋白＋，尿潜血＋。空腹血糖：7.9mmol/L。处方如下：

龟板15g(先煎)	鳖甲15g(先煎)	地骨皮10g	银柴胡10g
秦艽10g	白薇10g	黄芪60g	炒白术15g
防风6g	芡实15g	金樱子15g	鹿角胶3g(烊化)

锁阳 10g   阿胶 10g^(烊化)   龟板胶 3g^(烊化) 白茅根 30g

泽泻 10g   车前子 15g^(包煎)

2010 年 12 月 23 日三诊：化验尿常规：尿蛋白 ±，尿潜血 +。空腹血糖：6.5mmol/L。近 2d 腿肿，口干，服药后自汗盗汗时有时无，双手干燥，二便调。舌质暗，苔薄黄，脉细弦。处方：芪薏四君子汤化裁。

黄芪 60g   薏苡仁 30g   党参 15g   云苓 15g

炒白术 15g   炙甘草 6g   阿胶 10g^(烊化)   龟板胶 3g^(烊化)

芡实 15g   金樱子 15g   锁阳 10g   鹿角胶 3g^(烊化)

白茅根 30g   泽泻 10g   车前子 15g   龟板 15g^(先煎)

鳖甲 15g^(先煎)

14 剂，水煎服。

服药 2 周浮肿消退，自汗盗汗消失，诸症缓解，复查蛋白转阴，继续巩固。

按语： 一般高血压肾病多在患高血压 10 年以上出现蛋白尿，少见血尿，且 24h 尿蛋白定量多在 1g 左右。该患者高血压和蛋白尿同时出现，且复查合并血尿，故认为考虑高血压为慢性肾小球肾炎所致。患者发现糖尿病 3 年，出现视物模糊，口干等症状与血糖高有关。伴见自汗、盗汗等，汗为心之液，自汗多属气虚不固，盗汗多为阴虚内热，患者自汗、盗汗同时出现，气虚兼阴虚有热，同时患者年过七七，肝肾亏虚，水亏火旺则见盗汗，盗汗不已，气随液脱，可出现气虚，气虚不固加重自汗。血汗同源，精血同源，治疗滋阴清热，补气固表以止汗，方以玉屏风散益气固表。养阴六味：龟板、鳖甲、秦艽、地骨皮等滋阴清热治疗盗汗，配合六味地黄汤滋肾阴，久病气虚血瘀，阴虚内热津枯血燥，血脉不畅，肌肤失养症见肌肤暗无光泽，视物模糊等。配合白茅根凉血利尿消肿。二诊改用消白四味：芡实、金樱子等补肾固涩以止汗，减轻蛋白的流失，同时配合三胶滋养精血。

本例患者特点：自汗、盗汗、蛋白尿同时出现，姚树锦先生从血汗同源，止汗即为护阴，固汗亦可固涩蛋白尿。不主治蛋白尿而蛋白尿亦消。再次说明血、汗、蛋白尿、血尿等皆为人体精微，益气固涩为治疗总则。

6. 消渴（气阴两虚，肾气不固）

秦某，男，64岁，澄县人，干部。2009年3月19日初诊。

主诉：发现蛋白尿2年。

现病史：近2年来劳累后出现双下肢浮肿，检查有蛋白尿，尿常规提示尿蛋白＋＋，多方求治，蛋白不消，双下肢浮肿反复出现，伴见腰困乏力，夜尿增多，阵发性胸闷气短。舌质淡红，苔薄白，脉细缓。

既往有糖尿病11年。

实验室检查：尿常规：尿蛋白＋＋。血脂全套：甘油三酯4.04mmol/L。

中医诊断：消渴。

证候诊断：气阴两虚，肾气不固。

西医诊断：2型糖尿病、糖尿病肾病。

治法：益气养阴，健脾益肾固涩为法。

处方：方以芪苡四君子汤和缩尿汤化裁。

花旗参15g	麦冬10g	五味子6g	桑螵蛸15g
益智仁15g	山萸肉10g	黄芪60g	薏苡仁30g
白术15g	茯苓15g	炙甘草6g	阿胶10g
鹿角胶3g	龟板胶3g	白茅根30g	泽泻10g
车前子15g	沉香3g	三七粉6g	

14剂，水煎服。

2009年4月24日二诊：患者4月9日在当地化验尿常规正常。现症见双下肢轻度浮肿，腰困乏力，夜尿多，耳鸣，胸闷气短，舌淡红，苔白，脉弦数。处方：上方去生脉散加川续断、杜仲、骨碎补、木蝴蝶各15g。14剂，水煎服。

经治疗后患者多次复查尿蛋白转阴。

按语：糖尿病肾病多在糖尿病 10 年以上发病，早期以蛋白尿为主，如果病情不能得到及时控制，出现尿蛋白漏出增多，后期出现水肿、高血压，严重者合并大量胸腹水、心包积液等，最后进展为肾功不全。一般来说，糖尿病肾病和糖尿病眼底动脉硬化同时出现。姚树锦先生认为，糖尿病早期出现"三多一少"者，多属阴虚内热，久病耗气伤阴，出现蛋白尿的原因为脾失统摄，肾精不固，故治疗以健脾益气，补肾固精为法。同时脾虚易生湿，肾虚水不化常合并水湿内停，如浮肿、小便不利等症，故治疗配合渗湿利尿之品使邪有出路，遵循久病入络，气虚血行不畅可以致瘀，常配合益气行气化瘀通络之品。糖尿病患者气阴两虚者，常合并生脉散益气养阴治疗。

姚树锦先生在治疗糖尿病肾病上有以下特点：

首重脾肾双补，健脾不忘祛湿，补肾不忘泄浊（膀胱之湿浊）。常用芪苡四君子汤和缩尿利尿汤化裁。

次重调理气血。补气行气活血同用，常用沉香、三七行气活血，参芪益气。

还重补充精血。姚树锦先生认为精血为物质基础，气为功能活动，神为外在表现。精为根本，气为动力，精血充实则气有所固，精血不足则气随精脱。对于大量蛋白尿日久，可出现精血不足患者，常用三胶滋补精血，补充胶质。

终须重视补气。姚树锦先生的扶正固本思想以顾护先后天，重视阳气为主。赞同张景岳之观点："阳气者，若天与日，失其所则折寿而不彰。"认为阳气是人体功能活动的重要体现。气虚则血瘀，气虚则水停，最终气虚可以导致水饮瘀血内阻，引起多种病证。故补气为关键。经常用人参、太子参、花旗参、黄芪等补气，气足则血旺，常补气药用量较大。

7. 白血病验案

王某，女，39 岁。2009 年 1 月 22 日初诊。

主诉：发热伴淋巴结肿大 1 个月。

现病史：患者 1 个月前因发热，咽痛伴淋巴结肿大。在交大二附院骨穿：AML - M56。在宝鸡中心医院住院化疗，米西宁 10mg，1~3d，阿糖胞苷 150mg，1~7d，化疗中出现骨髓抑制，发热合并支气管炎，给予升白细胞，抗感染，输血等处理后热退，仍身困乏力，伴自汗，易感冒，前来就诊。现症见头昏乏力，自汗盗汗，无发热，纳差，失眠多梦，舌质淡红，苔薄白，脉虚数。

实验室检查：血常规：白细胞 $6.7 \times 10^9/L$，红细胞 $2.2 \times 10^{12}/L$，血小板 $371 \times 10^9/L$。骨穿：AML - M56。

中医诊断：内伤发热。

证候诊断：气阴两伤，血毒内蕴。

西医诊断：白血病。

治则：益气养阴，固护脾胃。

处方：生脉散化裁。

花旗参 15g (另炖)	龟板 15g (先煎)	远志 6g	石菖蒲 15g
生龙齿 15g (先煎)	黄芪 30g	白术 15g	防风 6g
焦山楂 15g	鸡内金 10g	砂仁 6g (后下)	沉香 3g (冲服)
三七 6g (冲服)	西红花 1g	羚羊粉 1g (冲服)	天麻 10g
金石斛 3g			

12 剂，水煎服，每日 1 剂，分 2 次口服。

2009 年 2 月 2 日二诊：患者自我感觉良好，唯有贫血，化疗后腹泻，月经量少，纳差，乏力，嗜睡，自汗，盗汗，舌淡红，苔白厚，脉细弦。处方：

生黄芪 60g	当归 15g	白术 15g	防风 6g
龟板 15g (先煎)	鳖甲 15g (先煎)	银柴胡 10g	地骨皮 10g
秦艽 10g	白薇 10g	沉香 3g (冲服)	三七粉 6g (冲服)
红花 10g	珍珠 3g	生山楂 15g	鸡内金 10g
砂仁 6g	石斛 15g	西洋参 15g (另炖)	麦冬 10g
五味子 6g			

10 剂，水煎服。

2009 年 5 月 8 日三诊：化疗已 4 次。复查血常规：白细胞 2.6 × 10^9/L，红细胞 2.64 × 10^{12}/L，血小板 120 × 10^9/L，血红蛋白 83g/L。舌淡红，苔白，脉细弦。处方：

黄芪 60g	薏苡仁 30g	西洋参 15g$^{(另炖)}$	炒白术 15g
茯苓 15g	炙甘草 6g	扁豆花 10g	厚朴花 10g
炒山药 15g	玉竹 10g	沙参 10g	花粉 10g
芦根 15g	生山楂 15g	鸡内金 10g	砂仁 6g$^{(后下)}$
石斛 15g	龟板 15g$^{(先煎)}$	鳖甲 15g$^{(先煎)}$	

14 剂，水煎服。

2009 年 6 月 29 日四诊：发烧 38 ~ 40℃，纳差，经来量少，舌淡红，苔白，脉细弦。辨证属精血不足，气阴两伤。处方：

龟板 15g$^{(先煎)}$	鳖甲 15g$^{(先煎)}$	秦艽 10g	地骨皮 10g
银柴胡 10g	白薇 10g	花旗参 15g$^{(另炖)}$	沉香 3g$^{(冲服)}$
红花 6g	丹参 15g	川芎 6g	地龙 10g
山楂 15g	鸡内金 10g	砂仁 6g$^{(后下)}$	生黄芪 60g
炒白术 15g	防风 6g	石斛 15g	

2009 年 8 月 5 日五诊：咽中有痰，纳可，眠可，二便调，月经未来，白带量多。7 月 24 日骨穿正常。舌脉同前。目前处于缓解期。处方：

龟板 15g$^{(先煎)}$	鳖甲 15g$^{(先煎)}$	秦艽 10g	地骨皮 10g
银柴胡 10g	白薇 10g	花旗参 15g$^{(另炖)}$	沉香 3g$^{(冲服)}$
丹参 15g	川芎 6g	地龙 10g	山楂 15g
鸡内金 10g	砂仁 6g$^{(后下)}$	生黄芪 60g	炒白术 15g
防风 6g	石斛 15g	天竺黄 10g	白芍 15g
甘草 6g	干姜 6g	鸡冠花 15g	车前子 10g$^{(包煎)}$

2009 年 9 月 4 日六诊：咽干不适，月经 2 个月未潮。化验血常规：白细胞 3.0 × 10^9/L，血红蛋白 109g/L。舌淡红，苔白，脉细弦。处方：

花旗参 15g$^{(另炖)}$	麦冬 10g	五味子 6g	石斛 15g

生黄芪60g	当归15g	玉竹10g	沙参10g
花粉10g	丹参15g	川芎6g	地龙10g
沉香3g^(冲服)	三七6g^(冲服)	红花10g	山楂15g
鸡内金10g	砂仁6g^(后下)		

1年后随诊，患者3次骨穿结果正常。

按语： 白血病又称血癌，中医认为肾阴亏，相火旺，血液伤，冲任不调导致毒蕴骨髓为其基本病机。白血病由于其毒之根源在髓，故不同于一般的病毒感染，故"蕴毒深"。肾为先天之本，集五脏六腑之精而藏之，主骨生髓，为生长发育之基础。毒蕴骨髓，消耗肾精，导致肾阴亏。阴亏火旺：骨髓中白细胞增生，且形态异常。此症尤其是急性者，其脉象数而急躁，且常有出血及口腔、舌、齿龈等处溃疡，皆相火旺所致。血液伤：由于肾阴亏则血液的资源不足，相火旺则新陈代谢过速，细胞存活周期缩短。而在红细胞系统方面生长消沉，导致血液组织的变态和损伤。此症患者多有严重贫血，也易出血，其脉数而无力，甚则中候及沉候皆空虚，皆肾阴和血液损伤之征。

冲任不调：冲任是奇经八脉中的冲脉和任脉。奇经中的督脉循行项背太阳之区，统一身之阳；任脉循行胸腹太阴之区，统一身之阴，故督、任二脉为人身之阴阳大纲。冲脉辅于任脉，汇通十二经，调节一身血液之生化运动，故有"冲为血海"之称。一切疑难大症都涉及奇经八脉，血液病也不例外，尤其是关系到冲、任二脉。

姚树锦先生认为白血病病位在骨髓，与肾有关，肾藏精，脾胃为气血生化之源，肝藏血，肾藏精，精血互化。本病病位在骨髓，与脾肝肾三脏有关。本病临床常表现为发热，乏力，倦怠，可合并出血，及各种感染征象当属"至虚有盛候"。应看到本病为本虚标实之证，本虚表现为脾肾气虚或肝肾阴虚。患者发热当属"内伤发热"范畴，表现为气虚发热或阴虚内热。治疗可遵循李东垣"内伤脾胃，阴火内生"给以补中益气汤加减，或遵循朱丹溪"相火论"

滋阴清热。常用养阴清热汤：龟板、鳖甲滋阴潜阳降火，青蒿、秦艽、地骨皮等清虚热。热耗阴精，配合玉竹、沙参、花粉、麦冬等滋阴清热；热伤津枯血瘀，配合花旗参、沉香、三七、红花等补气养阴，化瘀生新。化疗伤阳，导致脾虚腹泻配合芪苡四君子加扁豆花、厚朴花、炒山药健脾渗湿止泻；患者月经量少，纳差，乏力，嗜睡，自汗，盗汗，为精血不足，气阴两伤之候，配合生脉散益气养阴，黄芪当归汤补气生血，养阴六味滋阴清热敛汗。脾胃为气血生化之源，鸡内金、砂仁健脾和胃。

8. 耳鸣（水亏火旺）

王某，男，62岁。2009年4月7日初诊。

主诉：双耳耳鸣6年。

现病史：6年前磺胺过敏导致耳鸣，外院诊断为神经性耳鸣。耳鸣呈持续性，右耳低粗调，左耳高尖，伴咳嗽，气短，关节疼痛伴鼻塞，流清涕，不闻香臭，头晕，偶有手麻。舌苔黄，厚腻，脉细弦。既往史：4年前诊断为间质性肺炎。

中医诊断：耳鸣。

证候诊断：水亏火旺。

西医诊断：神经性耳鸣。

治法：滋阴潜阳，重镇降逆，益气养阴，温通血脉。

处方：生脉散和重镇4味、枕中丹化裁。

太子参15g	麦冬10g	五味子6g	葛根15g
鹿角霜15g	川牛膝15g	龟板15g	远志6g
石菖蒲15g	生龙齿30g	珍珠母15g	灵磁石15g
石决明15g	枸杞子15g	菊花10g	天麻10g

7剂，水煎服，每日1剂。

2009年4月14日二诊：仍耳鸣，头晕，动则汗出，鼻塞流清涕，肩背疼痛，失眠，不易入睡。检查示："脑供血不足"，舌苔白腻，脉细弦。汗为心之液，卫表不固。处方如下：

太子参15g	麦冬10g	五味子6g	龟板15g

远志 6g	石菖蒲 15g	生龙齿 30g	葛根 15g
鹿角霜 15g	川牛膝 15g	芡实 15g	金樱子 15g
莲须 6g	锁阳 10g	生龙骨 15g	生牡蛎 15g

14 剂，水煎服，每日 1 剂。

2010 年 2 月 4 日三诊：耳鸣经治疗后减轻 60%，停药后复发。近半年胃脘痞满，胃胀，口苦口涩。2009 年 8 月 21 日做胃镜，报告如下：①慢性红斑渗出性胃炎并糜烂（中度）。②慢性十二指肠炎（中度）。现症见胃胀痛，不能多食，恶心呕吐，口涩，大便调，耳鸣，左耳音细而尖，右耳声呈嗡嗡样。舌质红，苔白腻，脉细弦。处方：

太子参 15g	厚朴 10g	半夏 10g	生姜 10g
炙甘草 6g	莱菔子 15g	大腹皮 15g	沉香 3g
吴茱萸 6g	高良姜 6g	香附 10g	延胡索 10g
竹茹 10g	砂仁 6g	鸡内金 10g	黄连 3g
煅瓦楞 15g	乌贼骨 15g	浙贝母 15g	

综合治疗 1 月余，诸症缓解。

按语：患者花甲之年，肝肾亏虚，水亏火旺，水不涵木，肝阳上亢出现耳鸣，加之药毒伤肾，肾开窍于耳，肾虚精气不能上荣而耳鸣。姚树锦先生常言：肾为水火之脏，治疗老年患者当平衡阴阳，不能一味滋阴，也不能一味温补，当注意气血阴阳的平衡。本例患者早期耳鸣合并肺系症状，姚树锦先生兼顾五脏，从肾而治，方中生脉散益气养阴，龟板、五味子、枸杞子滋肾阴，鹿角霜温肾阳，生龙齿、珍珠母重镇潜阳，远志交通心肾安神，石菖蒲化痰开窍醒神，菊花平肝潜阳兼能清肝火，葛根升清阳之气，川牛膝引血下行，天麻祛风通络，苍耳子、辛夷通鼻窍，诸药合用阴阳双调，肝肾同治，共奏滋阴潜阳，温肾开窍之功。二诊加芡实、金樱子补肾气，固肾精以治本。后患者因胃病则从脾胃调理。该患者先后治疗 1 年余，早期治疗有效而未能巩固治疗导致病情反复。姚树锦先生常言：治疗慢性病应有方有守，不光对于医生而言，患者亦当重视慢性病治疗的长期性。

9. 小便不禁（气虚下陷，膀胱失约）

田某，女，55 岁，农民。2008 年 10 月 12 日初诊。

主诉：小便失约 10 余年。

现病史：患者 10 余年来经常劳累，行走过程中出现小便失约，后逐渐加重，闻水声则小便自遗，患者痛苦异常，多方求治无效，后慕名前来。诊时症见神疲倦怠，少气懒言，面色无华，小便不禁，时时自遗，食纳可，大便调。舌淡红，体胖大，苔白，脉沉细。既往史：否认高血压、糖尿病等内科病史，无手术外伤史。婚育史：孕 4 产 4，子女体健。已绝经 5 年。实验室检查：尿常规正常。

中医诊断：小便不禁。

证候诊断：气虚下陷，膀胱失约。

西医诊断：功能性膀胱收缩无力。

治法：补中益气，固肾缩尿。

处方：补中益气汤和缩尿消白汤化裁。

黄芪 30g	党参 15g	炒白术 15g	升麻 6g
醋柴胡 6g	陈皮 10g	炙甘草 10g	当归 15g
山萸肉 15g	益智仁 15g	五味子 6g	桑螵蛸 15g
芡实 15g	金樱子 15g	莲须 6g	锁阳 10g

每日 1 剂，水煎服，日 2 次，早饭后 1h，晚饭后 2h 分服。

2008 年 10 月 22 日二诊：服药 10 剂，小便失禁症状消失，效不更方，继服上方 1 周巩固疗效，至今随访未犯。

按语：小便不禁是指在神志完全清醒状态下，排尿不能控制，造成尿液自行流出的病证。小便不禁之名最早见于《诸病源候论》："小便不禁者，肾气虚，下焦受冷也。"而《黄帝内经》称之为"遗溺"，如《素问·宣明五气论》："膀胱不约为遗溺。"伤寒论以失溲论之。《丹溪心法》认为小便不禁有"属热属虚"和"虚热虚寒"之分。本病多见于老年人、妇女及大病后的患者。本病与遗尿不同，遗尿是指睡眠中小便自遗，醒后方知的疾病。又称为尿床。姚树锦先生认为二者的共同点都可因肾气不固，气虚不摄所致。由于肾五行属水，主二便，肾与膀胱相表里。"膀胱者，州都之官，津液藏焉，气化则能出焉。"膀胱有储存尿液及排尿的功能，但其排尿功能依赖于肾的气化功能。肾气为一身元气之本，元气有赖于脾胃运化的水谷精微之气的不断充养，而气的推动功能与气的固摄功能相反相成，二者功能失调或为小便不利或为小便失约。小便不禁与遗尿二者的区别在于小便失禁，患者自知，而遗尿患者不自知。"心主神明"，人的意识思维活动分属五脏而总统于心，对于遗尿的患者除了补肾固摄之外，尚应醒神开窍，或清心安神或养心安神。

本例患者为中年妇女，劳累过度耗伤中气，"劳则伤脾"；生育过多，日久肾元亏虚，肾与膀胱相表里，肾主二便，膀胱为州都之府，津液藏焉，气化则能出焉。劳累过度，耗伤中气及元气，气虚膀胱固摄无力则小便失禁。肾主水，闻水声则小便自遗，同性相求。治疗健脾益气，补肾固涩为法。党参、黄芪、白术、苷草益脾气，"涩可固脱"，山萸肉、桑螵蛸补肾兼有固摄之功，锁阳温补肾阳，益智仁补肾气、益心气，五味子交通心肾，升麻、柴胡升举阳气，陈皮理气，当归养血。共达补肾固涩，益气升阳之功。

10. 痹证（肝肾亏虚，经脉失养）

张某，女，90岁。2009年5月21日初诊。

主诉：肢体挛缩不能直立5年余。

现病史：患者近5年来出现身体蜷缩，不能直立，腰背疼痛，伴四肢抽搐等症状，检查提示全身骨质疏松改变，多方求治疗效欠佳，经人介绍前来。现症见身体蜷缩一团，四肢抽搐，手足麻木，腰背及周身关节疼痛，纳差乏力，舌质暗，苔白腻，脉沉细。腰椎片：骨质疏松改变。

中医诊断：痹证。

证候诊断：肝肾亏虚，筋骨失养。

西医诊断：骨质疏松症。

治法：补肾壮骨，活血止痛，行气消导为法。

处方：以镇痛饮化裁。

乳香 10g	没药 10g	细辛 3g	土元 10g
血竭 6g	苏木 10g	降香 10g	蜈蚣 1 条
地龙 10g	僵蚕 10g	全虫 3g	天麻 10g
钩藤 10g	红参 3g	鹿茸 1g	鹿角霜 15g
沉香 3g	三七 6g	砂仁 6g	鸡内金 10g

14 剂，每日 1 剂，水煎服。

2009 年 6 月 4 日二诊：患者服药后症状明显改善，后继服上方 1 月余关节疼痛麻木缓解，腰背疼痛减轻，已能直立，饮食改善，二便正常。

按语：本例为镇痛饮的典型病例，镇痛饮以细辛、土元、降香、血竭等组成，为活血镇痛，消肿生肌的有效方剂，临床治疗各种原因导致的关节痹痛证。该患者 90 高龄，肝肾精血不足，气血亏虚，筋骨失养，气血筋脉运行不畅，不通则痛。治疗当补肾气，温肾阳，通督脉，行气血，通经络，以止痹痛。"人以胃气为本"，"胃气一败，百药难施"治疗当健脾和胃消导行滞，佐以鸡内金、砂仁等。

第三节　乔黎焱记录典型医案

1. 痉证治验

胡某，女，64 岁。2013 年 5 月 21 日初诊。

主诉：阵发性四肢抽搐半年。

现病史：患者半年来常无名原因发生四肢抽搐，左侧为甚，神智、意识无障碍，情绪激动及活动时常诱发，近日因颈椎病行手术治疗后，抽搐加重，查骨质疏松严重，服用钙剂等无效，四肢萎缩，大便 3d1 次，口干欲饮，食欲尚可，夜休尚可。既往有"颈椎病"病史多年，并行手术内固定术。无食物及药物过敏史。

体格检查：形体消瘦，身高 155cm，体重 33kg，面色萎黄，舌淡红，苔薄白，脉沉。辅助检查：头颅 MRI 正常。

中医诊断：痉病。

证候诊断：气血亏虚筋脉失养。

西医诊断：骨质疏松。

治法：益气养血疏风，通经解痉。

处方：

鹿角霜 12g	葛根 15g	川牛膝 15g	天麻 10g
地龙 10g	蜈蚣 1 条	全蝎 5g	僵蚕 10g
生黄芪 60g	当归 15g	鸡内金 10g	砂仁 6g^(后下)
生山楂 15g	栝楼 15g	肉苁蓉 15g	川芎 10g
丹参 15g			

7 剂，水煎服每日 1 剂。

2013 年 5 月 28 日二诊：诉自觉抽搐明显好转，静止时抽搐消失，四肢仍有麻木，大便 2d1 次，头皮瘙痒明显，皮肤较前润泽，食后腹胀，手足心热，气短，舌红，苔薄白，脉数。上方加太子参 30g，麦冬 15g，五味子 10g，沉香 3g，大腹皮 15g。7 剂，水煎服，每日 1 剂。

2013 年 6 月 4 日三诊：抽动明显减轻，久站后抽搐加重，四肢麻木，食后腹胀，时有胸闷、气短，胸有束带感，喉中有痰，舌红，苔薄白，脉滑。处方如下：

鹿角霜 12g	葛根 15g	川牛膝 15g	天麻 10g
地龙 10g	蜈蚣 1 条	全蝎 5g	僵蚕 10g
苏子 10g	沉香 3g^(冲服)	花旗参 15g^(另炖)	鸡内金 10g
砂仁 6g^(后下)	生山楂 15g	栝楼 15g	莱菔子 10g
当归 15g	肉苁蓉 15g	白芥子 10g	葶苈子 10g
大腹皮 10g	厚朴 10g		

7 剂，水煎服，每日 1 剂。

后随访，明显好转，可自行活动。

按语：本病的发生是筋脉失养而拘急挛缩所致，在《黄帝内经》中就对本病有一定认识，认为以外风为主，"诸痉项僵，皆属于湿"，《金匮要略》提出误治致痉的理论。《景岳全书》有"凡属阴虚血少之辈，不能养营筋脉，以致搐挛僵仆者，皆是此证"，而温病学的发展和成熟，更进一步丰富了痉病的病因病机理论。本病常以督脉为本，筋脉为标。痉有表里，在表者，为外邪所伤；在里者，为脏腑受损，生化失司。邪壅经脉，伤津脱液，亡血失精，瘀血内阻为致病之因，最终导致督脉失养，筋脉挛急，此为本病基本病机所在。此患者久病体弱，精血不足，津伤液脱，筋脉失养，加之久病入络，络血不畅，进而痹阻脉络，血不养筋，更加重病情。故治疗时以益气健脾养血以治本，疏风，通经解痉以治标，方以当归黄芪汤为主以益气养血扶正，同时以颈背三味（鹿角霜12g，葛根15g，川牛膝15g）、天麻、四虫饮（地龙10g，蜈蚣1条，全蝎5g，僵蚕10g）为主以疏风，解痉通络，消导三味 [鸡内金10g，砂仁6g（后下），生山楂15g] 以健脾开胃以开化源，化瘀三味（川芎10g，丹参15g，地龙10g）以活血化瘀，加用润导三味（栝楼15g，当归15g，肉苁蓉15g）以润肠通便，通腑泻浊，调畅气机，疗效明显。后因腹胀等症，给予大腹皮以消胀理气。此病总的治疗原则还是以益气健脾养血以治本，疏风，通经解痉以治标。正如姚树锦先生所言，治疗急性病要有胆有识，治疗慢性病要有方有守。

所谓治疗急性病要有胆有识，即面对急性病不容再三斟酌，再四推敲，因时机稍纵即逝，易造成亡命之痛，则悔之晚矣！比如阳明三急下是保胃津，少阴三急下是保肾阴。治疗慢性病要有方有守，任凭病人求胜心切，口不择言，医者也不能乱了方寸，必须坚持医疗原则，才能提高疗效。

2. 冠心病验案

雷某，男，40岁。2013年4月11日初诊。

主诉：阵发性心前区刺痛、心慌2年。

现病史：患者 2 年前无明显原因出现心前区刺痛，心慌，并牵涉至背部，休息后可缓解，每遇劳累、情绪激动时复发，在交大一附院诊为"冠心病不稳定型心绞痛"，间断服用药物，为求中医治疗遂来就诊。发病以来精神差，性情急躁，颈项部僵硬，阵发心慌，食纳尚可，夜休尚可，二便调。有"高血压"病史 1 年，间断服用降压药，有颈椎病病史，大量抽烟多年，偶饮酒。体格检查：血压 140/80mmHg，形体适中，面色晦暗，心率 89 次/min，心律不齐，偶可闻及早搏。腹（－），上下肢不肿。舌暗红，苔胖大，边有齿痕，脉沉弦细。心电图检查：心肌缺血。

中医诊断：胸痹。

证候诊断：气滞血瘀。

西医诊断：冠心病（不稳定型心绞痛）。

治法：平肝潜阳，活血通络益气养阴。

处方：

鹿角霜 12g	葛根 15g	川牛膝 15g	天麻 10g
川芎 10g	地龙 10g	丹参 15g	沉香 6g(冲服)
苏子 10g	醋柴胡 6g	枳壳 10g	白芍 15g
炙甘草 10g	太子参 30g	麦冬 15g	生石决明 15g(先煎)
磁石 15g(先煎)	珍珠母 15g(先煎)	五味子 10g	生龙齿 15g(先煎)

14 剂，水煎服，每日 1 剂。

2013 年 6 月 5 日二诊：患心悸、心刺痛症状明显减轻，舌脉同前，继续巩固治疗，原方去太子参，加西洋参 15g（另炖），西红花 1g（另炖），三七 6g（冲服）。14 剂，水煎服。

2013 年 6 月 26 日三诊：病情平稳，胸痛消失，舌脉同前，情绪偶有波动，中药以清肝健脾，养心活血，通督疏络为主。处方：

丹皮 15g	焦栀子 10g	当归 15g	白芍 15g
白术 15g	柴胡 6g	煨姜 3 片	薄荷 3g(后下)
甘草 6g	花旗参 10g(另炖)	麦冬 15g	五味子 10g
鹿角霜 12g	葛根 15g	川牛膝 15g	天麻 10g

片姜黄 10g　　川芎 10g　　　地龙 10g　　　丹参 15g

沉香 3g^(冲服)　西红花 1g

14 剂，水煎服，每日 1 剂。

按语： 胸痹的发生多与寒邪内侵，饮食不当，情志失调，年老体虚等因素有关，其病机有虚实两方面，实为寒凝、气滞、血瘀、痰阻，痹遏胸阳，阻滞心脉；虚为心脾肝肾亏虚，心脉失养。在本病的形成和发展过程中，大多先实而后致虚，亦有先虚而后致实，临床表现多虚实夹杂。本病的发生与心、肝、脾、肾均有密切关系。历代多以胸阳不振，痰浊闭阻而论，清代王清任始以活血化瘀为法，于今尤甚。本案从肝立论，别具手眼。患者郁怒伤肝，肝失疏泄，甚至气郁化火，灼津成痰。无论气滞还是痰阻均可使血脉失畅，脉络不利，而致气血瘀滞，胸阳不运，心脉痹阻，不通则痛，发为胸痹。所以治疗以疏肝理气之沉苏四逆汤［沉香 6g（冲服），苏子 10g，醋柴胡 6g，枳壳 10g，白芍 15g，炙甘草 10g］为出发点，合并化瘀三味（川芎 10g，地龙 10g，丹参 15g），气行则血行，病久耗伤正气，气阴不足，故加用生脉散以益气养阴。气机不畅，太阳经气不利，故见颈项僵硬，加用颈背三味（鹿角霜 12g，葛根 15g，川牛膝 15g）以通督活络，重镇四味［磁石 15g（先煎），珍珠母 15g（先煎），生石决明 15g（先煎），生龙齿 15g（先煎）］以平肝潜阳。二诊时患者症状消失，治疗大法不变，因气滞血瘀为其病因，加大活血药力量，同时改太子参为西洋参以加强扶正，从而起到巩固疗效，预防再发的目的。三诊时患者仍有情绪不稳，故用清肝健脾化痰之丹栀逍遥散，同时加用片姜黄以活血通络止痛，尤治上肢肩背疼痛。

3. 腰痛验案

孙某，女，37 岁。2013 年 2 月 19 日初诊。

主诉：腰痛 1 年。

现病史：患者近 1 年来常觉腰痛明显，以腰部困痛为主，无明显活动受限，受累后加重，平素间断小腹痛。曾行妇科检查提示：

附件炎。现症见精神差，疲乏无力，夜休差，入睡困难，多梦，常有头晕，食纳可，二便调。月经正常，无痛经，月经量多，无血块。既往体健，无食物及药物过敏史。体格检查：血压110/60mmHg，形体消瘦，面色无华，眼圈色黑，心率70次/min，律齐，腹（－）。舌稍暗红，苔薄白，脉沉细。辅助检查：妇科B超提示附件炎。

中医诊断：腰痛。

证候诊断：肾虚腰痛。

西医诊断：附件炎。

治法：益气养血，补肾强腰。

处方：

白术 15g	茯苓 15g	炙甘草 10g	远志 10g
木香 6g^(后下)	酸枣仁 15g	生姜 10g	大枣 10g
盐杜仲 15g	川续断 15g	骨碎补 15g	木蝴蝶 12g
太子参 30g	黄芪 30g	琥珀 2g	

7剂，水煎服，每日1剂。

2013年6月5日二诊：腰痛明显减轻，腹痛减轻，月经量较前减少，头晕减轻，夜间睡眠时间仍少，但醒后自觉精神好，大便2次/d，成形，便前腹痛，便后肛周重坠。舌淡红，苔薄白，脉沉细。处方如下：

太子参 30g	麦冬 15g	五味子 10g	生龙齿 15g
石菖蒲 15g	醋龟甲 15g^(先煎)	远志 10g	磁石 15g
珍珠母 15g	生石决明 15g	生龙齿 15g	炒酸枣仁 30g
琥珀 2g	白术 15g	白芍 15g	防风 6g
陈皮 10g			

14剂，水煎服，每日1剂。

2013年6月19日三诊：患者腰痛消失，腹痛、腹泻好转，但仍入睡困难，食纳可。舌稍暗红，苔薄白，脉细滑略数。上方减重镇四味［生龙齿15g，石菖蒲15g，醋龟甲15g（先煎），远志

10g]，加焦栀子 3g，龙胆草 3g，黄连 3g，夜交藤 15g，合欢皮 15g。14 剂，水煎服，后症状消失，恢复正常。

按语： 腰痛一证临床十分常见，病因无外乎外感、内伤与跌扑闪挫。临床多见外伤闪扑、瘀血阻滞、寒湿腰痛及湿热腰痛多种。而腰者肾之府，为肾精所溉之域。肾与膀胱相表里，足太阳经过之。此外，任、督、冲、带诸脉，亦布其间。所以内伤不外乎肾虚。腰痛辨证，首先应分辨表里虚实寒热。由肾之精气亏虚，腰府失其濡养、温煦。精气亏虚则肾气不充，偏于阴虚则腰府不得濡养，偏于阳虚则腰府不得温煦，故发生腰痛。然肾虚腰痛又有肾精不足、肾气亏虚、肾阳不足、肾阴亏虚等不同，临证时应详辨精、气、阴、阳之不同，方能对症下药，药到病除。如《景岳全书·腰痛》："盖此证有表里虚实寒热之异，知斯六者，而治之亦无难也。"而此患者姚树锦先生从正气不足，气血虚弱角度，运用补气养血为主，辅以补肾强腰，收到很好的效果。此患者腰痛，劳累后加重，面色无华，形体消瘦，疲乏无力，舌稍暗红，脉沉细，属正气不足，气血虚弱之征。气血充足，肾精充足，而腰府得养，故症状消失。腰痛消失后患者仍有气血不足，心神失养之失眠严重，故在益气养阴，补心安神基础上加用重镇安神之品，患者大便次数多，肛周重坠，实为气虚之征。三诊患者大便正常，仍虚烦难眠，为阴虚火旺，虚热扰心，故在益气养阴，宁心安神基础上加少量清热除烦之品，以标本同治。老将用兵，貌似平易，实则于平淡中有神奇，寓有深意也。

4. 肾虚湿热精浊案

郑某，男，40 岁。2012 年 1 月 18 日初诊。

主诉：尿液混浊 2 年。

现病史：2 年前因饮酒过度后出现尿液混浊如膏脂，伴尿道灼热感，腰部困痛，下阴潮湿多汗。在当地医院查尿常规示：尿蛋白（＋＋），肾功能正常，诊为"前列腺炎"，经口服抗生素及清热利湿类中成药（具体药物不详）后症状减轻。此后上症时有反复，劳累后尤甚，间断用药减轻而未彻底治愈。现尿液混浊如米泔水，无尿痛、尿急等。伴有精神萎靡，腰膝酸软，头晕耳鸣，畏寒肢冷，面色㿠白，纳差乏力，阴囊潮湿，多方求医问药未效，遂来诊。既往体健，否认食物及药物过敏史。体格检查：血压110/70mmHg，心率70次/min。形体偏胖，面色无华，口唇发绀。心肺腹（-），舌淡，苔白，脉沉细弦。辅助检查：无。

中医诊断：尿浊。

证候诊断：脾肾两虚，湿热下注。

西医诊断：慢性前列腺炎。

治法：培补脾肾，固摄下元。

处方：

盐杜仲 15g	川续断 15g	骨碎补 15g	木蝴蝶 12g
莲须 3g	芡实 30g	金樱子 15g	锁阳 15g
酒萸肉 10g	五味子 10g	桑螵蛸 10g	益智仁 10g
生薏苡仁 30g	红参 15g^{（另炖）}		

10剂，水煎服，每日1剂。

2012年1月18日二诊：服药后尿浊消失，仍阴囊潮湿，乏力，且诉平素易感冒，舌暗红，苔腻，脉沉弦。原方减红参，加黄芪60g，白术15g，防风6g，麦冬10g，川牛膝15g，黄柏10g，苍术10g。14剂，水煎服。电话回访阴囊潮湿等好转，体质增强。

按语：尿浊是以小便混浊，白如膏脂或米泔水，尿时无涩痛不利感为主证的疾患。本病病因病机不外乎湿热下注，脾肾亏虚。初多由过食肥甘油腻食物，脾失健运，酿湿生热，或某些疾病后，湿热余邪未清，蕴结下焦，清浊相混，而成尿浊。如久延不愈，或屡经反复，湿热邪势虽衰，但精微下泄过多，导致脾肾两伤，脾虚中气下陷，肾虚固摄无权，封藏失职，病情更为缠绵。多食肥腻食物，或过度劳累，可使本病加重或复发。此病之治，仍在于实则清利，虚则补益。而虚实夹杂之中，通补兼施乃是正途。姚树锦先生扶正培本及通补之法，指导此病治疗尤为适宜。本病初起以湿热为多，治宜清热利湿。病久则脾肾亏虚，治宜培补脾肾，固摄下元。虚实夹杂者，应标本兼顾。

该患者初起系湿热为患，治疗不力，迁延日久，伤及脾肾，表现为一派脾肾阳虚证候，治宜培补脾肾，固摄下元为主。然病既日久，非一日之功，虚当缓图。

此病案为姚树锦先生常用习惯方，其中四妙散众所周知，以治下焦湿热；而缩尿四味不同于缩泉丸，其中益智仁、桑螵蛸、山萸肉、五味子治疗肾虚尿频，而消白四味（莲须3g，芡实30g，金樱子15g，锁阳15g）犹如金锁固精丸之意，起固摄精微下泄之用。

5. 痹证（气阴不足脉络痹阻）验案

光某，女，42岁。2013年10月10日初诊。

主诉：右手拇指关节活动不利，疼痛，足跟痛1个月。

现病史：患者有"类风湿关节炎"病史，平素间断服中汤药，病情稳定，1个月前因受凉后出现右手拇指关节僵硬、活动不利，时有疼痛，双足跟疼痛，平素汗多，自觉双手心热，口干，食纳可，二便调，夜休安。无食物及药物过敏史。体格检查：血压120/65mmHg，形体适中，面色无华，四肢关节无明显红肿，心率90次/min。腹（－）。舌暗红，苔薄白，脉沉细。辅助检查：血沉12mm/h。

中医诊断：痹证。

证候诊断：气阴不足瘀阻脉络。

西医诊断：类风湿性关节炎。

治法：益气扶正，活血定痛。

处方：

乳香10g	没药10g	土元10g	血竭3g
细辛3g	黄芪60g	白术15g	防风6g
生山楂15g	鸡内金10g	砂仁6g	龟板15g（先煎）
鳖甲15g（先煎）	伸筋草15g	透骨草15g	

7剂，水煎服，每日1剂。

2013年10月17日二诊：指关节疼痛僵硬消失，但足跟仍疼痛，汗出明显减少，食纳可，二便调，舌暗红，苔薄白，脉缓，上方加怀牛膝15g，沉香3g（冲服），三七6g（冲服）。7剂，水煎服，每日1剂。

2013年10月24日三诊：左足跟痛消失，右足跟痛减轻，手部动凉水后自觉僵硬，继用上方14剂，回访症状消失。

按语：痹证是由于风、寒、湿、热等外邪侵袭人体，痹阻经络，气血运行不畅所导致的，以肌肉、筋骨、关节发生酸痛、麻木、重着、屈伸不利，甚或关节肿大灼热为主要临床表现的病证。早在《黄帝内经》时期对本病的病因、发病原理及证候分类等均有论述。《黄帝内经》认为本病的发生因素主要有：外感因素，"风寒湿三气杂至，合而为痹也。其风气胜者为行痹，寒气胜者为痛痹，湿气胜者著痹也"；内伤因素，营卫失和，气血不调，是感染风寒湿致痹邪气的内在发病基础。《黄帝内经》在"营卫之气亦令人痹"，七情失和，内脏先伤，是痹邪内传，发生五脏痹的病理基础。"阴气者，静则神藏，躁则消亡"；体质因素与痹证的发生，患病的类型乃至临床表现等均有密切的关系，与"粗理而肉不坚者善病痹"体质以及外伤及瘀血内停有关。姚树锦先生以《黄帝内经》痹证理论为指导，抓住了痹证体虚感邪、外邪入侵、瘀血阻滞等病机，治疗以扶正固本为原则，在补气血、调营卫的同时，通经络，祛寒湿，镇痛为要，时时谨记顾护胃气，调整后天。方药以家传镇痛饮（乳香10g，没药10g，土元10g，血竭3g，细辛3g）为主方加减化裁。方中乳、没与血竭同用，活血定痛，祛瘀消肿，乳香辛散温通，行血中气滞，化瘀止痛，没药散血消肿，活血定痛，细辛辛温发散，能达太阳之表以祛寒散风，能入少阴之里，温肾散寒，沟通内外，土元性善走窜，能活血消肿止痛，续筋疗伤。此患者久病正气不足，寒湿入侵，发为痹病，治疗以益气扶正，活血定痛为主，以镇痛饮配合玉屏风散（黄芪30g，白术15g，防风6g）为主，标本同治。

6. 产后汗证验案

李某，女，40 岁。2013 年 10 月 24 日初诊。

主诉：产后汗出、恶风 100d。

现病史：患者产后 100d，稍热或动则汗出，汗出则恶风明显，平素畏寒明显，心悸，夜休差，入睡困难，睡后易醒，二便调，食纳尚可。既往体健。无食物及药物过敏史。体格检查：血压 120/80mmHg，形体适中，面色无华，舌淡红，苔薄白，脉细弱。辅助检查：无。

中医诊断：产后汗证。

证候诊断：气虚不固，营卫不和。

西医诊断：自主神经功能紊乱。

治法：益气固表，调和营卫。

处方：

西洋参 15g	黄芪 60g	白术 15g	防风 6g
麦冬 15g	五味子 10g	桂枝 10g	白芍 15g
炙甘草 10g	生姜 5 片	大枣 6 枚	酸枣仁 30g
琥珀 2g	芥穗炭 10g		

14 剂，水煎服，每日 1 剂。

2013 年 11 月 7 日二诊：患者汗出减少，心悸明显缓解，夜休好转。继用原方 7 剂，回访心悸消失，汗出明显减少。

按语：产后之病，多以产后身痛、汗证、便秘等为多，现代医学对此尚无正确认识，也无相关病名，唯有以自主神经功能紊乱论之。中医对于汗证的论述，起于《黄帝内经》，提出"阳加于阴谓之汗"。《素问·评热病论》说："阴虚者，阳必凑之，故少气时热而汗出也。"《素问·脉要精微论》说："阴气有余为多汗身重。"《丹溪心法》称："心之所长在内者为血，发外者为汗，盖汗乃心之液，而自汗之症，未有不由心肾俱虚而得之者，故阴虚阳必凑，发热而自汗，阳虚阴必乘，发厥而自汗，皆阴阳偏胜所致也。"说明不论阴虚或阳虚均可导致病理性的汗出过多，阴虚则"不能内营而敛藏",阳虚则"不能卫外而固密"。女子产后,失血耗气,正气大亏,腠理不密,卫阳不固,阴血耗伤,营卫不和,所以治疗以益气固表,调和营卫为主,方以桂枝汤、玉屏风散、生脉散三方联合,其中桂枝汤以调和营卫为主,同时桂枝甘草辛甘化阳,芍药、甘草辛酸化阴,生姜、甘草温胃和中以生气血,为仲景第一名方。用于此处内可调和营卫,扶助气血,外可宣散表寒而给邪出路。玉屏风者,益气固表止汗者也。生脉散以益气养阴敛汗,加用酸枣仁、琥珀以养心镇静安神。

7. 痤疮验案

张某,男,17 岁。2014 年 4 月 7 日初诊。

主诉:额头、背部红色痘疹 3 年。

现病史:患者近 3 年来间断出现前额、后背、前胸部痤疮,色红,质硬,无瘙痒,皮肤油腻,口干,二便调,夜休安。平素喜食辛辣刺激及油腻之品。既往体健。无食物及药物过敏史。体格检查:形体适中,面部皮肤油亮,额部可见散在痤疮,色红,质硬,舌暗红,苔薄腻,脉细滑。辅助检查:无。

中医诊断:粉刺。

证候诊断:湿热阻滞,肺胃郁热。

西医诊断:痤疮。

治法:清热利湿凉血解毒。

处方:

生地 15g	赤芍 15g	丹皮 10g	水牛角 15g^(先煎)
浙贝母 10g	白芷 10g	土茯苓 30g	生薏苡仁 30g
川牛膝 15g	紫草 10g	滑石 10g^(先煎)	桔梗 10g
甘草 10g	黄柏 5g	白术 10g	黄芪 15g
防风 6g			

14 剂,水煎服,每日 1 剂。

2014 年 4 月 14 日二诊:额部痤疮逐渐消退,小便黄,大便偏干,上方加用生大黄 5g 泡服。14 剂,水煎服,每日 1 剂。后痤疮消退，大便正常。

按语：痤疮中医称为肺风粉刺、面粉渣、酒刺、风刺等。《医宗金鉴·外科正传》曰："此症由肺经血热而成，每发于面鼻，起碎疙瘩，形如黍屑，色赤肿痛，破出白粉汁。"指出痤疮的形成与肺经血热有关。姚树锦先生认为本病主要由于肺胃火热上蒸头面，血热郁滞阻于肌肤所致。或因过食肥甘、油腻、辛辣食物，或因情志不调，性情急躁，或因感受外邪，郁于颜面局部，化火阻塞经络，或因青春之体，血气方刚，阳热上升，与风寒相搏，郁阻肌肤所致。此患者因素体阳热偏亢，偏嗜肥甘辛辣，助阳化热，肺胃热盛，营血有热，循经上犯。治疗以清热、利湿、凉血、解毒为主，应用犀角地黄汤和四妙丸加减。加用紫草以加强清热凉血功效，浙贝母化痰散结，白芷既有疏风走表之功，又有排脓散结之功，土茯苓、滑石以加强清热利湿之效，桔梗走表，为引经药，甘草既可以清热解毒，又可以调和诸药，黄芪既可扶正又可促毒外出。整首方剂，标本同治，药物配伍精当，实属治疗郁热型皮肤病的代表方剂。

8. 胰腺炎治验

张某，男，43岁。2013年8月26日初诊。

主诉：左腹疼痛半月。

现病史：患者半月前饮酒后出现左侧腹部疼痛，恶心呕吐，在交大二附院求治，诊为"慢性胰腺炎急性发作"，住院治疗，检查均正常、症状好转出院，但仍自觉时有左侧腹部胀痛，口苦，食欲差，二便调，夜休差，大便正常。既往体健。否认食物及药物过敏史。体格检查：形体适中，面色无华，舌暗红，苔厚腻，脉弦滑细。辅助检查：B超：胰腺实质光点粗，回声稍强。

中医诊断：腹痛。

证候诊断：肝郁气滞，脾胃虚弱。

西医诊断：慢性胰腺炎急性发作。

治法：疏肝健脾，理气消胀止痛。

处方：

柴胡 6g	枳实 10g	白芍 15g	炙甘草 10g
太子参 30g	厚朴 10g	半夏 10g	沉香 6g^{（冲服）}
莱菔子 15g	大腹皮 15g	生姜 5 片	苏子 10g
葛花 10g	枳椇子 10g	酸枣仁 30g	琥珀 2g
茵陈 15g			

7 剂，水煎服，每日 1 剂。

2013 年 9 月 2 日二诊：左腹胀痛明显减轻，余症状无明显改善，继用上方 7 剂，水煎服。

2013 年 9 月 9 日三诊：腹胀痛明显减轻，偶有反酸，夜休差，二便调，上方加用浙贝母 15g，煅瓦楞 15g，海螵蛸 15g。7 剂水煎服，每日 1 剂。

2013 年 9 月 16 日四诊：无明显腹胀痛，反酸减轻，仍时有口苦，夜休好转，减酸枣仁、琥珀，加黄连 3g，吴茱萸 3g。7 剂，水煎服，每日 1 剂。回访症状消失。

按语：慢性胰腺炎是由于胆道疾病或酒精中毒等因素导致的胰腺实质进行性损害和纤维化，常伴钙化、假性囊肿及胰岛细胞减少或萎缩。主要表现为腹痛、消瘦、营养不良等，后期可出现腹部包块和糖尿病等。西医常用的治疗方法有外科手术治疗、内镜治疗及药物的胰酶代替治疗等，治疗仅限于缓解症状或对并发症的处理。在中医中属于"腹痛""虚劳"等。中医治疗通过整体调节，可以缓解症状，提高生活质量。姚树锦先生认为本病的发生由于长期嗜酒、饮食不节、情志不畅等因素导致肝、胆、脾、胃功能失常，虚实夹杂为患。治疗以扶正、通补、调畅气机三者结合为原则。该患者因嗜酒起病，酒为水谷所化精微也，其性剽悍滑疾，服用之后使肝胆脾胃功能失调，肝失调达，疏泄不利，脾失健运，升降失和，中焦气机不畅，"不通则痛"，表现为肝郁气滞，脾胃虚弱，升降失常，故方剂采用沉苏四逆（柴胡 6g，枳实 10g，白芍 15g，炙甘草 10g，沉香 6g，苏子 10g）以疏肝行气，家传之消胀理气汤［太子参30g，厚朴10g，半夏10g，沉香6g（冲服），莱菔子15g，大腹皮15g，生姜5片] 以益气健脾，行气消胀，加茵陈以疏利肝胆，因患者为饮酒后发病，故加用解酒之法，后世解酒之法，以严用和葛花解醒汤为最佳，取其葛花与枳椇子以解酒去因，酸枣仁和琥珀以安神。全方紧抓病因病机，以辨证为基础，同时去除病因，全面调理，取得良好效果。

9. 内伤发热案

赵某，女，63岁。2013年9月16日初诊。

主诉：低热1月余。

现病史：患者近1个月来，间断低热，体温在37～38℃之间，以夜间为甚，伴有左侧颈项及头痛，神疲乏力，手足心热，口干，纳差，夜休差，小便频，灼热，大便调。

既往史：有"高血压、甲状腺腺瘤、肾囊肿、右肺门结节"病史。否认食物及药物过敏史。体格检查：体温37℃，血压150/80mmHg，形体适中，面部无华，心率89次/min，律齐，心音可，双下肢不肿，舌暗红，苔薄腻，脉细弦数。辅助检查：无。

中医诊断：内伤发热。

证候诊断：阴虚内热。

西医诊断：发热原因待查。

治法：滋阴清热。

处方：

青蒿15g	鳖甲15g（先煎）	秦艽10g	银柴胡10g
地骨皮15g	龟甲15g（先煎）	浙贝母15g	玄参15g
生牡蛎15g（先煎）	葛根15g	川牛膝15g	鹿角霜10g
天麻10g	酸枣仁30g	琥珀2g（冲服）	白茅根30g
车前子15g（包煎）	泽泻10g	桑螵蛸15g	益智仁15g
酒萸肉10g	五味子10g	西洋参15g	

14剂，水煎服，每日1剂。

2013年9月30日二诊：患者疲乏明显减轻，发热频率减低，食纳增加，睡眠改善，但仍觉头痛、颈项不适，舌暗红，苔薄白，脉细弦，上方减秦艽、青蒿、龟甲、银柴胡、地骨皮，加用桔梗10g，升麻3g。14剂，水煎服，每日1剂。回访，体温正常，乏力消失。

按语： 内伤发热是指以内伤为病因，气血阴精亏虚，脏腑功能失常为基本病机所导致的发热，一般起病较缓，病程较长。一般由情志、饮食、劳倦等引起。内伤发热中，有虚、实之分，由气郁、血瘀引起者属实，气虚、血虚、阴虚所致者属虚，久病往往由实转虚，或虚实夹杂。对发热，首先辨明内伤及外感，《医宗金鉴》中有"内伤外感皆发热，内伤之发热，热在肌肉，以手扪之，热从内泛，不似外感之发热，热在皮肤，以手扪之，热自内轻也"。其次内伤发热应辨明病因病机及证候虚实。此患者无恶寒、发热、脉浮等外感之征，属内伤发热，久病体弱，阴精亏虚，阴衰则阳盛，水不制火，阳气偏盛而发热，阴虚内胜，虚火内炽，故见夜间热甚，手足心热，虚火上炎，扰乱心神，故见少寐，阴虚阳亢，上扰清窍，经脉不通，故见头痛、颈项不适，热移下焦，故见小便灼热。治疗以滋阴清热潜阳安神为主。如《格致余论》云："阴虚则发热，夫阳在外为阴之卫，阴在内为阳之守。精神外驰，嗜欲无节，阴气耗散，阳无所附，遂致浮散于肌表之间而恶热也，实非有热，当作阴虚治之而用补养之法可也。"

对于内伤发热，姚树锦先生强调，针对不同证候的病机进行治疗是治疗的基本原则，根据不同情况给予解郁、活血、益气、养阴，滋阴为内伤发热的基本治法，切不可一见发热便使用发散或苦寒之剂。

10. 湿疹验案

张某，女，75岁。2014年3月20日初诊。

主诉： 间断周身片状红斑，瘙痒半年。

现病史： 患者半年来因居处潮湿，出现周身片状红斑，瘙痒明显，在多处求治，诊为"湿疹"，口服中汤药及外用药物，仍瘙痒，且表面皮肤增厚，粗糙，皮屑增多，平素时有汗出，口苦，时有呃逆，二便调，夜休安。既往史：有慢性胆囊炎病史。过敏史：过敏体质，对多种物质过敏（具体不详）。体格检查：形体适中，面色无华，上肢内侧及腰部、下肢内侧有片状暗红色斑疹，高出皮面，表面粗糙，有皮屑，舌暗红，苔薄黄腻，脉细弦。辅助检查：无。

中医诊断：癣疹。

证候诊断：湿毒浸淫，瘀热内阻。

西医诊断：湿疹。

治法：清热凉血，利湿解毒，祛风止痒。

处方：

生地 15g	赤芍 15g	丹皮 10g	水牛角 15g^{（先煎）}

生地 15g　　　　赤芍 15g　　　丹皮 10g　　　水牛角 15g$^{（先煎）}$

苦参 15g　　　　蛇床子 15g　　胡麻仁 15g　　生薏苡仁 30g

地肤子 30g　　　浙贝母 15g　　玄参 15g　　　生牡蛎 15g$^{（先煎）}$

黄柏 5g　　　　　苍术 10g　　　川牛膝 15g　　砂仁 6g

醋鳖甲 15g$^{（先煎）}$　生山楂 15g　　鸡内金 10g　　醋龟甲 15g$^{（先煎）}$

7 剂，水煎服，每日 1 剂。

2014 年 4 月 3 日二诊：口苦好转，余无明显变化，继用上方 14 剂，水煎服。

2014 年 4 月 17 日三诊：瘙痒较前好转，夜间瘙痒明显，皮疹有减少，色暗红，偶有心悸，食纳可，二便调，夜休稍差。上方减浙贝母、醋龟甲、醋鳖甲、玄参、牡蛎，加用西洋参 15g，麦冬 15g，五味子 10g，紫草 10g，滑石 10g（先煎），甘草 10g。14 剂，每日 1 剂。

2014 年 5 月 2 日四诊：患者皮疹明显好转，瘙痒减轻，继用上方加三七 6g（冲服），沉香 6g（冲服）。14 剂，水煎服，皮疹消退。

按语： 现代医学认为湿疹是由多种内外因素引起的瘙痒剧烈的一种皮肤炎症反应。是复杂的内外因子引起的一种迟发型变态反应。分急性、亚急性、慢性三期。急性期具渗出倾向，慢性期则浸润、肥厚。皮损具有多形性、对称性和易反复发作等特点。治疗选用抗组胺药止痒，并用合适的糖皮质激素霜剂、焦油类制剂或免疫调节剂外用。湿疹属中医学"疮""癣""风"等病证范畴，中医对湿疹的认识较早，如《素问·玉机真藏论》云："夏脉太过与不及，其病皆何如？太过则令人身热而肤痛，为浸淫。"《诸病源候论·湿癣候》说："湿癣者，亦有匡廓，如虫行，浸淫、赤、湿、痒，搔之多汁成疮，是其风毒气浅，湿多赤少，故湿癣也。"由于湿性黏滞，故湿疹病程较长，经久不愈，是临床颇为难治的疾病之一。姚树锦先生认为湿疹是因禀赋不耐，饮食不节，湿热内生，加之外感风湿热邪，内外合邪，致湿毒与瘀热浸淫肌肤而成，其中湿毒和瘀热是发病的主要因素。治疗时以清热凉血，利湿解毒，祛风止痒为主，方以四妙散，犀角地黄汤和止痒四味加减，患者肌肤粗糙为阴虚血燥，痰瘀阻于肌肤，故加用浙贝母、玄参、龟甲、鳖甲、牡蛎等取其滋阴凉血，软坚散结之效。在治疗时姚树锦先生时时注意顾护胃气，以防凉药伤胃。

11. 腮腺瘤术后

李某，男，57 岁。2014 年 6 月 10 日初诊。

主诉：腮腺瘤术后 3 个月。

现病史：患者 3 个月前因"腮腺瘤"在西京医院行手术，术后病理提示"局部癌变"（具体病检结果不详），多家医院求治，建议进行化疗治疗，患者拒绝，为求中医治疗来就诊。现口中痰涎增多，疲乏无力，时有呃逆，夜休差，二便调，食纳尚可。平素工作压力大，生活不规律。既往体健。否认食物及药物过敏史。

体格检查：血压 130/80mmHg，形体偏瘦，面色无华，精神欠佳。舌淡红，苔薄白，脉细弦。病理检查：腮腺组织局部变形性改变。

中医诊断：内科癌病。

证候诊断：正气不足，痰瘀阻滞，气机不畅。

西医诊断：腮腺瘤术后。

治法：补气健脾，燥湿祛痰，解毒抗癌，软坚散结。

处方：

浙贝母 15g	玄参 15g	龟甲 15g(先煎)	鳖甲 15g(先煎)
牡蛎 15g(先煎)	半边莲 15g	半枝莲 15g	白花蛇舌草 15g
重楼 15g	醋柴胡 6g	白芍 15g	枳壳 10g
炙甘草 10g	沉香 6g(冲服)	苏子 10g	白芥子 10g
葶苈子 10g	西洋参 15g(另炖)	麦冬 15g	五味子 10g
山慈姑 15g			

14 剂，水煎服，每日 1 剂。

2014 年 6 月 24 日二诊：自觉痰量减少，呃逆消失，夜休好转，乏力感较前减轻，继用上方加天竺黄 10g。14 剂，水煎服，每日 1 剂。

2014 年 7 月 8 日三诊：患者仍有少量痰，痰黏，乏力感消失，食量增加，二便调，夜休安，偶夜间口干，舌暗红，苔薄白，脉沉细。药物调整如下：

浙贝母 10g	远志 10g	天竺黄 10g	细辛 3g
杏仁 10g	苏子 10g	陈皮 10g	半夏 10g
茯苓 15g	甘草 10g	黄芪 60g	白术 15g
防风 6g	麦冬 15g	五味子 10g	西洋参 15g(另炖)

14 剂，水煎服，每日 1 剂。

2014 年 7 月 22 日四诊：仍有少量痰，质黏，口干，口气重，精神好，二便调，夜休安，舌稍红，苔薄，脉滑数。

浙贝母 10g	远志 10g	天竺黄 10g	细辛 3g
杏仁 10g	苏子 10g	陈皮 10g	半夏 10g
茯苓 15g	甘草 10g	黄芪 60g	白术 15g
防风 6g	麦冬 15g	五味子 10g	西洋参 15g(另炖)
桔梗 10g	芦根 30g	黄芩 3g	

14 剂，水煎服，每日 1 剂。

2014 年 8 月 22 日五诊：体重增加 1.5kg，口气重消失，口干，仍有少量白痰，时有头晕，颈背不适，复查癌胚抗原正常。

浙贝母 15g	玄参 15g	生牡蛎 15g^(先煎)	醋龟甲 15g^(先煎)

浙贝母 15g　　　玄参 15g　　　生牡蛎 15g^(先煎)　　醋龟甲 15g^(先煎)

醋鳖甲 15g^(先煎)　半枝莲 10g　　半边莲 10g　　　重楼 10g

白花蛇舌草 10g　山慈姑 10g　　白芥子 10g　　　葶苈子 10g

葛根 10g　　　　川牛膝 15g　　鹿角霜 10g　　　天麻 10g

玉竹 10g　　　　芦根 30g

14 剂，水煎服，每日 1 剂。

按语： 姚树锦先生认为肿瘤的基本病机是：因为长期正气不足而导致阴阳俱损，气虚湿凝结为痰，循经络而行流注全身；血虚运化无力则生瘀，气虚无以行推动之力，瘀更甚；痰、瘀互相结积而成块，或久酿成毒浸入肌骨，以致耗气伤血，损阴竭津，而伤正气。正气愈虚则湿、痰、瘀、毒更盛，如此循环往复，直至正气衰竭，阴阳离绝不能自复。此患者平素过度劳累，耗伤正气，加之长期情绪紧张，气机不畅，气滞、痰浊、瘀血阻滞于局部发为肿瘤，手术后正气更伤，治疗时要发挥中医之长，从整体观念出发，采用"扶正固本"的治疗方法，提高机体免疫功能，辅以解毒散结化瘀除余邪之法，扶正与祛邪同治。故方剂选用生脉散，其中西洋参 15g，以扶正固本，同时研究显示西洋参有抗肿瘤作用。软坚散结五味［浙贝母 15g，玄参 15g，生牡蛎 15g（先煎），醋龟甲 15g（先煎），醋鳖甲 15g（先煎）］及平化饮（半枝莲 10g，半边莲 10g，重楼 10g，白花蛇舌草 10g，山慈姑 10g）是姚树锦先生治疗肿瘤经验方，取其化痰软坚，解毒散结之功以祛邪，患者痰涎明显，加用葶苈子、白芥子，同时联合软坚散结五味中浙贝母以加强化痰之功。患者时有呃逆，为气机不畅，肝气横逆犯胃，胃气挟痰犯膈，故加用沉苏四逆［醋柴胡 6g，白芍 15g，枳壳 10g，炙甘草 10g，沉香 6g（冲服），苏子 10g］以疏肝行气，调畅气机。2 周后症状好转，但仍有痰涎，治疗以祛痰为主，同时仍不忘扶正，给予杏苏二陈（杏仁 10g，苏子 10g，陈皮 10g，半夏 10g，茯苓 15g，甘草 10g）及咳痰四味（浙贝母 10g，远志 10g，天竺黄 10g，细辛

3g）以化痰，玉屏风散及生脉散以益气扶正。四诊患者有口气重，口干症状明显，属内热症状，加用黄芩、芦根以清热，同时加用桔梗以化痰利肺，同时可以载药上行。五诊时复查肿瘤指标正常，体重增加，说明患者未行化疗，但通过中药调理，病情好转，继续一诊方案，嘱患者坚持服药。

姚树锦先生在肿瘤治疗中以扶正固本为基本治法，包括益气、温阳、滋阴、养血，辅以软坚散结、活血化瘀、清热解毒、化痰利湿等法，同时重视脾胃功能，顾及六腑以通为用，总以提高患者生存质量为治病目的，赞同"带瘤生存"，不主张对肿瘤不顾机体机能状态，"穷追猛打""以毒攻毒"，以免出现邪退正竭，治病未能救命的结果。

12. 干燥综合征治验

梁某，女，69 岁。2014 年 7 月 12 日初诊。

主诉：鼻腔干燥疼痛，双目干涩 3 年余。

现病史：患者 3 年前无明显原因出现鼻腔干燥，双目干涩，未予重视，后逐渐加重，在西京医院确诊为"干燥综合征"，给予药物口服后症状缓解不明显（具体药物不详），为求进一步中医治疗，慕名前来。发病以来双侧鼻腔干燥、疼痛，双目干涩，手足心热，时有心慌。食纳可，二便调。夜休尚可。既往有"十二指肠溃疡、脑梗、肠梗阻、子宫肌瘤、冠心病"病史。无食物及药物过敏史。

体格检查：形体适中，面色无华，血压 130/80mmHg，心率 90 次/min，律齐，心音可，双下肢不肿，鼻腔黏膜充血明显，舌暗红，苔黄白相间，脉细弦数。辅助检查：自身抗体系列异常（未见化验单）。

中医诊断：燥痹。

证候诊断：气阴不足，燥瘀内生。

西医诊断：干燥综合征。

治法：益气养阴。

处方：

秦艽 10g	青蒿 10g	地骨皮 10g	醋龟甲 15g
醋鳖甲 15g	银柴胡 10g	西洋参 90g	麦冬 10g
五味子 10g	广角粉 3g	羚羊粉 5g	玉竹 10g
沙参 10g	金石斛 10g	玄参 15g	芦根 30g
生地 15g	赤芍 15g	丹皮 10g	沉香 10g
三七 10g	西红花 10g	桔梗 10g	升麻 10g
辛夷花 10g	乌梅 15g	知母 10g	牛黄 0.3g
生石膏 10g	甘草 10g		

1 剂，打粉冲服 1 个月。

2014 年 8 月 12 日二诊：患者自觉鼻腔干燥明显好转，双目干涩减轻，心慌次数减轻，右侧上半身有爬虫感，舌暗红，苔薄腻，脉弦细数。

西洋参 90g	麦冬 10g	五味子 10g	浙贝母 15g
玄参 15g	生牡蛎 15g	醋龟甲 15g	醋鳖甲 15g
玉竹 10g	沙参 10g	金石斛 10g	玄参 15g
芦根 30g	沉香 10g	三七 10g	西红花 10g
葛根 15g	川牛膝 10g	鹿角霜 15g	天麻 10g
黄芪 60g	当归 15g	羚羊角粉 5g	地龙 10g
僵蚕 10g	全蝎 5g	蜈蚣 1 条	

1 剂，打粉冲服 1 个月。

2014 年 9 月 12 日三诊：上症减轻，但双目仍干涩，舌脉同前。原方加用枸杞子 15g，菊花 10g，车前子 15g。1 剂，打粉水冲服 1 个月，每日 1 剂。

2014 年 10 月 12 日四诊：服药后 20 余天，无明显鼻眼干燥，食纳可，二便调，夜休安。舌脉同前。上方减羚羊粉、四虫饮（地龙 10g，僵蚕 10g，全蝎 5g，蜈蚣 1 条），加用山甲 10g，打粉冲服 1 个月。

按语：干燥综合征是一种以侵犯泪腺和唾液腺等外分泌为主的慢性炎症性自身免疫病，常以明显的口眼干燥为特征，又有关节痛，心脏、肾脏疾病等多种临床表现，常合并有多系统损伤，病情轻重不一。根据其临床表现，现代中医认为，其属于"燥痹"范畴。多因先天素质薄弱，复感燥邪（外燥、内燥）损伤气血津液，导致气血亏虚，阴津损耗，经脉失养，又燥邪久羁，酝酿成毒，导致络道湿滞，津失敷布，甚则内舍脏腑等病证。姚树锦先生认为，本病发生以阴亏液耗为本，燥热邪毒为标，病变涉及五脏。叶天士云："温自上受，燥有上伤，理也相等。"燥邪上受，则先客于颜面，灼伤五窍，先耗五液，汗、泪、唾、涕、涎减少，故见口咽鼻眼干燥。汗、泪、唾、涕、涎为五脏所化生，若燥伤脏气，气不化津，则五液减少。《通俗伤寒论》云：燥"先伤肺经，次伤胃液，终伤肝血肾阴"。本病多发于女性，女子以肝为用，肝藏血，体阴用阳，女子多经产，易耗伤阴血；发病与遗传因素有关，肾为先天之本，调节一身之阴阳，各脏腑之阴全赖其滋养。水津失布的原因：肺为"水之上源"，肺热阴伤，水津布散失常；脾虚失运，不能"为胃行其津液"，津液不能上承所致。燥毒内盛，损营耗血，阴虚燥热，血行失畅，脉道艰湿，脉络瘀阻，肌肉、筋骨失于濡养。气血运行不畅的病理产物是瘀血，瘀血反过来成为发病原因。故治疗时以益气养阴为主，参合清热、软坚、活血通络等。因其病机复杂，简单的经方不能涵盖其病机特点，故方药常以组合方剂多方兼顾，面面俱到，体现了大方治顽疾，且常以精品细料为主，通过加用少量名贵且效专的药材而达到以精治病的特点。此病方药以生脉散以益气养阴，养阴六味（秦艽 10g，青蒿 10g，地骨皮 10g，醋龟甲 15g，醋鳖甲 15g，银柴胡 10g）加沙参、玉竹、芦根、玄参以加强养阴之力以治本，软坚散结五味（浙贝母 15g，玄参 15g，生牡蛎 15g，醋龟甲 15g，醋鳖甲 15g）即可软坚散结，同时亦有滋阴潜阳之意，颈背三味（葛根 15g，川牛膝 10g，鹿角霜 15g）、天麻、四虫饮（地龙 10g，僵蚕 10g，全蝎 5g，蜈蚣 1 条）加沉香、三七、西红花以调畅气血，活血化瘀，疏通经络，加黄芪、当归以加强益气养血之力，麝香、羚羊粉等以清肝，通窍。方大看似杂乱，但始终紧守病机，平衡阴阳，兼顾五脏，润燥生津，配以行气活血之药调理气机，使整方补而不滞，津液四布，在临床上达到很好的效果。

13. 失眠验案

张某，女，60岁。2015年7月27日初诊。

主诉：失眠10余年。

现病史：患者失眠病史10余年，近1年来几乎彻夜不眠，痛苦不堪，多方求治，效果均不明显，特慕名前来姚先生处就诊。现症见倦怠乏力，彻夜不眠，夜间头脑异常兴奋，或夜休不实，频繁醒来，白天却头木，头脑不清，时时欲睡，但又难以入睡，胸闷气短，脾气急躁，食纳尚可，二便调。既往有"糖尿病"史多年，血糖控制尚可。无食物及药物过敏史。体格检查：情志抑郁，血压130/80mmHg，心率78次/min，律齐，心音可，双下肢不肿，舌红苔薄，脉弦细。辅助检查：空腹血糖5.0mmol/L。

中医诊断：不寐。

证候诊断：心气不足，心肾不交，肝阳上扰。

西医诊断：失眠。

治法：益气养心，交通心肾，重镇安神。

处方：

西洋参15g^(另炖)	麦冬15g	五味子10g	石菖蒲10g
远志10g	醋龟甲15g^(先煎)	生龙齿15g^(先煎)	夜交藤15g
合欢皮15g	炒酸枣仁30g	琥珀2g	磁石15g^(先煎)
珍珠母15g^(先煎)	石决明15g^(先煎)	焦栀子3g	龙胆草3g
黄连3g			

7剂，水煎服，每日1剂。

2015年8月4日二诊：睡眠较前有改善，可小睡2~3h，睡眠质量好，精神较前好转，舌脉同前。原方加用灯芯3g，竹叶2g。7剂，水煎服，每日1剂。

2015年8月11日三诊：胸闷、气短明显好转，睡眠时间延长，约 4～5h，且夜间睡眠踏实，无兴奋感，白天精神好，但仍入睡困难，食纳可，二便调，舌淡红，苔薄白，脉细弦，上方去西洋参，加用太子参 30g，沉香 3g。继用 7 剂，患者治病信心大增，继续服药。

按语：中医的天人相应观认为人与自然是一个统一的整体，人体的生理变化也与自然界的阴阳变化相应，故在生理上表现为白昼顺应阳气的升发之气，目张而寤，而夜晚阳气潜藏于阴则脏腑安和，目暝而寐。而一旦阴阳平衡遭到破坏，阴阳循行不循常道而致失眠。不寐由气血脏腑阴阳失衡，致心神不安所致，故凡能引起心神不宁的因素均能导致失眠一症。《景岳全书》中谓："不寐证虽病有不一，然唯知邪正二字则尽之矣。盖寐本乎阴，神其主也，神安则寐，神不安则不寐，其所以不安者，一由邪气之扰，一由营气之不足耳。"不寐形成的原因有思虑劳倦，内伤心脾，阳不交阴，心肾不交，阴虚火旺，肝阳扰动，心胆气虚以及胃中不和等。姚树锦先生认为不寐常有虚实之分，实证多因肝郁化火，食滞痰浊，胃腑不和，虚者多属阴血不足，责在心脾肝肾。治疗上当以补虚泻实，调整阴阳为原则，虚者补其不足，益气养血，滋补肝肾，实者则泻其有余，消导和中，清火化痰，镇静安神，实证日久，亦可转为虚证。临床上多以虚实夹杂者为多，故应注意补泻兼顾。此患者病程日久，初期可能以实证为主，但日久必暗耗心血，耗伤心气，久而及肾，髓海渐空，虚火上炎，故心神不安，难以入睡。阴血暗耗，肝木失于滋养，肝阳偏亢，故见急躁易怒，夜间头脑兴奋。本病主要病位在心、肝、肾，病属本虚标实，治疗当标本同治，心肝肾同调，补泻兼顾，但需掌握其分寸。方中以生脉饮为主，以益气养心安神，对于枕中丹的应用，正如《医方集解》所说："此手足少阴经药也。龟者介虫之长，阴物之至灵者也；龙者鳞虫之长，阳物之至灵者也；借二物之阴阳，以补我身之阴阳，借二物之灵气，以助我心之灵气也；远志苦泄热而辛散郁，能通肾气，上达于心，强志益智；菖蒲辛散肝而香舒脾，能开心孔而利九窍，去湿除痰；

又龟能补肾，龙能镇肝，使痰火散而心肝宁。"此患者应用一箭三雕。同时加用磁石、珍珠母、石决明、黄连、龙胆草、焦栀子以加强清肝祛实之力，使邪去而正安。7剂使用后多年失眠就有所改善。继续原方治疗。第三次就诊，患者睡眠时间和质量明显改善，换西洋参为太子参以防补气太过反而兴奋。姚树锦先生治疗此不寐患者补泻兼顾，分寸掌握得当，虽仍使用常用药物，但却收到了他人难以取得的效果。治疗该病除用药物以外，还要重视精神因素。劝说患者消除思想顾虑，解除烦恼，使患者能怡情自遣，心情舒畅，可达到事半功倍的效果。

14. 类风湿关节炎验案

郑某，女，17岁。2014年8月18日初诊。

主诉：指、趾、膝、踝、腕关节红肿变形，疼痛4月余。

现病史：患者因冬天过度接触冷水后，出现指、趾关节红肿疼痛，未予重视，后逐渐发展至膝、踝、腕关节，关节肿大，疼痛难忍，活动受限，生活几乎不能自理，曾在西京医院风湿科就诊，诊为"类风湿关节炎"，给以激素口服并环磷酰胺冲击，症状无明显缓解，且停经，因经济原因不能继续在西京医院求治，慕名前来求诊。现症见面色无华虚浮，全身多处关节红肿、疼痛、变形，双下肢膝关节以下浮肿明显，行走困难，食纳差，二便调，已经停经3月余。既往体健。无食物及药物过敏史。体格检查：面色无华虚浮，血压130/70mmHg，心率96次/min，律齐，心音可，双下肢膝关节以下重度指压性水肿，舌淡红，苔薄黄，脉细数。

辅助检查：血沉110mm/h，抗"O"195。血常规：血红蛋白85g/L。关节多普勒：右踝关节滑膜组织增生、右踝关节滑膜炎、右踝关节腱鞘炎。

中医诊断：痹证。

证候诊断：风湿热痹。

西医诊断：类风湿关节炎。

治法：益气活血，祛风除湿，通络止痛。

处方：

黄芪 60g	当归 15g	秦艽 10g	忍冬藤 10g
龟甲 15g	鳖甲 15g	沉香 6g	三七 6g
白茅根 30g	车前子 15g	泽泻 10g	生山楂 15g
细辛 3g	土元 10g	五味子 10g	麦冬 15g

西洋参 15g^{（另炖）}

7 剂，水煎服，每日 1 剂。

2014 年 8 月 25 日二诊：疼痛加重，余无明显变化。方药调整为以益气扶正，活血通络为主，方以镇痛丸加减。

乳香 10g	没药 10g	细辛 3g	土元 10g
血竭 10g	生姜 10g	葛根 12g	川牛膝 15g
鹿角霜 10g	天麻 10g	全虫 3g	地龙 10g
蜈蚣 1 条	僵蚕 10g	麦冬 15g	沉香 6g^{（冲服）}
五味子 10g	西洋参 15g^{（另炖）}		

7 剂，每日 1 剂，口服。

2014 年 9 月 1 日三诊：症状仍无改善，原方基础上加用秦艽 10g，忍冬藤 10g，并加用红参 36g，鹿茸 3g，沉香 10g，三七 10g，红花 10g，黄芪 60g，当归 15g，制马钱子 2g。打粉冲服 1 周。

2014 年 9 月 8 日四诊：全身疼痛稍有减轻，余同前，舌淡红，苔薄腻，脉细数，继用上两方 1 周。

2014 年 9 月 15 日五诊：疼痛较前减轻，关节仍红肿变形，行动困难。食欲差，因疼痛夜休差，患者不欲服汤药，故改为粉剂口服。

乳香 10g	没药 10g	细辛 10g	土元 10g
血竭 10g	红参 42g	鹿茸 3g	沉香 10g
三七 10g	红花 10g	生山楂 15g	鸡内金 10g
砂仁 10g	制马钱子 2g		

1 剂，服用 10d。

后坚持以上方为基础，加用羚羊角粉 3g，鸡血藤 15g，黄芪

60g，当归15g，桂枝10g，马钱子加至4g，服用4个月，疼痛逐渐减轻，行动较前稍灵活。但关节仍肿胀，方药改为以乳香10g，没药10g，细辛10g，土元10g，血竭10g，红参42g，鹿茸3g，沉香10g，三七10g，红花10g，生山楂15g，鸡内金10g，砂仁10g，制马钱子4g，龟板15g，鳖甲15g，浙贝母15g，玄参15g，生牡蛎15g，山药30g，炒薏苡仁30g。冲粉服用，疼痛明显好转，可关节红肿明显减轻，面色红润，食量正常，行动较前明显灵活，现继续治疗。

按语：类风湿关节炎是一种以关节病变为主的慢性全身自身免疫性疾病。早期表现为小关节滑膜所致的关节肿痛，继而软骨破坏、关节间隙变窄，晚期因严重骨质破坏、吸收导致关节僵直、畸形、功能障碍。本病为一种反复发作性疾病，致残率较高，预后不良，目前还没有很好的根治方法，被誉为"不死的癌症"，西医治疗以对症止痛，抑制免疫等治疗为主，选用抗炎止痛药、激素、免疫抑制剂等，但疗效却不尽人意，且长期服用药物对人体重要的脏器（肝、肾、膀胱、肺、胃肠、生殖腺）和组织（骨髓）各有不同的毒性作用。患者虽然在积极治疗，但可能结果却是越治越重，长期治疗费用也极为可观。目前是一个真正的世界性的难治疾病。中医在治疗此病方面有独到的优势。早在《黄帝内经》中就对痹病列有专篇，指出"风、寒、湿三气杂至，合而为痹。其风气胜者为行痹，寒气胜者为痛痹，湿气胜者为着痹也"，又有"骨痹""筋痹""五脏痹"等。《金匮要略》有血痹、历节病等，李中梓提出"治风先治血，血行风自灭"等治则，叶天士对于痹久不愈，邪入于洛，用活血化瘀治疗，并重用虫类药剔络搜风。姚树锦先生认为正虚卫外不固是本病发生的内在基础，感受外邪是发生的外在条件，风、寒、湿、热等邪气滞留肢体筋脉、关节、肌肉，经脉痹阻，气血运行不通，外邪又可因人的禀赋素质不同而有寒热转化。病初邪在经脉，累及筋骨、肌肉、关节。姚树锦先生总结痹病发生特点：正气不足为本，邪气内伏，病自内发，易积成形，病邪痼结根深，脉络痹阻不通，症状缠绵，反复发作，究其原因为正气虚弱，不能祛邪外出，余邪未尽，遗留体内，复感外邪，引动伏气而复发。故治疗时不能一味地以祛邪为主，仍应遵循扶正固本的大原则，补虚泻实，此患者虽是以关节红肿热痛为主，看似风湿热痹，但又有面色无华，下肢肿胀，行动迟缓等一系列虚寒之证，故其热象考虑为病久邪郁入里化热，故治疗仍以补气扶正，活血通络为主，而少用寒凉之品以防寒凝邪郁更重。在本病治疗过程中，初期以补气活血止痛为主，方以家传之乳没镇痛饮为主，配合沉香、三七、西红花以止痛活络，通经止痛，当归补血汤和生脉以补气扶正，虫类药物以加强搜风通络之功，待疼痛好转后再加以软坚散结五味联合应用以促关节变形肿胀恢复。全方一大用药亮点是制马钱子的应用，马钱子为剧毒之品，但姚树锦先生祖传炮制之后，可放心应用于口服，可起到舒筋活血，宣痹通络之功，对解除筋脉不同者有奇效。此病治疗过程中体现出姚树锦先生常说的"急性病治疗须有胆有识，慢性病治疗须有方有守"。此患者治疗期间未使用西药配合，可谓是纯中医治疗，足以看出中医治病的神奇之处。不是中医已经过时，而是掌握中医的人的水平有限。所以更要坚定我们"跟名师，读经典，做临床"的决心，努力提高自己的诊治水平，做到像姚树锦先生一样对于疑难杂症可以心中有数，不畏艰难，步步为营，终能取得满意结果。

15. 鼓胀验案

郑某，男，60 岁。2015 年 5 月 6 日初诊。

主诉：腹大胀满，青筋隐现半年余。

现病史：患者半年前出现腹大胀满，气短，浮肿等症，在多家医院求治，查大量腹水、胸腔积液、心包积液、蛋白尿等，但原发病因未查出，给予利尿、抽腹水等治疗，效差，且患者精神体力均较前逐渐变差。为求中医治疗特慕名前来。现症见腹大胀满，气短乏力，呼吸急促，不能平躺，大便时干时溏，食纳差，半卧位时睡眠质量尚可。既往体健。无食物及药物过敏史。体格检查：面色无华，动则气短，呼吸急促，睑结膜色淡，心率 90 次/min，律齐，心音可，腹部膨隆，移动性浊音阳性，双下肢指压性水肿，肌肤甲错，舌淡稍暗，苔薄白，脉细沉无力。

辅助检查：肝功、肾功正常。腹部 B 超：大量腹腔积液。心脏 B 超：大量心包积液。

中医诊断：鼓胀。

证候诊断：血瘀水停，气化不利。

西医诊断：胸腹腔积液原因待查。

治法：益气健脾，利水行气，活血通络。

处方：治以五皮饮、五苓散、五子方加减。

桂枝 10g	白术 15g	猪苓 10g	泽泻 10g
茯苓 15g	桑白皮 15g	陈皮 15g	生姜皮 15g
大腹皮 15g	冬瓜皮 15g	莱菔子 15g	葶苈子 10g
车前子 10g	白芥子 10g	苏子 10g	山甲 5g
漏芦 10g	路路通 10g	王不留行 30g	白茅根 30g
西洋参 15g(另炖)	黄芪 60g		

7 剂，水煎服，每日 1 剂。

2015 年 5 月 13 日二诊：腹胀稍有减轻，余无明显变化，舌脉同前。原方加用沉香 6g，三七 6g。7 剂，水煎服，每日 1 剂。

2015 年 5 月 20 日三诊：腹胀较上周减轻明显，但仍胀满难耐，行动气短，食纳差，舌脉同前，继用上方减沉香、三七，加滑石、甘草，并用麝香 0.3g，沉香 10g，三七 10g，西红花 10g。继用 1 剂，冲服 4d。

2015 年 5 月 24 日四诊：腹胀较前明显减轻，精神好转，小便通畅，继用上两方。继续治疗。

按语：本病虽西医不能明确诊断，但因其有腹大胀满，皮色苍黄，脉络暴露等特点，当属于中医"鼓胀"范畴，中医对于鼓胀认识由来已久，《灵枢·水胀》记载"鼓胀何如？岐伯曰：腹胀，身皆大，大与肤胀等也，色仓黄，腹筋起，此其候也"，认为其病发生为浊气在上，《诸病源候论》认为本病与感染"水毒"有关，朱丹溪及张景岳认为情志抑郁，饮食不节，或饮酒过度，都是鼓胀原因。喻嘉言认为癥瘕积聚，日久可以转为鼓胀。总而言之，本病主要因酒食不节，情志所伤，及他病转变等原因，由于肝、脾、肾三脏受病，气、血、水瘀积腹中，以致腹部日渐胀大，而成鼓胀。《医门法律》说："胀病亦不外水裹、气结、血瘀。"本病为本虚标实之证，虚实互见。姚树锦先生在治疗此病时强调，要谨守病机，攻补兼施，标本同治，既要扶正固本又要通补结合。本病发生为气、血、水瘀积腹中所致，故治疗需从气、血、水入手。治气需以行气、补气为主，治血以活血通络为主，治水以通利水道利水为主，其中补气以治本，行气、利水、活血以治标。以五皮饮、五苓散合用以温阳行气，利水消肿，五子（莱菔子15g，葶苈子10g，车前子10g，白芥子10g，苏子10g）配合以行气利水，山甲、漏芦、路路通、三七以化瘀通络以利水道，西洋参、黄芪以补气利水，增利水动力。诸药合用标本同治，有效但不理想，后加用三七、沉香、西红花、麝香以开窍、活血、行气，效果明显，以此看出，在鼓胀治疗中不要只注重利水，活血行气在治疗中应占重要地位。

16. 下肢麻木验案

谢某，男，67岁。2014年2月10日初诊。

主诉：双下肢麻木1月余。

现病史：患者1个月来出现双下肢麻木，无活动不遂、语言謇涩等症，伴有头晕、心悸、乏力，夜休差，多梦易醒，二便调，未系统诊治。既往史：有"腔隙性脑梗死、腰椎管狭窄"病史。无食物及药物过敏史。体格检查：血压120/80mmHg，心率80次/min，律齐，心音可，双下肢不肿，舌暗红，苔薄腻，脉弦滑。辅助检查：心肌酶谱、肝肾功均正常。

中医诊断：麻木。

证候诊断：气虚血瘀。

西医诊断：腰椎管狭窄、腔梗。

治法：益气活血通络。

处方：

葛根 12g	川牛膝 10g	鹿角霜 10g	天麻 10g
地龙 10g	僵蚕 10g	全蝎 3g	蜈蚣 1 条
花旗参 15g^(另炖)	麦冬 10g	五味子 10g	川芎 10g
丹参 15g	黄芪 60g	当归 15g	炒酸枣仁 30g
琥珀 2g^(冲服)			

7 剂，水煎服，每日 1 剂。

2014 年 2 月 17 日二诊：麻木减轻，头晕减轻，但食欲减少，舌脉同前。原方加用生山楂 15g，鸡内金 10g，砂仁 6g。14 剂，水煎服，每日 1 剂。

2014 年 3 月 1 日三诊：双下肢麻木消失，夜休好，心悸明显改善，但觉双下肢乏困无力，舌暗红，苔薄白，脉弦滑，前方加用怀牛膝 15g。继用 7 剂，水煎服，每日 1 剂。

按语：麻木是指肌肤感觉障碍。麻，肌肤蚁走感，或如触电感；木，皮肉不仁如木厚之。西医认为麻木多与神经系统疾病有关。中医对于麻木的认识历史悠久。其理论基础渊源于《黄帝内经》，并在此基础上逐渐完善，其病因病机概括起来包括邪实阻滞和正虚不养。邪实阻滞造成气血凝滞不畅。正虚包括机体的气、血、阴液、阳气不足，阳气能温，阴血能濡，若亏虚，则肌肤失于濡养而生麻木。张景岳云："非风麻木不仁等证，因其血气不至，所以不知痛痒，盖气虚则麻，血虚则木。"姚树锦先生认为"麻木"的病位在肌肉皮肤，是为气血之病变。病因病机可归于两点：不通则麻木和不荣则麻木，但在临床实践中，高龄患者常常两者兼有，虚实相互影响，既有气、血、阴、阳不足失于濡养，又有因虚致痰瘀阻滞，脉络不畅之不通，很难绝对分出是不荣还是不通。故其关键在于气血运行障碍，肌肉皮肤失于阳气之温煦与阴血之滋濡所致。故治疗时，姚树锦先生本着《素问·痹论》中提出"逆其气则病，从其气则愈"的原则，以荣养筋脉，通经活络为主。此老年患者乏力、心慌、头晕、夜休差与气阴不足有关，舌质暗红，脉弦属瘀血阻滞，属不通和不荣同存，故选用生脉饮［花旗参15g（另炖），麦冬10g，五味子10g］、黄芪当归饮以补养气阴而改善不荣之因，颈背三味（葛根12g，川牛膝10g，鹿角霜10g）加四虫饮（地龙10g，僵蚕10g，全蝎3g，蜈蚣1条）、天麻以化瘀滞，通经络，加炒酸枣仁、琥珀以安神志，促睡眠。此方可作为姚树锦先生治疗麻木类疾病的代表方剂。临床效仿每每收到奇效。

第四节　李晓阳记录典型医案

1. 阳痿验案

崔某，男，23岁。2010年3月10日初诊。

主诉：阳痿1年。

病史：素体欠佳，1年前成婚，婚后同房稍频，逐渐出现勃起功能障碍，伴见房事后困倦明显，腰膝酸软，耳鸣口苦，记忆力下降，遂口服补肾壮阳之药，初始有效，进而增剧。现晨勃稀少，性欲淡漠，情绪低落，郁郁寡欢，纳差乏力，记忆力下降，耳鸣持续，夜休欠佳，转求中医治疗。舌边尖红，苔薄白，脉细弦。无过敏史。血压110/65mmHg，心率85次/min。形体瘦弱，目睛黯黑，手足逆冷。双侧睾丸体积偏小，触诊软，阴茎成年型，色暗不温。辅助检查：雄激素水平略低。

中医诊断：阳痿。

证候诊断：肾精不足，肝气郁结。

西医诊断：勃起功能障碍。

治法：滋肾填精，兴阳舒郁。

方药：左归丸加逍遥丸、仙茅、淫羊藿、巴戟天、阳起石、韭菜子、蜈蚣（1条）。7剂，水煎服。嘱暂时分居，不宜同房。

2010年3月17日二诊：服药后晨勃增加，情绪随之略缓解，另耳鸣口苦、腰膝酸软也见减轻，睡眠好转，查舌质暗红，苔薄白，脉仍细弦。继以上方加服五子衍宗丸。

2010 年 3 月 24 日三诊：服药后诸症渐渐减轻，性欲萌动，晨勃递增，要求同房。上方减兴阳之品，加服消导三味。

2010 年 4 月 7 日四诊：治疗后患者纳食增加，性欲如常，勃起功能恢复，私自同房一次成功，且事后无明显不适，病情告愈。再予二五六合方加消导三味，另嘱素禀薄弱，仍宜节制性生活为宜。

按语：阳痿以阴茎不能勃起，或勃起不坚，或坚而短暂，不能进行性交为主要表现。但其病因则属身心疾病为多。现代医学分为器质性与功能性两类，但以临床所见，凡阳痿者，必然有心理性因素参与。如器质性中的内分泌性（性激素水平异常）、血管性（血液循环异常）、神经性三类致病因素，后期必然合并心理压力而导致症状加重。归之祖国医学看来，内分泌性阳痿多属肾虚范畴，而血管性者则属血瘀为多，神经性因素以及心理障碍则与心、肝二脏功能密切相关。因此中医看来，阳痿者必然与肾虚、血瘀、心神不宁、肝气不畅等多个环节相关，而且同房所需气血来源必然与肺脾相连，因此，阳痿之治疗，必然不离于肾，但绝不局限于肾。

此患者素禀薄弱，阴器萎软，当属先天不足；夫妇同居之后，房劳伤肾，致肾精亏虚而加剧，乱症蜂起。诸症加剧，情绪抑郁，欲情淡漠，心肝肾三脏同病矣。外界所谓兴阳之品，但以辛温燥烈为能以兴欲火，初虽稍效，久必耗精。比如油尽火微，但拨火捻而不添油，必不久长。而姚树锦先生此方，以滋肾填精为首务，舒郁兴阳为治标之法，标本兼治，奇正相应。舒郁兴阳则见效而缓其焦虑之情，益肾填精则后顾无忧，久而成功，自在情理之中。

2. 便秘案

韩某，女，57 岁。2010 年 10 月 15 日初诊。

主诉：便秘 10 年，加重 1 个月。

病史：素体虚弱，10 年来便秘，初服通便药有效，继而无功，虽用"果导"等，仍每 5~6d1 次，大便干结，解下困难，每如厕而恐惧。1 个月来加重，10 余日不解，便下如羊屎，燥结难下。伴见烦躁难眠，渴欲冷饮，多服各种药物效果不佳，转求姚树锦先生治疗。舌红津少，脉细数。素体健康，无过敏史，辅助检查未见明显异常。

中医诊断：便秘。

证候诊断：阴虚燥结。

治法：滋阴清热润燥，增液行舟。

处方：

当归15g	栝楼仁15g	肉苁蓉30g	生地15g
玄参30g	麦冬15g	怀牛膝30g	枳实10g
厚朴10g	芒硝5g	大黄10g^(另煎)	熟地15g

水煎服，每日1剂，嘱根据大便通利与否自行调整大黄用法用量。

2010年10月20日二诊：上方5剂，首剂次日即解下大便1次，质地较前明显变软，大便时未过于困难；随后仍3d大便1次，但明显较前便秘为轻，遂大黄减量服用。嘱上方加生白术45g，大黄仍根据情况调整用法用量，续进5剂。

三诊：5剂后大便2d1行，渴欲饮冷、烦躁难眠已消失。原方去大黄，嘱常服麻仁丸，并注意按摩双侧天枢穴以巩固疗效，配合治疗月余后便秘治愈。

按语： 便秘之病，常见者虚实两类。其中虚者，不外乎阴虚、阳虚，其中本案便是阴虚为主。其人躁而渴，且渴欲饮冷，脉来细数，显示阴虚外征，自然应该以滋阴润燥，养阴清热为法（具体用药另议）。阳虚者则常见喜热饮食，畏寒肢冷，腹部结而不胀，脉来沉细，则应用温阳通便治法，常用可以回阳饮、砂仁、白通汤、附子甘草汤之类为宜。至于实证，则阳明热结为最常见者，所谓恶热口臭，身重气粗，甚至痞满燥实坚俱见，当是承气类方的证。另也可见到以肺燥为主，烦渴而皮肤不泽，腹部胀满尤甚，则以清燥为主，可选甘桔二冬汤、益元散之类。

此患者年过半百，经停之后即形便秘，初病时好以"果导"之类劫阴之品通便以求一时之快，日久而阴津大伤，肠燥津枯，水少而舟停；至此之时，虚实夹杂，阴津虚乏为本，燥屎内结为标，燥屎不下，化热耗阴，日久则渐成坏证矣。当此之时，唯有峻急攻下，辅以大量滋阴润燥之品为助，通力协作，方能解此久困之围。因此初诊之方，实诸方之集大成者。坚敌一溃，则攻坚之力必减，而润结之力须增，方能徐图久安之策。如此月余，顽疾渐愈。

3. 心身同调治阳痿

李某，男，30 岁。2011 年 7 月 8 日初诊。

主诉：阳事不举或举而不坚 1 年余。

病史：患者少年时频繁手淫，初始勃起尚正常。1 年前因所欲不遂而情志不畅，常郁郁寡欢，处事悲观。5 个月前成婚，发现阳事不举或举而不坚，不能同房，伴阴囊湿冷，时有滑精，腰膝酸软，胁肋隐痛。面容消瘦，夜寐难眠，二便尚正常。为此夫妻不和，畏惧不敢同居，父母反复劝慰来诊。发病以来纳差乏力，精神不佳，情绪不畅，晨勃稀少。舌淡红，苔薄白，脉弦细。既往体健，无过敏史，尚未进行现代医学检查。

中医诊断：阳痿。

证候诊断：肾气不足，肝气郁滞。

西医诊断：功能性勃起功能障碍。

治法：益肾疏郁兴阳为法。首予心理疏导及健康教育。

处方：四逆散合三才封髓丹加减。

柴胡 12g	白芍 10g	枳壳 12g	甘草 6g
天冬 10g	熟地 15g	太子参 15g	蜈蚣 2 条
砂仁 3g(后下)	黄柏 6g	薄荷 3g(后下)	陈皮 10g
合欢皮 15g			

二诊：服上方 3 剂后晨勃显著增加，阳事能举，阴囊湿冷已减，胁肋隐痛消失，腰膝酸软显减，曾试行同房 1 次，幸而成功，唯射精控制力尚差，夜休欠安。查舌脉如前，上方加金樱子 15g，巴戟天 15g，芡实 15g，菟丝子 15g，炒酸枣仁 12g。再服 7 剂。

三诊：上药服后诸症尽解，神清气爽。再予嘱调畅情志，告知诸事皆宜自信，勤于沟通，以逍遥丸及左归丸善后。

按语：阳痿是指成年男性性交时，由于阴茎痿软不举，或举而不坚，或坚而不久，以致无法进行正常性生活的病证。其成因主要有劳伤久病，饮食不节，七情所伤，外邪侵袭。病机为肝、肾、心、脾受损，经脉空虚，或经络阻滞，导致宗筋痿软不举。

古语云"年少之人，血气未充，戒之在色"，"通精过早，他日有不可名状之疾"。本例患者少年即频繁手淫，肾虚可知，后期阳事不遂可期也；又加之诸事不遂，情怀不舒，情绪悲观，阳气被郁，肝肾同病，则阳痿乃作；加之文化素养欠佳，家庭氛围不妥，处事欠于理性及沟通，以致婚姻濒于破裂。此病之治，仍在于"擒贼擒王"以抓主要矛盾，所谓情志不畅之主要原因在于房事不和，故疏郁兴阳则为治标之法，同时又有治本之意；益肾者为根本之法。所幸心理疏导有功，服药后阳事渐兴而诸症见解。四逆散疏肝解郁，三才封髓丹滋肾育肝，补母荫子，精满阳舒，痿证自愈。

4. 酒客胁痛案

刘某，男，54岁。2011年7月12日初诊。

主诉：胁肋隐痛3年，加重1周。

病史：患者系某单位领导，平素工作劳累，应酬频繁，饮酒过度，常常酣醉。渐致右胁隐痛，神倦乏力，饮食尚可，食饮欠振，口干欲饮，夜寐多梦。多次查肝功能，肝炎抗原抗体均阴性，B超检查提示脂肪肝、血脂偏高。近1周来复因应酬大量饮酒后胁痛反复，遂来就诊。视其面部微红，略有红缕。舌质红，苔薄净，诊脉细弦。实验室检查：血脂六项：胆固醇6.88mmol/L。

中医诊断：胁痛。

证候诊断：郁热伤肝，气机不畅。

西医诊断：慢性萎缩性胃炎。

治法：清热疏肝，行气止痛。

处方：

葛花 10g	枳椇子 10g	水牛角 15g	白茅根 30g
生甘草 5g	炒当归 10g	杭白芍 15g	枸杞子 15g
川石斛 10g	延胡索 10g	砂仁 15g^(后下)	炙鸡内金 10g

7 剂，每日 1 剂，水煎 400ml，分 2 次服。

二诊：右胁痛减轻，食欲改善，唯觉口干欲饮。乃于原方去砂仁，改川石斛 15g，加玉竹 15g，再服 14 剂。

三诊：胁痛继续减轻，食纳增加，仍口干欲饮，夜寐多梦。考虑醒毒渐祛，肝阴未复，拟予一贯煎加减。处方如下：

大生地 15g	枸杞子 15g	麦门冬 15g	白芍 15g
川石斛 5g	淮山药 15g	玉竹 15g	黄精 15g
水牛角 15g	白茅根 30g	川楝子 10g	炙鸡内金 6g

7 剂，服法同前。

四诊：症状均消失，面部潮红不著，舌红之色转淡，口干亦减轻。续予原方加减调治。随访 1 年，症状不著，正常工作，已戒酒不饮。

按语：本例患者病因与饮酒有关。酒者水谷所化精微也，其性剽悍滑疾，以湿热为其主要性质，服用之后热性迅速走窜全身，血脉偾张，故肝胆之气颇增，而心神所主之烦扰渐忘，故有"何以解忧，唯有杜康"之论。虽然如此，湿热入胃，必待脾胃之运化方能为我所用。热性虽疾而易散，但湿性凝滞，故酒精中毒则以湿邪留恋者居多。饮酒之人，稍饮之后多喜而话多，或性情狂躁，实因酒性之热故也；然过量之后则湿性渐显，故神志昏蒙，甚则蒙窍而死者亦曾有之。长期慢性伤酒之人，多因湿邪留滞，脾性喜燥恶湿，脾气蒙蔽，则纳谷日衰，胸膈痞闷，化源不足，精微失充，经脉不利，阳道阻塞（酒毒重者，多患阳痿之病）。后世解酒之法，以严用和葛花解醒汤为最佳，其中以葛花为君药之选。

酒毒伤于肝，郁热则伤于阴。故先参以解醒，取葛花与枳椇子二味，配以清热养肝理气和胃。清热取水牛角善清血热。肝为藏血之腑，酒性辛热而善入血分，故本人常从清营凉血考虑而选用水牛角。一贯煎为养肝滋阴之常用方，阅前医所投方药，亦以此方此法为主，但单用养肝滋阴，不仅症状未改善，复查肝功，白蛋白及球蛋白均仍异常。故体会到解酲之品可能起到祛除病因之作用，足证中医解酲一法之可贵。

5. 失眠案

莫某，男，47岁。2010年3月11日初诊。

主诉： 间断失眠2年，加重1个月。

病史： 2年来间断失眠，每于劳累后加剧，遇事惊慌，则失眠更甚，甚则彻夜不眠。1个月前因子女遇事受惊，随即连续失眠，达1个月之久，经军大神经内科给予镇静剂治疗后昏睡1d，随后竟出现反应迟钝、记忆力显著下降而未敢继续。伴见纳差乏力，耳鸣眩晕，二便尚调。舌尖红，苔薄白，脉沉细弦数，双尺尤甚。素体健康，无过敏史。辅助检查：未见异常。

中医诊断： 失眠。

证候诊断： 心肾阴虚，虚火扰心。

治法： 养心安神，清热除烦。

处方（1）：

柏子仁10g	茯苓10g	白芍15g	炒酸枣仁30g
夜交藤15g	合欢皮15g	焦栀子3g	龙胆草3g
黄连3g	灯芯草2g	淡竹叶3g	太子参30g
麦冬12g	五味子10g		

（2）重镇四味合枕中丹。

水煎服，每日1剂。

2010年4月18日二诊：上方7剂，睡眠明显改善，尤其开始3d夜休达6h，且反应迟钝消失，记忆力明显提高，纳食增加，仍耳鸣眩晕，舌尖仍红。续进前方加莲子心10g以清心火。

2010年4月25日三诊：5剂后未再连续失眠，眩晕、耳鸣、夜梦也渐减少。上方去龙胆草、黄连等苦寒之品，加减调理月余后睡眠完全正常，舌红消失，脉亦复常。嘱注意劳逸结合，适当增加体力活动而减少脑力劳动，嘱间断服用归脾丸。

按语： 此患者长期失眠，遇事即甚，胸怀可知；"任物者，谓之心"，外事纷纭，则心血暗耗，久而及肾，髓海渐空，虚火上炎，故失眠日甚一日，并见耳鸣眩晕等症，舌为心之苗，舌尖之红乃心经火热也。发病前因子女之事，关心则乱，自然失眠加重，心脾劳伤而增剧。失眠不同于人体其他病证，发病以后人体自我修复机能减退，恶性循环，非外力干预或心态调整或事情顺利，很难自行缓解。现代医学所谓镇静药物，以中医看来，服后头脑昏沉，记忆力下降，反应迟钝，显如痰湿蒙蔽之状，故不可久服常服。而中医治疗此病，以姚树锦先生观点，不外养心肾之阴血，畅肝胆之情志，清肝胆之郁火而已。上案初始以清热为急则治标之法，佐以养阴清热交通心肾之味，后期见效之后则重心转移，以调补为主要方法而缓缓收工。条理清晰，轻重缓解明确，故疗效卓著。

6. 癃闭案

钱某，男，78 岁。2010 年 10 月 8 日初诊。

主诉：排尿困难 10 年，加重并尿失禁 1 个月。

病史：10 年渐出现夜尿增多，尿等待、尿中断、尿线细、尿无力，后逐步加重至尿急尿频明显，每出门困窘不堪，多次检查均示为"良性前列腺增生症并尿潴留"，"尿流率提示中重度下尿路梗阻"。1 个月来发生尿失禁，尿频尿急明显并见尿痛。纳差，乏力，畏寒肢冷，夜休差，大便尚调。舌淡红，苔薄白，脉沉细，双尺尤甚。既往冠心病史 9 年，无过敏史。查体：肛门指诊提示，前列腺 3 度增大，质地中等偏硬，压痛阳性，边界清，未及结节等。辅助检查：①前列腺增生并尿潴留。②尿流率：中重度下尿路梗阻。

中医诊断：癃闭。

证候诊断：肾虚血瘀水停兼湿热。

西医诊断：①良性前列腺增生并尿潴留。②急迫性尿失禁。

治法：益肾活血利水为法。

处方：济生肾气丸合缩尿四味合利尿三味合软坚散结五味加蒲公英 30g。水煎服，每日 1 剂。

2010 年 10 月 12 日复诊：上方 3 剂后精神渐好转，夜尿减少，排尿较前顺畅，排尿痛消失，排尿间隔延长，单次尿量增加。湿热渐退，遂减去蒲公英、利尿三味，改加活血三味。

2010 年 10 月 27 日三诊：14 剂后排尿明显畅利，夜尿次数减至 3 次，白日尿频尿急显著减轻，遗尿几乎未做。诸症悉减，继续服用 1 个月，后以金匮肾气丸收功。

按语： 前列腺增生又称前列腺肥大，是全球老年男性的常见病，在 50～80 岁的男性人群中前列腺组织学增生者分别占 40% 和 80% 左右。对有临床表现者应给以必要的治疗，否则会严重影响老人的生活质量，或导致各种并发症的发生。随着我国老龄化社会的来临，老年人的生活质量关乎所有家庭和社会的稳定。因此，在老年病及男性病领域进行相关的研究有着强烈的必要性和现实意义。

目前，治疗前列腺增生的方法有多种，但各有利弊。现代医学药物治疗由于不反应及耐受性等原因使其应用受限制；手术治疗方法确切，但适应范围窄，风险高；非手术介入治疗创伤小，疗效较好，但受技术设备限制，且费用较高。中药治疗前列腺增生疗效确切，不良反应少，有较好的发展前景。

姚树锦先生根据家传医学思想及自身临床实践，总结出"扶正固本"学说和"通补"理论，并以此为大法指导其临床各科治疗，在前列腺增生症中亦从发病年龄及局部增生、硬化、开阖失司的特点，总结为肾气不足、开阖失司、血瘀水停的基本病机，以此为理论指导进行了数十年临床实践，帮助众多老年男性解决了后顾之忧。姚树锦先生在家传扶正固本方药基础上创立"缩尿四味""利尿三味""软坚散结五味"，后以此三方为基础加减治疗老年男性前列腺增生，形成相对系统的前列腺增生诊疗体系。

此患者以高龄癃闭为病，证情正符合姚树锦先生的理论推理，而兼见久郁而生湿热，故基本方加蒲公英清热解毒而清利湿热，数剂便已见效，后以基本方加减月余而诸症皆安，体现了姚树锦先生理法方药体系的有效性、合理性。

7. 咳喘验案

王某，女，57岁。2010年10月8日初诊。

主诉：咳喘3年，加重2周。

病史：间断咳喘3年，动辄感冒而加重；2周前感冒后出现咽喉疼痛并咳嗽加重，痰色灰白难出，喘息气急。现咳喘，动则加重，咽喉干痛，纳差，夜休差，大便燥结，小便欠畅。舌尖红，苔薄白，脉沉细弦。既往体健，无过敏史。辅助检查：阻塞性肺气肿并左下支气管炎。

中医诊断：咳喘。

证候诊断：痰热蕴肺，气阴不足。

治法：清化痰热，益气养阴。

处方：咳痰四味加杏苏二陈汤加味。

浙贝母10g	远志10g	细辛3g	天竺黄10g
杏仁10g	苏子12g	茯苓10g	甘草6g
陈皮10g	半夏10g	桔梗10g	黄芩10g
芦根30g	生山楂15g	砂仁6g^(后下)	鸡内金10g
当归15g	栝楼10g	大云30g	大黄6g

水煎服，每日1剂。

2010年10月13日二诊：上药5剂，咳嗽喘息咽痛明显减轻，痰量略增多但明显顺畅，尤其大便已通畅，日1行，自觉气机下行，周身畅快，纳增而夜休改善，精神渐转佳。查舌尖红见减，脉象如前，续进前方加竹茹10g以清化痰热。

2010年10月20日三诊：咳嗽喘息咽痛5剂后已愈，复查胸片炎性病灶已吸收，要求继续调理，后予肾气丸并玉屏风之意而愈。

按语：咳喘不离于肺，但不局限于肺。五脏六腑皆令人咳，非独肺也。此人年届花甲，肾气早衰，常易外感，随即咳喘，正虚可知。此次发病，时届秋燥当令，外感之邪入而燥化为痰热交蒸之势，津液耗伤，遂咽痛而便结。此所谓"肺与大肠相表里"之意也。当此之时，单清化痰热，则津液随之耗伤；独予润燥则痰热愈炽。唯清热化痰兼润燥通便则痰热可清而阴液可保，实有增液承气之意，而肉苁蓉一味润肠通便而兼补肾固本之能，尤为首选。肺气得宣而大肠积滞遂去，通腑泄热则气机畅利，故诸症迎刃而解。急治其标而缓则治本，后期以扶正而收全功方为王者之师。

所谓用药者如用兵，当根据敌人势力而调整方案，或单兵独进，直取要害，或十面埋伏，困敌于死地，或扬汤止沸暂挫敌势，或釜底抽薪制敌于必胜。

8. 子痫验案

晏某，男，23 岁。2011 年 4 月 5 日初诊。

主诉：突发左侧阴囊肿痛 3d。

病史：3d 前饮酒后渐出现阴囊肿痛，次日晨疼痛明显且体积显著增大，局部灼热痛不可触，伴见体温上升。某诊所即给予肌注退烧药物及静点抗生素 2d（具体不详），虽体温渐控制，但局部肿痛不减，患者难以忍受。发病以来饮食显著减少，大便 2d 未行，尿频急痛，夜休差。舌红，苔黄厚腻，脉弦滑数。既往体健，无过敏史。体格检查：左侧阴囊体积明显增大，局部皮温上升，触痛明显，皮纹消失；左侧腹股沟淋巴结肿大压痛。辅助检查：阴囊超声提示急性附睾炎（西安市第四医院）。

中医诊断：子痈。

证候诊断：湿热下注，气血瘀滞。

西医诊断：急性附睾炎。

治法：清热利湿，消肿止痛。

处方：

龙胆草 10g	焦山栀 10g	川黄连 6g	赤芍 10g
盐泽泻 12g	粉丹皮 10g	车前子 10g	木通 6g
制乳香 10g	制没药 10g		

水煎服，每日 1 剂，3 剂。

2011 年 4 月 12 日二诊：告知服药次日肿痛就有所减轻，可以耐受。今日局部皮纹重现，触痛显著减轻。查体见体积较前缩小，触痛减退。舌红苔腻渐减。予清热利湿消肿为法。处方如下：

金银花 30g	连翘 15g	紫花地丁 15g	车前子 15g
陈皮 10g	玄参 15g	焦山栀 10g	赤芍 10g
生甘草 10g			

4 剂，水煎服。

2011 年 4 月 19 日三诊：自觉肿痛基本消失，唯觉坠胀隐痛感尚明显。查体，左侧附睾尾部花生米大结节，质地偏硬，触痛隐隐。给予软坚散结行气活血为法，稍做清热解毒为续。

浙贝母 15g	皂角刺 10g	海藻 30g	昆布 30g
玄参 15g	生牡蛎 15g	青皮 10g	白芷 10g
延胡索 10g	川楝子 15g	赤芍 15g	丹参 10g
归尾 10g	紫花地丁 15g	蒲公英 15g	

5 剂后以上方增损 3 次 14 剂，自觉症状全消，复查 B 超无特殊所见。

按语： 附睾炎是男科常见疾病，多归类为子痛或子痛，临床症状与病情轻重及化脓与否相关。此类患者多有长期嗜好膏粱厚味及嗜酒等情况，日久则湿热内蕴而下注，气有余便是火，蕴而成毒，热盛肉腐则化为痈肿，气血壅滞则肿痛交作。另有因外感风热之邪自少阳分野发病，先为疒腮，后内传厥阴，则多为肝肾阴虚，湿热下注。

本案患者发病则属第一种情况。此病之因在于湿热内蕴，故龙胆泻肝汤清利湿热乃对因治本治法，但其热盛肉腐则须清热解毒为急，故二者相伍方不至于偾事。而发病后期，湿热及痈毒渐消，而气滞血瘀所致结块凝滞，则需要行气活血软坚散结为主要方案。姚树锦先生善用消瘰丸为主方，加龟板鳖甲为主方软坚散结以取效。此人家境贫寒，经济拮据，遂以海藻、昆布易鳖甲、龟板，辅以皂刺破痈等为法，亦迅速见效。如经济条件许可，山甲片治疗此类结节疗效更佳。

9. 痞证验案

杨某，女，38 岁。2010 年 1 月 12 日初诊。

主诉：腹胀腹痛 1 年，加重 1 个月。

病史：1 年来逐步出现腹胀腹痛，泛酸呃逆，胃脘痞满，食后加剧，大便秘结。经四院消化科胃镜确诊：慢性萎缩性胃炎并胆汁反流。经西医药物治疗效果不佳，渐渐加重并夜休差，纳差乏力，精神焦虑，口苦口干，大便 2d1 次，多梦易醒。舌红，苔黄厚腻，脉弦滑。辅助检查：呼气实验：幽门螺杆菌阳性。

中医诊断：痞证。

证候诊断：肝郁脾虚，湿热内蕴。

西医诊断：慢性萎缩性胃炎并胆汁反流。

治则：疏肝健脾清利湿热。

处方：消胀理气汤合沉苏四逆合左金丸合制酸三味加香附 10g。

7 剂，水煎服，每日 1 剂。

2010 年 1 月 17 日二诊：服药后矢气频频，大便畅行 2 次，胀痛迅速化解，口干口苦、泛酸呃逆随之减轻，夜休也见改善。舌苔见减，脉弦减轻。上方去制酸三味，继服 7 剂。

2010 年 1 月 24 日三诊：诸症递减，纳食增加，夜休复常；改以芪薏四君子加味调理月余而愈。

按语：消胀理气汤是姚树锦先生经验方。此方由姚树锦先生在家传"通补""升降"学术思想指导下，对仲景名方厚朴生姜半夏甘草人参汤加味而成。功能健脾温运，宽中除满，消胀理气，主治各种杂病所致腹胀痞满之证。

伤寒原文为"发汗后，腹胀满者，厚朴生姜半夏甘草人参汤主之"，其"发汗后"已示人寓"攻后正虚"之意，以健脾温运，宽中除满为法，行气消满与健脾温运之品和于一方，用于虚中之滞，对脾虚痞满效佳。然原方消胀理气之力略显单薄，伤寒误汗过汗者尚可，对各杂病所致虚滞胀满重者则力有未逮。姚树锦先生师其虚滞之病机，酌加行气止痛、温中降逆之沉香，行气导滞利水之大腹皮，消食降气除胀之莱菔子以增广其用，常应用于各种胃炎、肝炎、肾炎等杂症之中焦枢机不利者，无论其气滞、食积、水停者均有效验。腹胀满痛泻则配痛泻要方，胃气不降而见呃逆者则加四逆散及苏子，胃中嘈杂者则酌配左金丸，若兼见气阴不足甚者可配生脉散为朋，表虚不固可合玉屏风为友，气虚湿停则可以四君子汤加黄芪、生薏苡仁联用。实是姚老得意之效方。

中焦为人身气机枢纽，脾升胃降则周身气机通利，升降和调；六腑以通为用，胃气不降则百病丛生，此方以通降胃气为主，然通降之中则兼寓补脾升清之意，故姚树锦先生称其为通补之法。此人重在中焦气机失调，当降反升，治之以降逆则主证解而余证纷消，有擒贼擒王之用。

10. 重叠综合征治验

韩某，女，48岁。2010年11月18日初诊。

主诉：周身肿痛发热5个月并气短气喘1个月。

病史：5个月前逐步出现周身肿痛并发热，静点抗生素无效，后经交大一附院检查确诊为"重叠综合征"，给予激素治疗控制，但仍周身肿痛，发热，血压血糖紊乱，多次病危，无效出院。转姚树锦先生中医诊治。刻诊：行走不能，精神衰惫，面色黯黑，周身浮肿，满月脸，双目几不可睁，间断发热，动则汗出，气短明显，言语艰涩，声音嘶哑，大便3d1次。现服泼尼松（强的松）60mg，日1次。舌红津少，脉细数。既往健康，无过敏史。辅助检查：抗核抗体测定等多项异常。

中医诊断：内伤发热。

证候诊断：正虚邪恋。

治法：益气养阴，清热活血，固表止汗。

处方：养阴六味合玉屏风散合生脉散（西洋参）合颈背三味合四虫饮加天麻10g，川牛膝10g。

7剂，水煎服，每日1剂。

2010年11月25日二诊：精神明显好转，自汗气短减轻，双下肢较前有力，虽仍间断发热，但热势渐缓，发热时间也见缩短。但血压血糖仍高，考虑与激素应用有关。邪势方炽，尚不可易方，前方继用1周。

2010年12月2日三诊：精神继续好转，已可室内步行，发热渐消，自汗气短，双下肢浮肿，大便2~3d1次，舌红苔白。泼尼松（强的松）每天已减少1粒，血压血糖仍高。改方为：降压四味合重镇四味合生脉饮（西洋参）合玉屏风散合润导三味合利尿三味。7剂。

2010年12月9日四诊：诸症均减，人形渐复，精神明显好转，血压略降，餐后血糖仍高。现自觉右侧面部麻木，右侧胁痛，左腿烧灼感，双手足腿部仍略肿胀。舌脉同前。易方为镇痛饮合消导三味合四逆散合颈背三味加天麻10g，川牛膝10g，沉香3g，苏子10g，忍冬藤10g。7剂。

2010年12月16日五诊：上症渐减。此后以前方反复增损治疗2月余，形体外观逐步复常，自觉症状均明显减轻，泼尼松（强的松）已减量至2片而症情控制平稳。

按语：重叠综合征案是自身免疫性疾病中的大病重病，治疗极其棘手，症状多样而危重，现代医学以大量激素控制，虽有一定疗效而危害众多。此例患者来姚树锦先生处就诊之时，西医束手，患者已近绝望。姚树锦先生认为该病为危重症，邪正交争，正虚邪恋，驱邪则正气益衰，扶正则邪势日炽，唯扶正驱邪并用为法。皮质激素乃辛热燥热之品，先以养阴六味养阴清热，西洋参加入生脉饮益气养阴，四虫饮通络驱邪，遂病势渐安。后期治疗，则以此为基本大法，或急治其标，或缓治其本，交错用兵，以安余众。如此数月，顽疾渐愈，而收拯危救困之功，实乃苍生大医。

第五章　师徒对话

　　姚树锦先生自 1997 年开始受两部一局委派带教继承人以来，师承弟子如今已经 7 人。跟师以来，各位继承人在自己的学科道路上都有了质的飞跃。近年来各位弟子专业著述颇多，多来自跟师的日常积淀。姚树锦先生临证之时，弟子侍诊在侧，师徒之间的思想碰撞，更能激发姚树锦先生的教学激情和弟子的向学之心。以下文字，自各位继承人的侍诊笔记摘录而来，因属有感而发，故虽欠完整系统，但却是姚树锦先生临床心得，以飨同道。

第一节　姚树锦先生与李晓阳师徒对话

一、中医的源流问题

　　继承人李晓阳：弟子有问题请教。近年来您常提出"儒非术无用，术非儒不精"的说法，并为此在上海中医药大学的全国文史馆会议上撰文宣读讲话。学生体会，您的意思是表达"学""术"之间的关系十分紧密，也就是没有理论高度层面具体指导专业的发展，则技术上升空间有限。学生深以为是！从这个层面来说医学也是"术"的一种，那么中医医术的"学"养的根源来自哪里？《医学史》《各家学说》对中医医学源流的认识似乎并不能回答这个问题。

　　姚树锦先生：从我国现有文化体系来看，周代以前，儒道本不分家，儒术乃道家的一种学问，而道即包含儒之全体。至周秦期间，儒道始分为二。儒家以入世的社会学为主要研究对象，而道家则从世界观的层次研究自然规律，其中包括人体的生理、心理及社会规律等。从现有中医古籍如《黄帝内经》等所体现的医学思想看来，中医属于中国传统文化体系中道家思想在医学领域的体现。即从体用角度看，中医学是以道家学说为体，以医学学术为用；从学术的角度看，中医是以道家思想为学，以医学应用为术的一门生命科学。尤其无论天人合一的自然观念，以阴阳、五行为研究分析问题的工具及模型，还是生理、心理、社会、自然的整体观念，人体内在的脏腑经络学说等生理体系，以及共同遵循的恬淡虚无、精神内守、食饮有节、起居有常、节欲的养生理念，都是这一学术特点的具体体现。二者无论是以太易—太初—太始—太素为研究起始的世界观，还是以阴阳作为研究有形之自然界的基本工具，以及五行学说为代表的自然（包括人体）的运行规律等，均体现出它们之间千丝万缕而根深蒂固的联系。因此，中医学的渊源应是早期道家学术体系中医学部分的内容，所以学好中医必须对中国古代文化中道家基本思想进行研读，从而能从深层次理解并更好地运用这一手段服务大众。而要达到这一目的，除了学习《黄帝内经》《伤寒杂病论》《神农本草经》等医学经典外，还应对众经魁首的《易经》以及后世《参同契》等道家著作中如性、命、精、气、神、火等一些基本观念与医学的联系进行深入的学习与掌握。对此类书籍及现代注解进行学习，临床理论水平及临床疗效必有一定提高。

二、对人类生理及病理现象的中医解读

继承人李晓阳：现代医学学习过程中基本逻辑关系是结构决定功能，所以从解剖入手，研究人体内脏、神经、内分泌等生理功能活动，称之为生理学。而生理功能异常则称为病理学。中医理论体系和现代医学有共同的研究对象，虽然术语有别，但应该也有相关的体系才对。那么，中医的生理体系应该怎么理解呢，可否请您指

导弟子？

姚树锦先生：中医学对人体的认识以出生之后的后天为时间前提，其先天部分暂且不论（实际先天后天理论是中医核心认识之一。但《黄帝内经》全文上下两编，提及出生之前的主要为《灵枢·本神》一段）。从现代人理解的生理来说，中医有对于后天人体结构功能的总体认识。概略看来，是以脏腑为核心的功能体系，以经脉为道路，联系四肢、百骸、五官、九窍而成，而依结构决定其功能体系之间划分的基本框架体系。其中脏腑是人体运行的核心部分，尤以五脏为核心。五脏之中，以肾为先天之本，一切生机变化，均在肾气之基础之上激发而成（《素问·上古天真论》中男女八八、七七的生、长、壮、老、已的节律均以肾气的变化作为发展变化的契机）。也就是说，先天所含之元气是人体各项机能运行的原动力；而常规情况下人体运行，则以气血为运行之常规动力。就气血之直接来源讲，则以肺脾二脏关系最为密切。其中肺以沟通天气为主，为一身清气之直接来源；脾以联通地气为主，受五谷而化精微，为后天生血之直接来源。二者相合（"天之在我者德也，地之在我者气也。德流气薄而生者也。"《灵枢·本神》），由肾之激发而呈现生气血、化津液、生精、化髓等"气化"的"升清"作用，其代谢产物则入腑而"降浊"排出体外。故后天人体气机变化及物质来源仍为天地所供养。就人体机能之内部调节以及对外部世界之反应，则以心、肝为主导，进而间接调动人体进行内部调节来适应。其中肝所藏为魂，为人体基本之本能性反应，以情绪式直接反应为主，是其他进一步理性反应的基础；而心为人体最高反应机关，以藏神为主，所谓神者，清净光明者也，故其反应更趋于理性，但仍然以肝所藏魂的本能反应为基础。就此而论，则无论人体所受天地之气供养之肺脾二脏，还是调节机体之心肝以及激发全身机能之肾，均建立在自然界物质基础之上而又相对独立的完成一定生理功能，进而组成身心合一的个体。

因此五脏之中，粗略而论，则肾为先天之本，所有后天功能有赖于肾精化肾气后激发，肺脾二脏主要为气血生化的来源，以肝为后天调节机能之基础，以心为后天调节机能之最高中枢。由于五脏各合其六腑及奇恒之府，同时通过经络沟通联络统辖全身筋脉肌肉骨骼等，进而形成生于天地之间，能相对独立调节内部各种平衡来适应天地阴阳变化的个体。此为中医对人体生理的基本论述。

五脏所赖以完成自身功能的"藏而不泄"之"精气"为其物质基础，以及六腑"传化物而不藏"之功能等改变则表现核心的病理现象，至于经络、筋脉、肌肉、骨骼等所体现的症状则为病理之外在表现。此为中医对人体病理的基本认识。枝叶繁多，散见于日常工作，暂不详细分论。

三、人体病理现象的中医解读

继承人李晓阳：前日听您讲述人体生理病理问题，对于病理问题所涉及很简略。虽然我们门诊、病房天天所见尽为身心疾病的患者，但就我来说，对此尚缺乏系统的体系。可否给学生理顺一下此问题的思路？

姚树锦先生：人生天地之间，自然界风寒暑湿燥火六淫变化以及社会生活境遇是人身体、心理存在的环境。身心环境的变化必然对身体、心理有不同程度、不同角度、不同层面的影响。而具体产生什么样的影响，一来取决于外界的变化，二来取决于自身的反应。健康与长寿是所有人的目标，当然医生就是帮助人努力实现这个目标。而患者就是在健康长寿这个命题上出了问题的人。《黄帝内经·上古天真论》原文中长寿之道依赖于"天寿过度，气脉常通，肾气有余"。人生后天之后，则天寿已定，但所能养人者唯饮食水谷而已，能休整者唯睡眠而已，而消耗人体之途多样，所以终生无病的人几乎没有。一来环境变化剧烈，这是少数；二来人自身不能很好地随之改变，即饮食起居、心理状态等不能做合理的调整，这才是多数，也是医生能着手之处。诚如，同篇前文"今世之人不然也，以酒为浆，以妄为常，醉以入房，以欲竭其精，以耗散其真，不知持满，不时御神，务快其心，逆于生乐，起居无节"。即各种生活方式和心理因素都存在人体机能过度消耗的问题，尤其"务快其心"的心理需要及矛盾冲突最为损耗人体机能。因此而人身体内部阴阳失和，五脏失和，脏腑失和，气血失和。如此等等，自然乱症蜂起，有不可名状之疾。此为中医病理的大体情况。

其实根据此种情况可以推知，人体疾病则多数属正气不足！应该从"物质基础"和"功能活动"来理解"本虚"。人体疾病根本上讲都是"先天不足"和"后天失养"所致。另外，应该从"代谢障碍"的角度来认识"标实"。所谓"精气夺则虚，邪气盛则实"。邪气之所以为邪者，为人体所本无，或源于外界，或因于内生。外源者，抗病无能，驱邪不出；内生者，多为正虚无以运化而已。究之根本，仍以正气不足为本，而邪气积聚为标。临床正气愈虚而邪气愈实斯为常见之象。气血津液运化失常而成气滞、血瘀、水停、痰凝、络阻等情况，无不与脏器功能低下相关。因此应该正确认识的"标本虚实"的二重性。从这个层面认识清楚，才有利于深入理解为何要扶正固本，为何要通补，从而制定正确的治疗方案。

四、对人类心理现象的中医解读

继承人李晓阳：学生近年来在临床中常常思考人体疾病的来源。除了由于饮食起居不慎而所致疾病之外，情志致病不在少数。现代医学的心理学进展颇快，那么中医学对心理学有没有类似的解读？

姚树锦先生：中医学理论体系博大精深，学习越久，感触越深。心理学问题，在中医体系中早有涉及，而且体系完备，治疗过程中行之有效，现代心理学至今未必能及！心理现象在中医理论体系中即以七情六欲为基本描述。七情者喜怒忧思悲恐惊，六欲者指人的生理需求或欲望。《礼记·礼运》曰"七情：喜怒哀惧爱恶欲。六欲：生死耳目口鼻。"个体之生存，则需喜生恶死，同时要满足各种基本的生理需求，也就是基本的欲望。这些欲望与生俱来，后来有人把这概括为"见欲、听欲、香欲、味欲、触欲、意欲"六欲。其中六欲的产生初始源于生理的需要，六欲的满足与否会进而作用于个体而表现为心理七情的反应。也就是说六欲是七情产生的基本原因。中医五脏体系中，此部分的机能多以心、肝所主，同时与肺、脾、肾等有一定关联。在同样刺激环境下，具体产生哪种情感，既与六欲能否合理满足有关，也与个体自身对此的认识有关。在中国传统文化中认为，同样的六欲条件下个体产生不同七情的原因，主要由"性"决定，而"性"的不同决定着不同个体在同一刺激条件下的七情反应类型与强度。具体说来，对于外界环境变化造成个体的六欲需求满足与否，个体直接产生的七情种类首先由肝所生（肝藏魂，为本能反应之基本）；而能否合理宣泄与是否表现出各种本能反应，则由更高级的中枢，即藏神的"心"所调节。由于心藏神，能清醒地对环境及个体自身各种因素进行权衡，将直接产生的情绪反应（七情）进行调节或者"包装"，以更能符合自身需要的方式进行表达。换而言之，即基本七情的产生，主要由肝所主疏泄功能为基础而应激产生，故"肝喜调达而恶抑郁"，但只有更高的心神的理性调节进行整体统筹，才能达到个体对自身外界环境的最佳适应效果。但必须承认，心、肝的具体功能也受限于其先天肾之本能及后天肺脾功能的强弱，即心、肝对外界刺激的反应方式及强度也受其先天体质因素的限制和引导（如肺藏"魄"，"魄力"的大小决定了一个人生理上气力的充足与否，从而对个体能否产生正确的决定并进而能否合理坚持，从而决定能否在社会竞争中占有优势有重大影响）。《灵枢·本神》曰："天之在我者德（能量）也，地之在我者气（物质）也，德流气薄而生者也。故生之来谓之精，两精相搏谓之神（新的个体），随神往来者谓之魂，并精而出入者谓之魄，所以任物者谓之心，心有所忆谓之意，意之所存谓之志，因志而存变谓之思，因思而远慕谓之虑，因虑而处物谓之智。"一段论述具体地表述了中医心理学生理问题的基本框架。

你还觉得中医没有心理学内容吗？

继承人李晓阳：有些知识，在没有觉悟认识之前，叫作视而不见，听而不闻。这些文字以前就读过多次，但未曾联想，中医前贤只是用中医的术语来表达同样甚至更为先进的理念，而我们因为缺乏辨识的眼光而不能发现而已。当能看懂文字背后的内容的时候，其实便是进步；当能看懂周围人的优点和成功之处，其实已经开始进步了。谢谢姚树锦先生指导！

五、身心关系的中医解读

继承人李晓阳：姚树锦先生辛苦了，学生想请教您一个问题。前一段时间您曾指导弟子学习过中医心理学方面的内容，此后受益匪浅。近日思考，身体与心理的关系问题，颇有些难解。可否给弟子指导一下？

姚树锦先生：你所问的问题叫作身心关系，按照中医术语其实就是"形神"的关系。从我们中医基本理论体系看来，身体以五脏六腑为核心，通过经络联络四肢百骸而成人型，此为人体硬件之组成，然此人型如形骸独具，仅能动之僵尸而已；而人之思想情绪以及具体的处事模式是人体之软件构成，然如无形骸为之居所，则不过游魂鬼魅而已。因此必然是形神兼备，身心合一方能称为人。其中人体身体所有古人谓之为"命"；生而即有感触觉察外界环境之能，此为本有之"性"。"性命"合一方能为人。其目之能视，耳之能听，鼻之能嗅，舌之能尝，身之能触，意之能感则是人体基本之六种本能，即建立在身体形骸基础之上的六种基本感知机能，这六者基本是建立在"命"的基础之上。而这六者的背后，则是此六者能具备感觉知觉之能的本"性"之能。无六种感觉能力的存在，即空有"性"而无"命"则对外界环境无所感；如仅有六种感觉能力的存在而无分辨之能，则是有"命"而无"性"之"无情"之辈，均是不能完备生存于人类社会的。人体分娩之时，古人谓之

由先天转为后天之时，此时必然已具备此两方面之能方能承后天之
事方能为人。

人生之后，有感之能为"眼耳鼻舌身意"六种（六欲），辨此
六种之能称之为"知""觉"，对此所知所觉进行反应的则是情绪，
即中医之"七情"。七情之发生多因六种感知的满足或缺失而产生，
即"七情"多源于"六欲"的满足与否而发生。而高层次的需求
则为"心"之所愿而生，即"精神需要"。从中医所属理论看来，
七情各有所主，与内脏机能息息相关，所谓"肾在志为恐，心在志
为喜，脾在志为思，肝在志为怒，肺在志为忧"；而六欲职能也与
内脏所开之窍有关而由五脏机能状况决定。因此身心二者紧密相
联，丝丝入扣而不能分割。即只有五脏六腑机能正常，人才能有正
确的"感""知"（六欲）职能，也才能做出合理有度的"七情"
反应。如果身体机能异常，则"六欲"异常而"七情"过度；反
之，如"六欲"不遂而长期"七情"有异，均可影响脏腑机能之
正常发挥而生病。

继承人李晓阳：如您所讲，弟子明白，身体心理机能相互配合
则人体机能正常，社会适应良好，呈现"太和"状态。如果人生理
或者心理出现障碍，则相互影响，出现"失和"状态。不知此理解
对否？

姚树锦先生：很好啊！这正是"太和"之一宗啊！

六、身体心理疾病相互关系的中医解读

继承人李晓阳：前面说到身体心理疾病都会危害健康。二者之
间失和都会导致疾病，两者有何深层次的关系呢？

姚树锦先生：人是生活在社会关系中的生物，患者是患有身心
疾患的个体。多数患者就诊，是以身体疾患为主要表现驱使而来，
但医者必须明晰，所有身体有疾患的患者，或多或少，或轻或重，
都有心理的压力或障碍。而很多身体疾患的深层根源常常在于患者
内心深处的压力不能得到调整所导致，以中医角度来说便是"七情

致病"。也就是很多患者以"身病"前来求医，其实是"身心俱病"，甚至只是"心病"或者是因"心病"而导致的"身病"。医者如果不能明晰此理，则常常枉费药石之功而无效。

对于此类患者，或者诸事不遂而致七情不和；又或者自身性情偏颇，不能正确对待自身与周围社会关系，也就是其世界观、人生观、价值观有不妥之处。使用药物治疗，虽能缓其一时之苦，但病根未除，难免复发之苦。

因此，如个体生理先天异常所致疾病，暂且不论，而后天所生疾病，多由身心二者所生。其中身病多兼心病，而心病日久则多致身疾。身病者常以心因所致，而心疾常有身病之本。劳身者常易身病害心，劳心者则常易心病伤身。因身病所致心病者，以治身疾去则心病易愈；心病所致身病者治心则身疾可调。而治疗之法则不可拘于身心关系所限，而应身心同调。调身者为医者之本能，而调心者则需明晰事理人情而方克有功。

中国传统文化体系博大精深，通过对患者处世心理态度的调整从根源上解决心理疾病的来源，是治疗此类疾病的究竟法门。《黄帝内经·上古天真论》中"夫上古圣人之教下也，皆谓之虚邪贼风，避之有时，恬惔虚无，真气从之，精神内守，病安从来。是以志闲而少欲，心安而不惧，形劳而不倦，气从以顺，各从其欲，皆得所愿。故美其食，任其服，乐其俗，高下不相慕，其民故曰朴。是以嗜欲不能劳其目，淫邪不能惑其心，愚智贤不肖不惧于物，故合于道，所以能年皆度百岁而动作不衰者，以其德全不危也"的论述振聋发聩！所论述内容，不外乎生活规律宜顺应自然环境变化，不可强自为是，导致身体过度损耗，导致早衰；而对内则通过提高自身修养，力求内心平和，不过度苛求环境条件，减少内耗。如此身心共调，自然臻于后文所述之"真人""至人""圣人""贤人"之境。

此理不仅用于临床教育患者，也可用于自身养生。我们都应该是此理论的身体力行者才是。

第二节　姚树锦先生与王维英师徒对话

一、调心入手易调身，身心两安复"太和"

继承人王维英：学生跟你相处十几年了，几乎未曾见您与人闹过矛盾。弟子们与您相处，常常有如沐春风之感，令人身心愉悦。很多患者朋友也有同样感受。您的修养令晚辈钦佩！我想，您除了给患者开药治病之外，您的临床效果是否也与您的沟通方式有一定关系？

姚树锦先生：这个问题问得好啊！中医治病，不仅局限于通过药物来调理五脏六腑四肢百骸经络之疾，而同时可通过调整患者之七情六欲来达到治病的目的。即药饵治病之时，可以通过调整患者五脏六腑之能而改变身体状况，借此调整患者之生理欲望及改变患者七情；而通过对患者生理欲望及情绪的疏导或改变其生存环境也可达到调节患者身体疾病的目的。因此临床治病，一须精研诊察之道，应如《素问·阴阳应象大论》"善诊者，察色按脉，先别阴阳，审清浊，而知部分；视喘息，听音声，而知所苦；观权衡规矩，而知病所主；按尺寸，观浮沉滑涩，而知病所生"，准确把握患者五脏六腑生理机能、心理状态及社会状况。二须着力研究针灸药等治病之法，有调整患者生理机能之术。三须认真倾听患者阐述，使其情绪得以疏解，同时利用各种条件增强医者言谈举止之可信度来加强治疗效果。如此方能达到对患者身心同调，提高疗效的目的。

患者身心健康，便是从内在的身体、心理、身体心理的"失和"恢复了"太和"。而就医生本人来说，由于自身素养的提高，也通过帮助他人而得到身心两安的"太和"。同时，也可以避免这么多年来令人不快的医患关系的"失和"，而取得医患之间的"太和"。这样的好事何乐而不为？

二、中医养生观

继承人王维英：弟子有幸拜入您门下已经近20年。您已是80高龄，但仍思维敏锐，动作灵活，鹤发童颜，可谓养生有道。能否把您的心得体会和学生们分享一下？

姚树锦先生：1997年你我相识，当时已是花甲之人。养生之道，作为中医人，应该有所涉猎。只有自己健康，才能做好榜样，给患者养生治病看到希望。中医是道家文化在医学领域的应用。道家的学术思想指导着中医的养生之道。具体思路，应该从《黄帝内经·上古天真论》所言入手。文中说人能长寿的生理有三大因素"天寿过度，肾气有余，气脉常通"。从此处方推演养生理论，并经实践多年而获益良多。其中天寿者，自然寿命也，个体差异，生后已定，人类暂时无所作为。肾气有余，则提示保肾气是养生第一大法。肾气者，鼓动一身脏腑精气血津液的运行化生过程。生后劳身费心之事，均需消耗肾气。如能节制，则肾气常盈而健康长寿可期也。因此生活规律的调整，尤其减少劳心是养生第一大法。内心的各种冲突最为消耗人体机能，因此调整心态，平和面对生活中各种变化，不以物喜不以己悲，最为有利养生。饮食适宜，按时作息，起居有常，心态平和是保持肾气的基本法则。最后气脉常通一条，人所共知，但所奉之法，常有失宜。人之劳力或锻炼如果适当，即"五体欲使其劳动而不欲使其过极也"则是保持气脉常通的有效办法。但锻炼方法不当，"力不足强举之"，反倒有害于养生。养生锻炼则以通过疏通经脉气血的手段达到增强五脏六腑功能的协调平衡为目的，而不以锻炼筋骨皮为标准。以此推断，各种竞技体育手段多数并不利于养生。

而此篇中关于精神养生的内容更应重视。"美其食，任其服，乐其俗。高下不相慕，其民故曰朴""恬淡虚无，真气从之；精神内守，病安从来？"的名句应该作为养生格言。余家族世代为医，崇尚胸襟宽广，不以外物挂怀，不以小事劳心，以恬淡自娱乐生为务，宽厚待人忠恕为怀，故心中颇少烦恼；又嗜好不多，故"因戒生定，因定生慧"，专业知识记忆力还可，虽终生穷究业务，但尚无劳神费力之感；工作之余，按时作息，饮食以自身脾胃体质需要为度，闲时以读书远游为乐。虽从不以锻炼为目的，实有陶冶情操疏通气脉之功效。以此"不养之养，不练之练"为吾养生之道而获益匪浅！

当然，养生之道，个人差异很大，不必强求一致。对不同的朋友，应引导以不同之法。对应具体情况具体分析为妥。

三、中医治疗理论中的顺应脏腑升降之性

继承人王维英：脏腑升降之说是您三大学术体系中的重要组成部分。您自己为何以此作为自己行医中的基本依托？

姚树锦先生："中医学研究对象是生存天地之间的人类生命现象。其个体生理的生长壮老已，以及个体自身内部运行规律与外界世界的关系是中医的核心与基本内容。中医是道家文化在医学领域的应用，崇尚"道法自然"，所以其治疗理论大法则必然顺应身体本身的运行规律。就个人观点，五脏六腑为核心的内在疾病是致病根本，而五脏六腑运行本身即具备生理性自我调节之能，故调节之时顺势顺时而动则事半而功倍，否则容易导致人体机能的进一步紊乱。具体而论，人以天地立命安身，其内在机能必然顺应天地升降出入规律，否则必然为自然规律所淘汰，正所谓"出入废则神机化灭，升降息则气立孤危"，而人体以脏腑机能的升降出入为其运行核心体制。余曾于中年时撰文《脏腑阴阳升降之初步认识》而深入阐述此理，其中核心观点为升降出入为人体阴阳二气的变化形式；升清是摄入的重要形式，降浊是疏降的主要手段；五脏六腑均有升降职能，但侧重不同，且各自之间互相影响升降相关，不升则无以降，不降则无以升；出入相连，不入则无以出，不出则入而不能；升降出入失常则乱症蜂起，治之之法，重在顺应脏腑自身气机顺势而动。

四、临床三大治则的关系及注意事项

继承人王维英：跟师以来，我对中医甚至传统文化的理解明显有了转变，临床工作思路及疗效有了拓展和提高。但对于您的三大学术思想之间的关系以及临证中的应用，还是很难做到得心应手。可否就此问题对学生指导一番？

姚树锦先生：姚氏家族医学中，太和的观念最为重要。所有的诊断都是为了明晰何处失和，怎样失和。而其医疗大法，也不过是在失和中努力使之复和而已。这种思路，用现代语言来翻译就是遇到临床问题要按次序去追问是什么？为什么？怎么办？至于我的三大治疗法则，"扶正固本"是治疗的终极目标，但具体应用则以补脏通腑、以通为补、补寓于通为基本手段，且必须以调节脏腑气机升降出入为入手点。

治病之时，应先分外感内伤。以"治外感如将，须有胆有识；治内伤如相，须有方有守"为原则。所指治疗外感之病，乃由于外感疾病发病急、变化迅速、传变迅捷，有如将军临阵，所应敌情之变化，而自古兵贵神速，唯快不败，正应当机立断，痛下杀手，截其进路，或逐而去之，或击而破之，不使内犯，故以良将用兵之法譬之。而内伤之病，或由外感入里，或由七情所伤，或由饮食劳倦而成，然既已入里，则纠缠脏腑经络之间，虚实夹杂，顽邪胶结，恰如国内法久生弊，社会疲敝而正邪交错，虽欲严刑峻法，驱而逐之，则正邪俱伤，如欲教而化之，则奸佞之徒，趁势作乱，如不能默为运筹，急于一举而毕其役，良可难也！唯有良相处之，条分缕析，抽丝剥茧，缓消渐攻，兼以鼓舞正气，方可渐而有功，如孟浪为之，鲜不偾事。所以有此外感、内伤所宜良将、良相之别。

人体成年所患之病，多以虚损为本，而邪实为标。尤其久病重病杂病者更是如此，而新发外感者或虫刃所伤之辈例外。故多数之疾病，当以扶正固本为治疗基本大法，方能从根本上祛除发病之根源。扶正固本之时，却非一味补益，而当根据疾病肯綮所在，疏理气机则自身修复之能必愈。而人体气化过程顺利，即气机条畅则百病自愈。气机运行主要形式为"升降"，"升"就是精微物质的吸收过程，"升清"则水谷精微入脏；"降"就是代谢产物的排泄过程，"降浊"则糟粕自腑而出。例如"肝主疏泄"，其"疏"主要体现为疏利气机，表现为升；而"泄"则表现为排泄糟粕而表现为"降"。所传姚氏家传歌诀曰"百病生于气，医者必识气，治病才有据，初病伤气血，理应先调气""久病若不愈，升降必失序，气血生凝聚，开郁调气机"，并据此常选明清名家名方升降散、温胆汤、升清降浊汤之类而达到疏理气机之目的。

《素问·至真要大论》"病机十九条"最后一段所述"谨守病机，各司其属，有者求之，无者求之，盛者责之，虚者责之，必先五胜，疏其血气，令其调达，而致和平"甚为重要！可以看出，中医诊疾、问病、立法、处方、用药，每一环节必须有理有据，病位病性明晰，方能见效，否则立法处方必然失误。尤其脏腑辨证明确，虚实寒热清晰，方能制定正确的医疗大法而指导处方用药。最后一段其实是本篇的核心所在，详尽解释了寻找病机的思路、方法与流程。开局即以"谨守病机，各司其属"八字提出必须根据"病机"的特点，首先明确疾病的病位，如十九条所示例的五脏、六气、上下等定位。其次"有者求之，无者求之"八字，言尽"治病求本"的精义所在。《内经讲义》5版解释"求"为探求、辨别之意，"责"为追究分析。课本解释此句意为"有外邪者，应辨别是什么性质的邪气，没有外邪的，应该寻找其他方面的病因"。此解倒也言之成理，但究之临床应用，似乎过于局限。如理解为对疾病过程中各种现象背后原因的推究更为合理并有更大的指导价值。个人意见应理解为"出现一个外在征象（有者），必须详细追究其背后形成的根本原因何在；当疾病正常发展过程中应该出现的征象而未出现（无者）的也要寻求其根本的原因；两种情况背后的因素其实就是"病机"，而详细推究病机就是明白了疾病的"是什么和为什么"，从而得出"怎么办"的治疗原则和方法。这便是

"审证求因"的方法论，也只有这样的解释似乎更能体现出"治病求本"的治疗原则。而"盛者责之，虚者责之"八字则是对虚实二纲病机的根本分析手段，其邪气盛者必然有其邪盛背后的关键，其虚损也必然有其背后的理由，只有详加追究分析，找出关键点也就是"病机"的所在，方能制定合理的治疗方案，其意义与"有者求之，无者求之"相同。而"必先五胜"则是五脏生克制化规律在疾病病机分析与治疗方案制定中重要性的高度概括，"必"字之用，极言其必要性。后续之"疏其血气，令其调达"则是后世各种治疗方法的鼻祖之言，说明各种治疗方法的根本目的只是令人体气血调达，五脏六腑气机和畅则百病自去。通补之法，根源在此！

具体治疗大法，常以扶正固本为治疗原则，而以"通补"为具体手段。以扶正固本为治疗出发点和旨归，而具体运作手段则以通行周身气血经脉而达到调整补益身体的目的。近40年来，社会安定，经济发展，民众饮食习惯改变，体力活动日渐减少，脾胃功能减退，食滞中阻、郁热内伏、痰浊壅塞证，比比皆是。故此胆胃不降之证日多，而六腑之病，以通为用，以通为补。浊气通降则升清功能自复，可达以泻促降，以降达升，清升浊降，六腑自和的目的。因此而治"胆胃通降片"而达通补之效。

五、经方、时方、家传方、经验方的关系

继承人王维英：从您学术理论中的扶正固本学说可以推知，您常善于运用扶正方药治疗虚损疾病；然而在"通补学说"的指导下，却以通为补进行调节。您治疗虚损病证，扶正之中侧重健脾益肾，但我看除用经方、时方、家传方之外，还有自拟经验方多种多样。可否剖析您这样选方的用意？

姚树锦先生：临床选方，应该说有个人习惯或风格因素，不必强求一致。但不拘泥于经方、时方或者家传，师古而不泥古，运用灵活多变，能与病机丝丝入扣即可。所以常以经方、时方、家传验方合而施之。尤其工作多年之后，以经方及前贤名方为基础，以自

己的临床经验筛选之后，拟定常用习惯方。这样一来可以拓展家族方药体系，同时也方便了临床工作及你们学习。从制方思路来看，应多从《黄帝内经》《难经》所述理论基础出发，上循古人理论，结合家传及自身长期临床实践而成。按中医理论看方与药之间关系，应该是方以药成，而药物的堆砌却绝非方剂本意。只有在中医基础理论指导之下，对药物的性味归经以及疾病的病因病机确切把握之下，制定合宜的治法方略之后，根据药物短长配伍而成的处方才能称作"方"；而具备此条件，无论单味还是复方都属于中医"方"的范畴。而临床应用之中，则随病情之需要相互配合，随证加减以切合病情，而不必守成方而枯死方下。

六、阴阳寒热虚实辨

继承人王维英：姚树锦先生常引用《素问·调经论》中"阳虚则外寒，阴虚则内热；阳盛则外热，阴盛则内寒"以及《素问·阴阳应象大论》中"阴胜则阳病，阳胜则阴病"几句为八纲辨证中阴阳、寒热、虚实的重要依据，但这几句经典如何理解、如何合理运用却不是所有临床医师都能掌握的。古今医家歧义颇多，您的观点是如何的呢？

姚树锦先生："阳虚则外寒"一句，普通理解为"阳气不足，失于温煦，则表现为恶寒"，即浓缩为"阳虚则寒"之意。阳虚则感觉寒冷，如面色苍白，肢体末梢冰冷，得衣近火则温者，考虑为"阳虚则寒"自然不错。然考究此句上下，"阳受气于上焦，以温皮肤分肉之间，令寒气在外，则上焦不通，上焦不通，则寒气独留于外，故寒慄"，则是指外感寒邪之时，体内阳气不能输布于外而导致"恶寒"的，并不是"阳虚则寒"的意思。两者之别主要在"畏寒"和"恶寒"的区别。"阳虚则外（此处所说是外邪所致）寒（表现为恶寒）"，所以治疗要辛温宣散方能使阳气恢复其温分肉肥腠理的功能，常用麻黄、桂枝类方为主；而"阳虚则寒"的阳气虚衰，温煦气化不足，虚寒内生或虚寒型病理产物积聚的病理状态，表现为畏寒，应该是温阳散寒为法，四逆类方为首选。

而"阳盛则外热"一句，通常理解为身体阳气亢盛者，容易表现为面红、目赤、大热、大汗等热象，对其机理为热邪熏蒸于里而表现于外。但同样深究此句上下，则岐伯曰："上焦不通利，则皮肤致密，腠理闭塞，玄府不通，卫气不得泄越，故外热。"就此看来，则此处应指外感病的"发热"症状，而非通常所述，尤其下段"阳盛生外热奈何"更做了详细讲解，应理解为"寒则气收，汗孔不开，腠理收缩，卫气郁于肌肉，皮毛不温而肌肉部分过热"，应选用辛温或辛凉清解药物发越使之达表而解热。迥然不同于"阳盛则热"的阳邪亢盛，温煦过度的实热证，寒凉清热就可解除。

至于"阴虚则内热"机理则如下面所述。"帝曰：阴虚生内（由于内因所导致的发热，病变表现于内部）热奈何？岐伯曰：有所劳倦，形气衰少，谷气不盛，上焦不行，下脘不通，胃气热，热气熏胸中，故内热。"可解释为饮食劳倦……脾胃气虚……运化失调，郁而发热（气虚运行无力，郁而发热）……益气行气解郁治之（补中益气汤中的升、柴、陈皮之类）。实际就是后世的所谓气虚发热。大家所理解为"阴虚则热"其实是虚热证即阴虚则阳盛，阳盛则温煦过度的虚性亢奋发热，两者迥然有别。此句应以甘温除热，而后者则应滋阴清热方解。

"阴盛则内寒"中的"内"应该是内因及病位在内之意，此句是"胸痹"类疾病的机理描述。如"厥气上逆，寒气积于胸中而不泻，不泻则温气去寒独留，则血凝泣，凝则脉不通，其脉盛大（紧）以涩，故中寒"所述。全句解释为寒气上逆，消耗胸阳，阳失温煦，气血瘀滞，所以胸痹则可以用温阳宣痹的栝楼薤白白酒及半夏汤类治疗。而"阴盛则寒"实际指寒湿邪气侵袭导致的实寒证，二者治疗方案仍然有别。

《易经》为中国传统文化肇始，其阴阳寒热之变，皆基于其阳主外，阴主内，故阴阳过盛则表现为外热内寒，不足则表现为外寒内热的规律；然内外似有迥异，其实则是一体。宋朝易学大家邵康节曰："动之始则阳生，动之极则阴生；静之始则柔生，静之极则刚生，此周易老变而少不变之义也"，演绎至中医范畴，即如人之伤于寒则病为本寒而变热也；内热已极而反寒栗，本热而变寒之象也。

因此，临床凡是发热，一是温煦过度，如饮食偏嗜或过用辛温药物等；二是各种因素导致气滞必然发热。仅此二种。而凡是寒证，一是阳气绝对或相对不足，失于温煦，如先天阳虚或后天过耗；二是各种因素导致阳气布散失常而致，如感受寒邪后的阳气闭郁等。只有明确其真正病机，才能"谨守病机，各司其属，有者求之，无者求之，虚者责之，实者责之，必先五胜，舒其血气，令其调达，而致和平"。

第三节　姚树锦先生与邵燕燕师徒对话

一、"治外感如将，治内伤如相"感悟

继承人邵燕燕：我近日读书看到前哲有言"治外感如将，治内伤如相"，详思其理，略有心得。您怎么看待这句中医传统名言？

姚树锦先生：我的理解，此句言治疗内伤外感之别。指治疗外感之病，由于疾病发病急、变化迅速、传变迅捷，有如将军临阵，所应敌情之变化，而自古兵贵神速，唯快不败，正应当机立断，痛下杀手，截其进路，或逐而去之，或击而破之，不使内犯，故以良将用兵之法譬之。而内伤之病，或由外感入里，或由七情所伤，或由饮食劳倦而成，然既已入里，则纠缠脏腑经络之间，虚实夹杂，顽邪胶结，恰如国内法久生弊，社会疲敝而正邪交错，虽欲严刑峻法，驱而逐之，则正邪俱伤，如欲教而化之，则奸佞之徒，趁势作乱，如不能默为运筹，急于一举而毕其役，良可难也！唯有良相处之，条分缕析，抽丝剥茧，缓消渐攻，兼以鼓舞正气，方可渐而有

功，如孟浪为之，鲜不偾事。所以有此外感、内伤所宜良将、良相之别。

此两句经验之谈，确已紧抓内伤、外感之病的发病特点、病机要害以及治疗大法与思路，实为前哲经验的精辟论断，足堪效法。

然细细究之，单纯内伤之证有之，单纯外感之病亦有之，但外感之病则多有内伤之基础，而内伤之人则多有其所易外感之趋向。张学文大师的大弟子姜良铎曾以《外感病的内伤基础》为题做一讲座，听后颇有启迪。《素问·至真要大论》曰"夫百病之生也，生于风寒暑湿燥火，以之化之变也"，其"之化之变"，已寓人以外感之邪伤人之时，个人体质条件（即内伤基础）不同则应变之策有异，故病机不同而表现及趋势不同的特点。推而演之，则不同之人，以相同之"风寒暑湿燥火"而感触之易患程度迥异，正所谓"风雨寒热，不得虚，邪不能独伤人。猝然逢疾风暴雨而不病者，盖无虚，邪不能独伤人。此必因虚邪之风，与其身形，两虚相得，参以虚实，大病乃成"正此之谓也。因此二者尚不可截然分开。而"风寒多袭下虚人"更是对正虚者易于外感直中的通俗概括。故临床治疗，当详究指征，观察变化，以病机十九条所示"谨守病机，各司其属，有者求之，无者求之，虚者责之，实者责之，必先五胜"，务求"舒其血气，令其调达，而致和平"。

二、病机十九条

继承人邵燕燕：姚树锦先生您辛苦了！曾在中医学院及本院听过两次关于病机十九条的课程，学生觉得内容很好，但总觉理解的不好，很难转化为自己的临床能力，可否请您帮助指导弟子学习？

姚树锦先生：病机十九条的确十分重要，是《黄帝内经》中的重要篇章，之所以此篇命名为《至真要大论》，就是极言其重要性，应该深入学习理解。

（选录原文如下："夫百病之生也，皆生于风寒暑湿燥火，以之化之变也。《经》言盛者泻之，虚则补之，余锡以方士，而方士用之，尚未能十全，余欲令要道必行，桴鼓相应，犹拔刺雪汗，工巧神圣，可得闻乎？岐伯曰：审察病机，无失气宜，此之谓也。"

帝曰：愿闻病机何如？岐伯曰：诸风掉眩，皆属于肝；诸寒收引，皆属于肾；诸气膹郁，皆属于肺；诸湿肿满，皆属于脾；诸热瞀瘈，皆属于火；诸痛痒疮，皆属于心；诸厥固泄，皆属于下；诸痿喘呕，皆属于上，诸禁鼓栗。如丧神守，皆属于火；诸痉项强，皆属于湿；诸逆冲上，皆属于火；诸胀腹大，皆属于热；诸躁狂越，皆属于火；诸暴强直，皆属于风；诸病有声，鼓之如鼓，皆属于热；诸病胕肿，疼酸惊骇，皆属于火；诸转反戾，水液浑浊，皆属于热；诸病水液，澄澈清冷，皆属于寒，诸呕吐酸，暴注下迫，皆属于热。

故《大要》曰：谨守病机，各司其属，有者求之，无者求之，盛者责之，虚者责之，必先五胜，疏其血气，令其调达，而致和平，此之谓也。)

所选文字，应分三段，自"夫百病之生也，皆生于风寒暑湿燥火，以之化之变也"到"审察病机，无失气宜，此之谓也"为首段；自"愿闻病机何如"到"诸呕吐酸，暴注下迫，皆属于热"为第二段；自"故《大要》曰"至"疏其血气，令其调达，而致和平，此之谓也"为末段。三段各自重点不同，但逻辑关系紧密，以强调病机的重要性为开始，以十九种病机之例为体，以详细剖析寻找病机之法为用。其重点结论应在末段，然研究之难点及着手处则应在首段及中段。

中医经典的学习，不能离开训诂学。"机"为形声字。从木，几（jī）声。本义为弓弩上的发射机关。《说文解字》中释义为"主发谓之机"。引申为事物的关键或枢纽，如《资治通鉴》"成败之机，在于今日"，又如机门（关键，机密所在）、枢机（事物的关键）、机缄（原指造成事物变化的造化力量，后用以指运气）、机密房（机要部门办事处所）、机柄（权柄，掌握事物关键的重要手段）；还引申为"事物变化之所由"（如《列子·天问》"皆出于机")"机者，群有之始"（如《庄子·至乐》中"万物皆出于机，皆入于机"）。当前考证，《黄帝内经》成书年代应在汉代，所以其文字学解释应以《说文解字》为近。因此"病机"应该是疾病发生的机关枢要所在，而非现代课本所说的发病的机理。如此方可理解"病机"的重要性。

"夫百病之生也，生于风寒暑湿燥火，以之化之变也"为本段甚至全文的开题之笔。"百"言其多也，而非病仅百种。此处提出以"六气"及其"化""变"为致病之因。此句研究内涵颇多，临床之际，先须详细明了六气各自之特性，以及各自"变""化"的规律，再续了解六气及各自"之化""之变"对人体的影响规律，还需了解不同类型的机体对六气的反应的"常"与"变"，只有经过这样的步骤才能最后落实到治法方药而完成整个的辨证论治体系过程。"工巧神圣"四字，其实应该是代指望闻问切的四诊方法而已，不要过于纠缠。另外首段"审察病机，无失气宜"八字，是中医运气学说中"六气"的内容，也是中医整体学说的构成要素，即人体主要以"气化"的方式进行运行，来沟通人体内外、上下、表里，通过五脏六腑经脉以及四肢百骸，其规律应顺应自然规律之变化，即"无失气宜"，其具体体现为"标本中见"学说（另篇论述）。

次段之病机十九条。十九条之数并非固定，仅仅是列举了中医诊断病机的方法和步骤中的十九种例子而已，并非中医病机仅有十九条。当然近来《思考中医》中提出"十九"不是无谓的数字，应蕴含河图、洛书之数理在内，也不可完全否认，尚可自成一说。十九条病机，列举了五脏定位、六气定性、上下定势等方法，同时通过相同（类）之症状而病机不同的现象，开拓了同病异治的先河，也通过不同症状归于同脏同性的异病同治情况显示出了"病机"在诊治疾病中的重要性。十九条病机同时展示出了审证求因、定性、定位、明了疾病气机趋势等方法以捕捉病机的方法。例如"诸风掉眩，皆属于肝"一句的理解，首先应明了"风"应分内外，二者治疗自然有别，而其"掉"为外显之动，"眩"为自觉之旋转，然而临床风动之象尚有"痉""强""反张"等多种，此处仅仅提出掉眩，其道理何在？其背后在于风为阳邪，其性主动，同时内在归于肝的原因在于"肝主筋"，而所有动作皆与"筋"有关也。外风尚有非时、非位、非向之风，如何分析理解均需注意。因此病机十九条，每句均需如此理解，方能临床有用。

最后一段其实是本篇的核心所在，详尽解释了寻找病机的思路、方法与流程。开局即以"谨守病机，各司其属"八字提出必须根据"病机"的特点，首先明确疾病的病位，如十九条所示例的五脏、六气、上下等定位。其次"有者求之，无者求之"八字，言尽"治病求本"的精义所在。《内经讲义》5版解释"求"为探求、辨别之意，"责"为追究分析。课本解释此句意为"有外邪者，应辨别是什么性质的邪气，没有外邪的，应该寻找其他方面的病因"。此解倒也言之成理，但究之临床应用，似乎过于局限。如理解为对疾病过程中各种现象背后原因的推究更为合理并有更大的指导价值。个人意见应理解为出现一个外在征象（有者），必须详细追究其背后形成的根本原因何在；当疾病正常发展过程中应该出现的征象而未出现（无者）的也要寻求其根本的原因；两种情况背后的因素其实就是"病机"，而详细推究病机就是明白了疾病的"是什么和为什么"，从而得出"怎么办"的治疗原则和方法。这便是"审证求因"的方法论，也只有这样的解释似乎更能体现出"治病求本"的治疗原则。而"盛者责之，虚者责之"八字则是对虚实二纲病机的根本分析手段，其邪气盛者必然有其邪盛背后的关键，其虚损也必然有其背后的理由，只有详加追究分析，找出关键点也就是"病机"的所在，方能制定合理的治疗方案，其意义与"有者求之，无者求之"相同。而"必先五胜"则是五脏生克制化规律在疾病病机分析与治疗方案制定中重要性的高度概括，"必"字之用，极言其必要性。后续之"疏其血气，令其调达"则是后世各种治疗方法的鼻祖之言，说明各种治疗方法的根本目的只是令人体气血调达，五脏六腑气机和畅则百病自去。

此三段文字是后世医家辨证论治体系建立的起源，正确理解并应用是提高临床能力的关键。

三、从精气神关系说个体生命的起源

继承人邵燕燕：从跟随您学医至今数载，深深体会到中医理论是中国古代哲学影响下产生的实用学科，为中华民族的繁衍昌盛做出了极大的贡献。中医临床的实践也为中国古代哲学的完善发展补充了实际的内容。二者是体用合一的关系。哲学问题中的世界起源问题，在中医理论中也就是新生命的起源问题。对于如何辨析这样一个命题，您可否进行剖析示范给弟子们？

姚树锦先生：对这个问题，我认为精气神关系既不能回避，也是解释这一问题的关键。

就中国古代哲学层次看待世界的发生经历了太易、太初、太始、太素等四个阶段之后，才进入了我们可以研究的物质世界，也就是所谓的"器"世界，或者说"形而下"的世界。关于"形而下"世界的规律研究，在我们的哲学体系而言，最主要的观点就是以"气"概念为基础的"气一元论"，在"一气"的基础上演化为"阴阳"二气，二气之交互作用，衍生出万事万物的各种变化。从气分阴阳以及以五行为模型的"器世界"演化而言，这是一个基本完备，与人类对自然现象和规律的实践基本吻合的理论体系，这一点在自然科学高度发展的今天逐步得到印证和认可；对于生活在自然环境中的生命体来说，也切合人身体大多数生理病理现象和规律。《黄帝内经》作为中医经典，它的主要内容首先阐释了人类生存环境的本身的大体运行规律，其次对人体在自己生存的环境下所反映出的生理、病理以及心理规律进行了详尽的分析，同时也提出了系统的干预的原则和技术。《黄帝内经》的基本理论经过两千年左右的实践，为我们的民族健康做出了巨大的贡献，后世灿若星辰的众多医家几乎都是在《黄帝内经》理论基础上的应用或者发挥而已。

但是，就像中国古代哲学不能回避世界的起源一样，那么中医理论体系也必须对一个新生命的产生有一个合理的分析才能完整。而这个问题的答案我们只能到中医理论经典的起源地《黄帝内经》中寻找。

但《黄帝内经》中，关于生命如何从无到有，从先天到后天的文字寥寥可数。在教学或著作过程中都有一个现象，对于教师或作者本人熟悉的或掌握的内容，一般都会用较大的篇幅来进行充分的论述，而对于自己不能充分说明的问题则略而言之。在大量的论述人体生理、病理、心理，以及疾病的诊治规律，调护和天地人关系的内容背后，透漏出一个信息，那就是在内经时代，这样一个问题也是难以回答的。但从屈指可数的几处文字来看，就这个命题来看，精气神关系都是不可忽略的所在，下面我来一一进行引用和分析论述。

首先从《灵枢·本神》所提出"天之在我者德也，地之在我者气也，德流气薄而生者也。故生之来谓之精，两精相搏谓之神"开始。据此说，人禀天地之德，气而生，我们当前没有丝毫的疑问：如果没有天地所提供的物质基础，我们的生存是不可想象的！但问题是天地之气如何生人？这是人类的起源问题，我们暂搁置不论，本文只是关心新个体的产生过程问题，那么后面的句子便是我们的重点所在。"故生之来谓之精，两精相搏谓之神。"这一句明确提出，新生命的来源在于"精"，然后在"两精相搏"的基础上产生了后天的一切外在的生理和病理的表现，称之为"神"。这一句话的实质就是说，我们的新生命的来源在于"精"，而"精"必须有"二"才能"相搏"，有"精"的"相搏"从而形成我们后天的一切"神"的变化。如此看来，此处的"精"在医学领域，必然只能局限在"生殖之精"的狭义范畴，我们后面的探讨也必须在这样一个范畴进行。既然"精"需有"两"，必然是指父母的生殖之精了。此处已经明确了新个体的产生是"两生一"的模式，而不是孤立截断性地从"一"自行生"二"从而产生后天个体的问题。

似乎我的问题在这里已经得到了答案。

可是我们又会有新的问题需要回答。那就是"两精"如何能相搏，而又如何在"相搏"之中就产生了"神"呢？这里我们就不能不对"精"的概念和性质进行一番回顾和思考才能得出答案。

《灵枢·经脉》说"人始生，先成精，精成而脑髓生……"《灵枢·决气》则说"两神相搏，合而成形，常先身生，是谓精"；《灵枢·本神》更提出"生之来谓之精，两精相搏谓之神"。"精"是我们中医里一个很重要但很特殊的概念，前面三段话分别从不同的侧面描述了"精"的特征，但它的概念以及属性长期不能得到明晰。用中医的方法，我们首先必须讨论的是"精"属阴还是属阳的问题。从"精"的形式看，它属有形有质（"两神相搏，合而成形"），必然属阴；但从它能从一个独立的"一"自行演化为极其完整而复杂的个体的过程看，它表现出来的却完全是阳的功用。这样看来，单纯用"阴"还是"阳"都无法给"精"戴上帽子。回过头来，我们似乎犯了"简单机械主义"的错误：谁规定一个对象只能属阴还是属阳呢？让我武断地概括来说："精"应该是"体阴而用阳"的一种特殊物质。只有用"体阴而用阳"才能解释它所表现出来的生殖之能以及对人体后天的鼓舞生机表现为"神"的作用等特点。但精为何能具备这样的一种"体阴而用阳"的特质呢？"精"的生之来就具备这样的能力必然有它的特殊原因才行。这也就是我们研究"精"其次的问题。在此我们就必须回到开篇提到的"精气神关系"的问题。

《素问·六节藏象论》曰"气合而有形，因变以正名"；《灵枢·决气》则有"人有精、气、血、津、液、脉……为一气"的论述。也就是说在中医体系里，"气"是化生构成一切物质形态的基础，一切的物质必然来源于"气"的不同化生状态。换而言之，我们人体的一切有形无形的物质状态和精神表现，都是"气"的不同形式的外在表现而已。那么"精"也不能例外了，即"精"是"气"的一种特殊形式。那么"精"是由什么样的"气"化生出来从而有这样特殊的生殖生长发育之能的呢？从"气"的概念来说，有"元气""自然清气""水谷精微之气"及后二者所化合之"宗气"是最基本的分类来源，其余"营气""卫气""五脏之气"等等都是在此几种气的来源下化生的结果，此"精"生成之时，自父母而来（"常先身生，是谓精"），且新生命尚在母体之内，未曾禀受任何水谷和呼吸之清气，自然只能由父母之"元气"而来。也就是说"精"由父母"元气"所生。

在此，我来回顾论述：父母元气凝聚形成各自之生殖之精，经过父母交媾，各自生殖之精相互搏结，由"二"而生"一"，即新个体的起源，新个体由"一"而生"二"以至于完整的新个体的过程，便是由"精"再次以"元气"的形式表现出我们外在的"神"的展现。这样，我们就在中医传统理论体系内，通过精、气、神三者的相互转化化生的关系完整而统一地解释了新个体的诞生过程。

也许，这样一种关系同时对人类生命起源，甚至是所有生命起源的问题有一定的启示意义。

四、从因人用药谈起

继承人邵燕燕： 您临证，经常同样一种疾病，选方用药不同，甚至给患者讲解病情时的说法也各自不同。虽然学生们知道您这是因人而异，但有何原则可以遵循呢？

姚树锦先生： 家父当年常常说室女之病，气郁为多，所以应该以花散解之；达官贵人气味俱厚，通降不足；故治病则依据对象不同而变化。这也就是示范不同类型或者个体，所得之病有其共性，但也有不同的个性。

所谓因人用药，本从各类人体质、环境因素等不同而灵活变通，而不拘泥于患者所述。当知患者所云，多为主观感受，或掺杂个人情感，或有隐情不便，唯医者须拨云见日方能知其切实之因。如室女情怀不畅，所思不遂，气机郁滞为多，而表现各异，参以舌脉神情，确属气郁者，则以合欢花、厚朴花之类轻清之品疏郁即可，不可过用通利以防伤气；富贵之人常滋味浓肥久进，但肢体少动，气机升降不足而出入不畅，通降自然不足，其治病之时，如再进滋腻之品，则壅阻更甚，唯稍加通利之后，待经脉通利、气机条畅，稍给予醒（健）脾化湿之剂而复其气血津液精神之本，另常行导引以使无壅阻之弊而无过劳之害，则长寿自然有望；古人云"贩夫走卒之辈，辛劳有余，怀抱可知"，他们常枵腹力作，精血日耗而失于所养，其所患之疾，多为内脏虚损日久而成，故所选方药只可稍攻而必以培本收功。此即因人用药也。

当然不可以此一概而论，必以望闻问切四诊所见为据，循其据而定。老医问病，必如清官断案，绝不以一证而定罪。必有的确之主证为问病之根本，参以兼见之证，循"有者求之，无者求之，虚者责之，实者责之"之大法，顺藤摸瓜，一线而贯穿，从而将患者病机主证、兼证、夹杂证、本证、标证一一理清，为处方用药立坚定之根基而取效。但以境遇怀抱推测发病之由为入手则是断病之捷径也！

五、金匮经方临床应用的思路与方法

继承人邵燕燕：仲圣的《伤寒杂病论》开中医辨证论治、理法方药体系先河，是我们后世学子的楷模。他的经方思路方法您可否进行分析指导一下？

姚树锦先生：临床常规用药有 3 种：辨证、辨病、对症专方用药。其中辨证论治是根本，但仲景常根据病机变化的特殊性随机用药。其用药特点类似于《孙子兵法》"凡战者，以正合，以奇胜"的观点。

例如：肝病治脾的思路，以治未病为手段来治肝病，堵截疾病进展道路，全身一体化。类推可以见脾之病先治肾之类以防止疾病蔓延。

又如：脏病治腑的思路，脏病的病理产物多通过排入腑中而祛邪，如痰、水、血、食均是如此；如肺病之用大黄厚朴汤，脾病的泄心汤。

例如：虚劳可攻。"虚虚实实，补不足，损有余"中后六字为常规治法，前四字理解可有"不要虚虚证，实实证"，但也可理解为"虚证使更虚，实证使其更实"，即虚证用攻伐，实证也可补益；还可以理解为实证夹虚或虚证夹实也可以采取补益的办法。如虚劳的病理实质是气血阴阳俱虚，常规以补为主，但大黄䗪虫丸则以攻瘀血为主，以补益为辅，目的在于破瘀生新。如十枣汤治支饮，久病 1 年余也有用之。如下利年余或复发仍然可以用大承气汤。

例如：实证可补。例如人参汤、大建中汤（满痛呕痛不可触的实证表现）在原文中的应用。临床实证行消开导无效者应考虑以补益以逐实邪。此为变法而非常路。

例如：热毒用温。阴阳毒无阴阳之别，都是热毒，仅有热重还是瘀血重区别，升麻鳖甲汤中竟然阳毒选蜀椒、雄黄类温热药物，尤在泾说"以阳（药）从阳（浅部阳邪），欲其速散"。毒为火热盛极而用热药。有报道提出此法应用中去蜀椒、雄黄反倒出现恶心。又例如，肠痈热毒未尽用薏苡附子败酱散，防止单纯清热解毒出现寒热格拒，另热毒发展极点也是寒热转换的关键点，所以既能促使热毒排除也可顾护阳气。

例如：妊娠无忌。养胎的当归散等，也有妊娠忌饮食。但治疗中仍然有是证用是药而无所禁忌。合并癥瘕则桂枝茯苓丸，其余半夏、川芎、丹皮、桃仁、附子等照用。《黄帝内经》"有故无陨亦无陨"，也是辨证用药的精神。

例如产后重攻。产后方中当归生姜羊肉汤温补是因虚所故，但瘀血、燥粪等也有夹杂，所以是虚实夹杂。仲景攻用下瘀血汤、大承气汤、大黄甘遂汤、温经汤、阳旦汤、白头翁汤活血通腑利水。产后八方竟六方以攻击为主，"无粮之师，重在速战"，如忌攻用补则助长邪气，产后重攻反有利于机体迅速康复。

例如反药合伍。《蜀本草》有十八反而非《神农本草经》，金元张子和编出十八反。仲景半夏甘遂汤、赤丸方、附子粳米汤中均有后世所谓反药。用药性相反相成之理。《张氏医通》认为是甘草减缓甘遂猛烈之性，使体内停留时间延长而祛除饮邪的作用延长以扬长避短。所以十八反不是禁区，毒性反应不一定必然存在。后世有不少反药配伍方，《千金方》《济生方》等数首均是如此。

辨证施治前提下的特殊用药方法，关键是抓住了病机的转化而及时用药。证候是有一定稳定性，有阶段性；而病机则随时转变而应"随证治之"。诚如《孙子兵法》"能因敌变化谓之神"，颜德馨称之为"正路走不通转个弯""偏师借重"。

六、精神魂魄意志思虑智的思辨

继承人邵燕燕：《灵枢·本神》"天之在我者德也，地之在我者气也，德流气薄而生者也。故生之来谓之精，两精相搏谓之神；随神往来者谓之魂，并精而出入者谓之魄；所以任物者谓之心，心有所忆谓之意，意之所存谓之志，因志而存变谓之思，因思而远慕谓之虑，因虑而处物谓之智。故智者之养生也，必顺四时而适寒暑，和喜怒而安居处，节阴阳而调刚柔。如是则避邪不至，长生久视。"的内容十分深奥，敬请姚树锦先生对此做一开示。

姚树锦先生：人类对认知过程的思辨是哲学的大问题，也是世界观的重大分野之处。中医经典论著《黄帝内经》中的重要篇章《灵枢·本神》篇以简练的语言对此问题进行中医经典的表述。

上一段所述，应分两层，自"天之……谓之智"以人之所生过程描述自我的来源以至自我意识及与外在环境相适应的能力的产生过程；"故智者……长生久视"则是智者所应采取的正确的与自然社会关系相处之道。我们研究的重点在于知其所以然，也就是重点在前一部分的分析。

据课本所述，"天之……地之"为互文语法（暂且认为是正解），也就是说人所生的根本在于自然界的物质及特性所结合而产生。"德流气薄"是自然界气机运化而生万物的途径。但重点在后一句："生之来谓之精……"此句突兀而出"精"的概念，且解释为"生之来谓之精"，即生命之来源称为"精"。此精从何而来？暂且只能认定为天地父母为代表的生殖之精所赐；"两精相搏谓之神"似乎能回应上一句所述："两精"之来，似应为"父母"之精相结合之后而产生了"神"；在此又有了另一个"神"的概念的产生。"神"是中医的一个大概念，仅课本所述就有三个层次的划分，但此处的"神"似乎主要指人所能表现出的生命力的外在表现（正确与否可以存疑）。"随神而往来者谓之魂"，前面所述"神"为"心藏神"，此处的"魂"为肝所藏（有学说认为神是清净光明清晰的意识，魂则是先天的模糊的不清晰的但是本能的意识，所谓"神魂颠倒"就是此语的引申）；"并精而出入者谓之魄"，之魄为肺所藏，此二句尚难以理解；所谓"魂魄"的定义如何，二者关系怎样？据课本所述"魂是神支配下的意识活动，如蒙昧恍惚，变幻游行之境皆是"的解释，更加使人云山雾罩，难以明了。但依据民间俗语"魄力"所述意思看来，魄应该是以精为基础产生的生理本能，如感知和动作等。

以上数句文字，其语义确定者少，存疑者多，多有商榷之处；至于下边数句，似乎略有门径可循。

"所以任物者谓之心"，"心"是五脏之主，神明所系，古人喻为君主之官，担当认识并处理事物之本体应属的确之理。然而"心"何以能独有"任物"之能呢？这却是个难以回答的大问题。据刘力宏《思考中医》中的观点来看，这便是形而上与形而下的分野所在了：其余四脏，与心虽同为人体的中心所在，但其余各脏称谓都有"月"字旁，而心则独如火苗之状而非"月肉"所构成之体，独有其用，寓意深邃，"从来天意高难问"。此时回顾"并精而出入者谓之魄"来看，似乎感知和动作之能应该等同于现在心理学所述的感知功能，而魄的功能确与精的物质基础有关。"心有所忆谓之意"，心中所保留的记忆称为意，"意"字从"立曰心"或"心音"推测应有一定指向但尚不明确的思维；心何以能有此"所忆"之能和如何生成"意""志"的功能，仍是疑问。"意之所存谓之志"，意向意念积累之后所形成的认识称之为"志"，后世所谓的"志向远大"，即意志力积累所形成的远大的愿望力；"因志而存变谓之思，因思而远慕谓之虑"，由于有力，愿望力，故必须因此而进行"思虑"，试图改变现状谓之思，进行长远的规划便是虑了；"因虑而处物谓之智"，即经过长远规划而进行正确的决断与外界相处称为"智"，后世所谓"明智之举"是夸人的：自知者明，知人者智，能正确分析处理自身内在矛盾与外在环境关系而做出的决定才能称为明智之举。如此分析过来，这一段便是中国古代哲学对人的认识论与思维学说的分析表述，后世各家学说皆出于此，不过各有侧重，或注重物质基础与功能之间的体用分析，或注重物质之间的关系，或注重形而上的功用划分，竟贯穿2000余年而至今未能超越。

第四节　姚树锦先生与黄伟师徒对话

一、跳出条文读伤寒

继承人黄伟：《伤寒论》在中医学科中的地位只能用经典二字来形容。历代先贤的注释浩如烟海，各有精辟见解。怎样入手学习才能学到《伤寒论》的精髓并学以致用呢？

姚树锦先生：《伤寒论》是仲景诊治疾病的专书，不论诊断的技巧，治疗思路的选择和组方用药配伍的精妙都令人叹为观止。但从诊治疾病的过程中，只有看到作者贯穿始终的学术思想是什么，作者对人体的生理规律、病理演变有提纲挈领的认识，才能更进一步深入地认识到仲景学术的精微之处。从而才能真正掌握仲景医术，在自己的临床中做到知常达变、举一反三之效。此次师承学习，应再次系统回顾仲圣名著，只有先站在高处对《伤寒论》有一个系统而概括的认识才能进一步深入理解。

总的来看，《伤寒论》的主要学术思想六经传变说来自《黄帝内经》中的《热论篇》，但不仅仅如此，此书通过对病理过程的诊断治疗系统地反映了《黄帝内经》中的脏腑经络理论，表达出重阳气、重胃气、重保正气、存津液、重视顺应脏腑各自生理特点、注重因势利导以祛邪等学术思想。这些学术思想都应该是建立在作者对人体生理过程的认识基础之上的。在《伤寒论》的字里行间，透出仲景对人体生理运行的基本规律的认识，这也是他的《伤寒论》架构的来源。

《伤寒论》所及脏腑包括六经（太阳、少阳、阳明、太阴、少阴、厥阴）及相关的脏腑，也许和后世所述名词关系不完全一致，但很明显他很重视内脏功能的正常发挥与否及各脏特点在发病中的作用，也就是他承认人体应该以脏腑为中心的观点。例如他对太阳经的固表、脾胃的运化传输、肝胆的疏泄开阖失常而发病，提示正气正常发挥的重要性。同时非常清楚，他对脏腑与相关经络所分布区域的关系持肯定态度，如太阳病则头项强痛，少阳病则胁肋胀满，阳明病则壮热至便秘，太阴病则多腹泻等。那么脏腑功能正常，则气血津液生化有源，经脉通畅则阳气及水谷精微津液等才能正常布散。如仲景自己在《金匮要略·脏腑经脉先后病脉证第一》中所说"若五脏元真通畅，人即安和"。在《伤寒论》的体系中，外感疾病正是由于影响了人体的阳气和水谷精微的宣发肃降，导致人体一元真气流行不畅而发为各种疾病的。后世所谓"阳气有一处布散不及，便有一处留邪"便是。所以在仲景书中，我们看到，他认为生理状态下，人体以胃主受纳、脾主运化的功能结合肺司呼吸所吸入的清气为营卫气血津液的作为物质基础，以阳气为动力，以肺脾肾三焦膀胱等脏腑经络为水液代谢通道，通过肝胆疏泄，心肾的温煦固摄封藏，使人体的水谷精微物质布散周身四肢百骸。其中阳气在其中担负着布散津液并卫护温煦皮毛腠理分肉之功。阳气充足则津液气化有源，所以在仲景书中我们处处可以体会其注重保护阳气的良苦用心。

二、阳气者，若天与日

继承人黄伟：您门诊常常吟哦"阳气者，若天与日，失其所则折寿而不彰"一句，并以此指导用药。又是何故？

姚树锦先生："阳气者，若天与日，失其所则折寿而不彰"一句，见于《黄帝内经·素问·生气通天论》。曾读此句百遍，然终无所悟，所谓"心不在焉，视而不见，听而不闻，食而不知其味"也，实因未明所以之故。后随老父亲出诊，每见诸多患者阳气不足之象未见昭彰，然家父动辄处以桂附参茸吴芋干姜之辈，甚则依吾拙见现阴虚外征者照样处之，不免疑惑暗生。然而复诊之时，患者则证情多见减轻。如此日久更是疑窦满腹。

诘之于老人，则以此句应之。屡以阳生阴长、阳杀阴藏之理教之，然限于吾当年年轻而终难通悟。后临床日久，忽然茅塞顿开，恍悟中医"重阳学说"之有据可查也。

后读黄元御、郑钦安之书，例述阳虚、气虚渐及阳虚等情况下也可出现上述"阴虚"之象的机理。究其理，则引用郑钦安"当知阳气缩一分，肌肉即枯一分，此舌黑唇焦之所由来也。四逆汤能回先天之阳，阳气一回，津液升腾，枯焦立润"可以明解。至此恍悟人之一身所存者，皆在气化之升降出入，而气化之力，则在阴阳之际。阴静而阳动，阳生而阴长；孤阳不生，孤阴不长；无灵动之阳，则成死寂之阴；命门之火发动，则周身气机环周不休，五脏六腑则气化而周行，一派繁荣兴旺景象，如春夏之征也；若命火式微，则阳寂阴凝，气化不行，浊阴不降，清阳不升，水谷津液无以输布，四肢百骸燥而不濡，征如秋冬日之外征。故阳气者，确为人身之根本，如日之于天地之间也。先贤早有此论，但后辈多终身不悟。

（中医理论来源于临床，印证于临床，虽未能尽知其正误，但据此窥一斑而知全豹，假一叶以知秋来言，大致无谬者居多。尚需假以时日，以"学而思""思而学"之心态，详加研求，以望能有一时之彻悟，而能解众患之疾苦，方不愧对前贤教导。）

此说用之于临床，则多种病证，凡病机合于阳虚为本者，多由效验，尤以寒痹之症最为典型。此类人或为本阳先天不足，或因后天过食寒凉而伤阳气，又或久受外寒，阳气虚衰，阴寒凝滞。吾常以当归四逆汤加吴茱萸汤合乌头汤之类加减治之，称之为"原子破冰船"，来驱寒散结。而查近年来李可老中医也有类似见解，称之为"大辛大热，开冰解冻"之法，均依此法屡见奇效。另外患者证减之后，则多以肾气丸、参茸之类调补以为后继，重在培补以火生土，温运四周而使无再犯之弊也。

三、中医成才与学科发展的思考

继承人黄伟：从您的个人历程，我们可以学到很多成长的思路和方法。就您而言，认为现在一个年轻的医者如何才能尽快正确发展？另外中医学科发展的方向怎样？

姚树锦先生：从我个人当前的初步理解看，一个年轻人如果要学好中医，暂时应该有两条路可以走。一条是以理法方药为体系，通过系统学习之后经过名师指点，逐步将其知识转化为技能，从而转变为临床疗效；另一条就是先跟师从事临床，在业师指导之下，就某病的成熟经验进行传承，从而首先掌握一定的临床技能，也能有一定的临床疗效。前者如同当前之院校教育体系，后者则如同乡医或家传之模式。二者利弊，其实全在个人！前者如真正读书入门，对传统文化能够深入学习并剖析透彻，明师稍做指点，则心有灵犀一点通，临床能力倍增而医理透彻，前途不可限量；反之则沦为书生或书呆子一流而难以适应临床。后者如个人素质高雅，在深入透彻理解家学或师学基础之上，不局限于一家或片面之言，尚能穷究其理，精研其方，自然也可登学问之奥堂，昂然为一代之大家；反之，则偏安于一隅，终究难成大器。

孔圣曾云：学而不思则罔，思而不学则殆。然临床之时，如若不学不思，更是不堪。学而不思，则众说纷纭，亡羊多歧，难辨是非，临床治疗，或效或无；思而不学，则闭门造车，苦心而无诣，事倍而功半，妄谈临床之效。后辈初学之时，尚懵懂不明，需前辈引路，渐而始得入门，然此时仍不敢言明白医理，唯渐知前途之所在而已。粗略以为，治学先须明理，理明则事功自成。医理之明，则基本概念必清，训诂之学必不可少，所谓"阴""阳""气""精""神""火"等基本概念，"先天""后天"之划分，"体""用"之间的关系，中医对个体演化而成形的过程分析，人体各脏器之命名与功能，各脏腑之间关系以及联络方式，人体气机运行的生克制化的气化规律，升降出入的气化形式，气血津液的代谢方式途径和内容，以至于神明和脏腑之间的匹配关系，生理与心理相应的立论基础，人与自然界以及外部环境的关系，七情的形成和外部环境刺激方式所形成的病理等所谓"解剖、生理、病理"学，以及随之而出现的顺势而为的高明的治疗之学，以平为期的扶正祛邪思想理论体系，常用之方剂组成以及各种药物之性能功用及使用的方便法门。以上等等，都是学好中医必然要掌握的基本知识和技能。而只有熟练掌握以上基础，方有可能在临床中有"大而化之""神乎其神"的临床疗效。

而中医理论的现代化理解是中医走向国际化的重要手段。在绝不放弃传统文化进行深入透彻理解的基础之上，用现代化及现代医学所能理解的语言和机理对中医的理论完整性、合理性、先进性以及临床的有效性进行阐释，是你们这一代中医人不可推卸的责任和义务。只有这样才能让更多的有识之士加入学习中医、研究中医、用好中医、发展中医的队伍中来。也只有这样我们中医才能有更加美好的明天。

四、慢性肾炎

继承人黄伟：咱们门诊慢性肾炎患者很多，可否就此类患者的诊疗思路给学生进行指导？

姚树锦先生：慢性肾炎属于"水肿""虚劳""腰痛"范畴。其发生的原因是由于内伤脾肾，根本原因是由于脾肾功能失调，气阳虚损，使体内水津散布，气化发生障碍而成。其病机特点是脾肾阳虚，体内水液代谢障碍。其治水肿大法，宜调中健脾，脾气实自能升降运行，则水湿自除，此治其本也，基本方用茯苓、白术、薏苡仁、白茅根加生黄芪、太子参、当归、桂枝、生山药，以补脾温肾。

辨病加减，属水肿者，治宜扶正祛邪，利水消肿，主用茯苓、薏苡仁；兼有高血压者加降压四味；有蛋白尿者宜益气固摄，健脾利湿，可加用消白四味（莲须、芡实、金樱子、锁阳）；病情重者加用四胶饮（阿胶、鹿角胶、龟胶、鱼鳔胶），以固肾涩精，滋补肝肾；有血尿者可加用旱莲草、槐花炭、大蓟、小蓟以凉血止血；兼有夜尿多者，治宜补肾纳气，固涩缩尿，可加用缩尿四味（益智仁、桑螵蛸、山萸肉、五味子）；兼腰痛者，可加用焦杜仲、川续断、云故纸、骨碎补以补肾固腰；兼反复外感者，可加用玉屏风、黄芪、白术、防风，以护表固卫。

本病病程较长，兼证繁多，临证宜详细询问病史，四诊合参，仔细辨证，分清阴阳虚实，用药准确，方能收到良效。

"诸湿肿满，皆属于脾"，这是病机十九条上提的，还要认真学习《伤寒论》中治水气病的条文，更要学习张景岳治水三法，分析从源到流的办法掌握了，经文的实践就深入了，由浅入深，再由博返简，一定要经过多闻博识的过程。

五、慢性肾衰的诊治思路

继承人黄伟：姚树锦先生，慢性肾衰是我们科的常见病多发病，病程长，疗效差，可否将您的经验讲解给学生们？

姚树锦先生：慢性肾衰按现代医学的说法，是由于各种原因引起的肾单位严重毁损，以致体内代谢产物潴留、水电解质及酸碱平衡失调、内分泌功能紊乱的一种临床综合征，依其不同的临床表现，分属中医关格、癃闭、虚劳等范畴。以我之见，本病当属"溺毒"。由于各种病因导致肾的开阖不利，秽浊不得外泄，积于体内，蕴积于血分为发病之主因。秽浊积久，病势加重，由实致虚，耗伤精血，损及脏腑，功能失职，气血逆乱，虚实夹杂是病进之机，虽然患者临床表现常虚多实少，但病致此阶段因实致虚，本虚标实，实为矛盾的主要方面，亦为诸病的病机关键，本病治疗以标本同治为原则，排毒泄浊，扶助正气，浊邪祛则正易复，浊邪久积则病必难治。治疗中佐以化瘀利湿，可延缓慢性肾衰的进展，其具体治法为：利湿毒，通腹气；扶中央，运四旁；补肾精，调阴阳；祛水瘀，勿伤正。

对溺毒的病因病机，认为溺毒的病因是多方面的，多数病程缠绵，虚实夹杂，虚有阴虚、阳虚、气虚、血虚，实有湿毒、瘀毒、痰浊、秽浊等，以致形成脏腑升降失司，不能升清，气血生化无源；不能降浊，即水湿毒邪无出路，瘀毒邪阻经塞络，痰浊壅滞致窍络闭塞，秽浊之邪充斥上下，此病因造成了溺毒症各种症状的表现。常以顺畅升降出入为治疗本病的下手点，虚则补之，实则泻之，也即补脏通腑，有的以补促降，升为降用，补多泻少；有的以降促升，降为升用，泄多补少，视邪正盛衰，凶险变化而定。总以升降有序，清浊分明定义，亦即所谓的脏腑气机畅通，阴平阳秘。

治疗中要抓住肾的开阖不利，秽浊不得外泄，积留体内，蕴积于血分为发病之主因。秽浊积久，病势加重，由实致虚，耗伤精血，损及脏腑，功能失职，气血逆乱，虚实夹杂是病进之机。虽然患者临床表现常虚多实少，但病至此阶段因实致虚，本虚标实，实为矛盾的主要方面，亦为该病的病机关键。本病治疗以标本同治为原则，排毒泄浊，扶助正气，浊邪祛则正易复，浊邪久积则病必难治。治疗中佐以活血化瘀利湿，可延缓慢性肾衰的进展。

六、关于肾虚

继承人黄伟：肾虚是每个患者朋友都关心的问题，门诊多数患者都会问自己是否肾虚？肾阳虚还是肾阴虚？您对此类问题如何回答？

姚树锦先生：首先必须认识到肾无实证的说法。成年人因饮食起居、思虑劳心等各种消耗，几乎或多或少或轻或重都有不同程度的肾虚表现。因此不必忌讳告知患者肾虚的可能，从而提醒患者注意调整生活方式。另外关于阳虚还是阴虚，常常根据病情，提醒患者中医的经典说法是阳虚生外寒，阴虚生内热。这点可以让患者自己去体会。

余在临床上对于肾虚之诸症的治疗，是以赵献可"世谓补肾不如补脾，余谓补脾不如补肾"的理论，与实际情况相结合。但在用药上并非只限于"八味丸"，而是赞同景岳"独经血无以立行体之基，独水谷无以成形体之壮"。重视先后天，共同治疗，不重此轻彼。在临床实践中应处处意识到治疗上不可偏执一法，在学术众说纷纭中，要博采众长，要进行归纳总结，勇于实践，只有这样才能不断提高疗效。

常用具体方案：

肾阳不足者，多表现为性欲低下，阳痿早泄，腰膝酸软，精力不济，甚者精子数目少，活动力差，不育诸症，舌淡胖，苔薄白，脉沉细。治疗上给予温肾填精。方药：仙茅、淫羊藿、菟丝子、枸杞子、车前子、覆盆子、五味子和六味丸。重用熟地、山药、山萸肉，正是阴中求阳，增加物质基础。阳痿、畏寒者加红参、鹿茸、韭子，鼓动阳气。

中老年虚损者，夜尿清长，腰酸困痛，花发早白，性欲低下，肾功大减，筋骨不坚，舌淡红，脉沉细，治以温肾阳，填肾精。方药：红参、鹿茸、淫羊藿、巴戟天、大芸、桂枝、熟地、山药、山萸肉、云苓、枸杞。若腰酸困痛明显，伴肝肾阴虚，虚阳上亢者去参、鹿、桂，加杜仲、川牛膝、白芍、寄生、骨碎补，壮腰膝，平肝肾。若发脱，齿脱或摇，须早白者，加鹿胶、龟胶、阿胶，增加填骨髓之力，阴阳俱损。久病不愈者，加紫河车。夜尿频急，清长者，加益智仁、桑螵蛸、五味子养肾固摄。脾气虚者加补中益气汤。

中青年足跟疼痛者，经拍片或者有骨刺，伴腰酸困痛，舌淡红，苔薄白，脉细。肾主骨，肾虚血瘀，治以滋肾散络活血，方药：六味丸加龟板、鳖甲、山甲、丹参、川芎、地龙、伸筋草、鸡血藤、木瓜、川牛膝。

第五节　姚树锦先生与杨晓媛师徒对话

一、高脂血症的中医认识及治疗

继承人杨晓媛： 临床日久，发现高脂血症甚多，常见于动脉粥样硬化、冠心病、糖尿病、脑血管病、肾病等患者。此类人早期无明显自觉症状，很难使人发现，大多数患者是在检查化验时才发现血脂增高，不少患者是在发生了心慌、胸闷痛、头晕、头痛、记忆力减退，甚至偏瘫等心脑血管病后，才到医院就诊。但治疗效果多不理想。您对此病的中医诊疗思路是怎样的呢？

姚树锦先生： 本病患者多数伴有腰膝酸软，虚浮乏力，形体肥胖，记忆力减退，工作效率低下，脉沉等症状。中医属"痰湿""血瘀"范围。结合此病多发于中老年人的特点，本病的病机关键在于脾肾亏虚。

脂质来源于津液，是津液的一部分，它的生成、输布和排泄亦属脾肾所主。正常情况下，脾肾气旺，能够温煦、运化和推动脏腑的生理功能，有利于津液、膏脂的正常输布、转化、利用和排泄。若因年老体弱，或禀赋不足，或久病、房事过度使脾肾亏虚，肾阳不足，易致津液、脂质的代谢失常，则膏脂的转化、利用减少，而积于血中。

膏脂在体内堆积，内而脏腑经络，外而四肢百骸，无处不有，膏脂不能被机体利用，而作为一种病理产物，也就是一种致病邪气。脂浊堆积的部位不同，所引起的症状也不同，但总的来说，引起的病理变化为气血、津液运行受阻，形成气、血、痰、湿郁结诸症，郁久可以化火。如脂浊在血液内堆积，沉积于血管壁，形成瘀斑，影响气血运行，可出现疼痛、麻木等症。脂浊积于脏腑，可使脏腑功能失常，如积于肝，使肝失疏泄功能失常，出现胁痛、肝大等症。如积于胸，可出现胸部闷痛。总之，脾肾亏虚使津液、脂膏代谢失常，脂质内生，气血运行不利，产生了痰浊及血瘀，而这种病理产物，再进一步作为致病因素，引起新的疾病，形成恶性循环。

根据病机，本病当属本虚标实之证，治疗当标本兼顾，标实表现在痰湿，瘀血内停，本虚表现为脾肾亏虚。吾在长期实践中总结出降脂方：以首乌、黄精、生山楂、决明子4味药为主药。其中首乌能平补肝肾，补益精血兼能润肠通便，促进脂质的排泄；生山楂能消食化积，兼能活血祛瘀；黄精甘平，归肺脾肾经，为气阴双补之药，能滋养肺脾肾三脏之阴，兼能健脾益气，补益肾精，延缓衰老，《本草纲目》曰"补诸虚，填精髓"；决明子能清热平肝，兼能润肠通便。以上4味药药理研究都有降血脂的作用。同时根据气血阴阳之不足，相应地配合补气，养血，滋阴，温阳治疗。气滞血瘀者配合沉香、三七行气活血，丹参、川芎、地龙化瘀通络；阳虚者配合人参、鹿茸温通阳气；阴虚者龟板、鳖甲滋阴清热；血虚者当归、白芍养血和营；气虚者黄芪、白术益气健脾；久病合并脂肪肝则配合滋阴软坚散结之品如浙贝母、玄参、生牡蛎、龟板、鳖甲等。高脂血症见于中老年患者，是衰老的一种表现。"年过四十，阴气自半"，气虚是本病的发病原因之一，气为血之帅，气能生血，行血，气虚则易出现血虚，血瘀，血行不畅。益气化瘀是治疗本病的有效途径，常以人参配合三七益气化瘀，活血止痛。

在临床治疗上应注意：首先，对有脾肾亏虚症状的中老年人，要高度警惕高脂血症，进行早期检查、早期诊断、早期治疗，将会使患者大大减少高脂血症所引起的心脑血管等并发症。其次，在本病的治疗上，健脾补肾活血化浊应同时应用，使正扶邪祛，阴平阳秘，脂浊自消。

二、镇痛饮解析

继承人杨晓媛： 上午那位咸阳的类风湿关节炎患者，经您用镇痛饮加减治疗后基本恢复了正常。对此处方您应用甚多，可否今日给弟子分析指导一番？

姚树锦先生： 这个方子处方组成：乳香、没药、血竭、细辛、土元、降香、苏木、甘松。可以活血定痛，祛瘀止血，消肿生肌。我常用于类风湿性关节炎、退行性骨关节炎、强直性脊柱炎、癌肿、跌打损伤等导致的周身肌肉关节肿胀疼痛，变形，肢体麻木，活动不灵等。辨证属气滞血瘀，筋脉痹阻者均可选用。

此类病多身体肝肾亏虚，正气不足，感受风寒湿邪，正虚邪恋，寒湿痹阻关节、筋脉，局部气血不畅，关节筋脉失养，出现关节肿胀疼痛，变形，活动不灵等。所以病机为气滞血瘀，筋脉痹阻，自然其治法则为活血祛瘀，消肿止痛。

本方由活络效灵丹、七厘散等化裁而来。方以乳香、没药及血竭为君，活血定痛，化瘀消肿。乳香辛散温通，味苦通泄，既入血分，又入气分，能行血中气滞，化瘀止痛。《珍珠囊》说它能"定诸经之痛"。《本草汇补》则认为是"活血祛风，舒筋止痛之要药"。没药散血消肿，活血定痛。《医学衷中参西录》："乳香、没药并用，为宣通脏腑，流通经络之要药，凡心胃胁腹肢体关节诸痛皆能治之。"血竭入血分，既能散瘀又能止血，为瘀滞痛证之要药。三者共用，祛瘀而不伤血，活血而兼能止血，共达活血散血，消肿止痛，舒筋活络之功。甘松、降香为臣。甘松味辛行气，芳香醒脾化湿，性温散寒，为行气止痛，醒脾化湿，散寒止痛之要药。降香归肝、脾，辛散温通，能化瘀行血，理气止痛，与甘松为臣共助君药加强行气活血，化瘀止痛之功。细辛、土元、苏木为佐药。细辛辛温发散，既能达太阳之表以祛风散寒，又能入少阴之里，温肾散寒，沟通内外，通利九窍以祛风散寒止痛。土元咸寒入血，性善走窜，能活血消肿止痛，续筋接骨疗伤，治疗各种骨折筋伤，瘀血肿痛。苏木辛、甘、咸，辛散甘温，咸入血分，活血散瘀，消肿止痛。诸药合用，活血祛瘀，消肿止痛，兼能祛风散寒除湿。治疗各种风寒湿痹及各种疼痛。本方特点在于行气活血药同用，重在活血散血，取"通则不痛"之义；少佐风药，取"治风先治血，血行风自灭"之义，活血行气以祛风；由于湿为水之渐，风能胜湿，辛温发散之品多能行气化湿。故治疗虽以活血行气为主，实则祛风散寒除湿之法尽寓其中。

附病例：患者贾某，女，57 岁，咸阳农民。2010 年 9 月 20 日初诊。四肢关节肿痛变形 5 年加重伴行走困难 1 个月。5 年前出现关节疼痛，在当地医院检查诊为"类风湿性关节炎"，曾口服雷公藤多苷片、白芍总苷及镇痛类药物，治疗欠佳，关节肿胀，逐渐变形，疼痛剧烈。近 1 个月加重，双足肿胀疼痛，行走困难，由家人搀扶而来，晨僵，不思饮食，尿频，遗尿，大便调。合并甲低 1 年。舌暗，苔黄腻，脉细弦。血沉 33mm/h。中医诊断：尪痹（肝肾亏虚，血瘀寒凝）。西医诊断：类风湿性关节炎。治疗：温阳活血，祛瘀止痛为法。方药：镇痛饮加缩尿四味加消导三味加黄芪、当归、花旗参、沉香、莱菔子。二诊（2010 年 9 月 29 日）：服药后诸症减轻，食欲增加，精神好转。舌淡暗，苔黄腻，脉细弦。继续原方案治疗。三诊（2010 年 10 月 20 日）：服药后晨僵消失，遗尿减轻，手足膝关节疼痛明显缓解，行走后足肿复发，食纳增加。舌淡暗，苔白，脉细弦。处理：上方去缩尿四味、花旗参、沉香、莱菔子等加僵蚕、蜈蚣、地龙、全蝎、天麻、钩藤、花旗参、当归。上方加减调理 3 个月，诸症缓解，生活自理。

三、治疗类风湿关节炎经验

继承人杨晓媛：您所述镇痛饮治疗类风湿关节炎有效，但此病是一种以慢性进行性关节病变为主的全身性自身免疫病。其主要特征是对称性多关节炎，常见双手、腕、肘、膝、踝和足关节的疼痛，肿胀及晨僵。可有发热，贫血，皮下结节，血管炎，心包积液及淋巴结肿大等关节外表现，血清中可出现多种自身抗体。其西医基本病理改变为可动关节的滑膜炎，血管翳形成，引起关节软骨，骨和关节囊破坏。属内科疑难病范畴，致残率高，西医疗效欠佳，严重影响患者的生活质量。您除了用镇痛饮治疗外，对此病的整体思路是如何认识的呢？

姚树锦先生： 祖国医学中无类风湿关节炎的病名，本病根据其临床表现归属于"痹证""历节风"等范畴。历代医家对痹证论述非常详尽。《济生方》："皆因体虚，腠理空疏，受风寒湿气而成痹也。"《类证治裁》："诸痹……良由营气先虚，腠理不密，风寒湿乘虚内袭，正气为邪所阻……久而成痹。"

类风湿关节炎是以周身各个关节的疼痛肿胀活动不灵为特征，后期导致关节变形。考虑本病非普通之风寒湿痹，祛风散寒除湿之法不能解决根本问题。寒主收引，寒易伤肾，素体正气不足，肝肾亏虚，寒湿之邪乘虚而入，搏结于筋骨、经络、关节、肌肉，痹阻不通，不通则痛，乃成痹证。寒湿内侵于骨骼，导致局部气滞血瘀痰凝，血行不畅为病之根本。治疗上应扶正固本，补气温阳，活血通脉，散寒除湿，行气止痛是其主要治则。

急则治其标，缓则治其本。治疗本病中，患者关节疼痛剧烈者，先以活血止痛为主，兼以温阳散寒。先缓解疼痛，解除患者顾虑，为后期治疗打下基础。常用镇痛饮化裁：方用乳香、没药、血竭、土元、沉香等活血祛瘀，行气止痛，细辛温肾散寒，配合鹿角霜温肾阳，益精血，通行一身之阳，葛根祛风解肌，川牛膝活血通经，佐以鸡内金、砂仁健脾和胃，顾护后天。本方有立起沉疴之效。

疼痛缓解后，采用扶正为主，多以补气温阳，行气散寒，温通活血为法。附子汤、当归四逆汤、黄芪桂枝汤等为其常用之方。为加强疗效，常加红参温补阳气（气阴两虚者换太子参、西洋参），鹿茸温肾散寒，黄芪、当归补气养血，沉香、三七行气活血。关节不利者，配合血肉有情之品如阿胶、龟板胶、鹿角胶滋养关节，桑枝、通草通利血脉，伸筋草、透骨草以伸筋透骨祛风除湿。

久病关节肿痛变形，久病入络，多采用蜈蚣、全蝎、僵蚕、地龙等活血通络，祛风止痛。合并皮下结节者，多采用散结化痰活血之品，常用玄参、浙贝母、生牡蛎、鳖甲、穿山甲、皂角刺等散结活血之品。类风湿性关节炎常合并发热，当属内伤发热，须分气血阴阳之不同而分治之。阴虚发热，症见夜间发热，盗汗，手足心热，心烦等，药用龟板、鳖甲、地骨皮、银柴胡、秦艽、青蒿等滋阴清热。血虚发热者，患者面色苍白无华，心悸气短，采用当归补血汤补气生血以除虚热，气虚发热者患者劳累后发热多见，伴见气短，乏力，困倦懒言等气虚之候，处以补中益气汤甘温除大热。关节肿胀，重者不适伴见身困乏力，浮肿者配合芪薏四君子汤健脾利湿消肿。手足麻木者配合黄芪、当归、白芍、天麻等益气养血通络。腰痛者合并杜仲、川续断、桑寄生、怀牛膝以补肝肾，强腰固膝。

四、丹栀逍遥散的加减临床应用

继承人杨晓媛： 近来看您给几位不同病情的患者都用处方丹栀逍遥散加味处理，可否就此方给学生们指导一下用法及技巧？

姚树锦先生： 丹栀逍遥散又名加味逍遥散，本方出自《内科摘要》。逍遥散出自宋代《太平惠民和剂局方》，为调和肝脾之剂。方中主药为柴胡、当归、白芍，疏肝理气，养血合营，补肝体以助肝用；另一组药为云苓、白术、炙甘草，补脾土。《金匮要略》云："见肝之病，知肝传脾，当先实脾。"逍遥散为治疗肝郁脾虚之名方，临床应用广泛。常用于治疗肝炎、肝硬化、胆石症、胃及十二指肠溃疡、慢性胃炎、胃肠神经官能症、经前期紧张症、乳腺小叶增生、更年期综合征、盆腔炎、子宫肌瘤等属肝郁脾虚者等。

吴谦《医宗金鉴》云："五脏苦欲补泻云：肝苦急，急食甘以缓之，盖肝性喜怒，其气上行则顺，下行则郁，郁则火动而诸病生焉。故发于上则头晕耳鸣，而或为目赤；发于中则胸满胁痛，而或吞酸；发于下则少腹疼痛，而或溲溺不利；发于外则寒热往来，似疟非疟。凡此诸症，何莫非肝郁之乎？肝木之所以郁，其说有二：一为土虚不能升木也，一为血少不能养肝也。盖肝为木气，全赖土之滋培，水以灌溉。中土虚，则木不升而郁，阴血少，肝不滋而枯。方用白术、茯苓者，助土得以升木也，当归、白芍益营血而养肝也，薄荷解热，甘草和中，独柴胡一味，一为厥阴之报使，一以升发诸阳。经云：木郁则达之。随其曲直之性，故名曰逍遥。若内热、外热盛，加丹皮解肌热，炒栀子清内热，此加味逍遥之义也。"

临床治病重在审查病机。丹栀逍遥散在临床中应用广泛，凡符合肝郁脾虚，郁而化火之病机者，皆可应用。此异病同治之理也。临床加减治疗各种疾病：

失眠：阳入于阴则眠，阳不入阴则不寐。肝藏血，血摄魂，肝血虚，血不能摄魂则神不潜藏，且肝火旺则易伤阴，肝郁能化火。肝郁化火伤阴所致的失眠可以丹栀逍遥散加枕中丹（龟板、远志、生龙齿、石菖蒲）加炒枣仁、夜交藤。心火旺加灯芯、竹叶。严重者加煅龙牡重镇安神。

乳腺增生：以乳房包块，疼痛为主要表现。常见于素体肝郁之女性。属乳癖、乳岩之范畴。肝郁气滞痰凝血瘀为基本病机。治疗当疏肝健脾，化痰散结，活血通络，理气止痛为法。方以丹栀逍遥散为基础方疏肝解郁，健脾合营，和软坚散结之品：生牡蛎、浙贝母、龟板、鳖甲、玄参。和三七、沉香行气活血止痛，严重者加细辛、土元辛散通络止痛。

黄褐斑：斑属血分，血溢脉外而成。《黄帝内经》："女子五七，阳明脉衰于上，发始堕，面始焦"，皮肤开始长斑。阳明为土，土虚木乘，治疗以丹栀逍遥散加芦根、浙贝母、白芷、生薏苡仁等。其中白芷能升清降浊，燥湿祛风，可养颜除斑。《神农本草》记载有"长肌肤，润泽"之功。

古人一方治疗数病，重在病机相同。此处用法便是如此。

五、论师承弟子学习之道

继承人杨晓媛：有幸在历经临床 10 余年之时，面对课本知识难以转化为临床疗效的困顿之时，能有机缘受教于您，是弟子终身之幸！为了在以后的 3 年学习中，尽可能多地学到您的经验，做一个合格的学生，实现自己为医的价值，也为师门添光彩，我想请您先指导一下学习过程中弟子应该注意的事项，不知可否？

姚树锦先生：有此向学之心，则是态度端正，能否达到目的，则还需要具体的方法。你们的大师姐王维英学习过程，值得效法。具体说来学习过程中尽可能做到 6 多：多聆听、多阅读、多记录、多应用、多思考、多交流。

多聆听：临证之时，长期积淀的各种知识要迅速转化为临床方案，此时很多知识点或者思路会因患者病情而迅速激发，所以在跟师临证或听其讲述时，要多听听姚树锦先生对每个问题的想法和看法，从中掌握其思维方式、治学思想和学术观点，这是宝贵的第一手材料，也是学习的重要组成部分。

多阅读：我们临诊病人中内外妇儿病人均可见到。只有多阅读，提高了自己的见识和水平，才有可能提出有深度的问题，和姚树锦先生"平等"对话，进而学到姚树锦先生学术的精髓。常说"儒能通术，术非儒不精"。中医的学习离不开前人的经验总结，而这些经验都在各种著作中可以学习。

多记录：医学临床是医生与患者及病情之间的交流，没有这个情境，医生有时也无法迸发临床火花，所以临床时随口一句话就可能点到一个疑难问题的实质，所以要将看到的、听到的内容随时记录下来，以备更好地理解和回味所学知识，然后为我所用，这是搜集资料和提高的重要途径。

多应用：即要学以致用。要想将姚树锦先生的经验变成自己的能力，必须在跟师过程中要勤于临证，每遇到相似病例，要敢于处方用药，甚至照搬姚树锦先生的方法，这样才能发现问题及时请教，让自己医技迅速提高。

多交流：跟师的过程中与姚树锦先生多交流，将一些自己不明白的地方及在临床过程中碰到的一些问题及时和姚树锦先生交流，可以使自己少走许多弯路，起到事半功倍的效果。这是许多中医求学者所没有的得天独厚的优势，一定要把握好这样的机会。

多思考：将问、听、看、用的内容，分门别类、有条理、系统的分析、归纳、总结，找规律性的东西，再在原始材料的基础上，予以升华和提高。《论语》云："学而不思则罔，思而不学则殆。"整理姚树锦先生的经验，及时总结工作，也是学习的好方法。

希望在这宝贵的 3 年时间里，通过姚树锦先生的言传身教，以及自己的不懈努力，能将自己中医理论及临床水平得到提高，以及让自己的修养上升一个台阶，做一个真正的"良医"。如能做到姚家家训中所说的"须以至诚至善之心，更以至精至良之术，拯救病家，以了燃眉之疾苦，希冀而达祛病延年之望，方乃我医家见仁见智之举，非此莫属"，就更是师门之幸。

六、从肿瘤诊疗看中西医结合的必要性及可行性

继承人杨晓媛：门诊肿瘤患者众多，我观察您每遇到肿瘤患者询问治疗方案时，总是建议患者中西医结合治疗，不能排斥西医，同时也不能完全只靠西医。您是如何看待这个问题的呢？

姚树锦先生：我主张对于已经形成的肿瘤能具有切除条件的，则用西医手术治疗，这样可以祛除病患，尽快解除痛苦。但肿瘤不只是手术治疗，还有随后的放疗、化疗，在随后的治疗中中医治疗则有一定的优势。它可能不能完全杀死肿瘤细胞，但它可以减轻患者症状，减轻痛苦，让病人有质量的生活，带病延年。而不像水平不高的西医放疗、化疗治疗，有时不管病人整体状况，一心只是想杀死肿瘤细胞，在杀死肿瘤细胞时正常细胞受的损伤远远大于肿瘤细胞；更甚者可能对肿瘤细胞无效，却使病人整体状况明显下降，增加了放疗、化疗的副作用，生活极其痛苦，甚至最后由于副作用

和并发症而丧失生命。曾医治过的一位胃癌患者，胃癌术后，患者极其虚弱，通过中药调理后，精神、体力等均恢复正常，日常生活无任何影响，等再去西医复诊后，西医因患者身体恢复极好，遂建议化疗、放疗治疗以预防复发，结果再次行放化疗时因大病恢复后不久，正气刚刚恢复，又重新受重创，结果身体状况直线下滑，不久患者去世。而去世的原因并非肿瘤，而是放疗、化疗的并发症，每提及此患者，总是令人惋惜不已。前日一位 36 岁患宫颈癌的患者，失去了手术机会，所以在某西医医院行一系列放疗、化疗，癌肿较前缩小，但患者因放疗、化疗后局部损伤严重，导致皮肤腐败、尿道直肠瘘、直肠阴道瘘，异常痛苦，可以说痛不欲生，站、坐、卧对她都是极大的痛苦，对于这样的治疗效果，不知应该评价为有效还是无效。

这些就关系到中西医的优缺点问题。中西医是不同的理论体系，中医是以整体观和辨证论治为重点，以人为本，着眼于人体与疾病无形的一面，它有时可能不能诊断一个病，给不出一个具体的病名，但只要有证可辨，就可以治疗。而西医是以高科技手段为能事，着眼于人体与疾病的有形的一面，只看到病的症状，通过形体化验、功能，甚至分子、基因等检查后，可以明确病的诊断，给出一个病名，甚至这个病可能只是以某人名命名的综合征。然后再给予针对明确病因的治疗，对于某些疑难杂症，病通过层层检查终于诊断清楚了，在治疗时却没有针对性的治疗方法，或者说有些疑难病在初期阶段表现有症状，但因为没有确切的检查结果的支持，只能等待，等病情发展到一定程度，再行干预，而干预时又没有针对性用药，或者用药后的副作用又增加很多痛苦。这与中医截然不同，可能在初期阶段通过辨证论治后，给予中医治疗后，使失衡的机体状态得到调整症状消失，不至于发展至严重阶段。所以中医治病主要是调整人体脏器失衡的病理状态，使阴阳平衡，恢复脏腑经络的正常功能，达到祛病的目的，药物不是直接治病的，而是调整功能的，功能调好了，身体自能抗病胜邪。而西医则是杀灭细菌，修复病灶，补充某些物质元素的针对疗法。

西医的优势在于诊断准确，将诊断和治疗的重心放在准确的定位上，但有时运用不当则施治过程中容易流于重病不重命，所以经常病还未治好命都丢了！中医治病先救命，先保住命了，再去治病。其实好的西医也不会同意不分轻重的蛮干。

我的思路是在中西医的问题上，既反对认为中医无用的民族虚无主义，也反对单纯中医治病的复古主义。所以我虽然是个"原生态中医"，但在临证时主张吸收西医对疾病认识的长处，也要发扬中医辨证论治的优点，辨病与辨证结合，把中医和西医学术放在平等、并重的前提下，两条腿走路，而不是用西医的思想指导中医、衡量中医，坚持中医特色，以便提高疗效，造福广大患者。

第六节　姚树锦先生与乔黎焱师徒对话

一、论三因制宜及同病异治

继承人乔黎焱：今日门诊高血压、冠心病患者数人，您的治疗思路和处方用药似乎均不相同，是否有三因制宜的思想寓意其中？

姚树锦先生：三因制宜思想是对时间、地域、性别、年龄、职业、境遇、体质等因素对于人体健康影响的全面概括，是从天象、地象、人象的角度对人体状态进行全面的参照，充分体现了中医学的整体观念。

纵观中医学发展史，可知历代医家对于三因制宜思想都是很重视的。早在《黄帝内经》中就奠定了三因制宜学术思想的基础。

在因时制宜方面，《黄帝内经》对时令与人体生理、发病、治疗、预后、养生等多方面的关系都有所论述，逐步建立了因时制宜的理论构架。如《素问·生气通天论》指出："故阳气者，一日而主外，平旦人气生，日中而阳气隆，日西而阳气已虚，气门乃闭。"

人体与时间节律有着深刻的对应关系，也正如此，人体在不同的季节，往往有不同的易感病。如《素问·金匮真言论》中记载："春善鼽衄，仲夏善病胸胁，长夏善病洞泄寒中，秋善风疟，冬善病痹厥。"当时间节律和气候的变化失去一致，至而未至或未至而至时，人体也因无法配合而易生病。

《黄帝内经》中的因时制宜思想还体现在对疾病的诊断治疗中。《灵枢·寒热病》中记载有"春取络脉，夏取分腠，秋取气口，冬取经输，凡此四时，各以时为齐"等。

在因地制宜方面，《黄帝内经》中指出不同地域的地理气候、物候物产、生活环境等常对人的体质、发病、寿命等产生不同的影响。不同地域，对疾病的发生及疾病谱有一定的影响。《素问·五常政大论》又有"地有高下，气有温凉，高者气寒，下者气热，故适寒凉者胀之，温热者疮，下之则胀已，汗之则疮已，此腠理开闭之常，太少之异耳"。可见在具体发病倾向上存在着地理差异。《素问·异法方宜论》记载："黄帝问曰：医之治病也，一病而治各不同，皆愈何也？岐伯对曰：地势使然也。"可见同一疾病，因所处的地域不同，常需采取不同的治法。我在东南亚发现当地气候常年炎热，疾病谱与我们陕西截然不同。同时区域不同，人的寿命亦有差异。《素问·五常政大论》云："东南方，阳也，阳者其精降于下，阳精所降其人夭；西北方，阴也，阴者其精奉于上，阴精所奉其人寿。"

在因人制宜方面，人是自然界的产物，禀天地之气生，四时之法成，由于先后天因素等的不同，使个体之间存在着很大的差异，表现在禀赋寿夭、生理功能、心理状态、适应能力、生活方式、发病预后等方面的区别，这也是治病要因人而异的根本原因。《黄帝内经》从不同角度论述了个体的不同，并进一步提出了因人制宜的具体方式，包括临证时要参考性别、年龄、职业、体质等因素。如《素问·示从容论》指出："年长则求之于腑，年少则求之于经，年壮则求之于脏。"《素问·三部九候论》中记载："必先度其形之肥瘦，以调其气之虚实，实则泻之，虚则补之。"《灵枢·根结》则曰："以此观之，刺布衣者深以留之，刺大人者微以徐之，此皆因气悍滑利也。"可知社会地位导致生活方式不同进而体质疾病各异，治疗也有差异。

《黄帝内经》是三因制宜学术思想的来源和基础，对中医学的一个重大贡献，并对后世医家的遣方用药产生了深远的启迪。姚树锦先生强调：只有综合运用三因制宜，才能准确辨证，制定相应的治法方药，提高临床疗效。但无论因时因地制宜，都必须从人出发，服从于因人制宜。在以后的学习中要多体会三因学说方面的应用。

二、从沉苏四逆汤谈异病同治的内在机理

继承人乔黎焱：沉苏四逆汤是您在临床中非常常用的一个方剂，应用此方在治疗多种内科疾病，如胃痛、呃逆、不寐、眩晕、胸痹等，都收到非常好的疗效，您如何看待这种用同一思路甚至方法治疗不同疾病的现象呢？

姚树锦先生：这体现了中医"异病同治"的原则。我多年来在对沉苏四逆散的临床应用总结中，对"异病同治"有了更深的体会。

"异病同治"的思想最早集中体现于张仲景的《伤寒杂病论》，虽然其中没有明确提出"异病同治"的概念，但在病证结合的辨证治疗方法和具体方药的运用上已经充分体现了"异病同治"的精神，可以说"异病同治"源于《伤寒杂病论》。自仲景以来，历代医家广泛应用这一治则并不断丰富其内涵，使之成为中医治疗学的一大特色。清代程文囿在《医述·方论》中对其做了进一步阐释："临床疾病变化多端，病机复杂，证候多样，病势的轻重缓急各不相同，故治法须变化万千。人有强弱之异，病有新旧之分，时有四季之差，地有五方之别；有时同病须异治，有时异病须同治，而同一病的各个阶断治法又不同。因此，只有随证立方，随病用药，唯

变所适，才能纵横自如"。

"异病同治"的关键在于准确辨证。证即证候，是疾病发生、演变过程中某阶段本质的反映。所以只有在临证之时做到准确辨证，抓住疾病的本质而遣方用药，才能收到良效。异病同治的基础是证同治亦同，证是决定治疗的关键。而现在无论理论上还是临床应用的报道中，强调"异病同治"，何也？"异病同治"以证的相同为基础，所以强调"异病同治"即是对中医"证"的强调。纵观医史，西医传入之后，中医多受其影响。西医强调辨病，病同则治同，而中医之治既有"异病同治"，又有"同病异治"，它强调"病证结合"。现代之中医，治病虽用中医之方药，而临床多辨西医之病而忘中医之证，中医之"病""证"多有偏倚。现在中医之士对其逐渐认识，于是强调在辨病之时，重视证的判断，在"异病"下根据"同证"采取"同治"之法。

中医的"证"是一种多系统、多靶点、多层次病理改变的综合，中药也同样是作用在多靶点上的，由此可以取得疗效并不足为奇。然而如果中医仅仅到此为止，就很难有更长远的发展。"异病"虽可以"同治"，但既然为"异病"，就必然会有疾病本身的特点和临床表现，同时构成证候的主证、次证、兼证必然有区别，所处的地位也各有不同，如果以某一方不加改变给予治疗，其疗效可想而知也是参差有别的。疾病的发生是一个复杂的过程，常是多方面因素共同作用的结果，并可在发展中不断变化而夹杂多种表现，故沉苏四逆散的临证应用也很难见到单纯以四逆散原方治疗某种疾病，而是会根据某种病本身的特点给予加减变化。例如在治疗胆结石合并胆囊炎时，多会在沉苏四逆散的基础上加用郁金、海金沙、金钱草、鸡内金以溶石化石；伴胸骨后灼痛者，常加吴茱萸、黄连；泛酸反胃明显者，常和浙贝母、乌贼骨、煅瓦楞同用；川楝子、延胡索、香附、良姜等以理气止痛。

回顾沉苏四逆汤的使用，才更加懂得在"异病同治"之时，应深谙疾病本身的特点和治疗方法。根据基本病机之外的兼夹病情，酌加合适的有针对性的药物来进行对症处理。应用后根本病机得以根治，兼夹病情也同时扫除。根本病机的改善祛除了兼夹证的来路，兼夹证的扫清给根本病机的解除提供了条件。用现代医学观点来说，同时做到了对因治疗、对症处理，所以疗效显著。其中针对根本病机的改变就是辨证论治，也就是对因治疗；而根据兼夹特点的选药也就是对症处理。医家要做好"病证结合"发挥中医特色，临证才能取到良效，并不断推动中医学发展。

三、老年养生

继承人乔黎焱：弟子从事老年病临床工作 15 年，发现病情复杂，诊断治疗都颇为棘手。上工治未病，以您的观点，如何减少老年人患病的概率，提高老人生活质量呢？

姚树锦先生：随着社会和科学的进步，医疗水平的提高，人类平均寿命不断提高，老年人口比例逐渐增加，老年人的健康已成为医学界研究的重要课题。老年病是指人在老年期所罹患的，与衰老有关并具有自身特点的疾病。老年人由于其生理与病理方面的特殊性，故老年人患病及治疗亦有其特殊性。中医对老年病的认识，历史悠久、源远流长，起源于春秋，发展于宋元，充实于明清，经过现代中医界的系统整理和深入研究，中医药在老年病的防治中有其独特的疗效和优势。

个人认为，老年病发生的根本原因在于脏腑虚弱，正气不足，尤其以脾肾两脏为主。人入老年，五脏日衰，外易感邪气，内易受情志、饮食、劳倦等影响，故发病以多脏损伤，虚实夹杂，多痰多瘀，气机失常，阴阳易竭为特点，所以治疗时仍遵循扶正固本、通补结合、调畅脏腑气机为主的治疗原则。对于老年患者除药物治疗外，平时的康复调理也是提高患者生存和生命质量的重要手段。应该常常强调饮食调理、精神调畅、起居生活有节、运动调达等的重要性。

饮食调理：民以食为天，合理饮食对于维持生命，保持健康至关重要。《素问·脏气法时论》指出"五谷为养，五果为助，五畜为益，五菜为充，气味合而服之，以补精益气"。宋代医家陈直有"其高年之人，真气耗竭，五脏衰弱，全仰饮食以资气血"。老年人常因脏腑不足，脾胃功能下降，受纳及运化能力降低，摄入不足，则气血生化无源而有乏力虚弱等症，若摄入过度，包括摄入质及摄入量多度，则易有虚实夹杂病证。张景岳云："凡饮食滋味以养于生，食之物防，凡能有害……若得宜则益体，害则成疾，以此致危。"所以老年人饮食调养应当定时定量，五味调和，品种多样，荤素搭配，营养全面，食宜专心，细嚼慢咽，宜清淡、温热，忌厚腻、生硬、凉冷等。三餐分配合理，早吃好，午吃饱，晚吃少。既要保证摄入足够的营养，又要防止为饮食所害。

精神调畅：精神和健康有密切的关系。老年人，随着体力、智力、技能的减退，社交减少，不免会形气衰而心境变化，出现孤独伤感，郁闷无聊之情感。老年患者，由于脏腑气血功能衰减，患病后阴阳气血损伤恢复慢，易累及心神，造成精神失调。《养老奉亲书》中指出"老人孤僻，易于伤感，才觉孤寂，便生郁闷"。《格致余论》言"夫老人内虚脾弱，阴亏性急……至于视听感动，皆成废懒，百不如意，怒火易炽"。《备急千金方》有"常欲小劳，莫强食，莫强酒，莫举重，莫忧思，莫大怒，莫悲恐，莫大惧……勿汲汲于所欲，勿涓涓怀愤恨，皆损寿命"。消极的情绪对老年人的健康是十分有害的，调畅情志是防治老年病的重要方法，老年人如能变消极因素为积极因素，保持乐观开朗，可大大减少发病的可能和加速身体康复。老年人应保持乐观平和的心态，培养积极的生活方式，有健康有益的兴趣爱好。"养老之要，耳无妄听，口无妄言，此皆有益老人。""世人悖怒我不怒，不以事累意，不临时俗之仪，淡然无为，神气自满。"

起居生活有节：《素问·保命全形》说"人以天地之气生，四时之法成"，人与自然有密切关系。老年以后，适应能力降低，更易受到不正之气的影响而损害健康，所以老年人更应顺应自然变化，调节脏腑机能，平衡阴阳，机体健康而能尽终其寿，做到"饮食有节，起居有度"。正如孙思邈所言"冬不欲极温，夏不欲穷凉，不欲露卧星月，不欲眠中用扇""卧起有四时之早晚""行不疾步，耳不极听，目不极视，坐不久处，立不至疲，卧不至懵，先寒而衣，先热而解"。

运动调达：老年人因脏腑虚弱，气血不足，筋脉失养，体力下降，身体灵活度低下，所以常喜静少动，不利于机体健康。运动养形是人们长期与疾病做斗争总结的养生康复经验，对老年人的健康尤其重要。积极参加锻炼，能有效地增强体质，促进疾病的康复。但老年人运动锻炼应有"度"和"量"的限制，华佗云"人体欲得劳动，但不当使极耳"，孙思邈也有"常欲小劳，但莫大疲"之说，李东垣有"劳逸妄作，则百脉争张，血脉沸腾，精气竭绝"。所以老年人锻炼，选择以柔为主，刚柔结合的运动，要遵循循序渐进的原则，切忌急于求成，宁小勿大，宁简勿繁，宁缓勿急，量力而行，以自我感觉心情愉悦，精神轻松，睡眠良好为宜。

老年人的健康与生活调养密不可分，所以经常告知患者要"外不劳形于事，内无思想之患，以恬愉为务，以自得为功，形体不敝，精神不散，亦可以百数"。

四、谈心悸的中医治疗

继承人乔黎焱：师父门诊以老年患者居多，冠心病、心律失常是常见的一大类病种，您在辨证论治基础上，以生脉饮为主，加减化裁，疗效颇著。可否给弟子系统阐述一下您对此病的经验？

姚树锦先生：心律失常是指心脏激动的起源、频率、节律、传导速度和传导顺序等异常，以心悸、气短、胸闷或胸痛、失眠等为主要临床症状。心律失常属于中医"心悸""怔忡""头晕""昏厥"等范畴。《黄帝内经》中"心中澹澹大动""心惕惕如人将捕之""心如悬若饥状"等都形象记述了本病的基本特征。古代医家对其病机有精确的论述，"诸病惊骇，皆属于火"，《丹溪心法·惊悸怔忡》中提出心悸当责之于"虚"与"痰"，明代王肯堂《证治准绳·惊悸恐》认为"心悸之由，不越二种，一者虚也，二者饮也"，明代张景岳《景岳全书·怔忡惊恐》认为怔忡由阴虚劳损所致，清代王清任《医林改错》因瘀致悸等理论，对心悸、怔忡等病因病机做了精辟的论述。

心律失常的发生与久病或年老体虚、情志失调、饮食不节、酒药中毒、感受外邪等有关。众多病因综合作用，导致五脏阴阳失调，气血津液运行不畅，影响心主血与主神明的功能，最终导致各种心律失常发生。病位在心，但不局限于心，五脏是一个相互关联的整体，其发生发展过程中与肝、胆、脾、胃、肾诸脏密切相关。

本病病性属于本虚标实，本虚为心气亏虚，心阴不足，心失所养；标实为气机郁滞，痰湿内停，瘀血阻滞，心脉不畅。然而本虚是本病的发病基础。治疗时以扶正固本、通补结合为原则，分别施以补虚、泄实，或二者兼顾。以益气养阴，活血化瘀，宣痹化痰为基本法则，根据病情的兼夹而临证变通，在益气养阴法为主治疗本病的同时，兼顾行气、化痰、消瘀、安神、健脾和胃等。方以生脉饮为主方加减化裁。若有情绪因素诱发或加重，肝郁气滞者，可加用沉苏四逆饮；若有善惊易恐者，加用磁石、生龙骨、生牡蛎等重镇四味以定惊宁神；若因肝郁火盛者，可加用丹栀逍遥散；因痰浊内盛者，酌选化痰健脾降浊之法半夏、天麻、栝楼皮、茯苓、白术、石菖蒲等；若过嗜肥甘、膏粱之品，致助湿生痰者，佐以决明子、山楂、黄精、生首乌等降脂四味；若为慢性泄泻或肠胃功能不好，容易腹泻的患者，加以芪苡四君子汤；若见阳虚者，可选用鹿茸、附子、桂枝、麻黄、细辛等温阳之品；若瘀血偏重，酌选丹参、川芎、地龙等活血化瘀；合并有心功能不全者，加用玉屏风散、利尿三味、三七、红花。对于生脉饮中参类的选择，人参大补元气补肺强心、健脾益肾、固表敛汗、养阴生津，善治一切气虚证，偏重于上、中二焦，以 5~15g 为宜；西洋参性偏凉，生津之力强且少滞邪之弊，以 5~15g 为宜；党参补气作用较好，但弱于人参和西洋参以 15～30g 为宜；太子参补气之力最弱，兼能清热生津，无滞邪之弊，对气津两伤、虚证不甚者最宜，以 30g 为常用。

五、中西汇通谈"麻木不仁"

继承人乔黎焱：疼痛证候，您常以家传镇痛饮加减治疗，效果甚佳；对于患者麻木症状，您是如何看待和治疗的呢？

姚树锦先生：麻木是指肌肤感觉障碍。麻，肌肤蚁走感，或如触电感；木，皮肉不仁如木之厚。临床多发，它既可作为独立症状出现，又可以主证出现在多种疾病，如神经系统疾病、循环障碍以及骨科相关疾病的发生发展过程中。

现代医学认为麻木是一种感觉障碍，是患者机体或机体某一部分的皮肤、肌肉，或某一组织器官（如咽喉、舌体、外耳、前阴等）感受到的异常感觉或感觉缺失。可以发生在身体的任何部位，如手、足、背部等肢体部位以及舌头、阴囊、耳朵等器官。麻木分为生理性麻木与病理性麻木。生理性麻木是由于姿势不当，长时间压迫身体某一部位，暂时阻遏血液循环，神经肌肉一过性营养低下引起的，比如久坐等可能导致神经受压而出现短时间的麻木。这种生理性麻木，很多只要改变姿势，解除受压，或经过活动，其麻木则可解除。或局部供血不足或一定程度的神经损伤，比如脑动脉硬化或糖尿病周围神经病变。麻木有时单独发生，但时常与疼痛或其他不适感觉或丧失运动能力的瘫痪同时发生。对于顽固性麻木，如化疗药物致周围神经炎症、脑血管疾病、遗传性疾病或腰椎间盘突出症术后引发的麻木，西医疗效不甚理想，且对症治疗很多时候采用的实为适应证之外的药物，存在较明显的副作用，严重降低了患者的生活质量。

祖国医学对于"麻木"的认识历史悠久。其理论基础渊源于《黄帝内经》。早期的医书如《黄帝内经》《伤寒论》《金匮要略》《神农本草经》虽未明确提出"麻木"一词，但却有与"麻木"含义类似的术语，最常见的就是以"不仁"来表述"麻木"此类证候。除以"不仁"广泛地表述"麻木"以外，某些特定词汇也表达了"麻木"的相关症状。比如"肉苛""麻痹""顽麻""顽痹""顽厚""不知痛痒"等。"麻木"之名最早出现在晋代皇甫谧的《针灸甲乙经·寒气客于五脏六腑发卒心痛胸痹心疝三虫第二》中："胸痹心痛，肩肉麻木，天井主之。"是指针刺手少阳三焦经的天井穴可以治疗由于寒气痹阻而导致胸痹心痛并伴肩部肌肉麻木之证。自宋代起，"麻木"一词基本固定，金元医家首次对"麻木"的病因病机独立阐扬。元代朱丹溪《丹溪手镜·卷二》首次将"麻木"作为一个病证名与"疸""疟""中暑""厥""痿""痹""痛风""中风""脚气"等病证同列，阐发了"麻木"是为"风湿热下陷入血分阴中，阳道不行。亦有痰在血分"。至明清时期，诸多医家都在其著作中为"麻木"独设篇章，将之作为病证名设专题讨论，如明代虞抟《医学正传》、周慎斋《慎斋遗书》、龚信《古今医鉴》等。对于麻木的病因病机医家认识异彩纷呈、有所不同。概括起来，总的包括邪实阻滞和正虚不养。其中邪实阻滞中造成麻木的邪气包括外感六淫，多为风、寒、湿、热邪，亦有外感暑邪。另有由于药毒所致或内生热邪、七情，继发性病理产物如痰湿、瘀血多痹阻经脉，造成气血凝滞不畅，"气血不周"，则"肌肤顽痹麻木"。《素问·风论》："风气与太阳俱入，行诸脉俞，散于分肉之间，与卫气相干，其道不利，故使肌肉愤䐜而有疡，卫气有所凝而不行，故其肉有不仁也。"《医学指要》云："因怒中肝，手足麻痹筋挛亦中肝。"朱丹溪最先阐明"手木为湿痰死血，十指麻木为胃中有湿痰死血"。正虚包括机体的气、血、阴液、阳气不足，阳气能煦，阴血能濡，若亏虚，则肌肤失于照孺而生麻木。张景岳云："非风麻木不仁等证，因其血气不至，所以不知痛痒，盖气虚则麻，血虚则木。"叶天士认为"麻木"多因阴血亏虚，血不濡筋，虚风内动而成。

长期临床实践过程中，发现麻木患者无数，有的以麻木为主证，有的麻木仅是伴发症状，如中风、血痹、萎证等。个人认为

"麻木"的病位在肌肉皮肤,是为气血之病变。病因病机可归于两点:①不通则麻木。各种邪气如外来风寒湿热、郁结之气、内生邪热、痰饮独邪、瘀血痹着经络,气血凝滞运行不畅,无法运达至皮肉,肌肤则生麻木,诚如张璐所云:"麻木因荣卫之行涩,经络凝滞所致。"②不荣则麻木。气、血、阴、阳亏虚,肌肉皮肤失其温养滋濡,所谓《素问》之"皮肤不营,故为不仁"。病机之关键在于气血运行障碍,肌肉皮肤失于阳气之温煦与阴血之滋濡所致。故治疗时,本着《素问·痹论》提出"逆其气则病,从其气则愈"的原则,以荣养筋脉,通经活络为主,以四虫饮、当归补血汤及沉香、三七合为一方为主方,其中以四虫饮(地龙、僵蚕、全蝎、蜈蚣)为核心,四药配合活血通络,消除瘀滞力量强大,当归补血汤中既有大量补气之黄芪,又有滋养活血之当归,配合四虫饮,标本同治,虚实兼顾。沉香、三七是我常用之行气活血之对药,八药配合使气血和调,营卫调顺,麻木自止,既可解决不通而麻,又兼顾了不荣而麻。临床应用时又根据不同病因加减化裁。如以气虚为主,加用参类及补中益气汤;以血虚为主,加用三胶饮及归脾汤;以气滞为主,加用四逆散;有疼痛明显者加用乳没镇痛饮;以颈椎病为主引起麻木者,加用颈背三味和天麻等。在麻木治疗中,需注重引经药物的使用。如果麻木发生于手臂,则加桑枝或姜黄或桂枝;若麻木发生于下肢,则加牛膝、威灵仙、鸡血藤之类;若背部麻木,则以葛根、鹿角霜引经;若面部麻木,多以升麻引经。

对于麻木的治疗,既要对因治疗,又需对症处理,既要辨证论治,又要经验用药,如此则胸有成竹,游刃有余。

六、通补结合论便秘

继承人乔黎焱:便秘之病,轻者易治,重者难疗;初发易解,日久无功。您诊治便秘患者众多,有以便秘为主要症状就诊者,有便秘只是其伴发症状者,各年龄阶段均有,以老年患者多见,经验甚多,可否解读一下您的思路?

　　姚树锦先生：便秘病因病机总属大肠传导失司，中焦不畅，腑气不通，病位在大肠，与五脏密切相关，尤其与脾肾关系最密切。其发病原因或因素体阳盛；或热病之后，余热灼津，津亏肠燥，大肠失调，传导失司可成热秘；或因暴饮暴食，饮食不节，过食肥甘厚味损伤脾胃，致脾胃运化失司，内生湿浊，饮食积滞中焦，酿湿生热，湿热互结导致阳明腑实证；或因情志不畅，暴怒伤肝致肝气不疏，久坐少动，导致气机郁滞，多思过虑，忧思伤脾，诸多因素引起气机不畅，清气不升，浊气不降，腑气不通，糟粕内停导致肝气不疏证或肝脾不调证；或年老体虚，脏腑功能减退，脾虚日久累及肾阳，温煦推动无力导致脾肾阳虚证；或劳倦过度，病后产后及失血过多，以致气血虚弱，气虚则传送无力，血虚则大肠失荣之气血亏虚证；久病必致血瘀，血瘀必兼气滞，致肠腑功能失调之气滞血郁证；或素体阳虚或病后阳气虚衰，阳气不运，津液不通，而形成冷秘之证。本病多为虚实夹杂之证，以脾肾虚弱为本，肺肝气机失调为重要因素，以大肠传导失司为标。在治疗时切勿专恃于通，当扶正逐邪，以补虚为根本，消导贯其中，调气辅佐行，化瘀莫放松。治疗以家传之润导三味（肉苁蓉、当归、栝楼仁）为主方，并根据不同病因加减化裁。其中肉苁蓉为君药，肉苁蓉一药，有"沙漠人参"之美称，乃平补之剂，甘、咸、温，入肾及大肠经，可温肾填精，又有润肠通便之效，其质厚重下降，直入肾家，温而能润，无燥烈之害，能温养精血而通阳气，咸能软坚，而入血分，且补益阴精，温而不热，补而不峻，暖而不燥，滑而不泄，故有从容之名。此药不论阴虚阳虚均可应用，其量可用至30g。当归为臣药，其味甘、辛，温，归肝、心、脾经，有补血调经，活血止痛，润肠通便之功，长于补血，为补血之圣药，既可补血，又可活血，尤其对于便秘日久，阴血不足之便秘者，既可养其血，活血祛瘀，以治其本，又可润肠排便以治其标，可谓一药中体现出标本同治之法。栝楼仁为使药，甘、微苦，寒。归肺、胃、大肠经。其有清热化痰，宽胸散结，润肠通便之功。肺与大肠相表里，肺失宣降，大肠气机失调，津液不能下达，此为便秘一重要因素。丹溪明确提出"予观古方，通大便皆用降气品剂。盖肺气不降，则大便难传送"。栝楼仁入肺与大肠经，可宣降肺气，又可润肠通便，为宣降并行之品。三药配合既可调气，又可补血、补肾，且同时又有润肠通便之效，使通而不滑，补而不滞。兼有气虚明显，推动无力者，加用补中益气汤或黄芪汤；血虚肠道失于温润者，加用三胶饮、当归补血汤等；气滞不通者加用沉苏四逆饮或四磨汤；津液不足者加用养阴六味；燥屎内结者加用生大黄以泡水服用，加芒硝以软坚散结。治疗便秘，以五脏不通，气血阴阳失调为本病的基本病机，紧守扶正固本，通补结合，调畅气机的治疗原则，既有成方验方，又灵活化裁，临床疗效相应会更高一筹。